中国科学院教材建设专家委员会规划教材
全国高等医药院校教材

供卫生管理、公共管理、预防医学、医疗保险、护理等专业使用

现代医院管理教程

主　编　方鹏骞
副主编　陶红兵　赵明钢
编　委　(按姓氏笔画为序)

王长青　仇小强　方鹏骞　冯正文
全晓明　朱嘉龙　刘忠德　刘学周
齐　革　阮小明　杜书伟　李　彬
李月东　吴小南　余　震　张　晋
张春梅　宋世震　陈金喜　季湘年
孟　浦　赵光红　赵明钢　贾红英
聂建刚　高红霞　唐本雄　陶红兵
曹　杰　梅文华　梁铭会　谢　娟
焦雅辉　管　军

科学出版社
北　京

内 容 简 介

本书以现代管理科学理论和方法及国内外医院管理研究的最新进展与成果为基础,紧密结合我国医院改革和发展的实际,从不同的角度阐述现代医院管理的内容和理念。本书是一本较全面系统地介绍医院管理的学术著作,共分二十章,涉及医院的组织管理、人力资源管理、医疗质量管理、医疗安全管理、医院经济管理、医院药事管理、医院后勤管理等系统管理内容。本书还从营销角度去考察医院管理,并引进了很多先进的营销理念。此外,阐述了医院科教管理的方法,医院文化建设的地位和作用,医院战略管理等。最后,介绍了医院管理体制改革和探索的进展,现代医院管理新技术与方法。书中各章节相对独立、内容丰富、简明扼要、重点突出,是一本理论性、政策性及实用性强、参考性高的学术著作。

本书可作为高等院校卫生管理、公共管理、预防医学、医疗保险、医事法学及其相关学科的教材,也可作为卫生行政管理部门、医院管理、临床医务人员和其他卫生事业单位相关人员以及社会保障部门的岗位培训教材和参考用书。

图书在版编目(CIP)数据

现代医院管理教程 / 方鹏骞主编 . —北京:科学出版社,2008
中国科学院教材建设专家委员会规划教材 · 全国高等医药院校教材
ISBN 978-7-03-022918-2

Ⅰ. 现…　Ⅱ. 方…　Ⅲ. 医院-管理-高等学校-教材　Ⅳ. R197. 32

中国版本图书馆 CIP 数据核字 (2008) 第 136739 号

策划编辑:李国红 / 责任编辑:邹梦娜　李国红 / 责任校对:包志虹
责任印制:徐晓晨 / 封面设计:黄　超

科 学 出 版 社 出版
北京东黄城根北街 16 号
邮政编码: 100717
http://www.sciencep.com

北京九州迅驰传媒文化有限公司 印刷
科学出版社发行　各地新华书店经销

*

2008 年 12 月第 一 版　　开本:850×1168　1/16
2016 年 1 月第五次印刷　　印张:17 1/2
字数:526 000

定价:49. 00 元

如有印装质量问题,我社负责调换

序

为顺应教育部教学改革潮流和改进现有的教学模式，适应目前高等院校的教育现状，提高教学质量，培养具有创新精神和创新能力的医院管理人才，根据教育部倡导的教育教学改革精神，深化课程体系与教学方法改革，加大教材建设与改革力度，提高高等院校教育教学质量，本书编写小组由高等医学院校专家、教授，卫生行政部门官员、医院行政管理和科研机构相关人员共同组成，他们在医院管理的理论和方法的研究、管理实践经验等方面具有各自独特的优势。本书在内容上注意结合中国国情和当前医院改革和发展的需要，介绍了现代医院管理的基本理论和基本方法，力求创新性、指导性、实用性和专业性的统一；在结构上，做到重点突出、简明扼要、详略得当。

本书全面总结了最新医院管理成果并进行了大量的理论创新，同时兼顾当前卫生改革和发展的需要，对今后国内医院的管理具有指导意义。因此，本书可作为高等院校卫生管理、公共管理、预防医学、医疗保险、医事法学等学科的专业教材，也可作为卫生行政管理部门、医院管理、临床医务人员和其他卫生事业单位相关人员的研修参考用书。

当前，我国正处于医院改革与发展的关键时期，在原有医院管理经验的基础上，医院管理者应积极吸收现代医院管理的成果和国外先进的医院管理理念和方法，积极探索和寻找适合我国目前医院改革和发展的新途径。本书的出版正是为了满足医院管理各方的需要，全面提高医院管理科学水平，更好的促进我国卫生事业的发展。本书的出版不仅展示着编者对医院管理科学的追求和探索，也体现了现代医院管理的时代气息，我相信本书凭其较高的理论价值和较强的实践指导价值将成为我国医院管理学科的珍贵财富，它的出版对于普及现代医院管理知识，增强现代医院管理意识，提高医院科学管理水平，将会产生积极而又深远的影响。希望本书成为一本对学习者、参考者大有裨益的指导性专著。

王琳

2008 年 9 月

前　言

我国目前正处于经济转轨时期，深化医药卫生体制改革，是我国改革开放的重要组成部分。我国政府相关部门已初步确定了深化医药卫生体制改革的基本思路和总体框架。在稳步实施医药卫生体制改革的过程中，更新现代医院管理理念和掌握医院管理基本理论和方法，对深入贯彻落实党的卫生方针政策、努力开创中国特色卫生事业发展的新局面至关重要，同时也是政府、医院管理者和广大医务工作者责无旁贷的重任。

医院管理学是管理学的一个分支，是管理学向医疗卫生领域深入发展的结果。它的研究范围非常广泛，包括医院的组织、人力资源、医疗质量、医疗安全、医院经济、医院药事、医院后勤等管理内容，还包括如何进行医院营销、如何进行医院文化的建设以及如何进行医院管理的创新等内容。

本书是在总结最新医院管理成果的基础上，结合当前卫生改革的新形势编写而成，不仅具有较高的理论价值，也具有较强的实际意义。本书重点突出反映学科特色和时代特征，充分总结我国医院管理工作的实践经验，借鉴国外先进的医院管理模式和管理理念，注重理论和实践相结合，力求达到创新性、指导性、实用性、专业性的高度统一。首先，在继承医院管理现有成果的基础上，瞄准国际前沿，立足国内，紧跟社会发展趋势，反映医院管理最新发展动态，探索医院管理的最新理念、政策和方法；其次，本书在总结最新的医院管理的科研成果和参考大量国内外权威专著和文献的基础上，进行了理论创新，因此，本书的出版对我国医院管理的实践有着积极的指导意义；另外，在本书的编写过程中注重理论联系实际，邀请多位医院管理第一线的工作人员参加本书编写，提供了大量详实的案例，增强了其在医院管理的实践中的应用价值；最后，本书编写人员由多年从事医院管理教学、科研的医院管理专家和从事医院管理实际工作的管理人员组成，具有雄厚的医院管理理论和实践基础，使本书具有很强的专业性。

本书共分二十章，涉及医院的组织管理、人力资源管理、医疗质量管理、医疗安全管理、医院经济管理、医院药事管理、医院后勤管理等系统管理内容。本书还从营销角度去考察医院管理，并引进了很多先进的营销理念。此外，阐述了医院科教管理的方法，医院文化建设的地位和作用，医院战略管理等。最后，介绍了医院管理体制改革和探索的进展，现代医院管理新技术与方法。参加本书编写的人员有来自高等院校和科研机构的专家、教授，也有来自各级卫生行政管理部门和医院的领导和管理者，他们具有渊博的理论知识和丰富的实践经验，为本书的最后成稿做出了卓有成效的贡献，向他们的辛勤付出表示感谢。

在本书的编写过程中得到了有关各方的热情支持和大力帮助，并得益于科学出版社的出版，在此表示衷心的感谢。

对于本书存在的疏漏和错误之处，恳请广大读者多多批评指正，以便不断完善和提高。

方鹏骞

2008 年 8 月于武汉

目录

第1章 绪　论

管理学是一门综合性的学科，是从人类的管理实践中形成和发展起来的，由社会科学、自然科学和技术科学相互渗透而形成，管理学的基本原理和职能运用于各个社会领域，医院管理学就是其中之一。医院管理学的产生和发展离不开管理学的理论研究和医院管理的实践。现代医院管理水平的提高，有赖于医院管理学的发展。

第一节　医院管理概论

一、发展简史和发展趋势

医院是通过医务人员的集体协作，对特定人群进行防病、治病、预防保健、康复和健康教育的机构。回顾医院在历史上所起的作用和承担的任务，医院的发展大体经历了古代医院萌芽时期、初期医院形成时期、近代医院时期和现代医院时期四个阶段。

(一) 医院萌芽——古代医院时期(公元前5世纪~公元18世纪末叶)

中国是医院萌芽产生最早的国家之一。在《汉书》上记载有我国最初的医院形式：公元2年，“民疾疫者，舍空邸第，为置医药”(《平帝纪》卷十二)。这是世界上最早的居民隔离医院。康·开元二十二年(734年)，设有患坊，收容贫病的残病人和乞丐，并设有专门隔离及治疗麻风病人的“疠人坊”。到了宋代，医院的内涵更加丰富，各种组织、章程渐趋周密。当时由政府出资办的医院大多叫“安剂坊”；一些私人办的医院叫“养济院”。医院的内部有专职管理人员，有病房、医生，有病历表。

这个时期的医院有以下的特征：一是社会的医疗主要形式是个体行医；二是医院主要起源于传染病、麻风病人的隔离以及社会残疾人员、贫困人员的收容，具有慈善性质。

(二) 初期医院形成时期(18世纪末叶~19世纪中叶)

1789年法国资产阶级革命的胜利，极大地促进了社会经济与科学技术的发展，城市人口急剧增长，传染病的不断涌现，为近代医院的形成和发展提供了客观条件。在当时，法国医生卡巴尼斯(Cabanis)发表了对巴黎医院的意见，提出了改善医院的必要措施。1803年拿破仑颁布了医学教育和医院事业管理的法律，医院得到了统一的管理和改善，这就标志着医院进入了初期形成时期。

这个时期医院的特点有：一是社会医疗开始在大中城市成为主要形式，城市医院迅速增加；二是物理诊断、临床检验、药物疗法及麻醉技术有一定改善；三是医院有了初步的分科，如内科、外科、妇科等，也有了一些医院的管理办法和制度，但尚无完整的医院组织系统。

(三) 近代医院时期(19世纪中叶~20世纪60年代)

这一阶段的社会经济文化和医学科学技术迅速发展，相继出现了细胞病理学、病理生理学、医用微生物学。青霉素等抗生素的问世，促进了临床医学的飞速发展，促进了以分科化、标准化、集体协作医疗为标志的近代医院向正规化发展。

我国建立近代医院形式的分科医院大约在1850年以后，如清朝同治二年(1863年)，李鸿章曾经聘用外国医生在松江、昆山开设军队医院；由中国自办而较有规模的西医医院为在南京设立的中央医院，抗战时内迁重庆，并在贵阳设分院，以及兰州与其他地区的大医院。新中国成立后，医院建设有了巨大的发展。1957年，全国县以上医院为4179所，拥有病床294 733张，医务人员1 039 208人。全国医院面貌的改观不仅表现在上述医院和病床数量的迅速增长，还表现在医院的组织管理、医疗技术、医疗作风等方面显著的进步和发展。

近代医院具有以下特征：一是医院已成为社会医疗的主要形式，尽管还有大量的个体医疗存在，但后者已退居于辅助的地位；二是医院形成了专业分工(但分科尚不细)、医护分工、医技分工和集体协作的格局，相应建立了管理制度和技术性规章制度；三是以机体、器官、细胞为主的生物医学水平作为诊疗的理论基础，以物理诊断、实验诊断、化学治疗及一般手术治疗作为基本的诊断手段，围绕以疾病为中心展开治病防病工作；四是在医院管理上主要是标准化管理。

(四) 现代医院时期(20世纪70年代至今)

随着社会经济和现代医学科学的发展，人们社会生产发展和生活方式的变革,促进了医学模式的改变,对医疗、预防、保健等提出了更高的要求,现代医院正逐步成为医疗、教学、科研、预防、康复和指导基层卫生保健的中心。

2007年末,全国卫生机构总数298 997个,全国医疗机构床位3 367 502张,每千人口医院和卫生院床位2.45张;卫生人员数总计是5 426 851人:卫生技术人员4 460 187人,管理人员312 826人,工勤人员428 141人。大型医疗仪器设备更新换代加快,医疗设备明显改善:很多医院配置了CT、ECT、彩超、肾透析仪、心电图机、磁共振仪、激光治疗仪、手术显微镜等大型医疗设备。然而,在医院发展的同时,也存在医院资源利用效率逐年下降、城乡医院资源配置不平衡、病人医疗费用上涨过快和医德医风下滑等问题。

现代医院发展趋势:①分工精细与多种综合的新型医疗技术结构日益形成;②广泛应用现代科学技术的成就,是现代医院发展的一个显著特点;③培养一支掌握现代科学技术的专业队伍;④医疗设备先进、医院建筑现代化;⑤医院管理科学化、系统化、信息化;⑥医院从医疗型逐步向医疗、预防、保健型转化;⑦急救医学向专业化发展;⑧医院的环境庭园化并向家庭化、艺术化发展;⑨医院的社会化程度越来越高;⑩医院管理结构要适应医学模式的转变。

二、管理理论和医院管理

(一)管理科学的基本概念

管理就是在特定的环境下,对组织所投入的资源:如人力、物力、财力以及信息进行有效的计划、组织、决策、协调和控制,以便达到既定的组织目标的过程。

(二)管理的对象和内容

管理的对象包括:

1. 人 管理者是通过他人的工作来实现组织目标的,管理的具体内容包括人员的选拔、录用、聘任、培养、考核等,以做到人尽其才、才尽其用。

2. 财 财务管理是按照经济规律,对资金的分配和使用进行管理,以保证有限的资金产生。

3. 物 是对设备、材料、能源等物质管理,要做到保证供应和物尽所用,提高利用率,防止积压浪费和任意损害。

4. 时间 统筹安排时间,充分利用时间是高效能管理的基本特征,紧张、有序、高效是一个组织出成果、出人才的重要条件。

5. 信息 管理者需要信息来完成他们的工作,不精确、不完整、过多的或延迟的信息将会阻碍他们的行动。研究组织日常运转和发展所需要的信息内容,建立信息工作制度,提高信息处理过程的效果和效率都是信息管理的重要内容。

(三)管理的职能和过程

1. 计划 是对未来行动的预先安排,是一种针对未来的筹谋、规划、谋划、策划、企划等。计划是管理的首要职能。

2. 组织 在组织目标已经确定的情况下,将实现组织目标所必需的各项业务加以分类组合,并根据管理宽度原理,划分不同的管理层次和部门,将监督各类活动所必需的职权授予各层次、各部门的主管人员,以及规定这些层次和部门的相互配合关系。

3. 决策 是指组织和个人为了实现某种目标而对未来一定时期内有关活动的方向、内容以及方式的选择和调整过程。

4. 协调 是指组织内所有部门、人员、资源和管理过程各阶段、各环节,以及组织与外部环境之间都要协同配合并消除不和谐现象。

5. 控制 是监视各项活动,以保证它们按计划进行并纠正各种重要偏差的过程。一般分为建立控制标准,衡量偏差信息和采取矫正措施三项工作。

(四)管理科学基本原理在医院管理中的应用

1. 系统原理 是现代管理科学中一个最基本的原理,在管理的诸原理中起着统率作用。所谓系统的观点是把所研究的事物看做一个系统;系统的整体性、目的性和系统的最优化是系统理论的核心。医院系统和其他系统一样,它必须具有进行医疗活动所必需的医务人员、医疗设备和医疗物资等医疗要素;同时还要有反映这些医疗要素相互结合和运转的价值表现和信息表现。系统具有以下特征:目的性、整体性、层次性、优化性。

2. 反馈原理 反馈是由控制系统把需要的信息输送出去,再把其作用的结果返送回来,经过多次信息往返与纯化,对其作用物体进行科学控制,使每循环一次都能总结成绩(评论)、纠正缺点(检查)、再制定新的目标(计划)。在医院管理中,运用反馈原理的方法一定要科学、严密、求实。在管理信息的反馈中,可采用戴明年(Deming)循环法,即PDCA,使系统运行的每个阶段、每个科室和个人都有自己的PDCA循环,形成管理中的阶梯网络,使每循环一次都能总结成绩(评论)、纠正缺点(检查)、再制定新的目标(计划),通过共同努力(实施),使科室管理向更高水平前进。

3. 整分合原理 高效的管理必须在整体规划下明确分工,明确分工之后,必须整体规划下通力协作,互相配合,不断协调和解决矛盾,使分工再趋向综合,这样才能达到管理高效、优质的目的。这就是整分合原理的运用。医院管理人员在规划工作和制定发展目标时,要认真研究全院目标的执行与落实,然后根据实际制定好的可行目标,经过室组及个人的努力,达到既定目标总要求。

4. 封闭原理 封闭原理是指任何一个系统内的管理职能和管理手段必须构成一个连续封闭的回路,才能形成有效的管理运动。在医院管理中,主要适用于科室管理,为使科室内管理获得最佳效果,按照封闭原理,应做好以下相关工作:

(1) 建立管理法规:由科主任负责,在科室内部按照严格的规章制度形成封闭的管理网络,在系统运行中每个人都受到法规的制约与保护,做到有章可循、有法可依和赏罚分明。

(2) 强化封闭管理:实践证明,有效的管理应在相对独立封闭系统内进行。为此,在科室内应充分发挥科主任的管理职能,扩大管理自主权,对其所管辖的人、财、物、技术与设备等应全权负责,使科室管理获得高效运行。

(3) 理顺封闭渠道:封闭原理有其相对性,任何封闭模式都不是完美无缺的。因此,有效的管理,要求系统能动态地、不间断地进行封闭调节。从空间上讲,封闭系统不是孤立的存在,其周围存在诸多的客观因素的干扰;从时间上讲,执行指令的后果难以预测;从管理方式上讲,由通常的"大锅饭"改为自主权和责任制,必然会遇到许多困难和阻碍。可见在科室内部施行封闭原理需不断地完善封闭办法,理顺封闭渠道,排除封闭干扰,保持管理运行与控制的畅通、灵敏、及时和准确。

5. 能级原理 人力资源的合理使用,是建设高效科室的关键。而科室人员的组成,应具有不同层次的能级,才能构成稳定有效的系统整体。按照能级管理的要求,在科室内部,人员每一层次应具有该层的职能级量,即高一层比低一层能级量要大、素质要高、管理能力要强。如科主任从领导能力、管理办法、技术水平、专业素质等方面,在科室内应是能级最高者。同样,在主治医师、护士长(或护师)的智能、专业、年龄和素质等结构方面,要合理选拔运用、适当调配,才能发挥其最大的能级效应,从而使科室建设与发展有一个稳固的组织基础。

6. 动力原理 没有动力,便不能形成事物的运动。只有具备相应的动力,才能使管理系统得以持续、有效地运行。在医院科室管理中,基本上有三种动力:物质动力、精神动力、信息动力。对以上三个动力原理如运用得法,必将产生高效能的管理成果。要使医院员工正确认识和处理好集体动力与个体动力,长远动力与眼前动力、正态动力与偏态动力的关系,使集体利益和个体利益保持合理的平衡,使个体利益服从集体利益。

7. 激励原理 激励原理,是通过满足系统成员整体需要而产生的一种内在动力。它具有明显的激励层次性,大体可分为:实惠激励,情感激励,民主激励,荣誉激励,赏识激励。这样可使每个成员发挥自己专长,从而可以大大提高其集体荣誉意识,使全科工作更具生机活力。医院管理中,由于专业性强,各科室、各学科之间存在广泛的分工合作,因此为了整个医院体系的良好运转,激励原理的运用显得尤为重要。

三、医院管理学科的形成与发展

(一) 医院管理学的形成

早在19世纪,欧美国家担当医院管理任务的人,大多是慈善团体理事会的干事,而医院的具体管理工作是在医院总护士长的协助下完成的。公立医院任命的在职医师为医监或医务长,在干事的协助下进行医院管理。

20世纪以来,随着社会经济和科学技术的迅猛发展,医院的规模日趋扩大、结构日趋复杂、医学技术和医疗活动不断得到扩充与进步。与此同时,影响医院行为和发展的外部因素也逐渐增多。这就要求医院的管理人员不仅要有一定的医学知识,同时也应具备相应的管理知识与技能,否则就很难胜任管理工作。1910年美国学者豪兰(Howland)等提出医院管理是一门独立的科学,提倡对医院管理人员进行管理教育。在1917年美国外科协会开展了医院标准化运动,对不符合该协会标准的医生不予承认会员资格,此后这项运动在全美展开。该协会调查委员会主席麦克依陈(MacEchen)于1935年出版了医院的组织和管理专著,开始形成医院管理学体系。从1934年开始,美国芝加哥大学开始设立医院管理课程。第二次世界大战以后,许多大学设立了医院管理课程,并培训医院管理人员。美国的这一经验和成果,引起了世界各国的重视和效仿。日本厚生省于1949年成立了"医院管理研修所",负责管理教育,轮训医院管理干部。1961年改为"医院管理研究所",进一步充实研究组织,成为医院管理的教育和科研中心。1964年开始建立医院管理专修科,对医科大学的毕业生进行为期一年的管理专业教育,许多医科大学也设立了医院管理课程,培养医院管理人员。

(二) 我国医院管理学的发展

我国的医院管理工作,建国几十年来积累了丰富的经验。在解放前,国内一些大城市的医院管理,主要是接受了欧美一些国家的管理方法。在解放区创建的医院采用的是适合革命战争需要的管理方法。建国初期,主要是采用前苏联的管理体制和方法,但同时也积累了我国社会主义建设时期的医院管理经验。1952年中华医学会成立了医院行政管理研究会。1957年卫生部召开了第一次全国医院工作会议并颁布了《综合医院制度》和《医院工作人员职责》。1962年，医院行政管理研究会配合卫生部召开了会议，讨论了《关于改进医院工作若干问题的意见》，以后又制定了高等医学院校《附属医院工作四十条》。在以后的一个较长的时期内，我国的医院管理工作经历了“文化大革命”极左路线的干扰和破坏，但与此同时，也从正反两方面积累了很多宝贵的经验。

十一届三中全会以来，党的工作重心转移到了社会主义现代化建设上来。卫生部在全面总结建国以来医院管理工作经验的基础上，修改制定了《全国医院工作条例》，修订颁布了《医院工作制度及各级人员职责》等文件，对整顿医院工作起了很大的指导作用，也促进全国医院的科学管理。

在学术方面，1980年11月中华医学会在北京召开了第一届全国医院管理学术会议，并成立了中华医学会医院管理学会。同时，还开展了国际性医院管理学术交流，包括学术会议和派出人员出国研修及考察等。1991年成立了卫生部医院管理研究所。

在教育培训方面，从1982年开始，当时的上海医科大学、北京医科大学、同济医科大学、西安医科大学、安徽医科大学、华西医科大学、哈尔滨医科大学、大连医学院等高等医学院校，相继设立了卫生管理系，系统地进行管理人才的培养。此外，不少省市还成立了卫生管理干部学院或卫生管理干部培训中心。这些对于建立一支高层次的医院管理专业人才队伍，实现我国医院管理的现代化，具有重要意义。

在专著出版方面，1963年解放军总后勤卫生部主编的《军队医院管理》一书是我国第一部医院管理学专著。继此书和1981年辽宁省的《医院管理学》之后，《现代医院管理》、《医院管理学教程》、《农村医院管理》、《实用医院管理学》、《现代医院管理理论与方法》等相继出版，以及医院管理方面的专业论著《医院标准化管理》、《医院质量管理实用教程》、《医院内感染与管理》、《医院护理管理》等相继问世。卫生部委托北京医科大学组织全国有关专家编写的《医院管理学》(钱信忠任顾问，郭子恒主编)，是一部较为系统的医院管理学专著，它标志着我国医院管理学科和学术体系的初步形成。关于专业刊物方面，1981年我国的第一个医院管理专业杂志《中国医院管理》在黑龙江创办。此外还有一些相关的中国系列杂志，如《中国公共卫生管理》、《中国卫生》、《中国卫生法制》、《中国卫生监督杂志》、《中国卫生质量管理》等。中华医学会创办了中华医学会系列杂志，如《中华医院管理杂志》、《中华外科杂志》、《中华内科杂志》、《中华医学科研管理杂志》、《中华儿科杂志》、《中华妇产科杂志》等近70种杂志，开辟了新的学术阵地，促进了学术的繁荣。

由于医院管理实践、医院管理研究、医院管理教育和医院评审相结合，使医院管理科学得以不断发展和提高，医院管理的内容得以不断科学化、系统化和现代化。我国医院管理已经获得的这些发展将有助于和国际上先进领域全面接轨。

四、医院管理的职能和现代管理技术

(一) 医院管理的职能

管理作为一个过程，管理者在其中发挥的作用，就是管理的职能。管理的职能就是管理原则、管理方法的体现，并且一直体现在全部的管理活动之中。

1. 计划 计划是经过科学预测和论证对未来工作的统筹设计，是优选了的未来行动方案，它既包括选定组织和部门的目标，又包括确定实现这些目标的途径。计划工作为全部管理工作中最基本的职能。对于医院的发展计划制定，应由院长亲自主持，组织相关人员参加；对某项任务、某个课题、某项指标的计划制定，由院长总领导，可委托水平较高、能力较强的同志主持，并组织相关人员参加。

2. 组织 如何执行计划，医院管理者对全体成员要进行强有力的思想发动和组织指挥。这是实现目标计划的关键。在执行计划时，要加强领导、按级负责，在严密分工下进行有效的合作，以合理科学的人财物及技术予以保障，在医院管理者的组织指挥下，实施系统化运行。

3. 决策 计划和决策是医院管理的首要职能。决策是行动的先导，完美的计划必须有正确的决策。一切管理过程和管理活动都离不开决策。决策正确与否关系着医院的建设和发展壮大。决策是不同层次的管理人员针对所要解决的管理问题，在掌握充分信息和对有关情况进行深刻分析的基础上，用科学的方法拟订并评价各种方案，从中选出最佳行动方案的过程。决策活动贯穿于管理过程的各项职能之中。

4. 协调与控制 在计划运行中除实施管理科学中PDCA循环法进行质量评价和控制外，还必须进行全心全意为伤病员服务的医德医风教育，以加强社会主义的精神文明建设，充分发挥思想政治工作的威力。

(二) 现代管理技术

现代管理技术已在医院管理中得到广泛的应用，从医院管理实际应用的角度，现代管理技术主要包括：

1. 数理统计技术 数理统计以概率论为理论基础，是观察和认识随机现象数量规律性的有效工具。

在医院管理中常用的有平均数与变异指标统计分析、正态分布及其检验、t 检验与 u 检验、方差分析、相关分析、回归分析等，另外，在医院科学研究与医院市场营销过程中应涉及社会调查设计与实验设计

2. 运筹学(技术)

(1) 线性规划：为一种合理使用和调配有限的人力、物力和财力等资源的数学方法。面对一定的资源，如何合理地加以利用和调配，在实现预期目标的过程中，耗费的资源最少，获得的收益最大。

(2) 排队分析：为研究广泛存在于人们日常生活中的排队现象即随机聚散现象。它通过研究排队系统的状态(即队长分布、等候时刻分布等概率规律性)和服务实施之间的关系，以便使两者之间达到最好的平衡，为资源得到合理利用，排队等候时间降低到最低程度提供依据。医院和排队分析可使资源得到充分利用又使排队候诊降到最低限度。

(3) 决策技术：以统计决策理论和效用理论为理论基础，在一定约束条件下，在诸多方案中选出最好方案的分析技术。现代决策分析看重于研究在不确定条件和概率条件下如何选择最好的行动方案，对于医院各种决策的科学确定有着重大的意义。

(4) 模拟技术：是一种通过逻辑、数学模型而进行的数学试验技术，即通过实际事实问题的模型，经过反复试验以获得数据资料的技术。旨在获得那些实际环境中随机性大或需要等待较长时间才能看到的结果，以及能够把握对一个系统的实际运用和观察具有破坏性之类的问题。医院管理中的随机与不可控因素很多，应用模拟技术有助于从中抽象出反映其客观规律的数学形式，提高管理水平。

(5) 价值工程：从服务对象的角度出发，运用系统的观点去分析问题，把技术、经济和服务对象的要求与单位利益紧密结合起来，研究如何以最少的人力、物力、财力和时间，去实现符合服务对象需要的必要功能。它与全面质量、系统工程等管理方法相辅相成，互为补充，已被公认为一种行之有效的成熟技术。它应用于医院管理，旨在提高服务的价值，以有效的组织工作和最低的寿命周期费用，可靠地实现必要的服务功能。

3. 分析技术

(1) 层次分析：是美国著名运筹学家、匹兹堡大学教授 A·L·Sacty 于20世纪70年代初提出的一种方法。它通过把复杂问题的各种因素划分成相互联系的有序层次，使之条理化。并根据一定的客观现实的判断，就每一层次各元素两两间相对重要性给予相应的定量表达，从而利用数学方法确定全部要素相对重要性次序(数权量)以及对上一层的影响。在医院管理，它大量用于评估指数权重的确定、目标管理决策分析、工作效绩评价分析等。

(2) 预测技术：预测就是根据过去、现在的实际数据和情况，通过定性分析和定量计算等科学手段，推测未来的发展演变趋势。预测过程是一个系统分析的过程，一般包括确定目标、选择预测周期和方法，收集相关的资料和数据，做出预测，对得到的结果分析判断。就预测的方法，可分为三种基本类型：判断预测、因果预测模型、历史延伸预测。常用的方法有回归预测模型、移动平均法、指数平滑法、季节变动预测法、趋势外推法、生长曲线趋势法等。显然，它们对于医院管理有着广泛的应用价值，已成为不可缺少的重要管理技术。

4. 经济分析和评价技术　经济分析和评价技术已是经济学体系中一门重要分支学科。用于医院管理的经济分析和评价，主要是侧重于微观的技术经济分析与评价方法，归于卫生经济分析与评价中。它着重于分析与评价医院资源的“生产”、投入与配置，成本与效果。医院的生产性和经营性已使医院的经济分析和评价成为医院管理的基本技术，日益显示其重要性。

5. 计算机应用技术　在医院管理中，计算机应用的范围与程度已成为医院现代化的基本标志之一。涉及这方面的内容很多，主要是：医院计算机系统的选择与设计；医院计算机信息系统的开发与构成、运作与评价；各种软件的开发与应用；计算机系统的维护及管理机构。网络技术的快速发展和运用的普及正在突破过去医院计算机应用的模式，必将带来医院管理的巨大变革，促使医院功能向社会化的迅速发展。

五、现代医院管理意识

医院管理意识是社会意识形态表现的一种形式，它产生于一定的社会经济基础之上并对医院管理模式起支配作用。在现代医院集体协作化的医疗活动成为社会的主要医疗活动方式的情况下，医院管理者必须要有综合性科学管理意识，才能适应医院内外环境的需要，才能进行医院现代化建设。

(一) 现代医院管理实践中的基本观念

1. 系统观念　医院是个系统，医院的整体目标分解到科室，科室目标又分解到个人，使每个人的具体目标同全院的整体目标协调起来。系统观念要求医院的运转整体有序，指挥系统有效灵活，信息反馈及时、准确。

2. 市场观念　在市场经济的条件下，医院活动受到社会市场的制约。医疗所需的设备、材料、办公用品，药品以及交通、能源等，都要以等价交换的方式从社会市场中获取。医院管理者要根据社会环境变化捕捉信息，进行经营管理。由于中国目前处于社会主义初级阶段，政府尚不能以更多的财力满足人民全部的医疗需求。因此，医疗活动的各项开支，还需要得到经济上的补偿。

3. 竞争观念 竞争的目的是更好地发挥医院的功能。为此,必须强化医院的技术与设备建设,提高治疗质量,改善服务态度,扩大服务项目,合理收费,才能在竞争中求生存、求发展。目前中国的经济体制改革和卫生事业改革正在深化,医院管理者应清醒地认识到所面临的挑战,不仅要引入竞争机制,并要把竞争纳入社会主义精神文明建设的轨道,发扬良好的医德医风。

4. 改革观念 随着社会经济、政治和技术的发展以及广大人民对医疗的需求不断增长,医院管理者必须要有进取精神,及时地改革一些不相适应的计划和业务活动,使医院始终充满活力。中国医疗卫生体制改革的基本方向应该是:在理顺政府职能的前提下,推进医疗卫生体制改革。在推进改革时必须坚持三条基本原则:一是坚持走适合我国国情的发展道路不变;二是坚持卫生事业为人民健康服务的宗旨和公益性不变;三是政府承担公共卫生和维护居民健康权益的责任不变。

5. 服务观念 医院工作的目的是要满足人民日益增长的医疗、预防、康复和保健的需求,这就规定了医院的主要功能是尽可能为人民提供满意的服务。医院各部门的管理工作,都要为医疗第一线服务,都要服从于保证和提高医疗质量这一中心。各科室的空间配置和建立的各种规章制度、机构的增减、人力与物力的调整、环境卫生等各项管理工作和医院内外的公共关系等方面,都要认真加以考虑与研究。

6. 风险观念 医院管理者对医院管理活动,不仅要针对现状搞好医院系统的运行,而且要有战略眼光,着眼于未来。而未来不仅涉及面广,而且往往存在很多不确定性。医院管理者在设计新目标和承担各种新任务时,应在科学分析的基础上,审慎地权衡医院内外各种有利与不利条件,论证能否成功,在做出决策时要冒"风险",但它绝不是投机式的冒险,而是科学诊断的举措。由此,现代医院的管理者应具备一定的"风险"观念。

(二) 现代医院管理意识的发展趋势

1. 知识管理模式化

(1) 从职位权威到知识权威:知识管理是在知识经济浪潮中,管理领域产生的一次新的革命,它视知识为医院最重要的资源,知识管理的时代特征主要表现在与社会科学发展的适应性。作为管理者无论职位多高、权力多大,没有管理的科学知识,就不是一个出色的管理人才。

(2) 知识管理服务多样化:加入世界贸易组织(下简称"入世")之后,卫生改革和发展比以往更加尖锐地触动了管理体制、结构、机制等深层次的问题,将给我国卫生服务部门提供新的发展机遇,同时也不可避免地会带来巨大冲击。医院领导者在医院中建造一个量化与质化的知识系统,将社会和医院中的各种信息、知识通过获得、创造、分享、整合、存储、更新和创新的过程,有效而及时地做出决策。

2. 风险管理法制化

(1) 医院管理者应强化法律意识:"入世"后,医院的医疗和经营活动都须纳入法制管理轨道。法律是最具统一性、稳定性和强制性保障的规则,医院必须拥有一批懂法律和精通业务的高素质的管理人才。公立医院管理者强化法律意识、学习法律知识是"入世"的需要、时代的需要。医院管理者要教育全体员工,使医护人员充分认识到,法规制度建设是医院管理的法宝,并强化依法行医的观念。

(2) 用法律手段处理医疗纠纷:医疗纠纷是指由于病员及家属与医疗单位双方对医疗护理过程中发生的不良后果及其产生的原因认识不一致而向司法机关或卫生行政部门提出控告所引起的纠纷。正确处理医疗纠纷是一项严肃的法律问题,是一种科学性、政策性很强的工作。司法实践中已通过法律途径解决医患关系,医院管理者要了解医患法律关系的发生、变更,明晰医患双方的权力与义务,熟知医疗纠纷的各种解决机制及其适用范围。

3. 人力资源管理情感化

(1) 人才为重,情感投入。人力资源管理是指一个组织对人力资源的获取、维护、激励、运用和发展的全部管理过程,医院管理者要实现人力资源开发和管理的制度创新,应同时认识到人力资源是一种有情感、个性和欲望的资源。

(2) 人才群体,协调交融。医院是知识密集型的服务群体,是整体性很强的工作。医院管理者要了解人才群体的价值标准和工作目标,交流思想和信息,接收和提供人才的情感支持,实现群体互补。

第二节 我国医院管理体制和政策

一、我国医院的卫生行政管理体制

在计划经济体制时期形成的我国医疗卫生管理体制,它的最大特点就是政事不分,主要表现为医疗机构的资源分配行政化、经营目标行政化和经营者人事任命行政化等。这种治理模式的直接后果是造成了医院内在的低效率,使得医院失去应有的活力,并产生了高昂的治理成本。

在我国社会主义计划经济向市场经济制度转轨时期,由于打破垄断,建立竞争机制,导致医疗机构管理体制发生了根本性的变革,相继出现了股份制医院、股份合作制医院、民营医院、中外合资合作医院、医院集团以及"公司制医院"等与我国传统的国有医院截然不同的非营利性医院和营利性医院,政府职能开始转变,医疗机构开始分类管理，权力在政府和市场之间开始重新配置，进而导致了我国医院治理模式的变革。

2000年我国开始了城镇医药卫生体制改革，研究和建立公立医疗机构的法人治理结构，明确出资者、决策者、管理者和医院职工之间的关系，通过建立明确的产权关系和医院法人治理结构，保障国有或集体资产安全以及公立医院社会目标的实现，并使医院具有独立法人自主经营管理权。

随着我国医疗卫生体制改革的深入发展，医院产权制度改革、医院重组等崭新的经济现象和新的医院管理问题纷纷出现，正式提出了"办医院"和"管医院"要分开，要实现国有公立医院所有权和控制权的分离。因此，在我国经济体制向市场经济转型过程中，医院的内部和外部治理问题已成为我国各类医院亟须研究和探索的课题。

对医疗服务业来说，无论是入世后面临的发展机遇还是挑战，都要从宏观层面上清除各种体制障碍，构建与市场经济环境相适应并与国际接轨的卫生管理体制。应该从以下几个方面加强。

(一) 卫生行政管理部门的职能转变

卫生行政部门是卫生工作的主管部门，要尽快转变职能，从"办医院"向"服务医院"转变。通过实施区域卫生规划，加强对医疗资源配置的宏观管理，在对存量资源进行结构调整的同时，加强对增量资源(主要包括机构人员、床位及大型设备)进行有效的控制，促使卫生资源在区域内实现优化、合理的配置。

(二) 建立健全与国际惯例接轨的卫生法律、法规

应尽快把对医疗服务贸易的投资、税收及优惠条件等以法律的形式固定下来，以利于区域卫生规划和医疗机构设置标准的实施。

(三) 新的卫生管理体制的发展趋势

新的卫生管理体制的基本框架是：按照以需求为导向的原则，医疗机构从按部门、地方行政隶属关系转变为按区域、人群设置，实行属地化管理；除卫生行政部门外，其他部门原则上应不再隶属和管理医疗卫生机构；实行中央、省和地(市)三级管理的体制；消除现行体制下不同级次的医疗机构承担同样任务、服务重叠的弊端，分清各级机构承担的不同职能和任务。

二、卫生改革中医院的角色与医院管理政策

(一) 当前我国卫生改革的基本思想

1. 实现三个转变，推进卫生改革 目前，我国卫生改革与发展取得了重要进展和显著成效，但卫生工作也面临着更加紧迫的形势和十分艰苦的任务。宏观经济和社会发展各领域的改革发展迅速，已进入到攻坚阶段，改革的深度和广度是前所未有的。这些历史性的发展变化都深刻影响着卫生体系的方方面面，要求卫生领域进行相应的改革，在社会主义初级阶段基本国情的基础上，构建符合社会主义市场经济要求的卫生体系，努力实现"三个转变"，即转变观念、转变职能、转变形象的艰巨任务。

2. 逐步理顺补偿机制 我国医疗机构的补偿主要来自三个方面，即政府补助、医疗服务收费和药品销售的差价收入。在政府补助和医疗服务补偿不足的情况下，药品销售的差价收入对医疗机构确实有其积极的作用。但是，在市场经济的负面影响下，一些医院片面追求经济利益，出现开"大处方"，做不必要的检查等现象，与药品虚高定价、高额回扣一起，致使医院费用不合理过快增长，造成了严重的不良后果，损害了群众利益，加重了国家财政负担，损害了医疗行业的形象。

要解决上述问题，就需要切断医疗机构和药品营销之间的直接经济利益联系。因此，可试行对医院药品收入实行收支两条线管理，药品收支结余全部上缴卫生行政部门，纳入财政专户管理，再合理返还等。在逐步规范财政补助方式和调整医疗服务价格的基础上，把医院的门诊药房改为药品零售企业，独立核算、照章纳税。

3. 推进区域卫生规划，建立医疗服务的新体系 坚持实施区域卫生规划，采取多种措施调整和控制卫生资源的存量和增量，合理配置和利用卫生资源。卫生资源已经供大于求的地区，不再新建或扩建医疗机构；减少过多的床位，一部分可转向护理、康复服务；对医疗服务量长期不足、难以正常运转的医疗机构，引导其拓展老年护理等服务领域，或通过兼并、改制等方式进行调整。鼓励各类医疗机构通过合作、合并，共建医疗服务集团。

(二) 当前我国医院管理的基本政策

1. 行政法规 《医疗事故处理条例》已经在2002年2月20日国务院第55次常务会议上通过，自2002年9月1日起施行。《突发公共卫生事件应急条例》于2003年5月7日国务院第7次常务会议通过；《乡村医生从业管理条例》于2003年7月30日国务院第16次常务会议通过，于2004年1月1日起施行。《麻醉药品和精神药品管理条例》于2005年7月26日国务院第100次常务会议通过，自2005年11月1日起施行。

2. 部门规章 中华人民共和国卫生部于2003年5月4日颁发了《传染性非典型肺炎防治管理办法》；于8月14日经卫生部部务会议讨论通过并颁发《医

疗卫生机构医疗废物管理办法》;2004年12月16日通过《医疗机构传染病预检分诊管理办法》以及《医师外出会诊管理暂行规定》、《传染病人或疑似传染病病人尸体解剖查验规定》;2005年11月24日颁布《可感染人类的高致病性病原微生物菌(毒)种或样本运输管理规定》;2006年3月1日施行《血站管理办法》。

3. 法规性文件

(1) 医疗服务管理:卫生部关于印发《早产儿治疗用氧和视网膜病变防治指南》以及《医务人员艾滋病病毒职业暴露防护工作知道原则(试行)》的通知;卫生部、国家中药管理局关于印发《关于艾滋病抗病毒治疗管理工作的意见》的通知;卫生部办公厅《二级以上综合医院感染性疾病科工作制度和工作人员职责》和《感染性疾病病人就诊流程》的通知等。

(2) 综合管理:卫生部关于印发《2005年卫生系统纠正医药购销和医疗服务中不正之风工作实施意见》的通知;《卫生部关于加强卫生行业作风建设的意见》的通知;卫生部、国家发改委、国家工商总局、国家食品药监局、国家中医药管理局、国务院纠风办关于印发《关于进一步规范医疗机构药品集中招标采购的若干规定》的通知等。

(3) 医院评价管理:为指导各级卫生部门加强对医院的管理,科学、客观、准确的评价医院,促进医院加强内涵建设,不断提高医院管理水平,更好地为人民健康服务,为社会主义现代化建设服务,卫生部于2005年3月17日制定下发了《医院管理评价指南(试行)》,《指南》包括医院管理、医疗质量管理与持续改进、医疗安全、医疗服务和医院绩效五部分,并提供了部分统计指标和三级综合医院指标参考值。

第三节　医院管理模式

(一) 医院管理模式概念

医院管理的模式,是为了实现医院的组织目标所形成一系列组织活动的标准样式。其内涵包括:①管理中的每一事物都是由要素构成的,并相互作用;②管理的每一个事物都不是孤立地与外部环境发生关系;③管理每一个事物都可以概括成管理模式,并可根据研究目的,用一定的规则表示成为模型,以描述其作用关系。其外延应用具有公有性和工具性。

(二) 医院管理模式的分类与比较

医院管理模式不是单一的、固定不变的,而是随着社会发展和科学技术的进步不断变化和发展的。从不同的角度可划分不同的医院管理模式。

按照国家医疗服务配置程度和政治经济制度分类

1. 美国医院管理模式　自由企业型医院管理模式是对医疗服务系统完全采用市场机制,多数卫生服务机构以赢利为目的;在自由企业型医院管理体制中,医院的最高权力机构是董事会,下设医院管理委员会,由医院职工代表大会民主选举产生,任期1年,主持全院医疗业务、行政和财务管理工作,并对董事会负责。

美国实行的经济模式是当代最典型的市场经济模式,就是以私有制为基础,以经济决策高度分散为特征,完全实行自由经济、自由经营、自由竞争,政府对经济的干预十分有限。因此,在医院管理上也基本上套用企业管理模式和方法。

在组织管理体制上大多数实行董事会。董事会是医院的最高权力机构,董事会的主要职责是:①聘任和考评医院的主要行政负责人(尤其是院长);②评价和监控医院提供的全部医疗服务质量;③保证医院在财务上的足够充足;④保证医院遵循所有适合于医院的法律、法规和规章条例;⑤任命医师和各类医务人员。

对院长的资格要求是:①大学本科毕业并取得MBA(商学硕士)或MHA(卫生管理硕士)或MPA(公共卫生管理硕士)的学位;②在担任大医院院长的职务前,一般应至少有10~15年的管理经验;③参加继续教育计划,对于经济学、市场学、人力资源管理学、商业法学、信息技术学、市场策略学、组织行为学等课程接受过强化教学。

医院设立管理委员会,有两个执行委员会:①医疗执委会下设诸如:内科、外科、急诊委员会、药事委员会、感染控制委员会、质量控制委员会、医疗资格委员会、教育委员会等。②行政执行委员会下设诸如空间委员会、采购委员会等。医院各方面的问题一般不是先由院务会讨论,而是必须先向相关委员会反映,由各委员会接受、整理、讨论、提出建议上报院务会审议通过。

医院人事制度全部实行公开招聘、逐级雇佣办法。除一些政府医院外,医师通常不是医院的雇员,医院各医疗部门的负责人必须由全体医务人员选举从医师中产生,医师在医疗工作中具有的职权范围由院务会提出提交董事会批准。美国的医院都设有护理副院长,属于医疗资源副院长领导,相当于我国的护理部主任。担任护理副院长的资格要求是:①取得注册护士资格证书。②取得学士学位。事实上几乎都为取得护理硕士或管理专业硕士学位。③具有5年以上护理管理经验。④在护理学院、州和国家护理组织任职等。⑤能胜任病房护理活动、手术室、质量控制计划、急诊室、护理继续教育、医院护理研究等。

2. 英国医院管理模式　综合福利型其特征是政府控制医疗服务系统,对全部居民实行健康保障,即将免费医疗纳入国家计划,大部分医疗机构是公立的,医师按国家工作人员领取工资。医师和护士由卫生主管部门雇用,而医院内的社会工作者由地方政府雇用。医院管理体制是管理团队,由医务、护理、管理、工勤部门的人员组成。

英国既是一个传统的市场经济国家,市场机制完善,市场体系完备,企业制度以股份制为主,国家原则上不干预经济活动,但是英国又是一个社会保障齐全的福利国家。从颁布《济贫法》起到第二次世界大战后,英国已建立相当完善的社会保障体系,包括医疗卫生保障、国民医疗服务等,保证社会每个成员能免费或低价享受医疗保健服务。此外,对残疾人、老年人、精神病人和失去正常照顾的儿童等特殊困难人群提供特殊服务。1948 年英国宣布实行国家卫生服务制度(National Health System,NHS),为全体国民提供广泛的医疗服务,支付大部分或全部医疗费用,实行初级服务(全科医生提供)、地段服务(当地政府提供)和医院服务(专科医疗服务)三级服务体制。1948 年英国政府颁布国家卫生服务法,规定所有医疗机构国有化,这些医疗机构的医务人员为国家工作人员。1964 年又通过卫生保健法,凡英国居民均可享受国家医院的免费医疗。因此,英国是国家医疗服务制度最完善的西方国家之一,有非常完善的卫生服务组织体系。

英国医院在政府领导下,通过 NHS 服务体制来监督医院认真执行《病人权利宪章(the Patient's Charter)》,医院的医务人员均受雇于政府卫生部门,而社会工作者(social worker)则受雇于地方政府。医院院长负责全面指挥,下设医务、人事、财务(司库)、护理部主任,其职能相当于美国的助理副院长。院长基本上都是管理专业毕业或经济、法学专业毕业通过培训的专职管理人员,各部主任也必须有管理硕士学位或通过管理专业修学后才能担任。

3. 日本医院管理模式 福利倾向型医院管理模式其特征是医疗机构半数或多数由私人经营,但国家政府干预,建立健全的健康保险法,健康保险几乎覆盖全部居民,使居民健康都能得到基本保证。这种类型保健制度,虽然政府只负担少部分保险费,使用的卫生总费用也比同类经济发展水平的国家少,但由于公平性较好,使居民健康状况达到世界水平。在医院管理体制上强调院长由高级医师担任,全面负责医院管理工作和重大决策及医院发展方向,直接领导主管人事、财务、总务和医政的事务部,负责全面技术工作的诊疗部和护理部等。在人事管理上是择优录用职工,严格退休制度,实行职务工资和奖励制度、行政职务和技术职称统一。

日本在经济体制上实行的是以市场为基础的“政府导向型市场经济”,推行财产私有、契约化和风险自担的原则,政府进行有效的宏观调控,大力发挥民间团体的领导作用,并实行终身雇佣、终身教育、职工参与、年功列序和提倡企业精神等激励机制,这些原则和机制都应用到医院管理之中。

日本医院在领导体制上实行由院长、副院长领导下的诊疗部长、事务部长、护理部长组成的医院领导成员。也有院长领导下,设诊疗部长、助理医疗部长、事务部长、护理部长、研究部长、药剂部长、营养部长七个部长的管理体制。院长必须是医师,除从事本专业外,主持医院全面工作,决定医院大政方针,掌握医院发展方向;副院长也应由专家担任,协助院长工作或兼任诊疗部长,在业务上有权威性,负担医疗、教学、科研工作,诊疗部下设若干个诊疗科;事务部长是医院的实际组织者,又称运营部长,全权负责医院日常管理人员,一般从各级卫生行政领导机构的官员中选派,也可从医院选调,事务部下设若干个事务科;护理部长负责全院护理工作,护理部长—科护士长—护士—准护士(又称预备护士)—护士助手自成指挥系统,呈垂直领导,其职责为当好医师助手、病人生活护理、专科技术护理、病房管理四大功能,全面推行分级分段护理制度(PPC);大中型综合医院一般附设护士学校(初中毕业 2~3 年,再经大专 2 年,毕业后经国家考试合格注册才有护士资格)。在人事制度上实行经专业技术考试和学历资历审查后择优录用,经半年试用期。厚生省规定,医院行政人员退休年龄为 60 周岁,医疗技术人员为 65 周岁。医院执行国家颁布的《工资法》,按职位定工资,1 年奖励 3 次,每次 30% 人员,分 A、B、C 三级,1 年中连获 3 次 A 级晋升工资一级。国家鼓励城市医生去农村工作,工资明显高于城市。高校医学生毕业后要作为研究生(称研修医)或医师助手临床培训 5 年,经医院评议会评审合格才能当正式医师,独立从事诊疗工作。

日本医院的经济管理体制可分为国立医院(厚生省或文部省、劳动福利事业团审批和拨款)、地方公立医院(由都、道、府、县、市、町管理的各种医院由地方补贴)、社团(全国社会保险协会联合会、国民健康保险团体、共济组合及其联合会)或私立医院(由兴办者提供资金,独立核算,自负盈亏,占日本医院数的 64.1%、床位数的 39.6%)。在日本的国立医院中仅 1/3 左右收支接近平衡,其余 2/3 要政府补贴专项拨款。1960 年起日本推行全民医疗制度,强行人人保险,对大部分病人支付 70%~80% 医疗费用,以及对残疾人轮椅、自助装置、假肢等支付 100% 辅助费用,因此医院一方面接受政府和兴办者的领导,另一方面受保险公司的影响较大。

4. 俄罗斯医院管理模式 俄罗斯在经济体制上属于正在转轨的以社会为导向的市场经济模式。由于过去 80 多年时间里一直实行计划经济体制,国家对经济高度垄断,虽然现在进行“休克疗法”,但市场体系仍残缺不全,尚处于形成时期,社会保障体系也从行政型实报实销医疗费用的公费医疗制度逐步转变为市场型保障体系，与其相关联的医院管理体制也将从国家预算拨款逐步转变为多渠道多形式的经费来源。在医院管理组织形式上，较早实行院长负责制和科主任负责制，院长下设医务、行政等若干副院长，院长和临床科主任都由医生担任，各临床科室的科主任负责制反映科主任对科室的全面负责，护士长下属科主任分管，人事制度正在逐步实行改革，但从总体来说，俄罗斯的医院管理模式比较严格，政治党派已不再是决定医院的领导体系的主要因素，医院工会仍发挥较大的作用。

5. 新加坡医院管理模式 新加坡推行的是政府宏观调控的市场经济模式，在文化价值观上一方面接受市场经济价值观的冲击，另一方面又竭力保持东方儒家文化的价值观。尤其通过两个五年计划（1961～1965）、（1966～1970），一个十年经济发展计划（1971～1980）和一个经济重组计划（1980～1990），经济发展迅速。新加坡在推行经济发展的同时，政府高度重视社会保障，即李光耀所说的“让人民分享蛋糕”，实行公积金制，实现老有所养和居者有其屋，并尽量缩小贫富差异。在医疗保障制度方面实施保健储蓄、医疗保险和医疗福利基金三项措施，1983 年通过法律，自 1984 年起凡 18 岁以上雇员按年龄分别将月工资的 6%～8% 存入保健储蓄，以供住院时使用，政府还设立医疗福利基金帮助贫困户。

新加坡医院分为国家津贴医院和私立医院，政府对国家津贴医院补助约占医院总支出的 58%，公立医院收费标准由政府定价，病房分 A、B1、B2、C 级四等，政府分别补贴 0%、20%、65%、80%，说明严格控制了医疗需求的导向。新加坡医院，尤其是私立医院以提供高水平的医疗护理服务和一流酒店式的舒适休养环境及餐饮服务，以突出这两大服务为特点，以借鉴香格里拉酒店和新加坡航空公司先进经验为目标要求，特别强调服务素质和优质服务观念。私立医院只雇佣数量很少的住院医师和一定数量的护理、工勤人员，医疗服务都由私人专科医师提供，院内设立医疗中心大楼以供这些私人专科医师使用。

从 1985 年起，新加坡政府为了改善公立医院管理不如私立医院的现状，实行“重组计划”（restructure program），将卫生部直属公立医院转变为私人有限公司管理体制，卫生部派员参加公司董事会，原股权由国家卫生保健局管理，但医院则全部按私人企业管理方式管理。医院管理体制由董事会委派行政总监全权负责，行政总监一般同非医务人员的企业管理专家担任，下设医药委员会、医院筹划委员会，分别由临床主管和行政主管负责，即分别负责医疗业务和行政后勤事务。这种医院重组和企业管理模式有效地提高了服务水平和服务效率，并有效地控制医院服务费用开支，这种模式就是医院所有权（国家所有）和经营权（私人有限公司）分离的模式，可从中得到启迪。1993 年 10 月新加坡政府发表大众化医药保健白皮书，明确提出为人民提供基本有效和大众化的医疗配套措施，让人民享有良好的现代化的基本医药保健服务，并将专科医师规定为不超过医师总数的 40%，也就是 60% 医师将受训为全科医师，这项政策将对医院管理带来一定影响。为控制医疗费用上涨，明确规定先天性心脏病和遗传病手术治疗、出国诊疗费用、分娩和人工流产、辅助生育和节育手术、艾滋病、自杀、吸毒酗酒、美容、牙科手术、人工肾、私人护理费、救护车费、疫苗和参与动乱或罢工受伤者不予支付医药费用。随着人民生活水平提高，现 C 级病床数已大大减少。

6. 中国香港地区医院管理模式 香港政府对医院的管理主要通过医院管理局（hospital authority），它是一个法定的组织，负责管理香港所有的公立医院，直接对香港政府卫生福利署署长负责，卫生福利署制定卫生政策并监督管理局的工作。

香港医院管理局的任务是向政府反映公众对医院服务的需要以及满足这些需要所需的资源，管理和发展公立医院系统，提出收费的政策建议，参与促进员工的教育、培训和对医院服务的研究，开展公立部门与私立部门之间的合作。因为商业私人保险在减少公立部门与私立部门服务之间的价格差异上可发挥重要的作用，政府将提供发展私人保险及私人卫生保健的机遇，以减轻公立部门的压力。

医院管理局收入来源主要为政府拨款，占 94%，收费仅占 3%，医院管理局支出项目中工资及间接费用占 85%。政府对医疗服务的管理根据医疗服务的性质而不同。

医管局的直接管治分多个层次，强调明确的权力及职责。我们的三层管治框架是这样的：管理医管局的最高决策机构是医院管理局大会，其主席及董事局成员由卫生福利及食物局直接委任，成员来自社会不同界别，包括大学医学院院长、政府代表、各界专业如法律及财务界等人士。董事局是最高决策机构，但其决策必须符合政府的医疗政策。董事局里还有三位政府官员，包括卫生福利及食物局的代表。医管局每季度须向卫生福利及食物局报告有关医管局服务及运作的事宜。董事局通过常设的大会及九个常设委员会监督行政总裁和各级行政人员的工作。第二层是三个“区域咨询委员会”，属于咨询性质，由医管局委任社区人士和医院代表组成。目前设有香港岛、九龙和新界三个区域咨询委员会，行政总裁和该区的医院行政人员须定期向区域咨询委员会汇报工作。第三层是医院的“医院管治委员会”，该委员会相当于每所医院的董事会，负责审视医院行政总监的定期管理报告，监察医院在运作和财务方面的表现，并参与医院的决策和管治工作，以及医院和社区的协作活动。医院行政总监须定期向医院管治委员会做汇报。

“管办分离”分为两个层次的“管”和“办”，卫生福利与食物局管政策、管拨款，医院管理局办医院，推行政策，执行服务，这是一层的管办分离；另外，在医院管理局内部也有一个管办分离——董事局管，行政人员办。董事局管方向、策略；行政人员推行服务，执行策略，要向董事局汇报，医管局要向卫生福利与食物局汇报。管办之后还要有问责，这是很关键的环节。

从机构行政层面上，医管局的纵向管理架构是医管局董事局—行政总裁—联网总监—医院层面的行政总监。每个联网区域内有3~7家医院，联网总监一般都是其区域内的龙头医院的院长兼任的，他可以对区域内的医疗资源进行调配。联网总监之下分别设有服务总监及联网经理，他们分管医务、财务、人事、护理及支持服务等五项主要工作范围。我们在每所医院委任行政总监，每位医院行政总监之下分别设有总经理及经理，以管理医院事务。

香港公立医院的行政总监（院长）通过竞争上岗，他们有一定的医疗和MBA背景，懂管理会经营，擅长于医院目标、发展方向、优质服务、资金运作、成本核算等管理。

香港医疗机构医护之比为1∶4。其好处有三：一是节省培养费。每位医生需要培养费350万元，护士是120万元，从政府财政支出来说也是节约了一大笔经费。二是节省运行人力成本。护士的薪酬是医生的1/3左右，这对于面临缩减经费和财政赤字等挑战的医院也是一剂良药。三是护士的职能明显拓展。

持续的人才培养包括支援服务人员的培训支出是香港医院的一大特色。政府有推动人才培训的计划，加强专科训练及资格认证。如医护人员普遍的持续教育，如取得“院士”才有资格晋升为高级医生，有了政策引导持续教育才能落实到位；又如玛丽医院的护理专业进阶，选拔有一定年限（分别为1~2年、3~5年、6~10年）和工作经验的注册护士分别进修达学士、硕士乃至博士水平。

医院有大量的支持服务人员J. S. A（如护工），他们经过培训取得资格后进入病房。一个病房配5人左右。这些J. S. A协助护士进行临床护理，并减轻了家属负担，病人从入院到出院期间都由J. S. A负责，不需家属劳心劳力。

（7）中国内地特色的医院管理模式：我国医院管理模式经历三个发展时期：1949年建国前，医院管理模式主要套用美、英、德等国的模式；建国后，我国全面学习苏联，完全实行计划经济的管理模式，主要特点是：①党的领导在医院中具有最高的地位，院长在党组织领导下具体分管医院业务工作；②经济上实行全额补助，实行低医疗收费标准、低药品价格和低职工工资的“三低”政策；③由于国家经济发展程度较低，医院经费困难，医院条件较差；④病人中公费、劳保病人占大多数。

党的十一届三中全会以来，在改革开放政策的指引下，医院在筹资来源、领导管理体制、财务管理、职工奖金等方面不断发生变化，逐步从计划经济向商品经济再又向市场经济体制过渡，使医院从纯福利型转变为体现政府福利性质的公益性事业单位；从政府唯一拨款转变为多渠道、多形式办医；从全部为公立或集体医院转变为多种所有制形式医院；从党政不分的领导转变为推行院长负责制或党组织领导下的院长负责制；从不重视职工的责权利转变为各种形式的责任制和激励措施；从不重视经营管理转变为重视医院的生产性、经营性和效益性；从单纯医疗服务机构转变为重视扩大预防和区域卫生规划；从单纯的基本医疗服务转变为在保证基本医疗的前提下出现多种形式的特需服务；从医院单纯完成医疗服务转变为同时兴办第三产业以提高医院的自我补偿能力；从单一办院体制和安于“铁饭碗”、“大锅饭”转变从多种办院体制并存、竞争增效。总之，通过改革使医院得到显著成效和较大发展。

但是，我国医院管理工作还存在一些问题，主要表现在：①医院管理模式基本上尚未适应现代医学模式的转变，人为地将医疗和预防绝对分开的错误做法基本上没有得到纠正。②医院领导体制上仍然存在不少问题，如党政分工问题、政医不分问题等。③医院在人事制度上的问题、人才培养和流动问题还存在不少弊端。④分配体制上既有“大锅饭”和不体现按劳取酬的问题，又存在分配不合理、少数医院“灰色收入”的问题，严重影响大多数医务人员的积极性。⑤医院性质、收费标准和国家主渠道之间的矛盾问题，从理论到实践上都尚未理顺。⑥经营管理既存在薄弱的一面，同时也存在不合理收费和看病贵的问题，已成为社会关心的热点之一。⑦在医院管理方面普遍存在医院管理理论落后于管理实践、管理理念又落后于管理理论的状况，有的医院甚至不重视医院科学管理，医院领导班子和管理人员缺乏足够的管理理论和实践经验。⑧医疗质量上存在问题较多，学科带头人的培养和学科建设方面与国外先进医院的差距较大。⑨医政法律尚不完善，依法治院的差距较大，在医疗纠纷处理方面存在的法律适用和处理办法的矛盾突出。总之，医院在活力、效率和效益方面还存在许多问题，虽然这些都是前进中的矛盾和困难，但都有待于认真解决，只有这样才能使医院适应新世纪发展需要，使我们医院管理水平赶上和超过国外发达国家的水平。

第四节　医院管理与社会

一、医院管理中的社会学原理

社会学为医院良性运行和协调发展的研究提供

了理论基础,因而可以用社会学的基本原理来指导医院管理过程中的各项工作。

(一) 医院目标的社会学研究

医院目标是医院为争取达到某种未来状态而开展各项组织活动的依据和动力。医院目标的制定,不仅要体现提供适宜的医疗服务,而且要体现医院的发展与社会经济发展相适应,要充分考虑到医院内外环境的制约因素。

1. 医院目标受社会环境因素的影响和限制 社会环境诸因素,包括宏观因素(社会制度、意识形态、社会经济、自然条件等)和微观因素(风俗、文化、语言、角色、小团体及其行为生活方式等),均对医院目标的制定产生影响。

2. 医院组织目标要充分考虑内部成员的需求 医院工作是一种特殊职业。具有专业技术性强、责任性重、工作繁重及工作环境特殊的特点。要充分考虑职工的需求、让职工参与医院目标的讨论和制定工作,这能够提高成员对组织目标的认同感和参加组织活功的积极性,直接影响着目标的实现和效率。

(二) 医院利益的社会学研究

正确对待医院的利益,也就是处理好医院的经济效益和社会效益、总体效益和局部效益,以及医院长、中、短期效益的关系。在医院众多的利益关系中,主要的是经济效益和社会效益的关系,只要两者利益稍有倾斜,就会产生只重局部利益、忽视卫生事业规划的总体布局,只重眼前问题、忽视医院长远发展的短期行为等后果。因此,要处理好医院的利益,有必要从社会学理论角度对医院的社会属性和经济属性进行再认识。

(三) 医院服务方向的社会学研究

社会经济的发展推动了医学的发展,医学技术的进步同样日益广泛地对社会经济、政治、人们的健康价值观念和行为生活方式产生深刻的影响。

1. 医院服务内涵 经济的发展与社会的变迁深化了医院服务的内涵,要求医院在服务对象上,从个体扩大到群体,着眼于国民的多数,使处于健康态和病态之间的中间态的多数人向健康转化,让健康人向更健康的状态转化。在服务内容上,除了要向全体居民提供普及、优质的医疗服务外,还应使疾病监测与预防的组织机构与职能随卫生问题的变化而相应地调整与扩大,并对大多数病人从住院治疗到返回社区正常生活之前提供系统的康复服务。在服务模式上,应从医院内转向社区服务,从个体医疗型转向群体卫生保健型;从以医生为主型转向“指导—合作”型与自我保健型。

2. 医院与社区保健服务 我国的社区保健服务主要是通过由社区卫生机构、乡镇卫生院和村卫生室基本卫生保健等组成的社区保健网来实施的。医疗机构开展社区服务既是贯彻预防为主方针的要求,也是实施初级卫生保健的需要。社区服务不是简单地走出医院或单纯的具体项目,而是医疗服务向社会开放,从单纯的技术服务扩大到社会服务,从而为人们的身心健康和社会适应创造条件。

(四) 医院评审指标的社会学研究

医院评审指标是对医院全体工作人员的努力程度,医疗服务的进程,医疗服务实施结果的有效性、足够性和适宜性进行全面衡量,从而得出具体结果的一类社会指标体系。主要由反映医院运行状态的投入——产出分析指标构成。投入性指标多与医院运行的结构相关联,可称为结构性指标,由基础总量指标、基础相对指标及政策性指标三部分组成。产出指标多与医院运行的功能相关联,称之为功能性指标,由结果性、行为性和感觉性三类指标组成。医院评审指标在医院管理中的作用主要表现在反映、检测、比较评价、预测和计划等方面。

二、医院的社会作用

医疗这个行业,担负着维护人民生命健康的重任,所以医疗是一个特殊的行业。这个行业本身,除了具有经济特征外,还具有浓厚的人道主义特征,即社会福利性。这两种特征,充分反映出医疗工作是个特殊的行业。

我国的医院是以全民所有制与集体所有制为基础的医疗卫生事业单位,是我国13亿人口医疗预防保健、社会劳力修复的依靠力量。医疗工作,是整个社会中的一个重要组成部分,它具有确保人力资源的重要功能,医疗工作具有以下几个方面的社会作用。

(一) 医疗工作具有“桥梁”和“纽带作用”

医院是政府的附属单位,医疗工作是地方政府的行政职能之一。所以,从地方政府与民众的关系这个角度看,医疗工作成了增进和加深政府与民众感情的纽带。这种感情的纽带作用,是通过医务人员的劳务体现出来的。通过这种感情纽带充分形成了人民政府与人民的鱼水关系。

(二) 医疗工作对社会的保障和促进作用

医疗事业,既有福利性,也有经济性。从其福利性看,它对整个社会所起到的是保障作用,从其经济性看,不仅是医院受到经济效益,更重要的是丰富了医疗工作中的含义,人们身体健壮有了保证,劳动力的社会作用、经济作用明显,由此促进经济的发展。与此同时,医院有了经济性收入后,向人民、向社会提供了更多更好的医疗保健服务。这种“经济性”的“双重效益”,来源于社会,取之于民用之于民,最终促进整个社会的经济水平提高。

三、医院公共关系

(一)医院公共关系的基本原则

1. 以事实为基础 医院公共关系作为一种传播活动或管理职能,必然要应该用灵活、辩证的方式、方法去掌握和运用这些事实或信息。所以,事实和信息是公关工作的根本基础。

2. 以社会效益为依据 社会效益既包括社会公众的利益,也包括医院的自身利益,是两者根本利益的总和。医院公共关系以社会效益为依据,实质上就是既对公众负责,也是对医院本身负责。

3. 以满足公众需求为出发点 医院公共关系首先要考虑满足公众,主要是病人的知晓心理需求以及病人自主的人格需求。在医疗工作、公关工作中要注意尊重病人人格的独立性、自主性。

(二)医院公共关系的内容

塑造良好的医院形象、更好地为社会服务是每所医院面临的问题,医院应与社会各类公众进行双向沟通,争取公众谅解、支持以及赞助,以便更好地开展工作。具体有以下几个方面:一是通过各种信息传播媒介和渠道,向公众传递本医院的各种信息,让社会各类公众更快、更好地了解自己;二是及时收集公众对本医院的反映,并将信息及时传递给公众,有利于医院更好地开展工作;三是举行各种医疗义务咨询、下乡巡回医疗等社会公众活动,提高医院的知名度,树立医院在公众中良好形象。

(三)医院内部公共关系

医院内部公共关系是指医院内部公众之间的关系,以及医院为协调内部公共关系所进行的公共关系工作。医院内部公关要培养职工的归属感,对职工的贡献予以肯定,对职工的意见要倾听等。医院和谐的人际关系使职工工作心情愉快,对医院有认同感和归属感,与外界接触时,会自觉维护医院声誉,为病人提供优质服务,给外部公众留下良好形象。

(四)医院外部公共关系

医院外部公共关系包括医院与院外社会公众的关系,以及医院为协调与外部公众关系所进行的公共关系工作。医院的外部公众主要有消费者(病人)公众、社区公众、政府公众、竞争者公众、媒介公众等。外部公关就是致力于与外部公众交流沟通以谋求相互理解、信任和合作,赢得多方面的支持。

第五节 医疗服务市场与医院经营

一、医疗服务市场的基本特征

医疗服务的基本特征包括5个方面。

1. 医疗服务的伦理性 医疗服务的对象是人,其质量的优劣直接涉及社会道德和伦理,也折射出医院和医务工作者的医德医风。医务工作者必须具有爱心和责任心,要充分尊重患者的医疗选择权、知情同意权、安全保障权以及医疗隐私权,同时医务人员要克服从自身经济利益出发的局限,努力从病人利益出发,为患者提供优质、适宜的医疗服务。

2. 医疗服务的高风险性 鉴于医学科学发展的局限性及疾病诊断的模糊性与经验性、疾病复杂性、病情发展与变化存在突变性、药品毒副作用等,使医疗服务具有高风险性。因此,医患双方都要考虑如何规避医疗风险。

3. 医疗服务的无形性 医疗服务是一系列无形的医疗行为的连续过程。医疗服务的优劣,很大程度上取决于被服务对象的心理感受和主观评价。病人不仅仅是关注医疗结果,而且关注医疗过程。医院可以从就医环境着手,同时改善医务人员的服务态度,让病人在接受医疗服务时有宾至如归的感觉,无形中增加对医院的信任和满足程度。

4. 医疗服务的差异性 医疗服务的差异性主要体现在两个层面。首先在科室层面,由于医生、护士专业技能、实际经验上的差异,使患者得到的医疗服务有差异。其次在医院层面,各个科室的专科水平不一致,医院在财力上的投入也有限。因此,不同科室的医疗服务也有差异。

5. 医疗服务的不可储存性 医疗服务是即时生产、即时消费、不能储存的。从医疗服务营销的观点出发,医院管理者应该根据本医院的功能定位和床位数标准,合理配备医务人员,不但要去适应医疗市场需求的变化,更重要的是要创新,引导新的医疗需求,扩大医疗服务范围,使医院处于医疗服务的供给量与需求量相对平衡的良性循环状态。

二、医疗服务领域中的市场机制

医疗服务领域中的市场分析

1. 医疗服务市场与一般商品市场的共同点

(1)从市场构成要素看,医疗服务市场具备市场的五大要素:即存在商品交换的场所;有供需双方;有可供交换的商品;可供交换的媒介——货币;商品的价格水平。

（2）从市场经济主体看，医疗机构具有独立性，即拥有业务建设决策权、经营开发管理权、劳动人事安排权和工资奖金分配权。同时医疗机构具有一定的经济关联性，具体表现为从其他部门获取所需商品，并向社会各部门提供医疗服务，从而与其他部门形成互相依赖的供求关系。

（3）从市场机制的作用看，主要表现为价格机制、竞争机制和供求机制的作用。①价格机制：它对各类医疗机构具有调整服务项目和经营规模的作用。②竞争机制：竞争机制起着促使医疗机构发展和调整卫生资源分配比例的作用，具体表现为降低服务成本，改善服务态度，提高服务质量。③供求机制：当卫生服务需求大于供给时，医疗机构在竞争中处于有利地位；而当卫生服务需求小于供给时，医疗机构之间的竞争加剧，从而使适者生存。

2. 医疗服务市场与一般商品市场的差异性

（1）医疗服务市场受地理位置的限制：医疗服务的生产和消费在时间、空间上具有同一性。即一边生产、一边消费，产品不能通过运输、流通等环节进行异地销售。从需方来看，医疗服务市场范围的大小是根据就医方便程度来确定的，即就诊距离或可及性，特别是一些病情紧急的情况，患者往往就近医疗。因此，医院设置要考虑这一特点，应尽可能设置在人口密集而医院相对较少的地区，一方面满足当地居民的需要，另一方面给医院创造效益，实现双赢。

（2）医疗服务市场经济主体特征：一般商品市场的经济主体是企业和家庭，而企业是以需求者和供给者的双重身份在市场进行竞争的。医疗服务市场的经济主体由医疗机构和家庭构成卖方和买方。随着医疗保险业的引进，医疗服务市场出现了第三个经济主体，即医疗保险机构，从而打破了传统的医疗服务市场中的医患双边关系而建立起三边关系。虽然单个消费者在市场中处于弱势，但医疗保险机构能够在一定程度上代表消费者去控制和监督医疗机构的行为。

（3）医疗服务市场具有垄断性：由于消费者缺乏医学知识而使医患间信息不对称，消费者主权不充分，因此在医疗服务市场中，医患之间不存在平等的商品交换关系，同时医疗服务实行严格的准入制度，医疗服务市场被具有行医资格的个人或机构所垄断。在医疗服务市场中，由于存在供方垄断，供方有控制价格和控制产量的能力。此外，由于存在诱导需求，医疗服务市场价值规律遭到破坏。从短期来看，医疗服务供给增加，不仅不会使价格降低，反而会引起价格上涨或价格不变。从长期来看，将会刺激医疗服务规模的不合理膨胀，造成社会资源分配与利用的低效率。

（4）医疗服务市场价格形成的特点：在医疗服务市场上，由于医疗服务产品的特殊性与消费者个体的差异，使医疗服务价格只能由有限的竞争形成，即在卖方竞争的基础上同行议价，或由医疗保险机构作为消费者的代理人与医疗机构谈判定价，或由政府领导下的各类专业人员组成的机构协商定价。

三、医院与医疗服务市场的发展趋势

我国现阶段的医疗市场处于以计划机制为主的市场向以市场机制为主的市场转化的时期，医疗竞争将比想象的来得还要快，数量居于少数的民营医院和老百姓所谓的“洋医院”将率先从服务理念入手，抢占医疗卫生市场；同时，我国人口众多，医疗市场潜力巨大，我国现在逐步成熟的医疗市场已成为国外资本觊觎之源，符合要求而进入中国市场的合资合作医疗机构在其竞争力上不可忽视，现有的公有制医疗机构将苦恼地面临着内外夹击、不得不变的竞争局面。

争夺出色卫生技术人员的竞争趋向白热化，高水平者被人抢、低能力者无饭吃的局面将出现。中外合资合作医疗机构、民办医院等将以高薪、住房、国外进修机会等吸引骨干人才，中外合资合作医疗机构本土化趋向明显，国外医生、护士谋求中国国内就业机会。中国传统医药将吸引大批留学生来华学习，传统医药机构将试图走出国门，在境外开设更多的医疗机构。卫生行业准入门槛将提高，现在在岗的不合格专业卫生技术人员也将面临下岗局面。

由于竞争的激烈，医院将放下“架子”敦亲睦邻，从自己做起，改变目前医患关系沟通不良局面，而不再单纯指责患者。医院挂号处、收费处高高的柜台和隔断的玻璃将被医院主动打破，医院将从各个方面体现以病人为中心，而并非以管理者为中心。

医疗行业的职业培训将盛行，医院的职业化管理将成为管理者的必修之课；另一方面的培训将针对于医院的硬件、软件不相配现象，世界最先进的医疗设备与气味难闻的厕所比邻而居的局面将被视为管理者的失职。

医疗保险和健康保险的介入将缩短病人平均住院日，很可能出现上午腹腔镜手术、下午就能出院的情况。医院将从单纯的疑难杂症治疗方面放大至对老百姓延年益寿需求的重视上。由此，医院将盯住住院前和出院后潜在医疗人群，进行多元化医疗服务。

思考题

1. 请结合我国医院管理的实际，谈谈新形势下现代医院管理意识的重要性。
2. 请举例说明管理科学的基本原理在医院管理实践中的应用。

第2章 组织管理

医院管理者要根据组织结构理论和特点，符合医院的实际，有计划、有组织，创新性地设计好医院各类组织结构，同时还要适应时代发展的要求，适时地对医院组织结构进行变革，以使医院能更好地为保障人民生命健康发挥好职能作用。

第一节 组织的基本理论

当代美国著名社会学家和管理学家理查德·H·霍尔在其畅销美国的关于组织理论论著中指出："我们生于组织之中，通常也死于组织之中"。纵观历史上的重大变迁，无不以组织为基础。如，罗马帝国的兴起、基督教的传播、资本主义与社会主义的形成及其发展和变革，无不通过组织达成。理查德·H·霍尔还明示人们："我们研究组织，是因为它产生结果。"由此可见，人们从各个历史时期的组织结构本身及其变化中，即从对历史上所出现的组织结构利弊的分析总结中，汲取了经验，吸收了教训，创新了思维，不断建立和完善能够巩固自身统治、维护自身利益、适应社会发展、推动社会进步的新的组织结构。

组织是社会的主导因素，社会竞争体现为组织与组织之间的竞争。因此，主动适应竞争和挑战竞争，主动研究组织结构理论，超前构架和调整组织结构，力争组织结构优势，充分发挥组织效能，为竞争取胜奠定基础，成为当今一个古老而年轻的课题。

一、组织概论

(一) 组织的概念

组织(framework)，有动词与名词之分。作为动词，即指组织活动，就是在一定的环境中有目的、有系统、有秩序地将分散的人群、力量结合起来，进行分工、编制并形成工作秩序。作为名词，相对动态而言，是指相对静态的且具备组织构造实体的组织系统，即按照一定的目的、任务和系统，由若干既有区别又相互联系、相互作用的要素进行整合从而构建成一个系统，并体现分工、协作和责权关系的结构模式。如党的组织、群众组织等。根据组织行为学等专论并综上所述，赋予组织的完整定义可以理解为：动态的组织活动过程和相对静态的组织构造实体的相互统一。

(二) 组织的特征

当代组织的发展变化迅速，从中小企业到跨国公司，从国有企业到民营公司，从营利机构到非营利组织，从政党到社团等等，其组织均呈现出多样化、多元化、复杂化等现象。但是，只要称其成为一个组织，在任何情况下，将会具备一些组织基本的、主要的特征，这就是组织的有序性、集合性、相关性和目标性。

1. 有序性(orderliness)　组织的运行是通过制定和遵守工作秩序并通过组织各种因素之间的正式关系，按照一定的顺序和流程实现组织的有序运行。如，在一个医院的系统中，各个部门各自承担不同的工作任务和职责，行使差别明显的专业技能和指导权利，完成不相同的目标，做到各负其责，各行其职，互相支持配合又不互相矛盾和干扰，从而保证一个医院的有序运行。又如，在一个组织内部，领导者的作用就是充当系统运转的中心，并对组织的活动进行协调，指导组织的运转并及时加以控制，以使组织达到预先设立的目标，完成组织确立的任务。领导者在组织中具有的权威，其实质实际上是组织内部存在的一种秩序，即下级服从上级、个人服从于协作集体的规范。而这样的权威来自于组织领导者的上级权威即规定领导职责的管辖范围，授予领导者的职责权限或权利等；又或者是来自于群众的客观权威即建立组织内部的运行秩序，明确组织成员之间的协作关系和协作要求，这也就是组织内部的规范性和有序性。

2. 集合性(collectivity)　西方现代管理理论中社会系统学派的创始人巴纳德认为，所有的协作行为(组织行为)都是物的因素、生物的因素、人的心理因素和社会因素这些不同因素的综合体。一般意义上的集合，是指由两个或两个以上的元素聚集在一起或组合在一起。组织的集合性，则就表现为组织由两个或两个以上的要素所组成。单个的元素、单个的人不能组成一个组织或一个系统。组织的集合性表现为通过组织的影响力和控制力来协调和改变个人的行为和动机并做出选择，以体现出强化组织的集合性。在这样的一个组织下，我们称集合性为组织表现出来的聚合力或更通俗的称之为凝聚力。

3. 相关性(relativity)　相关性包括相互联系、相互作用、相互支撑、相互协作。社会的各级组织都是一个协作的系统，它们都是社会这个大协作系统的某个部分或者方面。这些组织不论是正式或非正式的，组织内部或组织之间的各要素都相互关联、相互作用。如提高学术水平、开展科学研究,需要以经济作为基础;而经济的持续快速发展则又离不开科学技术的支撑,必须要以科技为先导。又如,医院内部,医疗、行政管理、教学、科研、后勤保障等各部门之间,在相对独立的同时又有相互依存、相互协作,有着不可分割的联系,共同维持着医院系统的运转。

4. 目的性(purposefulness) 从古至今,组织存在的意义始终是为了达到一定的目的,而目的的简繁程度又成为组织结构设置的一个重要标准。如组建医院的根本目的和最终目的,就是为病人治病,为广大人民群众提供医疗卫生服务,保障广大人民群众的身体健康,提高国民健康素质。同时可以看出,不同的组织为了达到多样的组织目的,其组织结构也是多样复杂的。可以认为,正是组织目的的多样,导致了组织结构的纷繁复杂。

二、组 织 理 论

组织是管理的基本职能。现代管理科学的组织理论是建立在系统论、控制论、信息论的基础上的。关于组织理论,从古典管理学派组织理论的奠基者泰罗、法约尔、韦伯、厄威克到现代社会系统学派、行为科学学派、经验主义学派、系统管理学派、权变理论学派、新组织学派等,对组织理论进行了系统研究。当代美国著名社会学家和管理学家理查德.H.霍尔,综合运用各种组织理论解析组织领域的实践变化和经验事实,论述了组织结构与过程、权力、领导与决策、沟通与变革。

(一) 医院组织实体的完善

健全的组织实体不仅具备组织的外在的组织形式,还必须具备科学合理的内部结构,同时具有发挥组织功能的运行机制和监督保障机制。

建立健全医院组织实体的基本要求:

1. 目标在医院组织实体完善中的作用 任何一个健全的组织实体,都有其存在的理由和必要性,即目的性。人们为了达到共同的、特定的目标,运用组织的原理,发挥组织的功能,统一步调,协同活动。而比较而言,一个不健全的组织,其组织目标必然是不明显的,难以整合分散的力量,难以统一协调各方面的关系,如此将导致组织的运转不畅、指挥不灵。一所医院,不管其功能如何、性质如何、规模大小、技术力量是否雄厚、医疗设施是否先进,如果没有具体的目标任务、没有明确的发展方向、没有长远的发展战略、没有职工的福利保障和利益目标等目的,必将导致管理无序、效果不佳的状态。

同时,一些医院成功的经验证明,通过科学合理制定切实可行的医院远期和近期目标或发展规划、医院社会效益目标、医院经济效益目标、医疗技术目标、科研发展目标、服务质量目标、管理目标等,并基于上述目标的要求建立健全组织机构,发挥组织的功能和作用,充分聚集和调动医院各方面积极力量,统一思想、齐心协力,就能使医院的各项目标按计划得以实现,医院组织的作用得以充分发挥。

2. 完善医院组织实体的规范 建立健全组织实体的最终目的是发挥组织的功能和作用,其作用是否得以充分发挥,取决于组织实体的建立健全是否遵从了一整套科学的规范,体现出组织的规范性。

建立健全医院组织实体的规范性,可以理解为建立健全医院组织实体的原则,即实现医院组织机构设置的科学化、准则的规范化。

(1) 政策规范:组织是组织者为实现自身目标而建立,组织的行为准则和宗旨必须体现自身政治利益,巩固自身统治地位。医院是保障人群的健康水平的重要手段,也是广大人民利益的集中体现。坚持建立健全医院组织实体的政策规范,首先必须要坚持全心全意为人民服务的社会主义医院方向、全心全意为病人服务的宗旨,体现党的政治核心领导和监督作用,同时遵守国家的相关法律法规,做到医院规章制度与国家政策保持一致。

(2) 管理规范:医院组织实体是一个繁杂的系统,为使这样一个系统正常有效的进行运动,必须制定科学严谨、求真务实的管理规范和制度。如职权管理,包括决策层和各个职能部门之间,科学合理地划分各级的管理权限、管理责任、工作职责以及相应的利益等;动态控制,即不仅做好前馈控制和反馈控制,同时重视在运行过程中间根据实际情况的变化和工作需要,及时果断、科学合理地对组织进行控制,调整组织状态,达到更好的完成组织目标的任务;自我完善,通过一定程度的组织运行情况检查和组织工作效率的督察,结合新的管理理念,做出符合组织情况的尝试,优化组织结构,使组织始终保持的旺盛的活力。

(3) 运行规范:组织的运行是指统一指挥、发挥组织中集体协同力量去达到共同目标。医院是治病救人的场所,建立医院的组织运行规范,应遵循机构精简、统一协调、流程标准化运作等准则。

(4) 业务规范:医院的根本任务就是为病人治病,提高人民的健康服务水平。因此,医院必须根据医院的基本职能和要求,科学论证和制定医院的业务发展规划,适应医院履行自身职能和社会功能以及医院发展三方面的需要。

(二) 医院组织的运用

组织作用的发挥取决于组织的运用。医院管理者要想运用好医院组织,就必须明确组织运用的内涵和组织运用的原则,并掌握好组织运用的评估方法。

组织运用,是指通过组织的运行、管理,发挥组织的功能。医院组织运用就是研究医院系统的组织结构设计和人员管理，设计一个适当的工作系统把医院各要素（如医疗技术要素、人员素质要素、医院环境要素等）、各环节（如门诊病人诊疗、住院病人诊疗、急诊病人诊疗、临床检验等）、各方面（如医疗、教学、科研、行政、后勤等），在职责的分工和协作上，在上下左右的相互联结上，科学合理地组织起来，形成一个有机整体，使之为实现医院目标而有序、高效运行。

组织运用的原则 医院组织运用的核心是科学设计医院组织结构，其运用状况的效果将直接关系医院的发展。因此，医院组织运用应遵循以下原则：

（1）科学求实的原则：医院组织机构、人员编制、人员岗位等项目的设置一定要结合医院客观实际，通过科学的论证和研究，实事求是地进行设置规划。杜绝人浮于事、机构臃肿等影响医院组织健康的种种不良现象。

（2）公平公正的原则：组织运用的一个重要目的，就是通过各个环节上（包括机关、后勤干部和医疗业务等环节）职权的行使来实现整个医院的管理目标。因此，在人员选配上要坚持公平公正的原则，坚持干部任用条件和干部选拔任用程序，把德才兼备的人才放到相应的岗位上发挥最大的作用。杜绝拉关系、走后门、徇私情等不良现象，以保证组织的健康运行。

（3）自我监督的原则：就一个医院而言，组织的运用关系到整个医院的运行效果和医院的发展。但如果缺少必要的监督来约束组织的行为，那必然将导致组织结构的涣散和组织效率的低下。因此，科学的组织运用，还应遵循自我约束、自我监督的原则，不断的对组织进行自我监视，以增强组织的免疫力和抵抗力，提高组织的作用力和效率。

（三）最大发挥组织的作用

完善组织实体的终极目标，即获取组织管理的最大化效益。

1. 发挥组织作用的前提

（1）医院组织的科学化、合理化：科学、合理的组织结构，是发挥组织作用的基本前提。组织作用的发挥通过组织运行得到实现。因此应做到组织机构设置要合理；人员编制要按需设置、留有余地；岗位职责要指标量化、责任明确；职权划分要责权利统一。

（2）医院目标的科学化、合理化：组织管理效益的获取或组织作用的实现，必须通过五个环节的有效实施：即计划、组织、指挥、协调、控制。计划即目标，是五个环节中的首要环节。合理而科学的目标能够促进组织作用的发挥，对组织的协调工作呈现积极作用，越发能够较好地完成组织的目标，体现组织存在的意义。

（3）人员结构的科学化、合理化：医院组织作用的发挥取决于各个岗位工作人员作用的发挥。因此，人员结构的科学化、合理化，是医院组织作用发挥的关键前提，人员结构包括专业结构、年龄结构、性格结构、性别结构、知识结构、学历结构、学缘结构等。医院组织是一个系统、是一个整体，从这一角度要求，人员结构配备要科学化、合理化。

2. 发挥组织作用的条件

（1）遵循组织管理的层次性：组织结构具有层次性的特点，是一种保证组织内部基本秩序的准则。一般情况下，医院组织机构都具有层次性，都存在行政管理上的上级与下级，业务工作中的上级与下级。分层、有序的组织管理是有效发挥组织作用的基本要求。

（2）科学划分组织的责权利：医院组织管理是研究医院系统的组织结构和人力资源管理。合理划分各级组织机构及其管理人员的职务、责任、权限和相应的利益。做到各司其职、奖惩分明。充分调动各级组织、各级行政和业务管理人员的积极性，发挥好在各个岗位上的作用，是发挥医院组织作用的根本要求。

3. 发挥组织作用的机制

（1）监督机制（supervision mechanism）：对于一个组织来说，要保证组织内部的各个因素都发挥良好的作用，单靠完善组织结构完善规章制度是不够的，医院组织管理任何一个方面都关系到医院整体系统功能，关系到医院组织作用的发挥，关系到医院社会功能的发挥和自身目标的实现。因此只有建立合适的医院组织的自我监督、自我约束机制，才能保证组织的健康发展和快捷运行，才能有效发挥组织的作用。

（2）授权机制（reference mechanism）：医院管理具有层次性，为保证领导者能集中精力处理重大的问题，对下级人员进行授权是不可避免的管理模式，而只有完善和切实保障医院组织领导的授权机制，才能正确发挥授权行为在组织中的作用，才能进一步发挥组织的作用。

第二节　医院组织结构类型及特点

一、一般组织结构

组织结构是组织内关于职务以及权利关系的一套形式化系统，它阐明各项工作如何分配、谁向谁负责及内部协调的机制。它是指构成整体组织各要素之间的排列组合方式，即组织各部门及各层次之间所建立的人与人、人与事之间的相互关系。组织结构的内容包括纵向层次结构、横向部门结构和组织体制。通过层次与部门设置，组织管理关系制度化，构成具体组织的组织体制，从而保证整体功能的正常发挥。

组织结构是一个不断发展变化的运动体,不同性质、不同规模、不同功能组织的结构设置不尽相同。一般来说,组织结构分为直线型(linear type)、职能型(intellectual type)、直线职能型(linear& intellectual type)、直线参谋制(straight line staff system)和矩阵型(matrix type)五种。

1. 直线制(line system)　所谓直线制,顾名思义,属自上而下的垂直结构,其特点是上级直接领导下级,上下级职能分工明确。

2. 职能制(functional system)　将医院工作按系统分类,并设置相应的机构或职能部门分担不同的工作任务,其特点是管理工作由不同的职能部门分担。

3. 直线职能制(line and staff system)　既有垂直的上下级领导或工作关系,又有横向的职能部门分工制,其特点是在直线的基础上增设了职能部门。

4. 直线参谋制(straight line staff system)　参谋部通常指为领导决策提供政策依据、进行可行性论证的部门,如政策研究部门、决策咨询部门或类似智囊团等部门,其特点是在直线的基础上增设了参谋部。

5. 矩阵制(matrix system)　矩阵,是一个数学概念,其本意是把多元素横行、纵列排成的一个矩形,成为矩阵。延伸到管理领域,指纵横两套管理系列组成的方形结构,目的是集中优势,利用各方面的力量,协调各方面的行动,保证目标任务的完成。引入组织概念,即组织结构为纵横两向:纵向是按指挥职能划分,属垂直领导系统;横向是按技术职能划分的平行工作系统,其意义在于统一指挥,快速运行,提高效率。

二、现代医院组织结构

医院组织结构复杂性决定其不同于上述一般组织结构中的任何一种类型,而是在这五种组织结构类型部门相互叠加、融合而成的一个系统化的实体。在医院组织结构中,原来独立存在的五种组织结构类型,转为系统的要素,被整合在系统中。原来独立存在的组织类型被整合后,都相互受着其他类型的影响和制约作用,从而导致组织类型在某一方面的功能得到了强化,而另一方面又出现了弱化,但作为医院系统的总体功能,则显然优于原来独立存在的任何一种类型的功能。之所以能形成这种新的组织形式,正是医院在其系统环境中吸收了"各家之长"的结果。原有的四种类型作为系统要素,已经发生了很大的变化。主要表现在以下几个方面:

(1) 直线型组织垂直层次上缩短。在现代医院组织结构中,作为垂直序列的顶端,领导集体由院长和若干副院长参加组成。在院长统一领导下,副院长分管医疗、护理和行政后勤等方面的医院工作,三位一体共同完成医院的各项任务。领导团体垂直领导的下属组织,由并列的临床各科室和辅助科室组成,科室以下无正式序列组织。

(2) 直线智能型组织被保留和发展。个别智能型机关,已垂直领导临床科室及辅助科室,对其进行物质保障和后勤支援。

(3) 智能型组织与参谋型组织相融合。个别组织既承担本身的职能,又对医院和科室的发展提供智力支持。

(4) 临床科室与辅助临床科室之间的协作关系更加密切,已矩阵化、网络化、流水线化。

现代医院的组织结构必须符合现代医院的规模、性质、任务、特点、发展策略、社会责任、综合实力等客观条件,才能实现组织的有效管理,才能促进医院发展目标的实现。

在目前的市场经济条件下,我国绝大多数医院(综合性大型医院或大中型医院)采取的是职能机构设置模式。这种组织结构大致包括五大板块设置:行政管理类组织机构、业务管理类组织机构、学术与咨询类组织机构、后勤保障类组织机构、党务组织机构。各个板块有其具体的范围或内容。

(一) 行政管理类组织机构

行政管理(administrative management)类组织主要包括医院办公室和人事处(科),通过科主任、护士长、班组长等细化管理各项行政工作。

1. 医院办公室　医院办公室是院长的具体办事机构,也是负责上传下达,联系内外的医院综合办事机构。作为院长的助手,其基本职能是对医院内外、上下各种信息进行收集、整理、传输、反馈及保存。

2. 人事处(科)　医院人事处(科)是在院长的领导下,进行人事组织管理的职能部门。人事处(科)的基本职能是按照医院具体工作特点,合理地了解人、调配人、安排和使用人,做到知人善任、人尽其能,发挥人的作用,保证医院各项业务工作的开展。

3. 审计科　改革开放以来,根据工作发展需要,一般医院都设立了审计科,承担大型医疗器械、基建等大额资金投入使用过程的审查监督。

4. 保卫处(科)　负责医院内部综合治理和安全保卫、消防等工作。

(二) 业务管理类组织机构

业务管理(traffic administration)组织是医院实现其主要功能的主体结构,这一系统的设置大致可分为三个部分。

1. 门诊和病房的临床各科室主要包括　内科、外科、妇产科、儿科、眼科、耳鼻喉科、皮肤科、口腔科、中医科、传染科和预防保健科等。随着现代医学的发展和专科技术建设的需要,大的综合性医院中以往那些综合内、外科逐渐细化为诊治研究方向更为细致的专科。在门诊设立急诊室和直接配合临床各科室进行治疗工作的注射室、换药室、治疗室,部分专科还设立门诊手术室等。

2. 医技科室主要包括 药剂科、检验科、放射科、病理科、麻醉科、物理诊断科、理疗科等。

3. 医疗和护理的业务管理机构 主要由医务处(科)和护理部组成。

(1) 医务处(科):医务处(科)是具体组织实施全院医疗业务工作的职能部门(一般教学医院设有教务处,绝大部分的大医院设有科研处),它是院内、院外医疗业务工作联系协调的枢纽。

(2) 护理部:护理部是具体负责管理组织实施全院护理工作的业务职能部门。

(3) 科研处(科):大型医院一般设有科研处(科),负责组织和管理医院的科研工作,督促检查科研工作计划的制定和具体落实,组织科研项目的设计、人员安排、条件的提供,协助临床科研人员对科研课题进行申报,组织专家对科研成果进行鉴定;负责科研成果应用推广;协助院学术委员会开展学术活动,活跃学术氛围;组织科技信息的收集、分析与交流。

(三) 学术与咨询类组织机构

医院的学术与咨询机构是医院发展的"智囊团",主要为医院的决策、研究、分析提供技术平台机构,在业务技术方面的决策问题上向领导提供参谋咨询服务。医院的学术与咨询机构一般由职工代表大会、医院科学技术委员会、预防院内感染委员会、病案管理委员会、医院药事管理委员会等机构组成。

(四) 后勤保障类组织机构

医院后勤管理系统由总务处(科)统一管理,由于后勤工作量较大,机构和人员较多,多数医院设有总务处(科)、财务处(科)和伙食科,共同组成后勤管理系统,负责后勤管理工作,为医院医疗任务的顺利完成提供物资、资金支持和保障。

1. 总务处(科) 总务处(科)是医院后勤保障部门,为全院主要临床业务工作提供服务,为全院的物资供应制定计划;负责医院房屋和建筑的维护、检修、分配;环境以及各种职工生活服务的管理等。

2. 财务处(科) 财务处(科)是具体负责医院财务管理、监督工作,保障医疗和各项业务工作发展的职能科室。根据医院的发展计划,编制年度、季度的财务预算和财务决算;实施财务监督;健全严格的财经制度;负责资金的发放及报销工作。

3. 器材科 目前,一般大型医院都设有器材科,专门负责全院医用器材、设备的管理,其中包括计划、招标采购、更新与报废、器材设备资料的存档等工作,并对大型设备在院领导的带领下组织相关人员进行调研和考察,参与大型设备立项的决策。

4. 膳食科 伙食科是具体负责管理病员膳食和职工伙食工作的职能部门。它的主要任务是:①积极配合临床治疗工作,在营养学专业人员的具体指导下,根据患者的需要满足病人的膳食营养,并且开展各种治疗饮食。②加强厨房和食堂管理,制定和执行卫生制度,保证职工用餐的供应。

(五) 党务组织机构

医院的党务部门主要由党委办公室、组织部、宣传部、纪律检查委员会、监察科、工会、团委等部门组成。

1. 党委办公室 党委办公室是医院党委领导下的职能部门,负责党务工作内外的联系,承担党务工作的信息收集和交流、研究相关政策和法规,为院领导决策提供有关信息和建议,发挥参谋工作。

2. 党委组织部 党委组织部是党委的职能机构,主管医院党组织的工作和干部工作。其中包括上级党组织的工作部署;本院党员的思想教育和党组织管理工作;负责组织安排干部的培训和提高等。

3. 纪律检查委员会 医院的纪律检查委员会是院内的"执法"部门,它在医院党委的自身建设中担负着重要的职责。主要职能有:督察党的路线、方针、政策和决议的执行情况和贯彻民主集中制的情况;协助党委整顿党风、维持党纪、清除腐败等。

三、信息化医院组织结构模式

(一) 信息化(informationization)医院的变化及其对自身组织结构的要求

信息技术的发展和电子网络的普及,给传统的医院管理模式带来了巨大的影响。信息网络的组织结构设计,尤其是国际互联网络的开通,纳入知识和信息的轨道,改变了以往的管理运行格局。

信息化医院较传统医院和现代医院,在管理理念、管理模式等方面上都发生了一些明显转变,存在自身独有的特征。

以互联网络作为一种革命性的信息运作平台,信息化医院的组织结构区别于一般的医院组织架构规则和理念,有其独特的管理理念,即向信息管理理念、信息技术、新型信息组织形式为基本依据的医院信息环境演化、运作,实施整体信息资源管理、信息化总和的全域性管理。在管理理念上从以往的平面管理走向融信息、知识、技术为一体的立体交叉型管理。

信息化医院的管理真正成为一种集体活动,突破传统医院职权管理模式而创新性的依赖信息网络管理，并在逐步完成信息网络平台的基础上形成信息、信息环境、信息资源、信息手段、信息管理的有机整体。

信息化医院，信息传递的模式是其最具独特性的一个特点，在医院之中信息由发生源产生并迅速传递至接受端，信息的传递具有多向、跨层次，不受隶属关系及范围领域的局限、约束或阻滞，缩短并畅通信息通路，在这一程度上完全区别于传统医院的组织职权层次管理形式，并在实际存在过程中对其产生冲击和影响。

信息化医院管理依赖信息传递实施管理，其核心是上面所述由信息通路缩短畅通而带来的迅速。传递的方式与形态正是以信息源为轴心的双向辐射状。这一方式正与传统医院和现代化医院的等级结构显示从上到下的层层组织推动和从下到上的层层组织保证，形成鲜明的对比，管理效能在信息化医院中得到大幅缩短，效率得到提高，体现了信息化医院在管理效率上的杰出特性。

同时，在传统医院和现代医院中的职能机构只是为完成某一领导职能或管理业务而专设的职能机构，对所属领导有关方面的管理工作尽参谋和协作义务，但无指挥命令权限，因此在一定程度上不能适应医院的快速发展，处理事务受到约束和限制。而信息化医院由于管理体制和管理模式的革命性变化，医院职能机构的管理职能必然要在与之相适应的条件下，才能保证正常运行。

信息化医院对自身组织结构的要求：

21 世纪以信息技术手段应用为代表的高新技术不断得到发展和广泛应用，在这样一种历史趋势之下，信息和知识不可避免的成为医院发展的首要因素。建立适应信息技术时代的新型的医院结构模式即信息化医院结构，是现代化医院组织结构的一次革命性创新。其特点是无边界性、动态协作性、信息交互性等。信息化医院对自身组织结构的要求可从以下几方面考虑。

1. 机制健全 信息化医院要求自身组织结构建立一个以反映和促进医院发展前进为目标的医院信息传播机制和医院信息管理机制。

2. 机构调整 信息化医院要求对自身组织结构进行调整，以形成医院信息活动与医院整体发展互相依存，与行政管理、医疗业务管理、卫生经济管理和物质管理等各个方面融为一体的新型信息化医院管理活动的新格局。

3. 网络畅通 在信息化医院中，信息沟通的基本要求讲究多、快、短、精、简。信息化医院组织结构的构建，要有利于信息的吸收、沟通、联系、交流、组织、导向、监督、控制与协调，保证能够建立起一个灵活通畅快捷的信息沟通网络。

4. 指挥灵敏 信息化医院组织结构的核心是提高组织的效率，体现在整个组织实施能力、运行能力、指挥能力的提高上。因此，信息化医院必须考虑自身组织结构，指挥灵敏、有效运行。

（二）信息化医院组织结构模式

信息化医院组织结构模式的构建应遵循以下宗旨：指挥灵敏，纵横贯通，运行快捷，组织有效。

信息化医院组织结构一般分四大模块：医院领导决策层、职能管理与后勤保障支持层、医疗教学科研技术层、调研参谋咨询战略层。

信息化医院同现代化医院组织结构相比较，可以看出其组织结构在职能机构设置的基础上，将重点放在充分发挥信息化特点的信息快速传递、信息的获取和运用，从而使组织结构流程中权力流程减少，群体流程增加，导致信息流向和信息利用的多元化、快速化。信息化医院组织结构中，医院领导决策层、职能管理与后勤保障支持层、医疗教学科研技术层、调研参谋咨询战略层四大模块之间相互联系、纵横贯通、动态协作、无边界。既直线指挥、职能管理，又横向联系、跨越层次。同时，信息网络畅通，信息利用便捷，信息资源共享，领导指挥灵敏。其组织结构模式呈现多维矩阵型（图 2-1）。

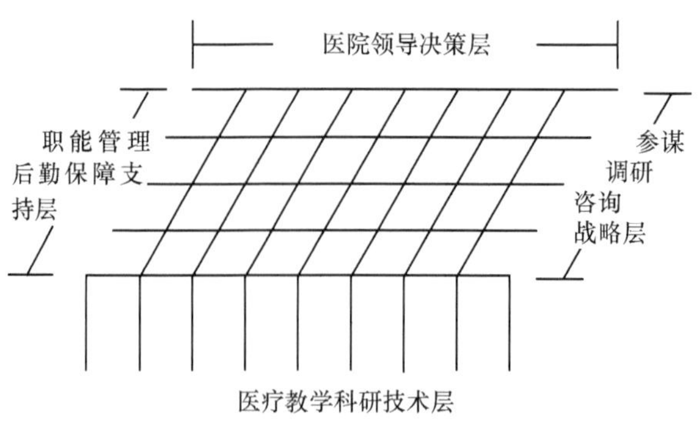

图 2-1 多维矩阵型组织结构

信息化医院组织结构模式下，信息的快速传递与信息资源的广泛利用是保证决策层实施领导、决策、督察、控制、指挥等手段得以较好实施的关键因素，同时院领导决策层的意图与决议、决定，工作要求和工作目标，既可通过管理部门层层传递，又可直接通过信息网络平台传递到参谋战略层和各业务科室，减少或缩短了运行程序，有助于提高领导效率。这样的信息组织结构的建设还可以广泛、充分、直接、快速了解各方面的信息，加强信息的交互性和协作性，有利于促进领导决策的科学化、合理化、民主化。

各职能部门既可通过直线领导，根据职能分工领会和贯彻分管领导意图，又可广泛了解情况，分析比较，改进本职能部门的工作，提高职能部门的管理效益和管理效率，带动整个医院组织的效率提高。

咨询调研部门改变了以往只对领导提供咨询服务的模式，在信息化医院中，咨询调研部门既可全面广泛地了解院内各方面的信息，进行分析和统计工作，达到对医院组织整体运作情况的把握，又可向全院各职能科室和业务科室传递院外各方面的信息，为各科室、各单位、各部门提供政策咨询服务，达到信息资源共享、促进医院工作的目的。

医院各业务科室也同时改变了以往层层逐级上传下达的管理运行模式，既可直接或越级全方位地了解各个方面的信息，不受管辖、职级、时空所限，又可直接或越级向管理支持层和院领导决策层快速传递信息、获取信息，缩短领导与基层的距离，避免盲目与失误，有助于及时正确地实施医院决策，有助于提高工作效率。

四、医院组织结构特点

组织结构是组织内部各有机要素相互发生作用的联系方式或形式。组织结构只有与组织的目标需要、任务需要相适应，才能体现组织结构的合理性、有效性，才能使组织运转快捷高效，才能推动目标的实现。不同的医院，由于医院的规模、性质、任务不同，其组织结构也不同并具有自身特点。

（一）传统型医院组织结构及其特点

1. 传统型医院的组织结构 传统型医院处在计划经济体制和传统医学模式的影响之中，医院自主发展的空间不多，且又由于国家给予医院固定足额的财政拨款，医院自主发展的压力不大、动力不够。因此，传统型医院一般以完成医疗工作任务为主要目标，其组织结构的设置、业务科室的设置、人员编制、岗位设置、技术人员的配备等紧密围绕医疗工作任务目标，侧重于人员编制和医护管理。除少数综合性大型医院负有教学、科研任务外，一般传统型医院在组织结构上包括行政管理设置和医疗业务设置两大部分。

（1）行政管理设置：一般包括医疗工作管理部门、护理工作管理部门、门诊工作管理部门、医院办公室、人事管理部门、保卫部门、后勤服务管理部门、党务管理部门。

（2）医疗业务科室设置：一般包括内、外、妇、儿、眼、耳、口腔、皮肤、传染、中医和医技检测或医疗辅助部门。

总之，根据医院规模、功能、条件、地区特点等具体情况决定医院机构的设置、侧重和取舍。

2. 传统型医院组织结构的特点 传统型医院组织结构具有同自身所处的历史条件、环境，自身性质、管理机制、承担的任务等相一致的特点。对其特点可以从以下几方面进行探讨：

（1）传统型医院以疾病为中心，其机构设置紧紧围绕如何有效完成医疗工作目标进行编排，并根据现实需要加以强化和调整。

（2）医院的直线职能制度，既有垂直的上下级领导关系，下级服从上级；又有平行的、各负其责的职能部门分工负责制，以保证医院政令通达、覆盖全面，使工作任务能够有效的全面完成。

（3）等级链较为完善，等级分明，职责分明，组织运行程序严谨，信息传递与反馈过程较长。

（4）传统型医院的组织结构缺乏竞争机制与发展活力。

（二）现代医院组织特点

较传统医院而言，现代医院组织结构既有同传统医院相似的特点，又有自身的特点：

（1）现代医院组织结构的设置以病人为中心，以提高医疗服务质量、拓展医疗服务领域、满足病人需求与完成社会责任、全面保证完成医院任务、全面提升医院综合发展实力为目的。并根据这一目的的需要，随时调整、充实和加强机构设置。

（2）组织结构形式为职能机构设置模式，以保证医院工作任务的全面完成；同时一些类似于企业组织结构的新型的组织设计模式也存在于现代医院中，如，团队工作小组、矩形组织结构等。

（3）等级链更为完善，等级分明，职责分明，组织运行程序化。平行的职能部门之间职权是划定的，运行程序要求相互间的信息传递与反馈，在一般情况下通过分管领导按条块进行，由于实行或部分实行计算机管理，信息传播及时畅通，信息源广泛，组织运行快捷，领导指挥灵敏。

（4）现代医院的组织结构设置精干、必要、完善。人员配备讲求科学合理，人员素质讲求品质、知识、能力的统一并趋向要求复合型人才结构。

（5）现代医院组织结构运行体制，具有更为广阔的发展空间与发展活力，具有较强的竞争性和一定的自主性。

第三节 医院组织结构设计

一、医院组织结构设计概念与原则

合理的组织结构设计,明晰的组织岗位职权划分,是医院组织机构运作高效率、医院培育核心竞争力、实现医院战略规划的必要条件。因此医院组织结构设计(design of hospital's configuration)是医院管理工作中一个非常重要的核心环节。医院组织结构设计也就不可避免地要涉及医院管理层次和管理幅度的确定、机构的设置及其管理职能的划分、管理职责和权限的认定等基本问题。

医院组织结构是其内部各要素有机结合相互发生作用的联系方式或形式。医院组织结构设计,必须在组织理论的指导下,贯穿于医院组织结构形成和建立、发展和变革的全过程。

(一)医院组织结构设计的概念

任何一个单位在建立并确定本机构的基本目标之后,就要为实现这一基本的目标而设计其组织结构。因此,要使管理工作做出成效,能够有效地完成单位所要达到的目标,设计出一个科学、合理、能适应形势需要的组织结构则是十分必要并且非常关键的环节。

关于组织结构设计,许多管理学家、社会学家和心理学家都做过不少论述,如:

有人认为:"组织设计是管理当局为实现组织目标而建立信息沟通、权力与责任的正式系统。"

又有人认为:"组织设计是通过把任务、权力和工作流组合成结构以实现协调努力的过程。"

概括国际上学者的观点,可以得出这样的结论:组织结构设计,就是对组织活动和组织结构的设计过程。也就是把组织内部的任务、职责、利益和权利进行明确划分,分工到位并且进行有效组合和协调的活动。其基本功能是协调组织中人员与任务之间关系,使组织保持灵活性和适应性,从而有效地实现组织目标。

组织结构设计有四个要点:①组织结构设计是管理者在组织中建立组织内部各个因素之间相互联系的一种有意识的过程。②组织结构设计过程包括组织的外部要素(环境等),又包括组织的内部要素(战略、技术、人员等)。③组织结构设计最终形成的组织结构,其内容包括职务专业化,工作部门化,以及决策系统与参谋系统的相互关系等方面的组合;建立岗位责任、控制系统、管理幅度和集权分权等相互影响的机制;确定协调手段等。

(二)医院组织结构设计的意义

实践证明,医院设计好一个科学而合理的组织结构,对建设医院的核心竞争力,提高医院绩效、拓展医院的社会效益和经济效益都起有重大作用。在当今中国发展的社会主义市场经济条件下,有的医院率先变革与整合组织结构,创建与市场形势需要相适应的组织结构,医院的各项医疗指标每年呈10%~20%以上的速度增长,使医院步入了良性发展的快车道。而有的医院囿于传统管理模式,因循守旧,不敢改革,不想改革,结果求诊的病人逐年下降,医务人员业务技术水平始终在原地踏步,使医院呈现一幅凄凉景象。

医院组织结构设计的功能是协调医院内员工间、员工与工作以及工作与工作之间的关系,使医院组织结构适应完成医院相应目标的需要,最大限度发挥医院所掌控资源的效用,激发医院医务人员以及其他工作人员的积极性。一个有效的医院组织结构设计,无疑将为医院活动提供正确的指令和决策,使医院各部门之间的协作和医院活动更具有程序性和预见性,也在很大程度上有助于保持各项行为的连续性;有助于更好地确定医院组织行为的范围及合理的职责分工与协作,提高医院各项工作的效率,有助于及时检视自身组织活动的经验和教训,从而形成科学合理的医院组织结构。

(三)医院组织结构设计的原则

医院组织结构设计同所有的组织活动一样也必须遵守一些原则。根据我国各级各类医院组织建设的普遍情况来看,结合新形势下医院组织建设的新要求,医院组织结构设计应该遵循以下一些原则。

1. 目的性原则 设立任何一个组织机构都有其一定的目的,也就是说组织的结构都由它的目标所决定,都与其特定的目标和任务有联系。医院组织结构设计,也必然需要在医院总体目标指导下,设计出有利于实现医院总目标而又有自己子目标的组织机构,使医院的各级、各类组织成为一个有序、有效的整体系统,为保障医疗卫生服务的提供,为医学科学事业的发展做出积极的贡献。

2. 权责利相统一的原则 在进行医院组织结构设计时,也必须同时设计出各种组织机构的岗位职责与职权,还要规定各级职务应享有职务利益。职责是指职位的责任、义务;职权是指在一定岗位上,在其职务范围内,为完成其责任所应具有的权力。而利益则是职责与权力的物质体现,也是组织成员的工作动力之一。

这一原则的精神就在于,设计中一定要注重三者之间的统一,才能保证一个岗位有效地发挥其作用。具体来说就是在设计医院各种管理组织结构时,既要明确规定每一层次和各职能机构的职责范围,又要赋予完成其职责所必须的管理权限，以及应享受的待遇，有什么责就给什么权和利，做到职责、职权、利益相统一。只有这样才能调动管理者的积极性和主动性，减少束缚和被动，以及避免滥用权力、瞎指挥和官僚主义等现象的发生。

3. 分工与协作的原则 明确划分成各级各部门各个个人的任务和目标，是在医院组织设计中的又一重要原则，为了避免出现名义上共同负责，实际上职责不清、无人负责，谁也不负责的管理混乱现象，就必须按照提高管理专业化程度和工作效率的要求，把医院的各项工作任务和目标细化或明确化，使医院各级各类组织分工负责，各负其责。同时，也要充分考虑协作问题，即医院各部门之间和部门内的协调和配合问题、部门之间工作上的联系和衔接关系问题。要避免只强调分工、不讲协作而各自为政的片面化倾向，要将分工与协作相互统一起来。

4. 集权与分权的原则 医院中存在的各种管理权，有的要相对集中，个别的要高度集中，但有的就需要分级分权的去管理。医院组织的集权与分权，是要实现集中统一领导和分级管理的目的。集权与分权相结合，即保证这样集权和分权在医院系统中的两者统一。现代医院的组织结构设计，既要充分考虑有利统一管理，又要十分注意做好分权管理，以利在医院内形成一个自上而下的权限系统和指挥链，使管理关系层次递进，组织运行有条不紊。

5. 管理跨度适度原则 所谓管理跨度，就是指管理者，所直接领导的下级组织数目或下级人数。研究发现，有效管理跨度一般控制在3~5个组织或6~10人为宜。这是因为一个管理人员的精力和能力是有限的，那就意味着存在一个最合适的管理宽度，若超出管理跨度，就要通过适当增加管理层次来实现有效管理，否则将降低管理和领导的效率。

6. 精干高效原则 办事效率的高低，是衡量组织结构是否合理的主要标准。在设计医院组织结构时，要根据精干高效的原则，在能够保证完成医院以及医院下属机构的目标任务、达到高效率和高质量的同时，机构的设置也应该做到精简、不臃肿，降低管理的成本，提高整个医院的工作效率，真正做到事事有人管、人人有事干，强调效率优先。

7. 统一稳定与适应性原则 落后的管理组织形态必定会阻碍医院的发展。现代医院管理组织结构既要保证相对的稳定性，又要适应组织内部和外部条件的变化，有目的性做出适当调整。因此，在进行医院组织结构设计时一个需要管理者重视的问题就是，要明确哪些是相对稳定的组织机构，哪些是需要适应形势变化及时调整的组织机构。但总的来说，稳定也是相对的，而变化和调整则是必然的。

二、医院组织结构设计的方法

医院组织结构设计的发展过程同其他系统的组织结构设计发展过程一样，它已经历了三个发展阶段：即传统组织结构设计阶段、行为分析组织结构设计阶段、现代权变组织结构设计阶段。这也是医院组织结构设计的三种方法。

（一）传统组织结构设计方法

传统组织结构设计（design of traditional weave structure）方法是一种由科学管理的组织设计观点和理想的行政等级制的组织设计观点所组成的传统的组织设计观念，也是最早的一种组织结构设计方法。它是一种强调以围绕具体的事为中心，即以提高工作效率为核心的组织设计。它在设计中忽略考虑环境、技术、人员的差别和人与人的关系，只是比较机械的根据专业分工、部门化、明确等级、统一指挥、控制幅度等原则进行设计。

在医院传统组织结构设计中，专业分工，就是医院的每个管理部门、业务部门都从事专门化工作，管理一部分专门的事务，如管理部门各自从事医院行政管理、医务管理、后勤管理等，临床业务部门则从事内、外、妇、儿等专业工作，内、外等科还可细化更专门化的科室。部门化，即把医院的各项工作按照职能要求划分成若干部门进行管理。明确部门的分工和相互的协作关系，以部门的分类目标完成医院的相关总体目标。控制幅度，就是管理者对直接管辖指挥的下属人员人数要适当。另外，医院还须建立一些参谋部门，请一些有专门知识和技能的人员辅助直线管理人员进行管理。

由于传统组织结构设计方法过分强调职权与等级，过多依靠繁杂的规章制度和公文程序运行，缺乏应有的灵活性，因此，它逐渐被行为分析组织结构设计方法所取代。

（二）行为分析组织结构设计方法

行为分析组织结构设计（design of behavioural analysis & weave structure）方法是一种强调以人为中心或以人的行为为中心的组织设计。它的宗旨是以人为本，发挥人在组织中的主导作用，满足人的多种需要，从而调动组织成员的积极性和激发组织成员的创造性，使组织内人际关系和谐与协调，从而达到提高组织机构效率的目的。

从管理学家的理论研究和行为分析组织结构设计方法的实践结果来看，行为分析组织结构设计方法有其自己的特征，它注重发挥人的主导作用，将人的因素在组织中居于主动地位，人才有充分施展自身才能的机会，同时考虑到不同人的特点和需要，分配工作时甚至因事择人，划分部门和单位时也因人而办，并根据人的需要设置组织结构层次，充分发挥人的主观能动作用。并以沟通代替硬性的指挥监督，通过相互的沟通与交流，促使组织成员充分认识到自己的任务和职责，清楚的完成组织所交付的任务。在组织管理上，这种以人为本的组织结构也十分重视和运用非正式组织推动工作，提高效率。

行为分析组织结构设计方法的优点是充分体现了以人为本的原则，但缺点则是降低了对专业性和制度性的追求。社会在发展人们在实践中逐步摸索出了一种新的组织结构设计方法，即现代权变组织结构设计方法，从而彻底取代了行为分析组织结构设计方法，使之渐渐退出了历史舞台。

（三）现代权变组织结构设计方法

现代权变组织结构设计（design of weave structure of modern power variety）方法充分吸取了传统组织结构设计和行为分析组织结构设计方法的优点，注重制度和人的作用，同时也融入了一些新的理念，更新了组织结构设计的内涵和功能，使其更具有创造性和社会生命力。它强调以系统的、动态的观点来理解和设计组织的组织设计，特别注重分析组织结构要与外部环境和内部环境适应，与静态环境和动态环境相适应。

医院要根据其具体环境、技术特长、人员特点、设备装备水平等因素，运用现代权变组织结构设计方法进行组织结构设计，通过采用不同的设计方案，组成不同的组织结构，去实现各种组织的目标。也就是说，它要根据医院规模大小、技术设备水平，人员素质水平和所处的社会地理环境，来设计能很好实现自己医院目标的组织结构。另外，医院也要根据自己不同时期的实际情况和相应的战略远景来设计相应的组织结构，去有效地实现医院的目标。

现代权变组织结构设计主要采用矩阵式组织设计、项目组织设计、自由式组织设计等三种新的组织结构形式。矩阵式组织设计就是将项目结构叠加在直线职能结构上，形成一种混合型组织结构，使决策点集中，使对专业人员的使用更富有灵活性，使项目作业更具有内在的控制力和平衡力。项目组织设计就是在一定时间内，集中人力和资源完成某一特定项目，当任务完成后，组织即行撤销。如医院临时性工作小组、科研协作组等。自由式组织设计就是在特定的条件下采用适宜的组织结构形式。它没有单一固定的组织模式。它的核心要求是要在进行有效管理上发挥作用，具有高度的灵活性和适应性，因而对管理者的水平和能力要求也很高。这种组织设计着重吸收以人为本的精神，充分发挥人的重要作用，因此要尽量减少等级、硬性强的规章制度，以及定型的上下关系和指挥系统，发挥人的主观能动作用。

三、网络模式下医院组织结构的重建

现代社会已进入信息化时代，信息化对医院组织结构的影响越来越大。面对日益俱增的信息数量、纷繁复杂的信息种类、大量的信息集合和多样化信息渠道，医院将不可避免的与网络产生紧密的联系，结合网络模式规则，对医院组织结构进行重新构建。

（一）网络模式对医院传统组织结构的影响

在现代信息社会，医院的经营和管理越来越依赖于信息网络技术，对医院的组织行为和其他各个方面都在产生着深刻的影响。这些影响主要表现在以下方面：

1. 对医院传统组织结构的影响 传统的医院组织结构呈金字塔（pyramid）状，在没有信息网络技术的情况下，医院的各种指令、文件、会议精神和其他各种信息的传递，都是依靠从上到下、或自下而上的组织形式一级级地传递。在这种情况下，信息过滤、延迟或者变形，其结果是医院决策层很难获得完整和真实的信息，使基层的问题长期得不到解决。在信息网络条件下，医院的各种信息就可直接在网络上发布和传递，打破了传统的信息传递方式，跨越了组织的层级关系，大大简化了组织程序，加快了传递速度，使医院组织结构变得扁平化，即组织结构柔性化。这对提高组织效率也起到了重大推动作用。因此，在信息网络快速发展的时代，医院组织结构设计就必须与之相适应，按信息网络的要求设计新的医院组织结构。

2. 对医院传统组织职能的影响 传统的医院职能机构普遍存在着纵式单向传递多、横向交流式传递少的职权信息传递弊端，并容易形成上层信息多、下级信息少，领导信息多、群众信息少，宏观信息多、微观信息少，指令性信息多、交流与协商的信息少的不合理状况。这就容易造成一方面是信息积压，另一方面又是信息“盲区”，影响医院工作效率的提升。医院网络的建立，很快打破这种局面：信息不再单一地依靠院长或其他院领导或某一职能部门发布指令或文件进行传递，而是通过网络直接迅速传递，从某种意义上讲，职能部门的职权也将随之有所变化和扩大，使医院由集权制向分权制转变，职能部门可在信息网络上直接及时与科室进行信息沟通或工作布置。

3. 对医院组织成员的影响 医院信息网络的建立，给医院的传统办公运作模式带来了很大的变化，各级组织成员必须尽快适应这种变化。一是要尽快学习掌握信息网络知识，改变原有的单靠笔墨纸张办公的习惯。二是要学会利用信息网络进行管理，完成管理职能，如要经常查阅医院网络信息，以便及时了解下情；要经常有目的地对网络上的信息进行综合分析，以利改进和完善管理等等。因此，医院组织成员必须尽快适应这一变化，做一个会运用新型管理手段的新时代管理者。

(二) 网络模式下医院组织结构的重建

在网络模式下，医院组织结构的重建是医院管理者势在必行的一项重要的工作，必须尽快的体现在议事日程上。同时，医院管理者必须准确把握网络模式和本省医院组织结构的特征，构建与之相适应的组织结构。

1. 医院组织成员思想观念的重建(rebuild) 思想观念在一个组织中有着重要的作用，针对前面所述信息网络技术对医院产生的种种影响，必须要在思想观念上有一个彻底转变，尽快学习掌握信息网络技术，同时把会使用信息网络技术进行管理作为必须具备的管理技能，如要会在信息网络上发布信息、获取信息、处理信息等等。首先要求逐步摒弃“老一套”做法，切不可有“老一套”自己已经用的得心应手，“新一套”让别人去做的想法。否则，就会被时代所淘汰。

2. 医院组织形式的重建 在网络模式下，医院组织形式除保留必须的综合和专职管理部门外，还应该根据网络模式的特征来探索应用一些新的组织形式，如将具有指挥职能的部门合并组成指挥控制决策中心；将医院质量管理工作集中，成立质量管理(控制)中心；将医院经济核算管理集中，成立经济核算管理中心；将医院各种物资采购供应工作集中，成立物资采购供应中心；将医院对外宣传与市场开发集中，成立市场开发中心；将医院各种信息部门集中，成立信息处理中心等。总之，医院既是一个为病人服务的福利型事业单位，又是一个带有很强的经营性质的经营型单位。因此，它必须按照网络模式的要求，采用一些企业化运作方式，去经营管理医院。

3. 网络模式下医院组织结构重建的条件 已经建立有网络系统是网络模式下医院组织结构的重建的首要条件。同时，网络模式下的医院组织结构的重建不能一蹴而就，而是要视各方面条件具备的情况有计划地进行。医院的网络模式组织结构重建，需要步步为营，如医院组织成员思想观念转变状况、医院的规模状况、医院实际工作量状况、医院组织结构的实际状况等。但也不能完全等各方面条件成熟了才考虑重建问题，因为网络模式下医院组织结构重建是带有一种变革性的革命性管理举措，是一种“敢为天下先”的组织行为。医院的各项工作要与时俱进，医院组织结构的重建也要与时俱进。

第四节 医院组织结构变革

任何组织既具有稳定性，又具有变动性，这是组织的一个基本属性。组织为了完成其职能和实现其目标，必须保持相对的稳定性和显示相对的变动性。医院总是处在不断发展变化的社会环境之中，社会政治和经济的发展、医疗技术和手段的发展、人们卫生健康需求水平的提高，这些因素都要求医院组织结构不断地根据情势的变化做出适应新形势发展需要的变革。相反，如果医院的组织处于停顿、止步不前、过于保守的状态，医院就很容易在竞争激烈的社会中被淘汰。美国管理学和社会学者卡斯特在他的《组织与管理——系统方法与权变方法》一书中明确地指出“人们清楚地认识到，需要如何建设、如何改革和如何变革组织，以使其更好地符合人们的期望”。

一、组织结构变革的概述

(一) 医院组织结构变革的概念

医院组织结构变革狭义地讲，就是指医院管理者对医院的正式组织结构进行适应形势需要的组织动态平衡改革；而广义地说，还包括医院行为变革和技术变革以及组织发展。医院的组织结构变革也具有自身的理论和特点。

从管理心理学的角度看，一般的组织结构变革，一是指改变组织结构，进而改变或增强组织功能；二是指通过对员工的心理培训改变其行为模式，进而增强或改变组织功能。更具体地说，医院组织结构变革就是应用管理学理论、观点和方法，为改善和提高医院组织效率，适应新的组织目标，而对医院组织结构进行的改革、调整和重组，包括对医院员工进行的心理培训和行为模式培训等。

(二) 医院组织结构变革的特征

医院组织结构变革具有以下特征：

(1) 医院组织结构变革的最终目的是满足人们的医疗卫生保健需求。现代医学从过去的“以疾病为中心”转变到了“以病人为中心”。这一标志性的转变意味着，医院所做的一切工作，包括医院的组织结构设置都要以满足病人求医治病和健康保健的需求为最终目的。新的医学模式需要有新的医疗服务模式，新的医疗服务模式则又要求有新的医院组织结构做保障。

(2) 促进医院组织结构调整和专业分化是医院组织结构变革的表现形式。随着医学事业的不断发展和社会变革，医院必须对原有的组织结构进行适时的适应性调整，对专业进行再分化。只有分化新的专业，提高诊疗水平，才能更大程度上更高水平上满足病人求医治病的需要。

(3) 实现医院的有效管理和组织功效是医院组织结构变革的直接成果。医院无论从多少深度、多大广度上进行组织结构变革,它所反映出来的直接成果,都将是有利于医院实现有效的医疗业务管理、行政管理和医疗物资后勤服务保障,包括医院后勤服务社会化形式。随着医院组织结构变革的发展,高效的医院组织运作必将促进医院医疗技术的发展、医院技术设备的更新、医院管理人员和专业技术人员以及后勤服务人员的结构调整和水平提高。

(三) 医院组织结构变革的范围

无论组织结构类型和形式有多复杂,现代医院也是一个系统,它主要在三个范围内进行组织结构变革:一是围绕增强协调管理功能的组织结构变革,包括医院行政系统、党群组织工作系统、后勤服务保障系统的变革。二是围绕增强临床科室功能的组织结构变革,包括专业分化、科室内部结构调整、新技术新业务的采用、新仪器新设备添置使用等。三是围绕提升医疗服务水平的组织结构变革,包括医务人员个体心理素质的改善、行为模式的转变、业务技术水平的提高,尤其是心理培训。这些变革相互独立的同时也在一定的程度上相互穿插、相互影响和促进,从而适应医院改革的整体需要。

二、医院组织结构变革的动因

医院组织结构变革,受多种因素的影响,主要可以划分成外因和内因两大方面。内外因素的结合又构成推动医院组织结构变革的原动力。深入了解影响医院组织结构变革的内外部因素有助于顺利有效地开展医院组织结构变革。

(一) 医院外部环境因素

科学技术(science and technology)、社会行为(social behavior)和制度结构(structure of system)可以认为是医院组织变革外部的三大影响因素。医院为了生存和发展,就必须努力适应外部环境的新要求。卫生体制的变化、社会成员对医疗卫生保健需求的增加、医学模式的转变、人类疾病谱的改变等等,都会从不同角度和不同层面对医院工作提出新要求,从而推动医院及时进行不同形式、不同程度的组织结构变革。

(二) 医院目标因素

医院在不同的发展阶段,有不同的发展目标。如有的医院要向专科医院的方向发展。有的医院要向大型综合型医院发展,有的医院要朝组建医院集团的方向发展。这些目标的制定都必须对医院组织结构提出新要求,这种新要求又必然会引起医院组织结构的变革。

(三) 医学技术发展因素

当今社会,自然科学技术的飞速发展大大带动了医学科学技术革新与发展周期的缩短。新型设备和技术的应用要求医院必须对其原有组织结构进行相应的组织结构变革,对相关组织机构及其成员予以及时调整,包括及时进行人员培训,适应性心理培训,以便相关医务人员能正确熟练地掌握和使用这些新技术新设备,进而达到提高医疗技术水平的目的。

(四) 医院自身的因素

任何组织,其结构都有一个逐步完善的过程。医院组织也不例外。医院组织结构长期不进行调整,导致机构老化,或出现下列情况,就有必要进行相应变革:①组织机构职能重复;②组织机构权限之间发生冲突;③组织机构信息沟通不良和控制不健全;④组织决策与执行缓慢、延误或决策常出现错误;⑤组织缺少创新,没有新办法出现,组织机构的主要功能已无效率或得不到正常的发挥。

(五) 组织管理因素

管理往往是组织结构变革的关键性动因。医院组织要找到一种既符合组织活动的要求,又能带来高效率的管理方式,就势必产生组织结构变革。比如,医院管理权力结构的变化,是采取院长负责制还是委员制,是集权还是分权,是增加权力层次还是减少权力层次,是增加职能部门还是减少职能部门,这些管理方式的改变必然会引起医院组织结构的变革。

推动医院组织结构变革的动因是多方面的,以上因素往往会几方面同时发生程度不同的作用,推动医院组织结构的不断改变。

三、医院组织结构变革的基本方法和策略

进行医院组织结构变革时采取什么方式方法,这是有计划的变革过程中所要注意解决的基本问题。而医院组织结构变革方式方法的选择,又取决于将要解决的问题及其所要达到的目的,即根据组织结构需要达到的目的、完成的目标来选择变革中的方式和方法。

(一) 组织结构变革的基本方式

曾经的组织结构变革基本方式,多半都是针对企业组织结构变革的。如格雷纳模式、莱维特模式、欧文模式、卢因模式、卡斯特模式、唐纳科模式等。这里主要介绍前两种模式。

1. 格雷纳(Harry. Greiner)模式　格雷纳模式依据组织内“权力分配丛集”即单方的权力、分享的权力、授权的权力区分出七种不同的组织结构变革方式。

(1) 单方的权力:指凭借上级命令、或与下级无磋商的更换人员、或直接调整组织结构的方式进行组织结构变革。它是由组织的领导者依靠职位的权力及权威单方面提出变革。

(2) 分享的权力:指采用群体决策、或群体解决问题的方式进行组织结构变革,它在组织变革阶段,仍然注意职权和地位的运用,但也注意行使权力的主动与分享。

(3) 授权的权力:指组织成员开展案例讨论、或组织成员进行敏感性训练的方式进行组织结构变革。它在变革阶段将变革的权力移交给下级主持变革。

格雷纳变革方式的缺陷是只指出了怎样变革,只强调了变革的权力方式,并没有解决要变革些什么问题。

2. 莱维特模式　莱维特将组织看成是一个多变量的系统。在这个系统中任何一个变量发生变化,其他变量也将发生相应的变化。在有计划的组织结构变革过程中,其组织的结构、任务、技术、人员四个变量相互起显著作用,但它们又是相互依赖的。莱维特构想出组织结构变革的“三种方式”:

(1) 以组织结构为重点的变革方式:这是完成组织变革任务的一种最直接和最有效也是最基本的方式。这种变革可使组织发生根本性改变。改变结构,就是对组织成员及领导者所担负的责任和关系进行调整,包括划分和合并新的部门、协调各部门工作、调整管理幅度和管理层次等。

(2) 以工作任务和技术为重点的变革方式:这种变革方式主要采取横向扩大范围、纵向丰富工作内容、基层自主安排工作计划的形式进行变革。它要求对组织及其部门、层次、工作任务进行重新组合,改变原有的工作流程;它要求更新完成工作和任务的技术工具,改变解决问题的机制和研究解决问题的方法,以及采用这种新方法的程序,并将变革工作任务与变革应用于工作的技术工具结合起来。

(3) 以人为重点的变革方式:这种变革包括知识的变革、态度的变革、个人行为的变革,以及整个群体行为的变革。具体的方式有人员更新、激励机制的改变、成员素质的更新等。这种方式也是实现所有变革的基础。

(二) 医院组织结构变革的基本方法

结合组织结构变革的基本方式,我们发现医院组织结构变革可采取三种基本方法。

1. 适应环境和社会要求的医院组织结构变革　不同时期不同阶段的环境与社会对医院会存在新的要求,因此医院应该不失时机地调整组织成员以及领导者的责任和相互关系,包括调整管理幅度和管理层次、划分或合并医院的职能部门或业务部门等,以优化医院整体组织系统。其目的是为了更有效地进行医院管理实现医院目标。

2. 适应工作任务变化和技术革新的医院组织结构变革　医院随着社会的发展也在不同程度上有新的发展,包括医院工作范围的扩大、服务内容的增加、业务服务项目的拓宽、业务服务领域的开发、新技术新设备的引进等等。这些都需要医院管理者采取相应的措施,对医院组织机构进行适应性变革,跟随革新的进程进一步提高医院组织功效。

3. 适应人员行为模式变化的医院组织结构变革　现代医学模式要求医院所有成员的行为模式也要发生转变。但员工的心理素质、业务素质总是参差不齐的,有的存在心理失衡问题,有的旧习难改,有的言行很难规范。针对人员素质问题,医院管理者必须及时地根据每个员工的实际情况,进行人员重新分工、调整或更新,结合激励机制等方法,促使其转变行为模式,以及通过各种培训方式来提高员工素质。医院组织结构变革不仅仅是对组织机构本身进行变革,还包括对人员结构(含学历结构、学缘结构、年龄结构等)的改变以及对人员素质结构、知识结构的立体而又系统的改变。

(三) 医院组织结构变革的基本策略

进行医院组织结构变革,要根据客观环境的要求和医院组织内部变革的迫切程度来采取相应合适的组织变革策略,如为一举打破原状,尽快抛弃旧有的组织结构,可采取革命性措施,断然解决问题;如为使组织内工作延续平稳发展,可采取逐渐演变、过渡的办法进行变革。不管采取哪种策略进行医院组织结构变革时,还必须注意选择好进行变革的时机,明确从何处发动,确定好变革的范围和深度,把握好变革的目标,以便医院组织结构变革真正做到有序有效地进行。

思考题

1. 论述如何最大程度发挥医院组织的作用。
2. 论述权变理论在医院组织设计中的应用。

第3章 人力资源管理

第一节 人力资源管理概述

一、人力资源管理的内涵与特点

（一）人力资源

随着知识经济时代的来临，人力资源已上升成为“第一资源”。人力资源是以人的生命机体为载体的社会资源，是指一定时间、空间范围内的人口总量中所蕴涵的劳动能力的总和。人力资源也称作劳动力资源、劳动资源。人力资源有三层含义：

1. 人力资源存在于特定的物质实体 即一定数量和质量的劳动人口（如一个医院的在职员工）。但人力资源不等于劳动人口，而是劳动人口中所蕴涵的劳动能力，包括了人的体质、智力、知识和技能等。

2. 人力资源涵盖了所有劳动人口的劳动能力 对一个医院来说，包括从最高管理层、专家、教授到最基层工作人员在内的全体员工的劳动能力。人力资源所具有的劳动能力存于人体中，在劳动时发挥出来。

3. 人力资源具有能动性 能动性是人力资源与其他一切资源最根本的区别。人力资源是一切资源中最关键的资源，是最活跃、最积极的生产要素。

（二）人力资源管理

人力资源管理是运用现代化的科学方法，对与一定物力相结合的人力资源进行有效开发、合理配置、充分利用和科学管理的制度、程序和方法的总和。是为了更好地完成组织的各项任务而充分发挥人力作用，充分发挥人的主观能动性，使人尽其才，事得其人，人事相宜，从而实现组织目标的管理活动。人力资源管理的工作任务主要包括：制订人力资源规划，进行岗位分析，员工的招聘、培训、绩效考评、薪酬管理、职业生涯规划等。

（三）人力资源管理与传统人事管理的异同

人力资源管理是一门有关如何管理人的学科，由传统的人事管理演变而来。虽然人力资源管理与人事管理在管理对象（人）、部分管理内容（如薪酬、编制等）、某些管理方法（如制度、奖惩、培训等）等方面有共同之处，但是两者又有较大的区别。

（1）管理理念不同。传统人事管理主要以“事”为中心，将人视为一种成本、一种“工具”，注重的是投入、使用和控制。而人力资源管理以“人”为中心，把人视为宝贵的资源，重视对人力资源的开发。

（2）从职能和定位上看，人事管理属于行政管理的范畴，是组织的执行层，职能范围限于具体的、操作性、程序性的人事行政工作，而人力资源管理是组织战略管理的重要组成部分，更强调主动地根据组织战略目标对员工进行全方位的开发和管理。

（3）从管理的目标看，传统的人事管理侧重提高工作效率和效益，为组织创造财富，而人力资源管理在实现组织目标的同时，也关注提高员工的工作生活质量、发展个人。

（4）两者的管理方法不同，传统的人事管理是比较孤立的静态管理，而人力资源管理是全过程的动态管理。

（5）管理者角色上，传统的人事管理由人事管理部门的专职管理者开展，而在人力资源管理中，人力资源管理不仅仅是人力资源部门的工作领域，所有的管理人员都看成是人力资源管理者，都肩负着使其下属高效工作的职责，人力资源管理者更多地充当直线管理者的支持力量。

（四）人力资源专业人员的素质与技能

作为人力资源专业人员不仅要掌握人力资源管理方面的专业知识，而且还需全面提高自身素质。一名真正出色的人力资源专业人员必须具备的素质主要有：较强的表达能力、敏锐的观察能力、诚实、热情、良好的协调能力、综合分析能力、果断决策的能力、自如的交流本领等。

人力资源专业人员有效地对人力资源进行管理，必须具有一定的技能，这些技能需要在人力资源管理实践中不断提高。对于人力资源管理者来说，能否将自己的注意力从当前的操作层面向未来的战略层面转移是他们面临的最大挑战。

二、医院人力资源管理

（一）医院人力资源管理的概念

医院人力资源管理就是为了更好地完成医院的

各项任务而充分发挥人力作用的管理活动，是人力资源有效开发、合理配置、充分利用和科学管理的制度、程序和方法的总和。医院人力资源管理贯穿于医院人力资源运动的全过程，包括人力资源的预测与规划、工作分析与设计、人员的甄选录用、合理配置和使用，还包括对人员的智力开发、教育培训、调动人的积极性、提高人的科学文化素质和思想道德觉悟等等。

(二) 医院人力资源管理的作用

医院人力资源管理的作用主要体现在以下几个方面：

(1) 通过采取一定的措施，充分调动医院职工的积极性和创造性，最大限度地发挥人的主观能动性。

(2) 通过合理的医院人力资源管理，实现医院人力资源的高效，从而取得最大的效益。

(3) 通过合理的医院人力资源管理，培养全面发展的人。人类社会的发展，无论是经济的、政治的、军事的、还是文化的发展，其最终目的都是为了人本身。

(4) 通过合理的医院人力资源管理，建立合理的用人机制，提高医院的整体实力。

(三) 医院人力资源管理存在的问题

目前医院人力资源管理存在的主要问题：

1. 对人力资源和人力资源管理重要性认识不足 缺乏正确的人力资源及人力资源管理的观念。

2. 缺乏科学有效的绩效评估体系 大部分医院的绩效考核沿用行政机关、事业单位工作人员年度考核制度，难以反映不同岗位不同人员的业绩贡献，不利于调动员工的积极性。

3. 人力资源管理体制僵化 人力资源的整体效应未能有效发挥，主要有三方面原因：首先，许多医院还未真正成为市场的主体，其运行仍然受行政部门的干预；其次，医院内部尚无规范化、科学化的人力资源管理机制；再次，整个社会尚无健全有序的卫生人力资源市场机制，人才流动机制不完善。

4. 薪酬分配未能充分发挥激励作用 薪酬制度的改革依旧停留在理论研究的层面，在实际工作中，并没有起到很好的激励职工，提高工作效率的目的。

5. 医院与员工的共同发展重视不够 由于医院没有良好的文化氛围和明确的价值观，员工缺乏与医院长期共同发展的思想，工作缺乏积极性。在市场经济条件下，作为用人单位的医院和作为劳动者的员工，都是平等的市场主体，双方的目标在本质上是一致的，人力资源管理者应把医院的目标和员工的目标有机地统一起来，实现共同进步。

(四) 人力资源管理与医院发展

1. 医院发展与人力资源管理的关系 随着社会、经济、科技的发展，我国医院人力资源管理也在不断创新。

改革开放以来，医院的人事制度和分配制度进行了重大变革，推行了全员劳动聘用制和专业技术职务聘任制。医院人事管理体制也发生一系列的变化。但随着改革的不断深入，一些深层次的问题逐渐暴露出来。人事管理工作亟待进一步改革。人力资源管理的观点开始被引入到医院人事管理中来。

医院人力资源管理产生的基础是市场竞争。随着我国社会主义市场经济的建立，医院处于巨大的竞争激烈的医疗市场竞争环境中，医院能否发展不再依赖政府的扶持，而是取决于自身在市场竞争中的表现。医疗市场中医院间的竞争同企业间的竞争一样，其实质都是人才的竞争、管理的竞争、知识的竞争。人力资源管理理念在这种情形下被迅速地引入医院，并在医院人事管理实践中开花结果。

2. 影响人力资源管理与医院发展的因素

(1) 内部因素

1) 医院的定位及发展目标：医院人力资源管理必须根据医院短期及长期目标确定自身的根本任务。医院人力资源管理有其特殊性，体现在医院的个体差异上。医院个体的差异包括医院总体实力、人才结构等。

2) 医院的发展阶段：医院的发展可分为创建、发展、成熟等几个不同的阶段。医院人力资源管理在不同的阶段其管理的重点不同。在创建阶段，重点在于制定岗位、选拔合适的人才；在发展阶段，重点在于人力资源的利用与管理措施的制订与完善；在成熟阶段，重点则是规范化的管理与制度创新。

3) 医院文化：对于一个成熟的医院来讲，必然形成一种带有共性的特征——良好的文化氛围与明确的价值观，这就是医院文化。医院文化是医院的无形资产，对医院的一切活动施加无形的影响。在医院人力资源管理活动中，充分尊重医院文化的影响，有利于提升管理效率。同时，也要认识到医院人力资源管理对医院文化建设所起的积极促进作用。

(2) 外部因素

1) 国家相关法律、法规及政策：国家根据不同历史时期全国卫生工作方针对医院管理政策做出相应的调整，甚至以卫生行政法规的形式提出明确要求。国家相关政策的制订和实施，将极大地影响医院人力资源管理工作的思路和发展。

2) 经济发展水平的提高和观念更新：随着我国经济的不断发展，人民生活水平的不断提高，人们对自身健康的重视程度越来越高，维权意识的增强也使人们对医务人员的要求也越来越高。这些变化一方面要求医务人员有更高的职业素养和人文社会素质；另一方面，使得医务人员面临更大的心理压力。医院人力资源管理要创造良好、轻松的气氛，以增强医务人员的安全感和对医院目标价值的认同。

3）加入世界贸易组织（WTO）：中国加入 WTO，医院的经营管理都要逐步按国际规则运行。对医院人力资源管理的影响主要表现在：①管理、科研、学术的交流合作会更广泛，有利于医疗服务在管理和质量上与国际接轨。②医疗技术骨干队伍的稳定性会遇到强烈挑战，有限的高级卫生人才会大量流失。③医院价值观的变化。市场的导向增强，改变人们观念和行为的变化，竞争意识、风险意识明显增强。在医院人力资源管理方面，必须完善人事制度及社会保障制度；要建立健全责权利相结合的岗位责任制，规范人力资源管理；重视医院与员工的共同发展。

三、现阶段医院人力资源管理的实践

人力资源管理改革的目的是建立与市场经济体制相适应的、符合卫生工作特点的人力资源管理体制和运行机制。目前我国卫生人事制度改革已经取得了一些新进展，主要体现在：

（一）实行医院人员聘用制度

人员聘用制度是目前事业单位人事制度改革的基本内容，按照科学合理、精简效能的原则设置岗位，按岗择人，以公开招聘、考试或者考核的方法进行聘任，并根据国家有关规定确定岗位的工资待遇；卫生管理人员实行职员聘用制，可以采取直接聘任、招标聘任、推选聘任、选任、考任、委任等多种任用形式，实行任期制和任前公示制，卫生专业技术人员实行专业技术职务聘用制。深化职称改革，实行从业准入制度，评聘分开，淡化评审，强化聘任，医院自主决定高、中、初级专业技术职位岗位的设置；工勤人员实行聘用合同制，根据职业工种、技能等级、实际能力等条件，竞争上岗、择优聘用。

（二）分配制度改革

分配制度改革主要有如下要点：技术作为重要的生产要素参与分配；按照岗位聘用职务发放工资；实行绩效工作制度；拉开奖金档次，奖金按系数分配，根据职工的技术职称、风险责任、完成工作的数量和质量、医德医风等因素确定系数。

（三）实施人事代理制度

人事代理制度是一种新型的人力资源管理方式，医院与人才中介机构签订人员代理协议书，将医院在职职工的人事档案全部转入人才中介机构管理，实现医院职工从“单位人”向“社会人”的转变，为实行全员聘用合同制奠定基础。

第二节　医院人力资源开发

人力资源开发是指用现代化的科学技术知识，经过有目的的培养教育和组织协调，发现、发展和利用人员的智慧、知识、经验、技能和创造性，使之得到充分发挥，达到人尽其才、才尽其用。具体地说，这包括了人力的选拔、培训和考核工作。

（一）人员选拔

医院人员选拔、招聘是医院人力资源缺乏时最常用的方法，医院要想吸引优秀人才加盟，就必须选择好的选拔人员和选拔渠道，并细心地组织设计好选拔招聘的全过程。

1. 选拔原则

（1）公开原则：医院根据人力资源规划把招聘科室、人员需求类别及条件、层次、人数等向社会公开。一方面保障社会人才的公平竞争，达到广招人才的目的；另一方面使招聘工作得到社会的公开监督，产生良好社会效益。

（2）平等原则：对所有应聘者一视同仁，不得人为制造各种不平等的限制或条件（如性别歧视）和各种不平等的优先优惠政策。努力为优秀的应聘者提供平等的机会，不拘一格地选拔、录用各方面的优秀人才。

（3）竞争原则：通过考试和考核相结合的办法确定人员的优劣和人选的取舍。创造一个公平竞争的环境，一方面通过各种渠道吸引较多的人来应聘，另一方面严格考核程序和手段，科学地录取人选，防止徇私舞弊等现象的发生，通过公平公正的竞争，选拔优秀人才。

（4）匹配原则：工作有难易，人的能力有大小、要求有区别、本领有高低。招聘应量才录用，做到人尽其才、用其所长、职得其人、人岗匹配，充分发挥人力资源的作用。

（5）择优原则：择优是招聘的根本目的和需求。只有坚持这个原则，才能广揽贤才，为单位引进或为各种岗位选择最合适的人员。为此，应采取科学的考试考核方法，精心比较，谨慎筛选。

（6）全面原则：对应聘者的考核要全面，要从知识、能力、品德、心理、智力以及工作经验和业绩等方面进行全面考察。因为一个人能否胜任某项工作或者发展前途如何，是由多方面因素决定的。

2. 选拔的方法

（1）选拔的方式：一般医院选拔人员的方式有三种类型：笔试、面试和实地考察。

1）笔试：主要是考察应聘者的理论知识水平。该方法一般用于应聘人员较多的情况下的初步筛选，但难以测出应聘者的实际操作、综合素质等，因此，常与面试结合进行。

2）面试：面试是经过事先安排，有目的、有步骤进行的选择有能力胜任工作的人选的活动。面试能够提供更多的有关应聘人员综合素质的信息，是最广泛，最有效的招聘手段之一。面试的考察内容主要有以下几方面：

A. 教育背景：主要看毕业院校、专业知识和特长、大学学习成绩等。一般依据考生个人文字材料，并通过提问判断核实，了解应聘者是否符合任职岗位的要求。

B. 职业经历：主要是工作性质、工作业绩、所担任的职务、所服务企业的规模和水平。通过了解可以考察应聘者的工作责任心、实践能力及进取精神等。

C. 修养风度：主要考察应聘者的仪表举止、气质风度、礼貌修养、精神状态等。

D. 求职动机与志趣抱负：主要是看医院所提供的工作条件和职位能否满足应聘者的要求与期望，考察应聘者的志向是否明确、责任感是否强、对自己的长处和短处认识是否清楚、具体行动能否体现实现抱负的努力。

E. 团队意识与沟通能力：主要是考察应聘者能否理解他人，是否善于发现他人的长处，善于与人合作，谈话是否简明扼要，条理清晰。

F. 逻辑思维与应变能力：主要是判断应聘者考虑问题是否周全，能否抓住问题的重点，分析问题逻辑性是否强，意识、反应是否敏捷，是否具有发散思维能力和创新意识，抱负是否现实、是否可行，是否能应对突发事件等。一般是单独面试根据考生对问题的回答加以判断，小组面试印证补充判断。

G. 其他：包括是否诚实守信、有无突出贡献、有无重要问题、心理是否健康等。

3）实地考察：医护工作操作性很强，要求员工有很强的实际工作能力。因此可通过实地对应聘者的能力或技巧进行判断、考察和评价。这种选拔方法要求招聘者有相当的专业知识，能对所测人员做出正确的评价。

（2）人员选拔的途径：人员的选拔可以从内部选拔，也可以从外部招聘，但无论是内部选拔还是外部招聘，都应当鼓励公开竞争。

1）医院内部选拔：医院内部选拔是医院人员选拔的一种特殊形式。严格来说，它不属于人力资源吸收、招聘的范畴，而应该属于人力资源开发的范畴。内部选拔又称内部提升，是指随着医院内部成员能力的增强，在得到充分证实后，对那些能够胜任的人员委以承担更大责任的更高职位。实行内部选拔要求有详尽的人员工作表现的资料，以便客观地评价其才能。这种途径既有优点，也存在着不足。

A. 优点：有利于对选聘对象进行全面了解，以保证选聘工作的正确性；被提升的员工对医院的历史、现状、目标以及存在的问题比较了解，有利于被聘者迅速开展工作；有利于鼓舞士气，激励医院员工的上进心和工作热情，调动医院员工的积极性；可使医院对其成员的培训等投资获得回报，获得比当初投资更多的投资效益。

B. 缺点：供选拔的人员有限，也容易造成“近亲繁殖”，同时对组织内部未被提拔的人的积极性会有所挫伤。

2）医院外部招聘：外部选聘是指根据一定的标准和程序，从医院外部的众多候选人中选择符合空缺职位工作要求的人员。

A. 外部招聘的优点：有比较广泛的人才来源满足组织的需求，有可能招聘到符合医院发展的优秀人才；可避免近亲繁殖，给医院带来新的思想、新的方法，可以为医院注入新鲜血液，带来一些先进的技术和观念。

B. 外部招聘的主要缺点：医院内部员工的士气或积极性将会受到影响；应聘者对医院的历史和现状不了解，难以迅速开展工作，要花较长时间熟悉工作环境，进行角色转换，因而会导致较高的成本；另外，在招聘过程中不可避免地会过多地注重其学历、文凭、资历等等，而难以全面了解应聘者的实际能力。

一般而言，当医院内部有能够胜任空缺职位的人选时，应先从内部提升；当空缺的职位不很重要、并且医院已有既定的发展战略时，应当考虑从内部提升。优先考虑内部提升或轮换可以增加员工忠诚度，减少在较低层级上的员工流失，能够激励被提升的员工，同时让其他员工看到希望；而且内部的员工熟悉本医院文化，容易迅速适应新的工作岗位。

（二）人员培训

人才的培养，无论对个人来说，还是对医院来说，都是无止境的，在医务人员几十年的工作中，医院都要持续不断地进行继续教育和终身教育。

1. 培训的内容 培训的内容包括职业道德、专业知识与技能、科学文化知识三个方面。

（1）职业道德：医务人员培训中应加强职业道德教育，确保开展职业道德教育的时间不少于培训时间的1/3。通过培训提高医务人员的职业道德素质，恪守医务人员的行为准则，增强依法执业和抵制商业贿赂的自觉性，维护医疗卫生行业和医务人员的良好形象，建立和谐的医患关系。

（2）专业知识与技能：专业知识与技能是从事本职工作所必需的能力，各级各类人员都要不断地丰富和更新自己的专业知识和技能，适应科学技术飞速发展的时代挑战，提高自身的工作质量和工作效率，更好地为提高人民健康水平服务，为卫生事业的发展做出更大的贡献。

(3) 科学文化知识：科学文化知识是关于自然、社会和思维的一般知识的总称。科学文化知识是学习专业知识的工具，是专业拔尖的基础，只有拥有广博的基础知识，才有可能在学术上、能力上不断创新和提高。因此，必须加强这方面素质的培养和提高。

2. 培训的对象 根据医院目标的需求挑选培训对象。

一般而言，培训对象主要有三种：

第一种是学科带头人，通过培训提高他们的专业技术水平，使他们对自己的工作和技术更加熟悉，进一步提高诊疗水平，并起到学科带头的作用。

第二种是那些有能力而且医院要求他们掌握另一门技术的人，培训后，能在医院开展新业务、采用新技术，从而吸引更多的病人。

第三种是有潜力的人，医院期望其掌握各种不同的管理知识和技能，或更复杂的技术，培养他们成为医院新的学科带头人或进入更高层次的岗位。

总之，培训对象要根据个人情况、医院的条件、需要及当时的技术确定。

3. 培训的方法 医院职工培训的方法很多，大体上可分为以下三类：

(1) 岗前培训：岗前培训是指员工在任职前所接受的一种培训。目的是使新员工熟悉组织、适应环境。新员工在刚进入医院时，会产生较大的心理压力，最初在医院的经历对其职业生涯往往具有重要影响，岗前培训可以帮助新职工缓解这种压力。

(2) 在职培训：在职培训是利用业余时间或占用少量工作时间，在工作岗位上组织的学习和培训，这是一种常见的培训方式。其优点是成本较低且便于实际操作；受训者可以直接在工作中接受培训，培训效果反馈及时。医院在职培训主要形式有：临床住院医师规范化培训，临床主治医师目标管理，在职人员学历教育等。

(3) 脱产培训：脱产培训是指暂时脱离工作岗位到专门的培训机构集中学习。岗位培训大多采用这种形式。脱产学习主要针对新技术、新业务的学习。脱产培训包括国内专业进修、外语学习及国外进修学习等。

(三) 人员考核

人员业绩考核决定着员工的地位和待遇，影响着医院能否稳定、人才能否留住、事业能否迅速向前发展的大局。

1. 人员考核的主要原则

(1) 公开考核标准及程序，让员工理解考核目的，产生信任感。

(2) 坚持考核操作过程的真实性，尽量避免主观情感，反对做样子、弄虚作假。

(3) 谁主管谁负责，赋予科主任考核权力，落实考核责任，拿出考核结果。

(4) 反馈原则。使员工通过考核，找到工作中的不足，并努力改进。

(5) 考核成绩应体现明显差别并与员工收入挂钩，鼓励职工上进心。

(6) 考核组织及程序制度化。

2. 考核的内容 为了比较公正、准确地实施考评，可将岗位工作的常规要素列入考核。

3. 考核结果的使用

(1) 向员工反馈考核结果，帮助员工改进工作，通过提高员工素质而提高工作质量，创造更好的医院形象和经济效益。

(2) 考核成绩是员工岗位聘用的依据。通过日常考核积累的资料，使医院对每个员工岗位工作能力、潜力和岗位工作业绩有充分的了解，为人事岗位调整奠定基础。

(3) 考核结果为确定员工岗位报酬提供依据。

第三节 医院人力资源管理规划

医院人力资源规划系指医院为实现未来一段时间内的发展目标，对人力资源需求做出科学的计算和预测，制定出指导和调整人力资源发展的计划，以期医院未来发展中能有效地实现人力资源在数量和质量上的动态平衡。

一、医院人力资源规划的意义

(一) 医院人力资源规划能促进组织目标的实现

人力资源是第一资源，它是医院诸多资源中最积极、最有活力、最关键的资源，它能带动和组织其他资源发挥作用，从而促进医院可持续发展。

(二) 医院人力资源规划能促进其他资源的有效配置

由于人力资源具有主观能动性，它能起到促进其他资源有效配置的作用，因此，人力资源规划有助于医院整体工作效率的提高及其他资源整体效益的发挥。

(三) 医院人力资源规划能实现人力的合理配置，达到降低人力成本、提高组织效率的目的

人力资本是医院最大的成本，规划有助于医院优化人力结构，减少人力浪费，促进人尽其用，进而促进

医院绩效的增加。

（四）医院人力资源规划有助于提高医院竞争力

医院人力资源规划能促进医院内部人才的培养开发，并从人才战略出发，引进优秀人才，达到人才整体素质的提高。从某种意义上说，人才实力就是竞争力。

二、医院人力资源规划的内容

（一）人才需求总量规划

当地经济发展与人口增长是影响医院发展规模的重要因素。医院承担的任务、未来发展规模及人才队伍现状是人才需求预测依据。人才需求预测一般应预测四个需求量，即编制缺额需求量、自然减员需求量、床位扩大需求量及开展新技术新项目需求量。四个需求量之和即为人才需求总量。

（二）人才专业结构规划

人才专业结构规划主要是预测医院各专业人才所占比例及学科的分布，特别是预测各专业学科发展前景，适应单专业发展和专业群体转移规律。

（三）人才年龄结构规划

年龄结构预测的要素包括：医院在一定时期内各层次人才达到规定离退休年龄、学习、调出等减员人数，以及除去减员要素后的年龄结构状态。重点预测目标期处于“最佳年龄区”人才的数量及期望目标值。

（四）人才教育培训计划

人才教育培训计划包括教育培训内容、培训形式、培训要求、培训考核等内容，教育培训结果直接影响医院人力资源规划。

三、人力资源规划的步骤

人力资源的规划过程大体可以归纳为三个部分：一是评价现有的人力资源，包括人力资源现状调查和分析、人力状况历史资料的收集和统计分析；二是预测将来需要的人力资源，包括预测方法的选择和相关资料的收集，进行人力需要（需求）的预测；三是制定满足未来人力资源需要行动方案，包括指导思想、目标和指标的确定，实现目标的策略措施的制定与实施。

具体步骤：

（一）组成规划工作小组

工作小组在院长领导下工作，工作小组成员应包括医院人力资源管理部门、财务计划部门、医务管理部门、护理部、业务科室负责人，特别是重点科室业务管理专家。必要时，聘请院外医院管理专家和医学专家参加。

（二）确定规划期限和医院人力资源发展战略

在广泛听取各方面意见的基础上，确定医院人力资源发展战略和规划时段。

（三）医院人力资源现状调查分析及未来需求预测

1. 医院人力资源现状调查　医院人力资源现状调查主要包括了解医院内外部人力资源状况，这是医院制定人力资源规划的基础。只有对医院人力资源实际状况客观把握，同时结合人力资源的战略目标，才能对医院人力资源进行合理规划。

2. 医院未来人力资源需求预测　针对目前医院的运行状况，结合医院战略目标，及时把握人力资源短缺或者充盈的具体情况，并对产生的原因进行分析，然后对人力需求结构和数量进行预测。

3. 计划的制定与实施　制定各种具体的计划，保证各时间点上的人员供需平衡，主要包括培训发展计划、配置计划、晋升计划、补充计划、职业生涯计划等。

计划制定以后，要结合实际情况确定具体的实施计划。实施计划主要包含两层含义：一是指实行人力资源目标管理，将任务分配落实到每一个具体职工，这是工作的安排问题；二是指把人力资源管理的指标转化为实际管理状况，这是工作效果问题。

4. 反馈和控制　反馈的目的是为医院总体规划和具体计划的修改或调整提供可靠的信息。通过对规划进行动态的调整，保证人力资源规划与医院发展实际相符合。

5. 规划的评估　做好人力资源规划的评估可以给下一次的人力资源规划提供参考。

四、岗位设置

（一）岗位设置的原则

1. 按需设岗、因事设岗　应根据医院的性质、服务功能、规模、学科分类，确定必需的岗位。

科学合理的岗位设置，应做到精简、经济、高效。岗位数不仅受到编制的控制，而且还受国家经济发展水平制约，因此，应把岗位数限制在有效完成工作任务所需的最低数额之内。

2. 合理结构的原则 为了充分发挥整体效应，岗位的设置要符合一定的结构比例，形成一种合理匹配层次。通常上小下大的梯形结构能充分发挥各级各类人员的作用，使各自的分力变成最佳的聚合力。

（二）医院岗位分类

1. 岗位分类 又叫职位分类，是指将所有的工作岗位按其业务性质分为若干“职组”、“职系”（职位种类）；按责任大小、工作难易、受教育程度及技术要求高低分为若干“职级”、“职等”（职位等级）。并对每一职位给出准确的定义和描述，然后制定成岗位说明书，以此作为人员管理的依据。

2. 医院的岗位类别、岗位等级 医院的岗位根据工作的性质可分为卫生技术人员、工程技术人员、行政管理人员、工勤人员等“职组”。其中卫生技术人员是医院人力资源的主体，它又可根据具体的工作内容分为医疗、护理、药剂、医技等若干“职系”。各“职组”或“职系”的岗位按照责任的大小、工作的难易以及对员工的受教育程度和工作经验的要求又可分为初级、中级、高级等“职级”或“职等”。就医疗人员这一“职系”来讲，不同“职级”的职位有住院医师、主治医师、副主任医师、主任医师等。

（三）岗位聘用方法及原则

1. 实行全员合同聘用制 医院与职工签订合同，要坚持平等、自愿和协商一致的原则。职工自主择业，医院择优选人，如双方就合同发生不同意见，双方可协商解决。

2. 建立合理的院内员工流动机制 目前社会保障制度还不健全、人员流动渠道尚不通畅，转岗、下岗人员通常靠医院自我消化。因此，应加强转岗、离岗、待岗、下岗等员工的管理。

3. 空缺岗位面向院内外招聘 一般采用内部选拔和院外招聘相结合的方法。岗位出现空缺，先面向全院发布招聘信息，医院内部择优聘用。短缺专业岗位可向院外公开招聘，提高岗位聘用质量和效益。

4. 关键岗位竞争上岗 在岗位设计的基础上，公开、公正选拔学科带头人。由医院聘任委员会对学科技术骨干进行考评，提出最佳学科带头人人选，实现竞争上岗。这其中有低职称高聘，也有高职称低聘的。选拔具备任职标准的优秀人员聘用到管理岗位，管理岗位的一些不具备任职条件的人员转到工勤岗位，使人尽其才、才尽其用。

第四节　医院人才流动及优化

一、医院人才流动

（一）基本概念

1. 人才 在不同的历史时期，人才具有不同的含义。在古代，人才包括以下三层含义：①人的相貌；②人的才学和才能；③具有某种特长的人。在人事管理中通常所说的人才使指具有中专以上（含中专）学历的人。随着社会的进步和人才学研究的不断深入，现在所讲的人才，是指那些具有时代所要求的先进思想和道德品质，具备相当的文化知识和一定的才能或专长，以自己的智慧和创造性劳动对社会发展做出较大贡献的人。人才是劳动力的重要组成部分。

医院的职责是救死扶伤、治病救人。其工作性质决定它必然是一个人才密集型的强势团队，并且是一个由多种人才有机组合的团队。这个团队主要包括：医学人才、药学人才、护理人才、医技人才、卫生科研人才、卫生教育人才、卫生管理人才以及后勤管理中的财会人才、工程技术人才和各类技能型人才等。

2. 人才流动 人才流动和人才流失是两个不同的概念，前者更具社会性，而后者则是一种狭义性的概念。所谓人才流动，是指人才根据经济和社会发展需要及本人工作兴趣、特长等主动地从一个地域、单位或部门转移到另一个地域、单位或部门，人才的行政隶属关系或工作场所、服务对象发生变化的一种社会现象。其实质要求人才的任用要按照人才、岗位的要求以及其他客观环境的变化而不断进行调整，即要使人才流动起来，达到人力资源配置的最优化，做到人尽其用。而人才流失，是一种超常规的人才流动，是人才的非合理流动。这种“人才流动”，不仅是对微观个体的一种损害，也是组织资源的一种损失，是组织对其发展原动力的一种废弃。

对于一个国家、一个企业，甚至一个医院来说，人才流动是很正常的现象，是不可避免的。但是，人才流动应该是在一定客观因素的控制之下，在一定范围内的，一种主动的、合意的受控流动。这样的流动才能是正常的、合理的、有意义的。当人才流动超出了一定的范围、在预料之外，超出了管理人的控制范围时，这种流动就将是不正常的，甚至是有害的，实际上就是一种人才流失。

（二）医院人才流动的重要意义

一般来讲，医院人才的成长要经历四个阶段：引进→培育→成长→成熟（或发展），人才的成长可以促进人才和医院的共同发展。当医院和人才双方标准差异较大时，人才流动就成为一种必然。否则，就会造成医院人力资源的浪费或不足，影响医院持续、健康、稳定的发展。

1. 医院人才的流动，关键在于“合理”，否则，就是“流失”　如果说，人才的流动是合理的、正常的，是医院生存与发展所必需的，那么，人才的流失就是不合理的、非正常的，是医院生存与发展应该尽量避免的。如果医院的机制留不住人才，不能最大限度的激活“人”的聪明才智，就可能造成医院人力资源的浪费，导致人才的流失，对医院的发展前景产生不利的影响。

2. 医院人才的合理流动，是医院发展的客观规律　医院与人才之间始终存在着“适应”与“不适应”的问题，必然会产生人才的流动。如果医院将不适应的人才长期滞留到某一岗位上，而不进行合理的流动(包括在内部提供二次竞争机会或将人员推向市场)，不仅阻碍了人才自身的成长，而且还会阻碍了医院的发展。提倡和推动人才的合理流动，是医院发展过程中必须遵循的客观规律。

3. 医院人才的合理流动是医院人力资源优化组合的促进因素　“人才标准”与其“薪资标准”是紧密联系在一起的。因此，人与现代企业之间的关系，在某种程度上是一种纯粹的经济关系。这种经济关系，在一定时期内，维持着企业和人才双方各自的利益，即双方的需求关系。当这种需求关系(即人才所要求的“薪资标准”或企业所要求的“人才标准”)达到平衡时，就形成了企业人力资源的优化组合；反之，当这种需求关系失衡时，就会出现人才的流动(包括企业内部流动和外部流动)。医院也是如此，一般情况下，医院会通过“加薪、晋级”方式，给所需人才提供新的发展机会，但也有一个承受力的问题，当医院的承受力不能满足内部人才所要求的加薪、晋级的要求时，就会把这样的人才推向市场，然后重新选拔和配置合适的人选，确保医院人力资源组合始终达到最佳状态。

4. 医院人才的合理流动，是激励员工的重要手段　医院要始终保持一定的内部人才流动性，员工必须通过竞争获得岗位，并且要不断进取、努力奋斗才不至遭淘汰。在这种压力下，医院员工的能力提高很快，潜力得以挖掘，医院内部容易形成创新、进取、向上的良好风气。同时，医院应该鼓励员工在工作中寻找自己最感兴趣、适合自己的岗位，最大限度用好人力资源这种资本。可以说，这种内部人才流动是医院自我选择、自我完善机制的直接体现。

(三) 人才合理流动的基本原则

人才流动的原则，是通过流动使人才找到自己的位置。医院找到所需的人才，实现医院效益最大化和人才价值的最大化。医院在保持一定的人才流动率的同时，一定要密切关注人才流动的具体情况，以免其偏离控制，转变为人才流失。保证人才合理流动必须遵循以下原则：

1. 系统原则　又叫整体性原则。即现代化的人力资源管理实行的是有系统、有层次的管理。作为人力资源管理系统的一个重要方面，人才流动也应从整体出发，纵观全局，使人才流动的结构、层次、方向等能够适应整个系统的变化，在不断的调节、反馈、调整的过程中，实现整个系统的优化，效果达到最佳。

2. 协调原则　也称互补原则，即按照人才组合的群体结构原理，对人才的使用和管理，不仅要考虑人才个体的能级对应，而且要考虑人才群体的能级组合的协调状况。人才一般是在某一方面或某些方面有特长，为了发挥人才的整体效益，必须在人才的使用上实行互补。

3. 激励原则　人才流动有时与激励紧密相关，通过激发人才的正确动机，调动其积极性，使人才产生能级飞跃，从而促进人才在不同领域、部门或岗位间的流动。好的激励机制下，人才流失率将低于10%。一般而言，在各种激励方式中，目标激励、奖惩激励和领导激励对人才能产生较好的效果。

4. 择优原则　择优原则是人才流动的一项基本原则，是指人才的选拔、培养、使用和管理都要有利于人才的成长和发展，有利于优秀人才作用的发挥。所谓择优，就是要正确的做出选择，使每一个人才都能发挥其最大的长处，甚至是其潜在的能力。做到人尽所长是一种防止人才流失的有效手段。

二、医院人才优化

(一) 指导思想

“人才”不仅意味着有知识有文凭，而在于其知识与能力的发挥，能在实际的工作中做出实际的成绩与贡献，人才应有不断发掘的潜能。因此人才资源是一个综合的动态的概念。

1. 重视价值观　知识能力与价值观(人生观、伦理观、事业心等等)并不总是正相关。能力强且价值观正确的人才是医院需要的人才。如果能力强而价值观有偏差甚至错误的话，这样的“人才”不仅不能给医院带来效益，甚至可能成为医院的冲突之源。因而对人才的择优应做深入细致的考察，必要时要进行直接调查。对人才特别需要考察是否具有敬业精神，因为高度敬业精神是个人与医院发展的核心支柱。

2. 重视潜能，树立动态的人才观　要善于发现员工行为表象后面更为本质的东西，比如是否有干一番事业的意向(还是找一个稳定的单位以求工作和生活保障)、有无创业和创新意识、是否有继续学习的心向、知识结构是否合理等。要特别注意发现员工是否具有潜能。从某种意义上讲，医院不断引进的新员工的潜能状况代表着医院日后的发展趋势和发展水平。

3. 重视心理素质 心理素质与人的价值观、潜能及组织的文化适应均有密切关系，同时人格特质又具有相对独立。在实际工作中经常可以看到，许多人的知识和能力水平相差并不大，但进步快慢差异却很显著，其中心理素质或人格因素起着至关重要的作用。比尔·盖茨之所以能取得巨大成功，与他较好的心理素质(超强的意志力)有直接关系。在人格特质方面，可通过考察个体五个方面的人格特点(Big Five-大五因素人格特质)——外倾性、宜人性、责任感、情感稳定性和开放性，来确定个体人格特质与工作岗位的符合性，提高人岗的匹配性。

(二) 医院人才资源优化配置的核心

市场化的体制和机制是医院人才资源优化配置的核心。它包含两个方面的含义，一是市场化的运作和评价，二是这种市场化的运作和评价通过机制和体制来保障。其实质就是机制的设计和运作必须承认、依靠和重视市场对人才资源配置的基础性作用。人才的选拔、培养、考察、评价全部来自市场。这种机制和体制的特点应该表现为四个方面：严、简、精、活。

1. 严 即制度严格、考核严格。违反医院规定，上至领导层，下至普通员工，断不能赦。管理人员一定要能上能下，除少数专业技术岗位外，一定要定期轮岗、换防；渎职、失职、损公肥私的人一定要在业内通报、批评并受到一定的惩罚。

2. 简 即简单、简练。在人才资源开发管理中，要尽量将事情简单化。对人的考察要全面，对人的评价要慎重，对人的处理更要谨慎。但重点应放在制度的制定和修改上。规章制度要力求言简意赅，通俗易懂。制度出台后，要确实生效，要操作简单。

3. 精 不仅是部门精、人员精，而且要精确。首先，人才资源配置一定要坚持因事设岗、以岗定员、薪随岗变的原则，严格控制管理人员以及辅助人员的比例。其次，市场经济要求管理人员，尤其是高中级管理人员要从习惯对事物做性质判断转变为更善于对事物做数量判断。当代西文经济学用很多数学模型来描绘经济现象就是为了更准确、更深刻地揭示规律，以便做正确判断，这也是有说服力的例证。因此，人力资源作为一种资本，要尽量少做基本上、大概之类的模糊判断。

4. 活 就是根据医院的实际和市场的变化，不断修正管理体制和机制，使之充满活力。在医院，管理人员能升能降，员工能进能出，是一种“活”；打破铁饭碗，建立金饭碗，也是一种“活”。在人才资源优化配置的情况下，“严、简、精、活”可以促成医院的快节奏和高效率。

(三) 医院人才队伍的优化

面对开放的人才市场，作为医院的管理者应该从以下四个方面入手打造医院的人才队伍，即重视人才、引进人才、开发人才、留住人才。

1. 把人才队伍建设与学科建设摆在同样的地位 人才和学科是现代化医院的支撑，应坚持人才队伍建设与学科建设互动，积极招揽医界精英，大力建设各学科群，夯实建设现代化医院的根基。

2. 积极引进优秀人才 随着改革的不断深入，市场机制在配置人才资源中起着基础性作用。在卫生行业，高层次的医学人才越来越受到社会的青睐，外资医院的介入，将导致对优秀医学人才的竞争更加激烈。积极参与人才市场的竞争，树立“抢人才”的意识；另一方面要采取相应的对策和手段，加大人才引进力度，对医院的急需人才、高层次人才要不惜代价地引进。同时对医院弱势学科，更要通过引进高层次人才的办法，以实现学科跨越式发展，形成新的学科增长点。

3. 建立合理的机制，打造良好的人才成长环境 推行人事代理制度，明确聘用制人员的身份地位，突破人员的身份差别，改善聘用制人员的待遇，提高聘用制人员的社会保障，这样将有力促进聘用制人员素质的提高。

4. 培育良好的医院文化，留住优秀人才 医院文化是人的文化，它既是一门科学，也是一门艺术。好的医院文化，应树立“以人为本”的观念，提高员工的服务素质，构筑人才高地，实施人才战略，对人实施心理关怀。重点培养和激励学科骨干力量，通过学习交流，增强其文化底蕴，以此带动整体人员文化素质的提高。合理的人才组合可以使人才个体在总体的引导和激励下释放出最大的能量，从而产生良好的组织效应。合理的人力资源结构可以使能力简单相加和集中，形成众志成城的景象，在医院内部形成良好的文化氛围，给员工以足够的信心和力量，更重要的是，使人才扬长避短，从量变到质变产生质的飞跃，形成新的合力，迅速提升人才队伍的合力，形成医院独特的“文化效应”，推动医院健康、稳定发展。

第五节 医院的薪酬管理

一、医院薪酬概述

(一) 医院薪酬的概念

医院薪酬是指员工因向医院提供劳动、技术或服务而从医院获得各种形式的回报，可以是金钱、物品等物质形态，也可以是晋升、休假、荣誉等非物质形态。医院的薪酬包括工资、奖金、津贴、福利四个部分。

1. 工资(基本薪资) 工资是员工薪酬的主体。医院工资是医院根据员工提供的劳动或服务而以货币的形式定期支付给员工的报酬。我国医院较普遍的工资制度是结构工资制,即由基本工资、职位技能工资、工龄工资,以及其他政策性的补贴等构成。

2. 奖金 是根据员工超额完成任务以及优异的工作成绩而计付的薪资。奖金一般认为是工资的重要补充。其作用在于鼓励职工提高劳动生产率和工作质量。奖励与职工的工作业绩紧密结合在一起,有针对性和刺激性,形式多样化,奖励可以是物资方面的,也可以是精神方面的,既可奖励个人,又可奖励集体。在实行成本核算的医院,奖励更应与效率效益挂钩。

3. 津贴 津贴也是对工资的一种补偿,是支付给职工的一种辅助性薪资。主要包括特殊劳动津贴、保健津贴、技术津贴、生活津贴、地区津贴、职务津贴、目标津贴等几种类型。

4. 福利 医院福利是指医院为员工提供的除工资与奖金之外的一切其他待遇。福利更多的是以服务机会与特殊权利等形式体现。医院福利制度形式一般包括:国家法律规定的社会保险福利;有偿假期;职工个人福利。

薪酬是人们在社会上赖以生存的基本条件,也是员工自身价值的体现。医院薪酬制度是否合理,不仅会影响员工的生活质量,也会影响员工的工作积极性,进而影响医院的整体效益。

(二) 医院薪酬的表现形式

医院的薪酬系统从表现形式上可以分为两大部分:物质薪酬和非物质薪酬。物质薪酬包括直接报酬和非直接报酬。非物质薪酬包括职业性奖励和社会性奖励。

二、医院的薪酬管理

(一) 制定薪酬的原则

1. 公平性原则 是指员工与员工之间的薪酬标准、发放时间、发放形式等要公平。只有公平才能赢得员工的信赖,才能调动员工的积极性。但也不能把讲公平搞成平均主义。

公平性原则包含三个方面:

(1) 横向公平,即医院同级职工之间的薪酬标准应该是一致的。

(2) 纵向公平,即医院设计薪酬时必须考虑历史的延续性,一个职工的投入产出比过去、现在和将来都应该是基本一致的,而且还应有所增长。

(3) 外部公平,即医院的薪酬设计与同行业的同类人才相比具有一致性、可比性,当然,这一点更应注重市场调节能力。

2. 竞争性原则 是指薪酬的制定要根据员工贡献的大小拉开差距,鼓励员工通过竞争去获取丰富的报酬;竞争性还表现在医院的薪酬标准在人才市场中要有竞争力,吸引更多的人才,避免医院人才流失。

3. 合理性原则 薪酬是一把双刃剑,一方面是激励员工的重要手段;另一方面对医院而言是其主要成本之一。医院的薪酬设计要充分考虑医院自身发展的特点,接受成本控制,严格核算人力资本成本在总成本中的比例及可变空间,根据医院经济能力对职工支付薪资。利用报酬系统的激励功能,调动员工的积极性,挖掘员工的潜力;将成本费用控制在适宜的水平。

4. 合法性原则 是指医院的薪酬制度必须符合国家法律法规的要求。依法维护员工的合法权益,不能违反法律法规要求。

(二) 医院薪酬管理的步骤

医院薪酬管理是医院人力资源管理的一个重要的方面,薪酬管理是对薪酬系统的完善与维护。医院薪酬管理有以下三个步骤。

1. 薪酬设计 医院薪酬管理的第一步就是建立一个有效的、"对内具有公平性,对外具有竞争力"的薪酬体系。

设计科学合理的薪酬体系和薪酬制度,包括六个步骤:制定薪酬策略、职位分析与评价、薪酬调查、薪酬结构设计、薪酬分级与定薪、薪酬体系的实施和修正。

2. 医院薪酬管理的目标确定 医院薪酬管理的目标是:发挥薪酬的激励功能,充分调动职工的工作积极性,建立稳定的医院职工队伍,吸引更多的优秀人才,实现医院整体奋斗目标和职工个人职业目标的共同发展。

3. 医院薪酬政策的制定、实施和修订 医院薪酬政策是医院在薪酬管理目标、方法、任务上的选择和组合。主要包括:确立合理的医院薪酬制度,确立医院薪酬水平,设计医院薪酬结构,控制医院薪酬成本等。医院薪酬政策直接关系着医院薪酬体系运作的成败,医院管理者在制定薪酬政策时,要有战略的眼光,高瞻远瞩;把握市场行情的变化,审时度势。在实施过程中,医院要定期对薪酬政策进行调整和修正,保证薪酬制度的适用性。

三、影响医院薪酬的因素

(一) 医院方面的因素

1. 医院的效益 医院的经济效益对职工的薪酬

有重要的影响。一般效益较好的医院,采用高工资、高福利的报酬系统,以充分保障员工的工作生活质量,维持医院的高效益;反之,效益较差的医院往往采用低工资、低福利的报酬系统。

2. 医院的所有制 近年来,我国个体医院、民营医院开始增加,随着中国加入WTO、中外合资、合作医疗机构也在增加,这些医院的管理模式与企业类似,大多实行高工资、高奖金、低福利工资制度。原有的全民所有制和集体所有制医院,大多实行低工资、低奖金、高福利的工资制度。随着改革开放的深入,不同所有制医院的工资制度都在不断调整。

(二) 员工自身的因素

1. 工作经验与学历 医疗、护理和医院管理等具有较强的实践性,医疗技术水平、护理水平或管理水平,与工作经验是不可分的。医院在确定薪酬分配方案时,都会以员工的工作经验因素、职称和履职年限为基础核定基本薪酬,从而有效地调动职工的积极性。

2. 员工的能力 根据"各尽所能,按劳取酬"的原则,员工的能力越强,绩效指标完成情况越好,其劳动所得就越高。

3. 员工的工种 不同工种对人员的知识和技能的要求不同,劳动强度不同,工作风险、责任不同,决定了其报酬的不同。

(三) 当地的经济发展水平

医院员工薪酬水平与当地经济发展情况关系密切,经济发展水平高的地区居民平均工资水平一般也较高,医院员工的工资水平也相应较高,反之则相反。

(四) 法律、法规与政策

政府的许多法律、法规和政策都影响报酬系统。如:员工最低生活保障的规定,员工的所得税征收制度,针对女职工的特殊规定,员工的退休、养老、医疗保障等法规,都对医院报酬系统的制定和执行产生一定的影响。

(五) 劳动力市场供需状况

薪酬水平也受劳动力市场供需状况的影响劳动力市场上,当卫生人力资源过剩时,往往员工的报酬会下降;相反,当卫生人力资源紧缺时,则员工的报酬会上升。

思考题

1. 如何根据医院不同特点进行适宜的人力资源规划。
2. 如何针对医院的专业技术人员进行薪酬设计与管理,以达到激励作用。

第4章 医疗质量管理

第一节 概　述

医疗质量是医院的生命,追求质量是人类社会进步的标志。医疗质量是医院质量管理的核心内容,加强医院质量管理、提高医疗服务质量是医院管理工作的基本任务和目的。

一、概　念

医疗质量(medical quality)是指医疗服务过程、诊疗技术效果及生活服务满足病人预期康复标准的程度。主要包括:诊断的正确、及时、全面;治疗的及时、有效、彻底;诊疗时间的长短;医疗工作效率的高低;医疗技术使用的合理程度;医疗资源的利用效率及其经济效益;病人的满意度(医疗服务与生活服务)等,是医疗技术、管理方法及其经济效益的综合体现。

医疗质量管理是按照医疗质量形成的规律,运用现代科学管理方法,有效控制质量服务信息,以及人力、物力、设备和技术等,以达到预定质量目标的活动过程。医疗质量管理是医院管理的中心环节,是医院的核心工作,现代医疗质量管理已由事后检查来判定医疗工作是否符合标准发展到全面质量管理。

随着医学模式的转变,健康新概念的形成,医疗质量概念的内涵不断扩大。现代医院质量管理不仅要求医院由以往单纯的医疗模式转变成为医疗-预防-保健-康复一体化的功能模式,还强调医疗服务的生理-心理-人文关怀以及就医环境、医疗服务态度、饮食条件等最大程度的满足需求,同时现代医院质量管理还需注意产出效果-成本效益等原则,即医疗质量是以最小的危险与最少的成本给予病人最适当的健康状态。

二、医疗质量组成结构及要素

医疗质量的三级结构,即基础质量、过程质量和终末质量。按层次实施对构成医疗质量的各环节进行有效地控制是医疗质量管理的主要方法。医疗质量的三级结构是密切联系的,互相制约,互相影响。基础质量贯穿于质量管理的整个过程,终末质量是基础质量和环节质量综合结果,而终末质量又对结构和环节质量起反馈作用。

(一) 基础质量

基础质量是由符合质量要求且满足医疗工作需求的各要素构成,包括人员、技术、设备、药品、信息、时限和环境等要素。基础质量的高低直接影响甚至决定整体质量,故成为管理重点,也是医疗服务的基础质量,是保证医疗质量正常运行的物质基础和必备条件。

1. 人员　人是医疗质量要素中首要因素,其素质的高低对医疗质量起着决定性的作用。它包括医院人员的政治思想、职业道德、工作作风、业务技术水平、身体健康状况,机构与人员组织配置的合理程度等等。

人员管理应注意:①数量充足,结构合理;②既重视医学专业人员,又不忽视后勤保障人员。

2. 技术　医疗技术一般是指医学理论、医疗技能和专科技术水平,包括专业技术、管理技术以及在医疗活动中使用的所有技术。医疗服务的实质是“人”运用“医疗技术”为“病人”服务。

技术管理包括:①技术标准规范和评价:技术标准执行、经济效益的评价等。②基本技术训练。③技术学习与更新:医疗专业技术、管理专业技术以及保障专业技术,都是靠学习实践和训练获得的。

3. 物资　物资是医院存在的基础,医院物资、药品器材的供应、设备的完好和先进程度是医疗质量的保证基础。

物资管理主要包括以下内容:①设备的购置,要符合医院实际,并有计划地进行设备更新换代;②提高设备的完好率和使用率:设备使用率不仅要看做是对卫生资源的利用,而更重要地要看做是提高基础医疗质量的一个内容,同时还要注意物资合理使用;③合理用药,保障医疗需求:严格执行《中华人民共和国药品管理法》,完善药品物资管理规章制度,严格把好质量关,保证药品物资质量,杜绝假冒伪劣药物品,是医疗服务质量的物质基础和保证。

4. 规章制度　医疗质量管理必须以相应的合理完善的规章制度为基础和行为准则。

(1) 用规章制度规范医院工作:医院的工作,不论是直接参加医疗服务还是间接参与医疗服务,都需要有一整套工作制度规范。

(2) 用规章制度规范工作人员行为:医疗服务是一项很严密的工作,对于每一个参与医疗服务活动的人员,都应该有相应的任务分工和责任要求,以使每个工作人员任其职、尽其责,共同完成医疗服务工作。

(3) 用规章制度规范医疗质量:医疗质量的高低,是通过对疾病的诊疗来形成,通过对各种服务效果的评价来体现。因此,必须有一套评价标准。如诊断质量、治疗质量、护理质量等的评价标准,既是评价质量的指标,又是医疗质量管理准则。

5. 时间 时间又称时限,实施任何医疗过程,都必须注意及时性、适时性和准时性,医疗质量必须有时间观念,重视时间对基础医疗质量的影响。

(1) 时间能影响医疗质量:换而言之医疗质量的高低与时间有着密切关系。例如:急症抢救时,时间显得非常重要,往往只是几分甚至数秒钟,病人的转归就可能是截然不同的两种结果。

(2) 工作效率:是医疗质量的一个组成部分,浪费时间就是降低工作效率,而降低了工作效率就是降低了医疗质量。因为,充分利用时间是提高工作效率的主要方法。

医疗质量各要素之间是互相依靠、相互制约的,必须通过有效地组织管理,使各个要素有机地组合,基础医疗质量的作用和效率最大化。

(二) 过程质量

过程质量指医疗全过程中的各个环节质量,又称为环节质量,包括门诊工作质量,急诊、急救质量,医技科室检查诊疗质量,临床科室诊断、治疗、护理、科研、教学质量,以及与质量有关的医德医风、后勤保障质量等。过程质量直接影响整体医疗质量,对过程质量的控制,亦称为过程质量管理。

1. 诊断过程质量管理 根据诊断的步骤,诊断过程质量管理主要应该在以下方面进行加强:①首诊医师负责制度和报告制度。②落实三级医师查房制度。③落实会诊、疑难病例讨论和术前讨论制度。

2. 治疗过程质量管理

(1) 治疗过程质量:与多个专业工作、多个部门人员有关。

医生:主要是制订治疗计划并实施治疗操作,包括手术、医疗技术操作等;

护士:是各种治疗方案的直接实施者;

药师:治疗用药的调剂、配制由各级药师完成;

技师:仪器的治疗大都是由医技人员操作的。

(2) 技术水平:是治疗疾病的基础,涉及治疗的专业技术较多,除医师诊疗水平外,还包括临床护士技术水平,治疗技师的操作水平和药材供应技术水平等等。

(3) 制度:制度是治疗环节医疗质量的保证。

一是靠制度管理,除了国家的有关规定外,各个医院还有自己的规定,如能严格执行,治疗质量就会有保证。

二是加大技术训练力度。对于各类人员,加大专业技术训练,只有专业技术水平提高了,治疗环节的医疗质量才能提高。

3. 护理过程质量管理

(1) 护理过程质量内容:①实施各种治疗方案;②观察记录病情变化;③协助病人日常生活;④进行病区秩序管理。

(2) 护士素质:对于护理质量有着直接的影响,包括思想素质、业务素质、身体素质和心理素质。

(3) 护理过程质量管理要点

1) 落实护理相关的各项规章制度,如:查对制度和分级护理制度等;

2) 履行护理工作工作的各项职责,如:护理人员职责(包括门诊急诊科护士职责、临床科护士职责)、护理管理人员职责(包括护理部主任职责、护理部助理员职责)等;

3) 严格开展护理操作技术训练活动,如:吸痰技术、导尿技术、静脉穿刺等护理操作技术。

4. 进行过程质量管理的主要途径

(1) 把握医疗过程中的各个环节:环节是医院管理过程的重要组成部分,医疗过程中每一个环节的质量都会直接影响到整个医院质量;了解、掌握每一个环节的具体内容,将其分解到最小单元,才能真正达到环节质量管理的目的。

(2) 抓住各环节重点:①重点科室,如门诊、急诊、外科、妇产科、骨科和麻醉科等;②重点人员,如新调入人员、实习生和进修生等;③重点因素,如思想不稳定、工作不安心、对立功受奖、技术职务或评定不满等;④重点时间,如节假日,工作特别忙碌时;⑤重点措施,如:三级医师查房、会诊、大手术术前讨论、急危重病人抢救、疑难病人会诊、告知等制度。

(3) 现场质量检查和控制,也可采用全面检查、抽样检查或定期检查。

(三) 终末质量

医疗终末质量是医疗质量管理的最后一个环节,病人在医院诊疗后的质量评价,也包括对病人的随访,医疗终末质量管理主要是以数据为基础综合评价医疗质量终末效果的优劣,是基础质量和过程质量综合作用的体现,因此,医疗终末质量是质量评价的重要组成部分。主要包括病案质量,统计指标以及管理指标等。病案质量是终末质量的最主要内容,一个医院的管理水平,一个科室的控制能力,医师、护士的技术水平,都能在病历中反映出来。

终末质量管理主要是以数据为依托综合评价医疗过程终末效果的优劣。通过事后检查,不断总结经验教训;并对医疗过程进行及时的反馈控制,促进医疗质量循环上升。常用的评价终末质量的指标有入院及出院诊断符合率、三日确诊率、平均住院日、医疗费用、治疗结果(治愈率,好转率、病死率)、院内感染率、有无并发症等。

终末质量也常被用做目标管理的方法,目标管理是一种重要的管理方法,也是一种现代的管理思想。它是在保证外部环境和内部条件综合平衡的基础上,明确在一定时间内预期达到的成果,制订出总目标,并为实现该目标而进行的组织、激励、控制和检查的管理方法。也就是说,根据医疗质量的要求,把医疗质量指标的标准值化做一个时期(年度、季、月等)的目标,并将目标分解到各个部门和个人,严格按目标执行和实施,并进行考核和结果评价。

(四) 医疗质量管理原则

1. 病人满意原则　质量是反映某种产品或某项服务工作优劣程度的指标,而医疗质量的优劣性则主要体现在病人的满意度上,医疗服务的对象是病人,病人是质量的最终鉴定者和评价者,病人满意才说明医疗质量高。病人满意原则是医院追求的最高标准。一切为了病人,为了一切病人是现代医院质量管理发展的结果。

2. 标准化原则　标准是衡量事物的准则、榜样、规范,是对重复性事物和概念所做的统一规定。医疗活动的各个环节必须有相应技术、服务标准规范、控制和协调,否则医疗工作不可能连续地有秩序地进行。

(1) 标准是医疗活动的依据:标准涵盖了医疗活动的各个方面,如医疗技术操作标准、危重症抢救标准、管理标准等等。医疗操作的所有活动都要按照标准进行,通过管理实践标准,并通过标准化的管理提高医疗质量。

(2) 标准实现必须依赖真实可靠的数据:进行医疗活动全面的综合性评价实行定性与定量相结合的管理方法,用数据评价、分析、和评估,总结标准的管理效应,才能真正发挥标准化管理的作用。

(3) 标准须有较明确的目的性:在医疗过程中,标准必须落实到各具体科室、班组和个人。

3. 持续改进原则　随着病人自我意识的提高,病人医疗服务的需求会不断提高,作为医疗服务的主体——医院,为了及时满足病人的需求,就需要对医疗服务质量以及繁杂的程序进行改进,直到病人满意为止,质量改进更重要的是指医院质量控制标准、控制内容、控制方法不断改进和完善。质量改进是现代医院质量管理的精髓,是保持医院高质量水平的重要措施。

医疗质量持续改进原则的实施步骤遵循 PDCA 循环(即计划 plan -实施 do-检查 check-处理阶段 act),主要包括以下几个方面:

(1) 明确改进目的:改进的目的要明确,并可随时根据新的目的而修订新的标准。如为了使医疗活动获得较高的效率和效益,进而将整个质量体系提升到更高的一个层次。

(2) 发现问题,及时改进:依据医疗质量管理的持续改进原则,即使发现问题、寻求产生原因、并制订应对措施。

(3) 营造宽松的工作环境:医疗质量的持续改进是医院所有职工的职责和义务,因此医院、科室领导要允许医务人员提建议,而且还要鼓励相关人员提出建设性的意见,才能发现更多的问题,取得更多的改进。

(4) 最终衡量标准:医疗质量管理的持续改进要以经济效益和病人满意来衡量其必要性和重要性。对不断改进的管理主要包括,组织质量改进的形式必须有实效;评估不断改进的项目、标准要有合适的着眼点;要定期对质量管理改进活动进行评估。

4. 重在预防辅以检查原则　通过科学设计,针对医疗过程中的风险环节,规范诊疗活动和护理行为,有效预防风险的产生,保障医疗过程的安全性。并辅以检查作为质量管理和控制的必要手段,对医疗过程进行监督,对存在的问题及时反馈,保证医疗活动的有效开展。

5. 全员参与原则　全员参与质量管理是现代质量管理重要组成部分,它要求全体医务人员主动参与质量管理计划的制定和控制的实施。医务人员是质量管理的直接决策者,控制者,同时把从病人进入医院大门到出院全过程,都纳入质量控制的范围,特别要重视诊疗护理及检查用药等中间环节的质量控制,把质量问题消灭在萌芽状态。

第二节　医疗质量评价方法

医疗质量包括门急诊质量、护理质量、医技质量、后勤服务质量,且以住院诊疗质量为临床医疗质量的集中体现。

一、评价内容

医疗质量评价是一个比较复杂的环节,由于卫生服务系统的基本框架是由结构、过程、系统及健康结果这些方面动态构成的,也即医疗服务系统与社会的联系是通过这几个过程协同完成的。所以医疗质量评价亦应包括以下3个方面:结构评价——反映可能提供医疗服务的规模和潜在能力;过程评价——反映做了些什么事情;结果评价——反映医疗行为的结果。

(一) 医疗质量的结构评价

医疗质量的结构评价内容包括医疗组织机构设置是否合理、固定资产情况、医疗程序、组织形式及其特征等。从管理学角度看,其评价信息从现有文件及简单调查中即可获得,评价方法较简便,且费用不高,但结构评价不能成为医疗质量评价的主要内容,在于其评价的效度较低,只单纯依据医疗机构所做的质量评价假设。因此说,结构评价只能是医疗质量评价的基本组成部分,而非最有效的评价方法。

(二) 医疗质量的过程评价

过程评价在国外医院管理界是很受欢迎的,因为这类测量在工作中比结果评价容易获得,时间上较自由、费用亦节省,它不依赖于费用昂贵的病人随访研究,因为医疗档案尽管不完备但仍能合理反映某些医院的医疗过程。此方法的局限性在于健康结果的敏感性较差,很少研究能证明在医疗过程与结果之间存在很强的联系。因此说医疗服务存在着相同过程、不同结果和不同过程、结果相同的情况。

(三) 医疗质量的结果评价

医疗的结果反映了健康状况因医疗保健而发生的净变化。对于医疗服务质量的测量,其结果是最重要的,如果有较大的投入以及规范的行医过程,但是健康产出的结果不大,仍不能说是高质量医疗服务。因此,结果评价在国内外的医疗质量评价中得到广泛重视和应用。可以说,在上述3种测量方法中,结果评价的评价效度最高、敏感性最强,评价方法亦较复杂,费用最高。

健康受许多因素影响,假如结果作为医疗质量的产出,那么它对医疗过程与内容上不同水平的质量必须是敏感的,也就是说医疗过程改变,结果应随之变化。

结果评价分为两大类:中间结果评价和最终结果评价。

1.中间结果评价 是指某一医疗过程结束时的评价也称为临床结果评价,如病人出院、转科等,结果指标大多为疾病专一性指标,来自出院病史记录。包括:疾病归因死亡率、某病症状的出现及消失、特定疾病的行为致残。中间结果评价的特点是易测量、指标易获得、测量范围小、对医疗因素敏感,对临床质量评定与控制不失为简单易行的方法,局限性在于忽视了病人的生命质量评价。

2.最终结果评价 是着眼于病人接受某医疗过程后的全程生命质量,通常采用一般健康状况指标。一般健康状况测量是多维的,包括身体、精神和社会等诸方面。健康测量可以根据个人对自己健康的自我感觉,也可以根据不依赖病人自我感受的独立性评估。一般健康状况指标的优点是可反映多方面的健康变化,而这些变化是通过特定的技术性测量(如血压水平变化)所无法检测的;其缺点是对非医疗性因素可能太敏感,如在进行因背痛行脊柱融合术的医疗结果评估时,一般健康状况测量侧重于测量病人工作能力及情绪上的不足,但除外科手术外还有许多因素会影响病人的工作能力以及对精神压抑具有易感性。由于该种方法偏重于病人的生存质量,故对病人的医疗质量管理范围增大,尤其对医学技术的进步和发展方向提供信息依据。

总之,两种方法虽侧重点不同,但对医疗结果的评价相辅相成,实际操作过程中可互相补充。许多结果评价的数据因未记录在案而应向病人进行问卷调查。

二、评价单位

医疗质量评价单位是测量各项评价指标的规定性范围。如医院、科室、病种、项目等不同的评价单位反映质量范围和目标均有所不同,以病种项目及病例为病量单位的评价称基本单位评价,以医院科室作为质量单位的评价称为综合单位评价。前者的作用在于可剖析多个层面的管理,前提是具有相同的诊疗过程和相似的医疗成本,因而使得评价结果更具可比性和可追溯性。以医疗项目作为质量评价单位主要用于医学技术评估(technology assessment care,TAC),以病例侧重为质量评价单位主要从病人角度考查供方的服务质量。后者的对象常为医院或部门的整体效果,其功能是反映该院(科)的工作优劣排序及相应的管理水平,缺点是评价结果受混杂因素的影响,受不同的医院级别不同、科室设置、病种不同的影响,评价结果不能真实反映实际管理水平。

三、评价方法

(一) 病例医疗质量评价

病例医疗质量评价属质量统计评价范畴,把每个病例作为质量单元且以终末质量为统计依据。为能如实准确地反映医疗服务质量的差异,应尽量将病例质量的情况资料转变为计量资料。

病例医疗质量评分法:用设计的评分计算卡计算,总公式如下:

总得分=医疗结果评分±治愈者住院日评分-医疗差错事故评分

该评分方法,把病例分为4型,转归简化为6种(也可将病例分型简化为2型,转归简化为4种),质量判定(总得分)分为5级。治愈者住院日评分系与过去同病种的平均住院日对照,长于平均住院日者减分,短于平均住院日者加分。医疗差错事故评分有固定数值。

(二) 群体医疗质量统计评价

1. 传统统计指标评价法 关于医疗统计指标,

美国的潘顿和麦克依陈在20世纪20年代提出10项指标。日本三藤宽博士综合各家意见，提出了13项指标：①病床平均使用率（日本综合医院平均使用率为80%～90%）；②病床周转次数；③平均住院日；④院内麻醉死亡率（标准值不超过0.02%）；⑤院内术后死亡率（指术后10d内死亡，标准值不超过1%）；⑥院内分娩死亡率（标准值为0.25%）；⑦院内新生儿死亡率（标准值为2%）；⑧尸检率（标准值25%以上）；⑨会诊率（标准值美国为15%～20%）；⑩院内感染率（无菌切口、分娩感染率标准值为1%～2%以下）；⑪不必要手术率（标准值为5%）；⑫并发症发生率（标准值3%～4%）；⑬临床病例讨论会次数。

我国传统医疗指标一般常用的有：①工作效率指标：病床使用率、平均住院日、病床周转率、日均门急诊人次数、急诊抢救成功率、每床日门诊指数、平均术前住院日、尸检率等；②诊断质量指标：门诊出院诊断符合率、入院三日确诊率、入院出院诊断符合率、临床病理诊断符合率、术前术后诊断符合率；③治疗质量指标：治愈者平均住院日、无菌手术甲级愈合率、住院抢救成功率、门诊抢救成功率；④管理质量指标：院内感染率、手术并发症发生率、无菌切口感染率、三级事故发生率、差错发生率、处方合格率、甲级病案率；⑤单病种质量指标：（单病种）治愈率、（单病种）平均住院日。

我国医院分级管理等级评审标准中，对各级医院统计指标有明确规定：一级医院39项，二级医院51项，三级医院50项。

2. 医疗质量综合评价方法　综合评价值可以用来对某病种、某临床科室或某院的医疗工作进行综合评价，可以帮助管理人员分析医院工作概况，并对不同时期不同单位进行纵向横向比较。

（三）病种病例分型、质量费用引导质控模式

病种病例分型是将第一诊断相同的病例依据病情、技术、时限等因素将其分为不同的病种病例分型组合，按照每组典型的住院天数和预定的医疗费用标准衡量医疗产出的方法。病种病例分型以疾病诊断为基础，其相关因素应包括病情轻重程度、诊治技术的复杂程度、所需医疗手段和医疗技术强度等；病种病例组合的确定常采用变量的筛选、统计方法的选择、计算机程序设计与接口、管理模型的设计、指标的设定等方法。

病种病例分型组合是现代医疗质量管理中的一个重要概念，是优于床位数、住院病人数和床位使用率等传统医疗指标的一个相对科学的衡量基准，可以较为准确地反映医院医疗活动的实际效益。它采用引导的方式，也是人本主义思想在管理实践中的体现。

第三节　ISO9000管理体系在医疗质量管理中的应用

一、概　　述

ISO是国际标准化组织（The International Standardization Organization）的英文缩写。ISO9000系列标准是ISO制定的世界上第一套有关质量管理的国际标准，是各国质量管理和标准化的专家在国际先进标准的基础上对质量管理系统全面的总结，为开展质量保证和建立企业内部的质量体系提供了指导。我国于1993年1月1日起实行等同采用ISO9000系列为国家标准，即GB/T19000系列国家标准，其技术内容、编号方法和ISO9000系列完全相同。

ISO9000族标准按其用途可分为指导性标准，质量保证模式标准和质量体系标准三类。ISO9000属于指导性标准。它表述质量管理体系基本原理并规定质量管理体系术语，ISO9001。系列质量保证模式标准适用于合同环境中，用于组织证实其具有提供满足顾客要求和使用的法规要求的产品能力。ISO9004系列质量体系标准旨在为管理者提供质量体系的应用指南，从而改进组织的整体业绩。其包括质量体系的建立、运行（保持）和持续改进。这样的体系应有效和高效地满足组织顾客的要求，同时还能与其他相关方共享收益。是为希望超出上述保证标准的最低要求，寻求更多业绩改进的组织的管理者提供指南。

二、ISO9000族标准与医疗服务质量

（一）ISO9000族标准的重要性

ISO9000族标准的一个基本要求，就是必须对产品或服务质量形成过程的全部影响因素进行控制。对照ISO9000族标准，目前国内医院医疗质量管理水平存在着很大的差距，如：质量教育的广度和深度不够，全员参与质量意识不强；质量职责和权限不够明确；诊疗过程质量控制措施不完善，预先控制力度不够；质量评审制度不健全；不重视诊疗全过程的质量改进和质量控制措施的完善等等。医疗质量是医院的生命，是医院全部活动的综合反映，影响医疗质量的因素很多，医院只有建立了完善、有效的质量管理体系，对各种影响因素加以有效的控制，及时采取纠正和预防措施，才能防患于未然，真正减少或消除医疗缺陷的发生，为社会和病人提供优质、高效、低耗的医疗服务。

（二）实施ISO9000族标准的目的

医院实施ISO9000族标准，就是为了实现医院全

方位全面质量管理,建立多层次微观质量控制与宏观管理相结合的现代化管理制度,通过建立切合医院实际、健全有效的医院质量管理体系,改善医院的质量状况,不断提高医疗服务质量,使之产生质的飞跃,增强医院在医疗服务市场中的竞争力。

(三) ISO9000 族标准的作用

(1) ISO9000 族标准对医院各级人员、各部门如何履行职责职权,医护人员的思想素质和专业素质以及资源配置、利用状况等都提出了要求。通过实施族标准,有利于激发广大医务人员的责任感和工作积极性,有利于培养良好的质量行为习惯,有利于促进规章制度、技术规范和标准的落实,从而提高医院的管理水平和工作人员素质。

(2) 标准中强调"所有工作是通过过程来实现的",促使医院管理从以往的终末数质量统计式的管理向实时性的过程管理发展;标准所要求的文件化的审核记录及严格的过程化评价手段,将对医院的标准、计量等方面提出新的要求;标准也对医院的管理水平提出了更高的要求,使医院的管理手段及方法更理性化、更常规化、更透明化。

(3) 标准有利于促进医院社会效益和经济效益

1) 对每个组织而言,建立 ISO9000 质量管理体系有两个相互关联的方面:一方面是顾客的需要和期望;另一方面是组织的需要和利益。医院实施 ISO9000 质量管理体系认证,一方面是社会和病人出于对安全和经济的考虑,需要医院具备提供期望的质量以及持续保持该质量的能力。另一方面,医院为了降低消耗,提高效益,以适宜的成本达到和保持所期望的质量,就必须有计划地、有效地充分利用医院的技术、人才和资源优势,以最小的消耗换取最大的效益。

2) ISO9000 族标准完善的质量管理体系,是在考虑了利益、成本和风险基础上使质量最佳化并对质量加以控制的非常有价值的管理资源。医院通过医院质量管理体系认证,取得认证标志,向社会和病人提供医院质量保证的客观证据,取得社会和病人对医院医疗质量的充分信任,必将广泛吸引病源,提高医院的社会效益和经济效益。

思考题

请比较分析不同医疗质量评价方法的利弊。

第5章 医疗管理

第一节 门诊管理

门诊(clinic outpatient department)是医院的窗口,是医院和病人接触时间最早、人数最多的部门,是对病人进行诊断、治疗的第一线。大多数病人是在门诊治疗,只有部分病情较重或复杂的病人才需要住院诊治。因此,门诊工作是医院工作的重要组成部分。坚持“以病人为中心,以质量为核心,以效益为根本”的医院工作指导思想,首先要加强对门诊这一窗口的管理,提高门诊工作质量,这也是提高医院科学管理水平的重要方面。

另外,在门诊可以观察到病情较轻或住院前患者的早期症状、疾病的前期表现和部分预后情况,了解整个病程的发展,有利于教学和年轻医务人员的培养。

一、门诊管理的特点

(一)门诊工作特点及管理要求

门诊是医院工作的“门户”,担负着预防和医疗工作的双重任务,门诊工作与住院部相比有着许多明显不同的特点。

1. 病人多,流量大 门诊每天需要接待大量来自社会各方面的病人,在门诊进行诊治的病人远比住院多,根据卫生部2003年中国卫生统计信息中心统计报道:全国医院门诊人次与入院人次之比约100∶3.0,门、急诊人次与入院人次之比约100∶3.1。由此可见,我国门诊病人是高度集中的,尤其是在城市中,技术力量雄厚、设备条件好和交通比较便利的一些医院,门诊病人更为集中,门诊病人多的现象更为突出。同时来医院门诊的陪伴人员也相当多,还有相当一部分取报告的人员。据某医院调查,平均每百人次门诊竟有298.88±23.2人次病人及陪伴者进入门诊大厅。而且门诊的人群流动性很大,具有公共场所人群聚集的特点,病种复杂,病情各异,容易造成病人与病人、病人与健康人之间的交叉感染。就诊病人由于疾病的痛苦、行动的不便、不熟悉医院的环境、不了解医院的就医流程以及拥挤嘈杂的环境等因素,都会加重其在就诊过程中的精神负担。

在我国约有96%以上的病人需要在门诊诊治,而且这些病人就诊时间集中,容易形成高峰。为了使在门诊活动的病人和其他人员避免上述各种不利因素,医院管理者在制定医院发展规划时,应该对门诊的地理位置、医疗技术力量、专业设置、工作人员配备、就诊流程等进行认真细致的考虑,使门诊病人不要在一定时间内过度集中,这是西方国家医院门诊管理中已取得的经验,值得借鉴。

2. 病人就诊时间短,医生观察了解病情受限 调查显示病人在门诊接受医生直接诊察的时间一致,每个病人大约仅有10分钟左右的时间,这使医生对病人病情的观察、了解极为有限。但就诊的病人都希望医生对他们的疾病能做出及时准确的诊断,并进行有效的治疗。特别是对那些急、重症病人要迅速正确的做出诊断和抢救处理。这对门诊医务人员的业务技术水平提出更高的要求,不仅要求他们临床经验丰富、技术操作熟练,而且还要求医务人员要有高度的责任感和高尚的医德修养,只有这样才能保证医务人员在较短的时间内,既接诊大量病人,又能按照医疗质量要求完成门诊工作。所以门诊管理要突出技术人员的业务技术培训,注意人员结构的配备,建立与健全相应的管理制度,使门诊的技术力量反映出医院的技术水平。

3. 各科室协同工作,内外联系密切 随着医学科学技术的迅速发展,门诊科室的设置越来越多,专业分工越来越细,检查手段越来越齐全,人与人之间的联系越来越广泛。因此,门诊各科室之间,门诊与院内、院外各单位之间的联系更加密切,这就要求门诊工作人员搞好各科室之间的团结协作,加强与院内、院外各方面工作上的联络,共同完成好门诊各项任务。

医生的诊疗是医疗工作的核心,医生个人直接从病人处获得的信息与其他由技术人员利用现代技术和仪器设备而获得的信息比较,前者的信息已不能满足临床上的需要。为了保证医务人员的工作效率,需要充分发挥医疗设备的作用,同时不能忽视其他一些辅助性工作如挂号、收费、行政事务、清洁卫生等。任何环节出现问题,都会影响到门诊的正常运行,这是现代医院门诊工作不同于既往之处。

4.“三早”的关键环节 门诊是医院医疗第一线,和病人接触时间最早。因此,门诊是对病人进行早期发现、早期诊断、早期治疗,保证医疗质量的第一个关键环节。早期诊断是早期治疗的前提,影响病人早期诊断的因素虽然很多,但病人一旦来医院就诊,就应把好门诊“三早”关,任何误诊、漏诊,延误治疗,都会影响到医疗效果,给病人带来危害。

5. 病种繁杂,易造成交叉感染 医院门诊是各类病人聚集的场所,容易造成交叉感染。据有关资料统计,门诊病人中传染病病人占1.7%。由于医院门诊人流量大、病人集中,容易造成病人与病人、病人与健康人之间的交叉感染,因此门诊必须认真做好就诊病人的预检工作,发现可疑病人尽早隔离,做好消毒工作,防止疾病传播。严防交叉感染是门诊管理工作的一项重要任务,因此,要求医院领导充分认识到门诊工作这一特点,认真做好门诊医疗安全,做好门诊感染管理工作。预防交叉感染和环境卫生管理是门诊管理者的一项重要任务。

(1) 诊疗环节多,医疗流程复杂:门诊是一个诊疗功能比较齐全的系统,从病人挂号、候诊、就诊,到医院预诊分诊、诊断、检查(如采血、拍片、各种腔镜等检查)、治疗(注射、输液、换药、放疗等)、取药等是一连串的由多个环节组成的流程。在这个流程中,任何一个环节的梗阻都可造成门诊的严重拥挤,给病人带来不便,而且上述多个环节中还要涉及缴费手续,因此,根据门诊诊疗环节多的特点,要求医院领导及有关职能部门能应用系统管理理论和方法,分析门诊诊疗环节的过程、时间和特点,防止和克服“三长一短”现象(即挂号时间长,候诊时间长,检查取药时间长,诊疗时间短),并要做好门诊的导医导诊服务,简化就诊手续,避免造成拥挤和浪费病人时间,同时合理安排门诊科室布局,增添为病人服务的各种辅助服务项目,尤其为行动不便的病人提供帮助,这是提高医院服务质量和医疗质量不可忽视的一个重要方面。

(2) 应急事件多:从总体来说,门诊的人次、病种、急慢程度是难以预测和估计的,处于被动状态,例如在传染病流行期就会集中大量传染病病人,高温季节会多发中暑病人等,尤其是一旦发生重大工伤事故、火灾、水灾、地震、交通事故等突发事件时会使门诊病人陡然增加,因此医院门诊必须随时做好应急准备和临时调度的工作,以适应门诊的变化。

二、门诊的组织管理体制

门诊是医院主要业务活动场所之一,它主要是由临床科室、医技科室和行政管理部门三部分组成。这些相互关联的科室以对病人进行预防、诊断、治疗为目的而构成完整的综合体。

门诊部是医院管理门急诊医疗服务的专门机构,是职能部门,其主要职责是制定全院的门诊工作规划(计划)、规章制度,组织协调各部门的工作,如危重病员抢救和疑难杂症的会诊,处理日常医疗行政事务,督促检查服务质量,及时向院长通报门诊医疗服务信息,一般县级以上的医院建立门诊部。门诊部下设门诊、急诊。门诊部主任受医疗副院长或主管门诊副院长领导。医院如不设门诊部主任,则门诊的组织领导工作由医务处(科)负责;或设置由医务处(科)派出的门诊办公室,专门管理门诊事宜,是以门诊工作为主的独立门诊管理机构,由门诊办公室主任负责。

(一) 门诊部的组织管理体制大致可分为两种形式

1. 双重领导形式 门诊工作的人员接受门诊部主任和业务科室主任的双重领导。门诊部负责门诊各科室工作的督促检查和解决在门诊工作中发生的问题。业务科室负责业务领导和工作人员的专业考核,各业务科室应有一名副主任负责门诊工作,并安排专人担任门诊大组长。门诊部设总护士长(科护士长),在门诊部主任和护理部主任领导下负责门诊护理工作。门诊医生受科主任和门诊部主任双重领导,挂号室、服务台等一般由门诊部直接领导。

2. 门诊部单独领导形式 门诊工作的所有人员由各科派出,受门诊部直接领导。门诊部除负责各科室的督促检查外,也负责门诊工作人员的业务质量管理、考勤和考核。各科和部门派往门诊的人数及各级医师比例,均需取得门诊部同意。未经许可,不得随意调动或安排其他工作。派往门诊工作的人员应保持相对稳定,以利于门诊部掌握人员及技术力量的情况,合理调配使用,提高门诊工作质量。

后一种管理办法使门诊部工作人员有了人权和财权,增加了门诊的管理力度,对医疗质量管理、门诊投诉、门诊出勤率的约束大大增加,使门诊服务更加规范,从而提高门诊服务质量。但是无论采取何种形式,都得明确门诊部职能范围和领导权限,各科和部门要密切配合,使门诊部能够合理地安排人员和调配技术设备。医院领导、各科和部门领导与门诊部之间,应定期或不定期进行沟通,及时解决门诊工作中出现的问题。

(二) 门诊的布局和就医流程

1. 门诊的布局 门诊的布局应根据医院的规模、专业特长、医疗设备、医院所在地的环境、门诊量、就诊人群常见病和多发病的情况而定,门诊科室的设置应和病房相对应,以维持医疗工作的连续性。有条件的医院,尽量开设专家、专科、专病门诊、心理门诊、体检中心、特需专家门诊,以解决疑难病症,提高医疗质量,方便病人诊治。同时有利于医院的医、教、研全面发展和医院的深化改革。

综合医院门诊一般由门诊大厅、挂号室、各科诊室、候诊室、治疗室、取药等候公用部分和急诊室等组成。医院每天都要接待大量的门诊病人,就诊高峰多集中于较短时间内,就诊流程多为挂号、候诊、诊疗、检查、收费和取药。门诊部人流的特点是病人多、流量大、容易产生交叉感染。因此,合理布局,方便病人,既有利于病人又有利于医疗管理,让病人能够在最短时间、最短距离,以最快速度顺利地进行诊断和治疗。

门诊医疗环境及管理要适应病人流量大这一特点,以方便病员为目的,突出公共卫生原则,创造一个明亮、舒适、整洁、美化和安全的环境,使病人对医疗机构产生依赖、信任的感觉,增强战胜疾病的信心。

(1) 门诊大厅入口处应设服务台(导诊咨询、药物咨询、物价咨询),指导病人挂号,解答病人诊疗过程中所遇到的问题。

(2) 门诊大厅设便民服务中心,中心备有送病人的轮椅、推床,并指定专人协助行动不便的病人挂号就诊。

(3) 门诊大厅应挂置门诊平面示意图、导向图,各科标识醒目,并在主要通道交叉口设鲜明的路标,科室门上设有标牌,公开常规诊疗项目收费价格表、常用药品价格表,便于病人监督,防止乱收费,有条件的医院可采用电子触摸屏查询系统和(或)大型电子屏幕显示系统。

(4) 门诊大厅还应设专家一览表、专家出诊时间表、专家专业特长简介,使病人对医院专家门诊工作做到胸中有数,以利于病人选择医生。

(5) 合理安排门诊常设科室的位置,应从方便病人就诊、减少病人逆流次数、有利于医疗业务工作联系等方面统筹考虑。挂号、收费、取药、抽血等按病人门诊工作量的多少而随时增设窗口,减少病人排队等候时间。

(6) 门诊区域内要有必备的公共卫生设施,如痰盂、垃圾箱、厕所、洗手间、饮水处、公用电话等,如有条件可设有物品存放处,标识醒目,使病人一目了然。

(7) 候诊室根据各科不同特点,设置开放式候诊厅,配置电视音响设备和舒适的椅子,通过电子屏幕介绍卫生、保健、急救知识、医院情况及适宜的文艺节目,使病人安静候诊,维持好门诊秩序。候诊厅及走廊的墙壁上可挂优美的风景画,四周摆放大盆花卉,营造一个宽敞、明亮、典雅、安静、舒适、温馨、以人为本的就医环境。

(8) 为防止交叉感染,凡需要隔离的房间、用具、器械等应醒目标明,并定期消毒。

(9) 有条件的医疗单位定时、定点、定期举行医学科普、健康教育讲座,以普及医疗知识,提高公众的健康保健水平。

2. 就医流程 维持良好的门诊工作秩序,加强门诊业务管理,简化就医流程。一切从方便病人出发,力求就医流程简便、连续、高效。使病人不因非诊疗原因在门诊等候时间过长(如挂错号、窗口排队过长等),不因医务人员工作差错而使病人额外增加痛苦,不因来门诊就诊而感染其他疾病。

就医流程指病人到医院就诊的全过程。合理安排就医流程,减少不必要的等待时间,是提高门诊整体服务水平的重要环节。

门诊服务环节中,医患之间的各个作用点连接起来形成了就医流程。医院要通过这个就医流程提高医疗活动的社会效益和经济效益,因此,要沿着就医流程的箭头方向进行。如果出现逆向流动,说明前面的就医流程没有完成,造成时间、人力、物力等资源的浪费。所以,根据流程管理的原则,应突出核心环节,减少非核心环节,避免流程中的停顿和重复。在服务过程中,病人以寻求医疗服务为目的,因此在一系列就医环节中,就诊是门诊服务的核心环节。门诊就医流程管理要保证各个环节的顺利进行,仅仅关注就诊环节是不够的。合理安排门诊医技力量,实行弹性工作制——按需排班,及时分流病人,树立流程重组的思想,不断优化就医流程,及时地对原有流程进行分析,同时,可用简化、合并、自动化等方法优化就医流程。以人文精神改造服务流程,减少病人不必要的等待,提高病人有效的就诊率,充分利用医院的资源,有效缓解医院的拥挤现象,做到"以病人为中心"的服务流程。

医疗服务是一系列无形的医疗行为的连续过程,其评价很大程度上取决于服务对象的心理感受和主观评价。医院管理者则要从让病人自己去适应就医流程的思维中解放出来,合理、科学地安排适应现代医院管理模式的就医流程,可从以下几个方面考虑。

(1) 合理的布局和设计:医院建筑符合卫生学特点,服务流程路线最短无重复;减少病人逆流,避免相互穿行,相关科室彼此靠近,以诊台为中心向周围辐射。

(2) 缓解门诊服务中病人的紧张情绪:公共候诊室配备电视机播放科普宣教节目,或有条件的医院分诊台安装门诊就诊号码显示屏或者显示牌,标明几号将在几诊室就诊,既可以增加门诊服务透明度,又可以给病人以明确的时间概念,减少病人的焦虑,使其对候诊时间做到心中有数。

(3) 加强导诊导医工作:门诊导医导诊应做到图(平面图)、文(指示牌)、声(导医护士)、像(触摸式电子显示屏)有机结合,使病人能够得到清楚的指示。

(4) 减少流程环节:取消集中挂号的环节,直接到科室挂号就诊,使各科病人不需要集中在门诊大厅,减少人为的拥挤。

(5) 合理调整窗口,延长服务时间:根据就医流程中的特点,医院可以增加窗口设置的灵活性,调整不同时间段的窗口数量,减少病人等待,尽快分流病人。延长服务时间,尤其是许多医院开设了假日门诊及双休日门诊,既缓解了看病难的问题又减少了门诊集中就诊的压力。

(三) 门诊科室的设置及业务管理

1. 门诊科室设置 门诊科室有临床科室，医技科室和行政科室三种。

(1) 临床科室：三级综合性医院的门诊一般应设：内科、外科、妇产科、小儿科、眼科、耳鼻喉科、口腔科、中医科、皮肤科、传染科、康复科(理疗科)、变态反应科、急诊科等。还可根据医院本身条件和特长开设二级专科门诊，如心血管内科、消化内科、呼吸内科、内分泌内科、胃肠内科、血液内科、神经内科、脑外科、胸外科、骨外科、泌尿外科、整形外科、肿瘤外科等专科门诊。急诊科应分别设有急诊内科、急诊外科。二级综合性医院的门诊一般应设：内科、外科、妇产科、小儿科、中医科、五官科、传染科等，有条件的还可开设一些专科门诊。

(2) 医技科室：①门诊注射室和输液室：负责各科病人的注射输液工作。有条件的可将成人和小儿科分开，甚至各科分开、男女分开。②抽血中心，负责各科病人采血，集中采血便于管理。采血病人少的医院，可在化验室内设专人负责。③检验科、药房、放射检查室(X线室、CT室、核医学检查室)等。④功能检查室：如超声室、心功能室、心电图室、脑电图室、脑血流图检查等。⑤预检处。⑥分诊处。

(3) 行政科室：①门诊部办公室。办公室应设于门诊的中心位置。既便于工作人员深入科室巡视门诊工作运行情况，又便于病人寻找。②问询处或服务台。③挂号处。④收费处。⑤医疗保险办公室或公费医疗办公室。可根据各医院门诊规模的大小，有条件时设专家预约登记处、入院登记处、价格咨询处。

2. 门诊科室的业务管理

(1) 界定门诊部的管理职能：门诊部应组织各门诊科室和医技科室开展正常诊疗工作，协调各科室间的关系，建成一个团结协作的整体，保证完成医疗、科研、预防、保健、康复等任务。及时处理来信来访，做好各种资料、病案的登记、统计工作，保证资料的完整性和系统性。制定门诊各种常规和标准化管理条例，并定期和不定期督促检查，保证门诊服务质量。

门诊部要做好后勤保障工作，保证门诊一线医务人员集中精力为病人服务。

(2) 建立健全门诊部有关规章制度：要使门诊功能适应社会需要，就应不断调查服务内容和服务形式，建立健全门诊的规章制度，尤其是建立可操作性的制度来约束工作人员的行为。

1) 门诊病历制度：门诊病历是门诊医疗工作的原始记录，凡门诊病人无论初诊、复诊都应建立门诊病历，现在大多数医院门诊病历，是病人自管自带不存档，这是不符合门诊管理制度的，其弊端是一旦发生医疗纠纷容易增加新的矛盾。为了有利于医疗科研，观察病情演变和治疗效果，凡未建立门诊病历档案室的医院也应专门设立专科或专病的门诊病历保管制度。有条件的医院可采用电子信息管理——电子病历，将老专家的经验记录下来，得以传承，供教学或年轻医师学习从而降低门诊误诊率。门诊病历要求用钢笔书写，力求通顺、完整、简练、准确、字迹清楚、整洁，不得删改、颠倒，医生要签全名。门诊病历一般项目如病人姓名、性别、年龄、职业、国籍或籍贯、工作单位或家庭地址等都应填写清楚，医生要将病人主诉、现病史、既往史、各种阳性体征和必要的阴性体征、诊断或疑似诊断、治疗和处理意见等记载于病历上。每次就诊都要填写日期，急诊或病情危重者还要填写就诊时间。若要求他科会诊，应将请求目的和本科初步意见填上，若需住院或转诊要填写住院原因或转诊摘要。

2) 门诊处方制度：处方由各医疗机构按规定的格式统一印刷。麻醉药品处方、急诊处方、儿科处方、普通处方的印刷用纸应分别为红色、淡红色、淡绿色、白色，并在处方右上角以文字注明。处方书写必须符合：①处方记载的病人一般项目清晰、完整，并与病历记载一致。②每张处方只限于一名病人的用药。③处方字迹应当清楚，不得涂改。如有修改，必须在修改处签名及注明修改日期。④处方一律用规范的中文或英文名称书写。医疗、预防、保健机构或医生、药师不得自行编制药品缩写或用代号。药品剂量与数量一律用阿拉伯数字书写，剂量使用公制单位：重量以克(g)、毫克(mg)、微克(μg)、纳克(ng)为单位，容量以升(L)、毫升(ml)为单位，国际单位(IU)、单位以(U)计算。片剂、丸剂、胶囊剂、冲剂分别以片、丸、粒、袋为单位，溶液剂以支、瓶为单位，软膏及霜剂以支、盒为单位，注射剂以支、瓶为单位，应注明含量，饮片以剂或付为单位。处方一般不得超过7日用量，急诊处方一般不得超过3日用量。对某些慢性病、老年病或特殊情况，处方用量可适当延长，但医生必须注明理由。麻醉药品、精神药品、医疗用毒性药品、放射性药品的处方用量应当严格按照处方管理办法以及其他国家有关规定执行。

3) 预诊分诊制度：门诊就诊应先预检分诊后挂号，病人通过预检分诊，可明确知晓自己所接受诊治的科室及位置。国外医院普遍重视预检分诊工作，设有中心预检处，由助理医师或经验丰富的老护士负责此项工作，我国也应高度重视这项工作，大多数医院都有预检处，对初诊病人进行预检分诊，能较准确地分检各科或专科避免挂错号和要转科转诊的麻烦和矛盾，能及时发现危重病人并做出相应的应急处理，也可及时发现传染病人，实行早期消毒隔离，以防疾病的扩散。

4) 诊前准备制度：门诊部要抓好开诊前的一切准备工作，包括医护人员准时到岗、护理人员提前做好各种物质准备(有时科室还要准备好消毒器械设备),各种单据、物品等规范存放,诊室的清洁卫生和空气消毒工作等。保证按时开诊,同时维持门诊秩序。

5) 预约制度:为了方便病人就医,简化手续,便于门诊医生继续或连续观察病情,可采用预约制度,注明下次复诊时间。凡门诊医生因故不能到位时应指定专人接替。出院病人需随访观察者由专科门诊医生或病区医生预约门诊。此外,病人为了合理安排时间,不论是否初、复诊也可到医院或电话联系指定专科、专家,事先确定门诊时间。现在国外门诊病人中已有2/3左右属预约门诊,由于采取了预约制度门诊秩序显得格外井然。随着医院改革的深化和人们观念的转变,预约病人将会逐渐增多,目前我国一些大医院已高度重视预约诊疗制度的建立和健全,以适应医疗市场,满足病人的需求。

6) 会诊转诊制度:为了保证较高的门诊质量,可根据需要建立门诊会诊转诊制度,规范科间会诊要求,如经治医师必须提供病人的简要病史、体检和必要的辅助检查、初步诊断和会诊目的、要求等,会诊同样实行首诊负责制,必要时可陪同病人前往,或邀请会诊医师来科会诊。

接受会诊的医师应是主治医师以上人员,如果条件所限也可请高年资住院医师接诊,并将检查结果和诊疗意见详细记载在病历上。若诊治结果认为确是本科专业范围,则负责处理到底,如果属于他科的病人应做好转科工作。各科都要认真负责,防止互相推诿。凡院内难以解决需转往院外治疗者,门诊医生可提出转院意见,在病历上写明情况。若属病情较重者应事先与转往医院联系妥当,防止意外事件发生。

7) 疑难病例讨论制度:为了使病人得到早期诊断和及时治疗,凡门诊两次还不能确诊的病人应提请上级医师诊治,三次及三次以上得不到确诊者要提请本科主任或主治医师会诊。门诊会诊应由门诊大组长或副主任医师以上人员主持,以明确病人的诊断和治疗方案,以求提高门诊三次确诊率,每月应安排1~2次门诊疑难病例讨论制度。

8) 消毒隔离制度:门诊病人流量大、病情杂,在诊疗和候诊过程中容易相互接触,因此发现传染病人必须立即做出相应的处理,就地隔离消毒并根据病情转送隔离病室或传染病房,或转送传染病医院。在传染病流行期间要设立临时分检岗,对可疑病人进行重点处理,门诊应专设肠道传染病病人的专用厕所,此外还要对门诊诊室、治疗室等空气、地面、墙壁、座椅、推车、轮椅、担架等进行定期消毒处理。同时要按卫生行政部门规定,做好性病、职业病、肿瘤等疾病的登记报告。

9) 疫情报告制度:在门诊病人中发现确诊或疑似法定传染病时,必须及时填写"急性传染病报告卡",并及时向当地卫生防疫机构报告,防止漏报、错报。

10) 环境卫生制度:保持门诊环境清洁整齐,空气清新,厕所无臭。有条件的医院开设吸烟区,使大环境内无人抽烟,保持空气清新。

11) 门诊登记统计制度:认真做好门诊各科工作日志的登记(尤其是对性病、艾滋病、结核病应做详细的登记)、收集、整理、核对和分析工作,保存原始登记报表,保证内容准确无误,定期分析门诊各科就诊情况,分析门诊病人就诊规律,提出有效措施和建议供管理者参考。门诊统计工作应指定专人负责,保证其准确性,门诊登记范围应包括各科每日工作量,新病例登记,初、复诊比例,疾病分类,转诊情况或入院人数,做到日报表、月报表按时上报。

(3) 门诊质量管理:门诊质量是医院医疗质量的综合体现,是医院医疗技术水平的集中反映,是衡量医院管理水平的重要标志之一,直接影响医院在社会中的地位和声誉,必须高度重视、制定标准、督促检查和给予必要的支持。

1) 门诊质量管理的重要性

A. 门诊质量管理是现代医院建设和发展的需要:医学科学技术的进步,拓展了门诊服务功能,越来越多的疾病在门诊就可以得到有效的治疗。随着人们工作、生活节奏加快,医疗卫生制度改革的推行和完善,在门诊接受检查、治疗和健康教育,尽可能减少疾病对工作的影响是人们的最佳选择,与住院相比,门诊治疗手续简便、自主性大、耗时少、费用相对较低,而可以得到同样的疗效,显示出门诊服务的便捷性和经济性。门诊作为医院医疗服务的方式之一越来越多的被人们所接受。

B. 门诊质量管理是全面提高医疗质量的关键:从病人的就诊流程中看出,病人最先接触的是门诊,很多诊疗检查是在门诊完成的,疾病能否在门诊进行早期发现、早期诊断、早期治疗,关键在门诊质量。由于各种原因,门诊质量管理常常被忽视,重病房医疗,轻门诊工作的现象普遍存在,只注重对病房医生的管理而忽略对门诊医生的要求,只关心对住院医疗质量的考核而忽略了对门诊医疗质量的评价,因此,必须更新观念、与时俱进,尤其管理者要提高对门诊质量管理的认识,不断强化门诊质量管理,才能促进医院医疗质量的全面提高。

C. 门诊质量管理是开展"以病人为中心"的核心内容:以病人为中心是医院工作的出发点,确保门诊质量是维护病人最根本利益的重要举措,为广大病人提供医疗服务的门诊要满足病人在预防、医疗、保健、康复等方面的需求,门诊质量关系到病人的健康、幸福,甚至生命安危,确保门诊质量是病人的根本利益所在,也是落实以病人为中心的重要环节。

2) 门诊质量标准:可以从诊断、治疗、护理、预防、医疗文件书写、服务、效益与效率等方面制定。

A. 诊断质量指标有门诊三次确诊率、误诊率、漏诊率、复诊率、门诊诊断与出院诊断符合率。

B. 治疗质量指标有门诊治愈率、门诊危重病人抢救成功率、门诊手术切口一期愈合率。

C. 护理质量指标有任务、管理合格率、基本操作达标率、应急处理正确率、常规器械消毒合格率。

D. 预防质量指标有门诊医疗事故发生率、门诊医疗差错发生率、门诊交叉感染率、门诊无菌手术感染发生率、法定传染病漏报率。

E. 医疗文件书写质量指标有处方书写合格率、病历书写合格率、申请单书写合格率。

F. 服务质量指标有就诊环境合格率、工作人员着装规范合格率、病人满意率(度)等。

G. 效益与效率质量指标有日平均的门诊人数，平均门诊人数医疗费用，合理用药及划价、收费合格率。

3）门诊医疗质量的控制：要确保门诊医疗质量，必须采用科学管理手段。

A. 建立高效的门诊管理指挥系统：挑选素质好、能力强、品质正的干部从事管理工作，赋予门诊应有的职责和职权，成立门诊质量领导小组，以主管院长或门诊部主任为组长，由门诊总护士长及各科室负责人等小组成员组成，负责门诊医疗质量的督促检查并落实检查结果反馈制度。

B. 建立和落实质量保证制度：这是质量控制的重要环节，是操作、检查、评估的依据，使门诊工作有法可依、有据可查，借鉴 ISO9000 标准或医院评审标准(JCI)建立并不断完善门诊质量评价体系，科学、客观评价门诊质量。

C. 实行制度化、程序化管理：合理制定各项规章制度并严格执行并考核，要将门诊质量的控制落实到每个科室、每个环节直至每个人，并与岗位工资挂钩。

D. 建立高质量的门诊信息管理系统：计算机信息管理系统对门诊实现科学化、数字化、现代化管理，提高医疗质量具有重要的、不可替代的作用，利用信息资源和数据统计分析，寻找影响质量的因素，并对其进行评估，同时根据门诊的特点、业务范围搞好信息系统的设计和编程，研究解决存在的难点问题，更好地为质量管理服务。

三、传染病门诊的管理

医院实施传染病门诊管理是为了在诊治传染病病人的同时，预防、控制和消除传染病发生的传播，采取强有力的措施，切断传播途径，保障医院职工、非传染病人、陪伴者及医院周围人群的身心健康。

(一) 传染病门诊的设置

综合性医疗机构和相关的专科医疗机构应设置传染病门诊，包括相对独立的呼吸道传染病门诊、肠道门诊、肝炎门诊等，有条件的综合性医院传染病门诊的各类功能用房应具备良好的灵活性和可扩展性，做到可分可合，适应公共卫生医疗救治的需要。

传染病门诊的挂号、候诊、取药、采血、厕所、检验、治疗应独立成体系，与普通门诊分开，严格设置防护分区，严格区分人流、物流的清洁与污染路线流程，采取安全隔离措施。

(二) 传染病门诊的卫生要求

根据各地区、各季节所见传染病的多少，分设不同的传染病门诊(诊室)。

(1) 呼吸道传染病门诊与肠道门诊、肝炎门诊应完全分隔，做到空气气流互不相通，通风系统做到独立。

(2) 传染病门诊应分设呼吸道传染病病人、肠道病人、肝炎病人的专用出入口和医务人员专用通道，传染病门诊应设清洁物品和污染物品的出入口，各出入口应设有醒目标志。

(3) 传染病门诊应设有污染区、半污染区和清洁区，三区划分明确，相互无交叉，并有醒目标志。

(4) 传染病门诊应设医务人员更衣室，在半污染区与清洁区之间设置符合要求的第二次更衣室。

(5) 传染病门诊业务用房应保持所有外窗可开启，室内空气保持流通。

(6) 传染病门诊的空调系统应独立设置，禁止使用下列空调系统：循环回风的空气空调系统；不设新风，不能开窗通风换气的水-空气空调系统；既不能开窗，又无新风、排风系统的空调系统；绝热加湿装置空调系统。

(7) 肠道门诊诊疗室、观察室、肝炎门诊治疗室应独立，肠道门诊厕所应设病人专用蹲式坐便器。

设中央空调系统的，各区应独立设置，呼吸道传染病门诊设全新风空调系统，肠道、肝炎门诊设中央空调系统的新风量和换气次数不得低于设计规范要求；不设空调系统的，应确保自然通风。

(三) 传染病门诊的业务管理

1. 传染病防治管理 抓好传染病病人的早期诊断和隔离治疗，及时检查、诊断出有传染性的病人或疑有传染病的病人。在诊治中发现传染病病人或疑似传染病病人，应按照国务院有关规定或者国务院卫生行政部门规定的内容、程序、方式及时报告。

对甲类传染病实行强制性管理，即对病人、病原携带者的隔离、消毒、治疗和对易患人群的保护措施等均具有强制性。

对乙类传染病实行严格管理，必要时对传染性非典型肺炎、艾滋病、淋病、梅毒、狂犬病和肺炭疽病人亦可采取某些强制性措施，以控制其传播。

对丙类传染病实行监督性管理。

2. 严格执行传染病报告制度 这对疾控机构正确估计、预测疫情，及时采取预防性措施和对疫源地进行消毒都有很重要的意义。对疑诊传染病报告卡，应在明确诊断后，作订正报告，如发现漏报，应及时补报。

3. 传染病病人的隔离管理

（1）对甲类传染病病人和病原携带者、乙类传染病中的艾滋病病人、炭疽中的肺炭疽病人、传染性非典型肺炎病人以隔离治疗。

（2）隔离期限根据医学检查结果确定。

（3）拒绝隔离治疗或者隔离期未满擅自脱离隔离区域的可以由公安部门协助治疗单位采取强制隔离治疗措施。

（4）对除艾滋病病人、炭疽中的肺炭疽病人及传染性非典型肺炎病人以外的乙类、丙类传染病病人，根据病情，采取必要的治疗和控制传播措施。

（5）对疑似甲类传染病病人，在明确诊断前，在指定场所进行医学观察。

（6）对传染病病人、病原携带者、疑似传染病病人污染的场所、物品和密切接触的人员，实施必要的卫生处理和预防措施。

（7）必须严格遵守隔离制度，非传染病工作人员应遵守消毒隔离制度。

第二节 急诊管理

急诊医学是随着现在医学的发展而逐步发展起来的新兴独立学科。随着医学科学事业的发展和人民生活水平的提高，对急诊工作提出了新的更高的要求。因此，加强急诊管理，提高急诊质量，积极探索适合我国国情的急诊管理体制是摆在医院管理工作者面前的重要课题。急诊管理是以提高急诊质量为核心，对急诊工作的各个环节进行组织和控制，不断提高急诊工作效率和抢救成功率的管理活动。

急诊工作质量是反映医院医疗质量的重要标志，也是一个地区和国家的医疗技术和科学管理水平的标志之一，直接影响医院在社会中的地位和声誉。急诊管理是医院医疗管理的重要内容。

一、急诊管理的特点

1. 一切以有利于抢救病人为原则 急诊医学工作是24小时服务制，医务人员每天需接待各种急、危重症病人，责任重大，工作繁忙，精神高度紧张。在新的社会环境下，流动人口多，医务人员除了做好医疗抢救工作外，还要处理大量的无医疗费、无家属陪伴等情况，这就需要制定规范的工作程序，以抢救病人为原则，开辟“绿色通道”，使一线值班人员遇到特殊情况也可以顺利救治病人，抓住抢救时机，不因请示、汇报，分散精力，延误救治时机，减少纠纷。

2. 分清轻重缓急，急诊急治 急诊病人来院就诊无论是数量、时间、病种，还是病情危重程度等方面，随机性很强，往往难以预料。一旦发生重大意外，同一时间内会有大批病人急需紧急救治。为此，急诊工作应随着病人病情变化及抢救力量的变化而随时调整，组织协作诊疗抢救。应建立有效的调度系统和协作制度，加强危重病人抢救的准备工作和突发事件的处理规程，使急诊工作常长期处于戒备状态。要分清轻重缓急，做到急诊急治，任何时候都要把“急、危、重”病人的抢救放在首位。

3. 急诊诊疗工作应是制度化、标准化、程序化的管理 制度是组织协调的支柱，是质量控制的重要方法。为了提高急诊抢救质量，必须建立健全急诊科的各项规章制度。急诊科医务人员要有严肃的态度、严格的要求、严谨的作风，一丝不苟地按照各种规定，有条不紊地做好诊疗抢救工作。

标准是进行科学管理的主要手段。推行急诊工作标准化管理，如对各种疾病的急诊抢救制定出诊断标准和抢救成功标准等，是提高急诊工作质量，使急诊及时、准确、治疗抢救合理、有效的重要保证。

所谓程序化管理，就是对急诊抢救病人处理的每一诊疗环节、每一抢救措施、每项护理技术活动，以及人员分工、设备、器械、药品放置位置、操作规程和作业时间等全过程实现程序化，防止在紧急情况下，手忙脚乱，顾此失彼，各行其是，影响诊疗抢救效果。为此，要对常见的主要抢救病种，在认真总结经验的基础上制定出抢救预案程序，以使每一个急救人员有所遵循，从而获得最佳的抢救质量。

4. 医疗纠纷多 急诊医护人员工作非常繁忙，精神上高度紧张，稍有不慎就可能出现失误或差错。急诊病人病情复杂、变化快，有时难以预料，因此对病情估计要实事求是，不能轻易下“没有危险”的结论，否则可能发生病人病情突变，家属无思想准备而发生纠纷。

另外，急诊病人多为突然发病或意外事件所伤，病人及家属在尚无心理准备的情况下，容易出现急躁、愤怒及过激言语等一些不理智行为，这就要求急诊工作人员不论遇到什么情况，都应沉着冷静，以病人利益为重。所以应选派对病人有深切同情心和责任感、有良好的道德修养，具有丰富的科学、社会、人文知识，以及技术水平较高的医务人员到急诊科工作，因为各层次的人员都可能来急诊科就诊，应加强语言训练，树立良好的形象，解除病人及家属的各种顾虑。强化对急诊科的管理和特殊情况的处理，减少医疗纠纷的发生。

二、急诊科的设置和运行管理

（一）急诊科的设置

急诊科的组织形式主要有两种，一种是作为医院门诊的一部分，由门诊部统一管理；另一种是独立的急诊科或急救中心，以加强急诊工作的开展及管理。综合医院急诊科应实行分科急诊，必须有内科、外科、小儿科这三个基本的专业设置，其他未设专业的专科医生必须做到随叫随到，保证24小时应诊。对重症病人集中抢救、监护、观察。急诊科应根据需要建有以下科室：

1. 急诊诊室 急诊科应设置急诊诊室，分设内科、外科、妇产科、儿科、神经内科、耳鼻喉科等专科诊室。急诊病人较多的内科、外科、神经内科、小儿科有专科急诊医生24小时坐班，其他专科有急诊医生值班。

2. 抢救室 内设多功能抢救床2~3张，抢救室应宽敞、明亮，各种抢救药品器械齐全，放置合理，方便抢救使用。

3. 手术室 完成一般的清创缝合等手术。

4. 监护室 由专职的医生护士随时观察重症病人生命体征的变化，做到危重病人集中观察，各种抢救药品、器械集中，有利于对危重病人的治疗和抢救。

5. 观察室 可分设内科、外科、观察室。

急诊科应形成一个独立区域，标志醒目，方便就诊，夜间要有急诊科灯光标志。急诊科一般设置在门诊部的一侧，靠近公路及临街，入口处有足够的空地，有回车道，便于救护车停靠及重伤病员直达抢救室，以方便急诊病人就诊和最大限度地缩短就诊前的时间。急诊科布局要求减少交叉穿行和往返，并有轮椅及平推车供急诊病人随时使用。儿科急诊应单设，以防止交叉感染。

（二）运行管理

急诊科作为一个独立的部门，由医院分管业务的副院长直接领导，实行急诊科主任负责制，主任由对急诊医学有较强实践经验和一定管理能力的学科带头人担任。设副主任若干名，分管或兼管院前急救科、急诊内科、急诊外科和急诊ICU，负责科室的医疗抢救、技术培训、科研、教学等工作，以利于加强急诊科业务建设，提高急诊管理水平。

为协调重大抢救工作，需调动全院各科室力量，相互配合，协同作战，从而提高医院的综合抢救能力。为此，医院应建立急诊抢救领导小组，由业务副院长直接指挥，成员有医务处、门诊部、急诊科主任、临床各科主任及科护士长。一旦发生重大抢救任务，急诊抢救领导小组将负责指挥，合理安排医院的人力、物力、财力，统一调动各部门协同作战，完成抢救任务。

急诊科医护人员完全固定，负责急诊、出诊、应诊、留观、抢救病人的诊治。

急诊科应有分诊室，由护士24小时接诊。急诊科就近配备挂号室、化验室、收费处、药房、放射科、室内应有专用电话，并有其他先进的通讯联络系统。

三、急诊质量管理

急诊质量管理是医院医疗质量管理的重要组成部分，加强急诊质量管理有利于促进医院医疗质量的全面提高。急诊质量直接关系到医院的社会形象和声誉，不容忽视，急诊质量的高低关系到病人的健康、幸福，甚至生命安危，是落实以“病人为中心”的最根本的要求，也是维护病人最根本利益的关键。

急诊质量管理是医院质量管理的重点也是难点，因为急诊质量监控缺乏系统性和连续性，医生和病人的流动性都非常大。急诊病人病情多为突发、紧急、变化快，救治必须争分夺秒，诊疗工作风险性大；质量产生时间短，具有快速性。加强急诊质量管理，必须根据急诊工作的特点，配备具有广博的医学知识和丰富的急救工作经验、素质好、一专多能的急诊医生。

依据急诊病人就诊的时间规律，加强中午、傍晚及节假日值班人员的力量，合理组织人力，科学排班，解决因病人集中带来的质量问题，提高急诊快速反应能力和准确、及时、有效的救治能力，做到“急、快、准”，并制定应急抢救预案，加强对医护人员的培训和考核。

（一）急诊质量管理内容

1. 医疗文件书写质量 主要包括：①门诊病历书写质量；②各种检查申请单，处方书写质量；③急诊护理记录质量等。医疗文件书写是医护人员最基本的工作，医疗文书具有重要的作用，它是处理医疗纠纷和保险等事件的依据，必须高度重视、定期检查。

2. 服务质量 主要包括服务态度是否热情，语言是否文明、亲切，行为是否规范，措施是否落实，标准是否到位，结果是否满意等方面。

3. 病人满意度调查 病人满意度是衡量医疗质量的重要指标，定期对急诊病人进行满意度调查，一般每季度进行一次，对调查结果认真分析，查找工作中存在的问题，提出改进措施。

4. 缺陷管理 急诊工作的特点决定了其容易发生缺陷，要制定完善的规章制度并严格执行，制定防范医疗护理差错、事故的措施和医疗护理服务规范。每月进行总结，对出现的医疗护理缺陷进行反思，总结经验教训。

（二）急诊质量指标

1. 各种统计指标 急诊分诊准确率达到90%~

95%,急诊抢救成功率达到80%以上,留观病人诊断符合率达90%,心梗病人死亡率在10%以下,急救器材、药品齐备,完好率达100%。

另还有急诊诊断与出院诊断符合率、抢救成功率、漏诊率、误诊率、医疗护理差错、事故发生率等指标。

2. 基础医疗工作指标 病历、处方检查单书写合格率;护理记录书写合格率。病案、病程记录及其他登记必须及时、准确、完整。尽量减少差错,杜绝医疗事故。

3. 病人满意度 病人满意度是衡量医疗质量的重要指标之一。

四、急救医疗服务体系

现代急救医疗服务体系包括院前急救、医院急救和ICU急救三部分。急救中心的宗旨是在医院和病人之间建立真正的绿色生命之桥,它的任务是院前急救,急救的对象为因突发疾病或伤害,需立即进行救治,否则可危及生命或使病人器官功能丧失而致残的伤病员。急救中心保证了危重病人的院前抢救。

广义的院前急救是指病人在发病或受伤时,由医务人员或目击者对其进行必要的急救,以维持生命体征和减轻痛苦的活动和行为的总称。狭义的院前急救指有通讯、运输和医疗基本要素所构成的专业急救机构,对危重及创伤病人的现场急救和运送途中的继续救治。

院前急救具有社会性强、随机性强、时间紧急和流动性大、环境条件差、病种多样复杂、只能以对症治疗为主、救护人员工作时体力强度大等特点。一有"呼救"必须立即出车,一到现场必须迅速抢救。不管是危重病人还是急诊病人,几乎都是急性病或慢性病急性发作,必须充分体现"时间就是生命"的理念,紧急处理,不容迟缓。紧急还表现在不少病人及其亲属心理上的焦急和恐惧,要求迅速送往医院的心情十分迫切,即使无生命危险的急诊病人也不例外。

院前急救在现场和途中进行,其医疗和抢救不能完全用医院的各种医疗常规来要求。搬运和运输是院前急救不可分割的组成部分,也是院前急救的重要内容。

1. 现场急救 时间就是生命,坚持先"救"后"送"的原则。首要任务是维护呼吸以及循环系统的系统功能。如保持呼吸道通畅,必要时果断采取气管插管或气管切开法,采用口对口人工呼吸、叩击胸部和胸外心脏挤压法,必要时行开胸心脏按摩、心内或静脉内注射药物等。对颅脑伤、脊柱伤及其他外伤的止血、包扎、固定、解痉、镇痛、止吐、止喘、止血等对症处理。还要做好现场急救的科普宣传工作,院前急救现场包括在家庭、工厂、农村、交通事故现场等所有出事地点对病人的初步急救。做好这一步的关键是要大力进行全民急救知识的普及训练及提高广大群众的初步急救技能,提高自救和互救的能力和效果。尤其应加强对医务人员、警察、老师和驾驶员等人员的培训。

2. 搬运 经过初步现场处理后,必须及时把病人转送到医院进一步急救处理。在转运过程中应采用安全、轻巧的搬运方法尽快地把病人搬上救护车或病床。搬运方法可因地、因时、因人不同而有多种方法,最常使用的是担架搬运法,抬担架时应注意保持平衡,严防病人跌落;徒手搬运时,对颈、腰椎受伤的病人必须三人以上同时搬运,托住头颈、胸椎、臀部、脚腿,切忌一人搬脚一人搬头的双人搬运。搬运做得及时、正确不仅可减少病人痛苦,还可防止造成新的损伤。

3. 监护运送 医疗急救运送是院前急救的重要组成部分,是抢救危重病人的重要场所。急救运输既要快速,又要注意平稳安全,运输时应时时想到病人的病情。为避免紧急刹车可能造成的损伤,病人的体位和担架均应很好的固定,病人在车内的体位应视病情放置,可以是坐位、头高(低)位或平卧位。脊柱伤病人应躺在硬板担架上;骨折病人要防止因车辆剧烈颠簸造成的疼痛加重;昏迷、呕吐病人应把头转向一侧,以防止呼吸道堵塞。

4. 院前急救的管理 提高急救人员的技术水平,重视人才培养,实行有计划的急救专业培训、轮训,培养一批急救专家与急救技术人员队伍,使每一位医生、护士都能熟练掌握基础生命支持程序,熟练掌握使用心电监护、除颤、起搏、气管插管等技术,制定规范的院前急救操作常规,使急救工作规范化、制度化。

目前我国院前急救网络不全,呼救反应时间较长、抢救半径过大,区域性的急救网络尚未建成,急救装备落后,宣传不够,公众对院前急救服务及急救常识所知甚少。因此,必须不断完善院前急救体系,保证院前急救工作的组织指挥通畅,救治迅速有效,使院前急救工作反应迅速,同时应针对性地合理安排抢救人员和设备,与院内急救人员保持联系、密切配合,使院内医生提前做好抢救准备工作,节省时间,使病人能尽快得到抢救。要做好这些,必须保证有一套通畅的通讯指挥系统,急救车辆和车载急救设施必须随时保持良好状态。

五、突发事件的应对机制

医院在处理突发事件中担负着重要的责任,必须制定有效的应对机制。建立和完善突发事件应急机制,提高应对突发事件的能力,是社会发展的需要。

突发事件由于在时间、原因、规模、地域上具有突发性、不可预见性,它既难以预料又无法完全避免,病员具有群体性,来势凶猛,危重病例高度集中的特点。因此制定应对机制,应当遵循预防为主、常备不懈的方针,贯彻统一领导、分工负责、反应及时、措施果断、依靠科学、加强合作的原则,以达到及时控制和消除突发事件的危害、保障人民生命安全和健康、维护正常社会秩序的目的。所以在医院管理中,必须制定应对突发事件的科学合理的应急预案,做到有备无患。

医院应对救灾、中毒、反恐、放射事故、传染病等的救治拟定规范化方案,定期组织应急演练,近来突发事件增多,制定急诊抢救预案非常必要。这包括危重病人抢救预案、交通事故等灾害预案以及传染性疾病抢救预案等。

突发事件主要为道路交通事故或其他事故所致的多发伤、各种火灾所致的烧伤、各种毒物包括有毒气体所致的群体性中毒、传染病的爆发流行以及其他意外事件等。

针对常见突发事件,制定院前急救预案。包括创伤、多发伤、急性中毒、烧伤、烈性传染病等。凡设立急诊科的医院都应制定突发事件院内救援预案,并经医院领导审批、落实,对急救后备人员、后勤保障,组织领导均应落在实处,而且要经过反复演练,使其切实可行。

让急救中心成为突发事件院前急救的后盾,统一重大事故和突发事件的标准,作为担负急诊急救任务的医院急诊科应该树立永远都是战备值班分队的思想,随时都要准备应付突发事件。

(一) 批量病人的应急预案

医院成立以医疗院长为组长,医务处长、急诊科主任、部分专科主任组成的院内抢救指挥领导小组。领导小组的职责是领导和指挥突发事件的处理,协调各方面的工作,对医疗、后勤保障、安全保卫、物质供应等进行合理安排。一旦发生突发事件,领导小组立即启动,开始行使职能。遇紧急突发批量病人,由急诊科值班医护人员报医院医疗总值班,总值班通知应急领导小组启动应急预案。

落实报告制度,接诊的医务人员应立即向急诊室主任及院总值班及相关部门报告。

(二) 明确出现哪些特殊情况必须紧急向上级报告

(1) 灾害事故及突发事件所致死亡3人及以上或同时伤亡6人及以上的抢救。

(2) 大型活动和其他特殊情况中出现的病人。

(3) 突发甲类及乙类传染病病人。

(4) 原因不明的群体性疾病。

(三) 应报告的内容

灾害事故、突发事件的发生时间、地点、伤亡人数及分类,伤病员的病情,是否请求支援或启动批量病人应急预案。

(四) 现场处理

1. 保卫治安组

(1) 维持抢救区秩序,负责临时保管危重病人随身携带的物品。

(2) 无法辨明身份的病人,须登记其性别、年龄(估计)、形体特征、衣着,以备查询。

2. 伤情分查组 由急诊科主任、护士长、护士负责。

(1) 对病人病情的严重程度进行分类,以实施适当的急救措施。

(2) 将每一个病人实行编号,并将编号牌戴在手腕上,每人发给一份门诊病历,并登记病人的姓名、年龄、性别、工作单位和住址,伤情待诊断后再补登。

(3) 每位危重病人均安排一位专科医生负责,直至病人手术或住院。

(4) 轻伤病人由急诊科急诊诊疗组接诊处置。

(5) 设临时抢救记账处,在各种检查、治疗单及处方上加盖“事故抢救”章,以便事后统一结算。

3. 手术抢救组 由专科主任、麻醉科主任、手术室护士长负责。

对危重病人进行及时有效的抢救及手术,并由教研室主任协调各科室间的相关事宜,并决定术后收住的病房。

4. 后勤服务组 由后勤处、营养部主任负责。

(1) 保证水、电、氧供应。

(2) 保证饮食、物资、伤员生活用品供应。

(3) 协助中心人员运送病人特检、住院。

5. 善后接待处理组 由医务处、财务处、保卫处、事故相关单位负责人组成。

(1) 向上级及有关部门汇报抢救情况。

(2) 向事故单位及家属交待病人情况。

(3) 办好统一结账手续。

(4) 做好病人安慰及有关善后处理事宜。

(五) 教育培训

定期对医务人员进行突发事件应急处理相关知识和技能的培训,定期组织突发事件应急演练,定期主办近期国内外流行病及突发灾害抢救的知识讲座。

第三节 住院管理

一、住院管理概述

(一) 住院管理的概念

住院管理是指对入院接受诊疗的病人提供良好的医疗服务,所实行的以病房管理为中心的全过程管理活动。住院管理涵盖住院诊疗管理和住院病人管理,是两者的有机结合。

住院管理的核心是住院诊疗管理,即对诊疗行为的规范化、科学化及制度化,充分应用医学科学理论知识及现代化诊疗手段,发挥医院整体功能而使住院病人得到良好的医疗服务。良好、有效的住院管理系统能充分发挥组织、协调、控制、优化等功能,有利于提高医院诊疗工作效率和效益,保证诊疗质量,为病人提供满意的医疗服务。

(二) 住院管理的任务

1. 住院诊疗管理的任务

(1) 为住院病人提供优质的诊疗服务:医院的主要诊疗活动集中于住院诊疗工作中,为住院病人提供及时的、系统的、规范而有效的优质诊疗服务是医院工作的根本任务,也是住院诊疗管理的核心任务。

(2) 为住院病人提供良好的诊疗条件和环境:良好的诊疗条件和环境是医院提供优质诊疗服务的前提和基础,一般包括以下几方面:

1) 为病人营造安静、整洁、安全、舒适,并符合各种卫生标准的诊疗环境。

2) 为住院病人提供包括饮食、被服等在内的各种生活照料。

3) 营造病人之间相互协助、融洽的病房气氛。

(3) 为临床或实习医务人员提供临床实践场所:住院诊疗工作既为病人提供优质服务,同时也为医务人员提供不断实践、不断提高的场所。系统的、规范的临床诊疗及实习、进修管理是医师、进修生及实习生提高诊疗水平的良好载体。

(4) 为临床科研提供重要基地:住院诊疗为临床科研提供连续的、易于观察和检测的研究对象,有利于获得可信的临床科研成果。同时,合理的、规范的临床科研工作的开展也利于住院诊疗工作质量的不断提高。

2. 住院病人管理的任务

(1) 住院病人床位管理(入院出院转院管理):病床是病人住院诊疗的动态过程中最基础的信息。为入院病人建立个人主索引,办理入院手续,确认入院科室、病房、病床及办理床位、科室变更及出院手续等是住院病人管理的基本任务。

(2) 住院病人费用和账务管理:准确的费用和账务管理是使病人接受良好诊疗服务的前提之一。大致内容包括:收取、管理预交金;建立病人费用账户;控制欠费、中期结账、出院结账等。

(3) 住院病人信息查询:随着社会的发展,病人对住院费用的知情权要求日益增高,住院病人管理应为病人提供查询费用变化的平台,如诊疗行为的支付费用、支付多少等。必要时提供每日费用明细单。

(三) 住院管理的特点

住院诊疗工作是医院医疗工作的中心环节,工作量大而复杂,处理的是病情较重和复杂、需要系统检查和治疗的病人。因此,住院管理能集中地反映医疗质量和水平,是医院管理的主要对象。

1. 以病房(病区)管理为中心的系统工程 住院管理是在医院特定的环境条件下,为达到最佳医疗服务效果所实行的组织管理行为。住院诊疗的主要场所是病房(病区),病人管理的核心是病床,由此决定住院管理必须以病房管理为中心,涉及病床设置、病人管理组织、病房环境要求、院内感染控制以及病房设备的维护、更新等方面。良好的病房管理是医院多科室、多部门协调、合作的体现。因此,从系统工程的角度,以病房管理为中心,加强多学科多部门的协作,创造良好的诊疗条件和环境是住院诊疗管理的基础任务。

2. 以三级查房为核心,以医疗活动为重点的诊疗管理体系 根据我国有关法律、法规的规定,住院诊疗过程中医师相对固定,由住院医师、主治医师和(副)主任医师三级结构组成,并按一定比例配置以协同完成对病人的病史采集、体格检查、各种常规和(或)特殊检查、查房、会诊、病历讨论、病历书写、操作或手术等诊疗活动。住院诊疗管理的重要任务,就是充分发挥三级医师负责制的功能,建立相应完善的责任制度,在医疗活动中起到保证医疗质量、不断提高医疗水平、促进业务技术发展的作用,同时加强医务人才的培养及梯队建设。应以制度的形式明确规定每天查房的次数、方式和各级医务人员的职责,做到分工协作。

3. 连续的、协同的、系统的综合性管理体系 住院诊疗服务是综合性的,包括医学服务和生活服务的综合,能够连续地比较全面地对病人进行观察、检查和治疗。对于住院病人,不论是提供医学服务、还是生活服务,都是从病人入院到出院的连续过程,都需医院各科室、各部门的协同和系统管理。而住院管理是诊疗管理和病人管理的综合,必然也是一个连续的、协同的、系统的综合性管理体系。

4. 信息反馈、自我调节的管理体系 住院诊疗过程中产生大量的医疗方案、措施、病历等,既是住院管理的对象,同时也为住院管理的完善提供了大量的反馈信息。充分收集、利用这些反馈信息,能及时有效地调控、指导住院诊疗活动,使住院管理成为不断自我调节、自我完善的体系。医院信息以住院诊疗方面的信息占的比例最高、价值最大。它以病历为基础,将医疗质量和水平充分地表达出来,是衡量办院水平的重要内容。因此由科室—病案室—主管医疗工作的职能部门构成一个诊疗信息工作的网络,采取计算机手段进行管理,能起到适时储存、及时反馈、便于检索、充分利用的作用。诊疗信息的管理,是医院管理十分重要的环节,务必常抓不懈,使之处于惯性运行的状态。

(四) 住院管理的业务范围

1. 住院诊疗程序 制定住院诊疗程序是维持医院正常运转的必备条件,医院住院诊疗业务主要有以下各环节。

(1) 入院:制定入院和按专科收治的标准,防止各种病人兼收并治,充分利用病床资源,提高病床利用率,保障病人接受有效的专科治疗。无论何种形式入院均应由经治医师开住院通知单,办理手续。

(2) 住院诊疗:根据病人病情,提供相应的专业诊疗,包括检诊、查房、会诊、病历讨论、诊疗计划、病历书写、晨会、交接班、随访等内容。

(3) 出院:制定出院标准,由经治医师为符合出院条件的病人书写出院记录、完成病历、下达出院医嘱,并办理出院手续。

(4) 转院:对不适宜在本院继续诊疗的病例,如依法须到传染病医院诊治的传染性疾病等;或本院无技术力量诊疗的疑难病例、特殊专科病例;或病人及家属要求转院治疗的病例,应严格遵守转院规定,明确转院去向。

(5) 死亡病例处理:病人死亡按死亡病例料理事项处理,并迅速送往太平间。安慰家属、动员遗体解剖,纠纷病例必须履行尸体解剖的规定手续。当班医护人员按《病历书写基本规范》完成各项抢救记录、住院病历、死亡相关文书及死亡病例讨论工作(死亡后1周内完成)。

(6) 出具医疗文书证明:应病人或近亲属、卫生行政部门、公安、交通或法院等部门的要求依法或按规定提供关于病情、伤情、护理级别等文书证明。

2. 住院诊疗内容及管理 住院诊疗的业务工作包括检诊、查房、会诊、病例讨论、诊疗计划、医嘱、病历书写、晨会与值班制度、随访等,住院诊疗的管理就是通过组织、协调、指导、控制各项内容,使其有机融合,程序化、制度化,形成一个有机整体,达到医疗质量最优化。

(1) 检诊:检诊是医疗决策的第一步,是医疗决策的首要环节。检诊即通过病史采集、体格检查、常规检查和特殊检查等及时、认真、准确地完成初期诊察,急、危重病例抢救,及实施诊疗前的各种准备,为继续诊疗奠定基础。应通过制度明确平诊、急诊及危重病人的检诊完成时间、常规检查和操作及处理程序,良好的检诊管理是保障医疗质量的前提条件,是建立医患相互信任的基础。

(2) 查房:查房是医护人员巡视病人的通称,是最基本的医疗活动。查房是发挥三级医师结构功能的主要方式,也是医院管理者对住院诊疗质量进行监督检查的重要手段。

(3) 会诊:会诊是指对疑难重症病例、涉及多学科的综合病症、抢救危重病例及医疗技术难题等请求诊疗小组以外的医师提供诊治意见、给予指导时所采用的诊疗方式。会诊方式按涉及学科范围分有科内会诊、科间会诊、多科会诊、院际间会诊;按病情缓急程度,会诊时间要求有急、重危病例的急会诊,慢性病例、疑难病症的择期会诊;为教学需要或临床经验交流而设的定期会诊等。

(4) 病例讨论:病例讨论是住院诊疗管理的重要形式,也是一项必须坚持的重要制度。根据临床诊疗需要,病例讨论分为疑难病例讨论、术前病例讨论、出院病例讨论、死亡病例讨论和临床病理讨论等。

(5) 诊疗计划:诊疗计划内容包括对个体病例拟定的诊治计划及病情演变估计与对策,群体疾病病种诊治方案及实施过程中对诊疗措施的修正,并对诊疗效果做出判断,使诊疗在宏观控制下做到按计划进行。诊疗计划以文字表达,能描述质量指标;也可用表格式显示,有清晰、简明优点。计划诊疗由住院医师拟定,主治医师修正,主任医师决策。通过各级医师查房、监督检查实施情况。

(6) 医嘱:是医师以医嘱单的形式下达的必须履行的具有强制性的指令性医疗文书,必须严格按照卫生部《病历书写基本规范》的要求书写。医嘱分为长期医嘱和临时医嘱,前者维持时间超过24小时,多为相对稳定、连续进行的诊疗措施;后者多为根据病情需要所采用的临时性诊疗措施,需及时迅速执行。

(7) 病历书写:病历是病人疾病的发生、发展变化,诊治经过,治疗效果及心理状态、治疗反应等真实的记录;是医疗、教学、科研、医院科学管理不可缺少的资料;是评价医疗质量,考核医师技术水平,收集医疗统计原始资料的依据;是某些人出生、死亡日期,有病休息等证明的实据档案;是医疗纠纷最重要的书证。因此,医护人员必须按照卫生部《病历书写基本规范》的要求认真、如实书写病历。

病历质量评审要求采取三级监督检查制度,以保证病历质量。一级自我监督，即主治医师通过查房对病历进行评估及及时修改；二级评审由主任医师全面评价；三级评审由医院制定病案管理专家进行评审。

(8) 晨会、值班及交接班制度

1) 晨会系病房工作例会。一般由病房负责人如科主任或病房大组长主持，全体人员参加，通常由值班医护人员报告病人流动情况，危重及手术病例、接受特殊检查前后病情变化，及值班时间内病人情况，对需要立即解决的问题当场决定。每周应利用晨会传达上级指示、进行差错分析等，晨会应有记录，时间一般不超过20分钟。

2) 值班制度是在夜间、节假日及集体学习、劳动和会议等时间，设值班医护人员履行巡视病房，完成新入院、危重病人及急诊会诊医疗诊治和急症手术等任务。遇到重大问题及复杂疑难病例需立即解决的应及时向上级报告，并写好病历及病程记录。

3)交接班制度是指病人经治医师发生变动时，必须进行交接班，并书写交接班记录，是保障诊疗连续性的重要措施之一。

(9) 随访：随访是住院诊疗工作的延续，是开展家庭医疗、进行全面综合性医疗服务的途径，应引起重视并成为制度。现阶段随访任务，主要是对重点疾病、重点人群延续治疗，建立家庭医疗服务网络。

二、病区医疗质量的标准化管理

(一) 病区医疗质量标准化管理的相关概念

1. 标准 是对可重复性事物和概念所做的统一规定。它以科学技术和实践经验的综合成果为基础，经有关方面协商一致，由主管机构批准，以特定形式发布，作为共同的准则和依据。

2. 标准化 即在经济、技术、科学及管理等社会实践中，对重复性事物和概念通过制定、发布、贯彻实施和修订标准，达到统一有序，以获得最佳秩序和社会效益的、有组织的活动过程。显然，标准化是一个相对的概念，是标准和非标准相互转化的动态过程，是一个不断更新、提高、循环而呈螺旋上升的过程。标准化作为标准体系需实现全面化、系统化，而作为由非标准向标准转化必须实现科学化、定量化。

3. 标准化管理 是现代化科学管理的一种重要方法，指职能部门人员对机构工作项目按照标准进行计划、组织、协调、控制等管理行为，也是标准制定、发布、实施、监督、修订的反复螺旋式上升过程。

4. 质量管理 ISO9000：2000把质量策划、质量控制、质量保证和质量改进均作为质量管理的一部分，同时分别定义：

(1) 质量策划：致力于制定质量目标，并规定必要作业过程和相关资源，实现质量目标。

(2) 质量控制：致力于满足质量要求。

(3) 质量保证：致力于提供满足要求的信任。

(4) 质量改进：致力于增强满足质量要求的能力。

(二) 病区医疗质量标准体系

1. 按照病区管理的对象、性质分为医疗技术标准、医疗管理标准和质量评价标准 是病区医疗质量标准化管理的重点。

2. 根据病区医疗质量管理结构分为

(1) 基础标准：指构成病区管理要素的标准，如人力、设备配置、技术质量、时间、计量单位及共同的技术语言等。

(2) 工作标准：指基础标准应用于病区各项工作之中，以达到管理目标的要求或制度：如病区工作制度、值班制度、工作人员职责等。

(3) 考核标准：指依照病区医疗质量标准化要求，对各项工作是否按标准达标进行考核及奖惩的标准。

3. 根据标准的权限、适用范围分为

(1) 国际标准：国际标准主要为国际疾病分类标准、ISO9000族国际标准等，如世界卫生组织制定的标准。

(2) 国家或部颁标准、军队标准：包括若干卫生标准、医院分级管理标准等。

(3) 地方标准：各省市关于医院评优分级的管理标准。

(4) 医院标准：医院标准则更为细化、全面、针对性强，如病种管理标准等。

4. 按照管理功能和作用分为 目标判定标准、控制标准、措施实施标准和评价标准。

(三) 病区医疗质量管理常用标准

1. 医疗技术标准 是对医疗技术活动中需要统一协调的事物制定的准则。

(1) 医疗技术标准按结构划分包括：①基础标准：如统一的计量单位、技术语言等；②原则标准：指各种疾病的诊疗、护理常规及疾病转归判定标准等；③操作标准：指各种临床操作、手术及特别护理技术操作常规；④质量标准：指反映诊疗质量、效率和疾病转归的各类标准；⑤安全、卫生、防护等保护标准。

（2）医疗技术标准按功能划分，分为：①医疗技术方法标准：指医疗技术活动中的原则规定。包括：疾病的诊断标准、治疗原则、疾病转归判定标准、病历书写规范、处方书写规范及护理常规等。②医疗技术操作标准：或称为医疗技术操作常规，系指实际的技术操作程序和要求。包括：一般诊疗技术操作常规、专科诊疗技术操作常规、手术操作常规、特别护理技术操作常规等。

2. 医疗质量管理标准 是指病区质量管理体制活动中，为行使其计划、组织、协调、监督、控制等职能而制定的标准，是病区各部门管理行为的准则。

（1）医疗质量管理标准按结构划分包括：①基础标准：如组织、人员、医疗、设备等管理；②工作标准：指各种病区工作条例、制度等；③考评奖惩标准：指各种检查、考核制度，奖惩办法等。

（2）医疗质量管理标准按功能分为：①医疗质量措施实施标准：是指对各部门、岗位和个人职责的规定，主要表现形式有岗位责任制、规章制度和技术操作规范等；②医疗质量判定标准：指判定某种技术质量的统一规范，是质控和质检的前提和基础，包括疾病诊断、治愈、好转标准，医院内感染分类诊断标准等；③医疗质量控制标准：可分为绝对控制标准和警戒性控制标准。

3. 病区医疗质量评价标准 是指为了病区质量管理的需要，用以检查评价工作质量和医疗质量的标准，主要为各项质量指标。

医疗评价（medical audit）是比较经典的医疗质量控制方法，一般由评价指标体系构成，评价指标应具有代表性、确定性、有效性、独立性和区别性。评价指标包括病例评价指标和统计评价指标。前者是对个案的典型评价，有具体的质量要求；后者注重病例评价和统计分析相结合。

病区医疗质量评价标准可以是专项评价标准，如医疗、护理质量、效率等；也可以是综合评价标准，如社会效益和经济效益综合评价等。完善的医疗质量评价指标体系应该是定性评价和定量评价的有机结合。现行的医疗评价以终末质量评价与反馈为主，是事后的质量检查和评价方法，可以从一定的角度和层面对医疗质量进行分析、评价，但无法事先预防质量缺陷的产生，从而直接保证医疗质量，它只能对所评价病区的医疗工作起到促进作用。

（四）病区医疗质量标准化管理

病区医疗质量标准化管理是指依照病区医疗质量标准对病区质量管理工作进行全面的、系统的、科学的和定量的管理，它是医院质量管理的基础和基本方法。

1. 病区质量的标准化管理内容包括

（1）应用标准化管理方法，将标准贯穿于病区医疗工作的各个领域及全过程，包括诊疗、护理、员工管理、病人账务管理等，使医疗工作程序化、规范化，以提高医疗质量。

（2）制定保证标准化管理的实施细则，并持续监督、促进其运行，以将病区质量管理对象纳入标准化管理之中。

（3）提高对标准化管理意义的认识，它是病区科学高效管理的依据，具有约束性，既是衡量病区医疗质量的标准，也是衡量和考核工作人员工作质量的标准。

2. 病区医疗质量标准化管理的基本特征 医疗质量标准作为一切活动的依据，通过管理来实现标准；目标责任制；应用事实和数据进行有效的综合评价；强调全员管理，强化标准意识。

3. 病区医疗质量标准化管理基本程序 制定、执行、评价和修订标准，这四个步骤不断循环。

4. 病区医疗质量标准化管理的常用标准化形式

（1）程序化：指把病区工作按照严格的逻辑关系形成规范化程序的标准化方法，病区的日常业务性工作如交班、查房等都有固定的程序和规范；

（2）统一化：是指将对象的形式、功能及其他技术特征通过标准进行确定，如概念、术语、代号、标志、制度等；

（3）规范化：指对具有多样性、相关性的重复性事物以特定的程序和形式进行规定而形成标准或准则，并颁布实施的过程，如职业规范、技术规范、语言或道德规范等。

（五）病区医疗质量标准化管理的意义

（1）建立病区医疗的最佳秩序以达到医疗质量持续改进。

（2）有利于病区的程序化、科学化和规范化管理以提高工作效率和效益。

（3）促进医疗业务技术水平的不断提高，防止出现医疗质量缺陷。

（4）有利于优化组合，开源节流。

（5）有利于保障病人医疗安全。

住院诊疗流程见图5-1。

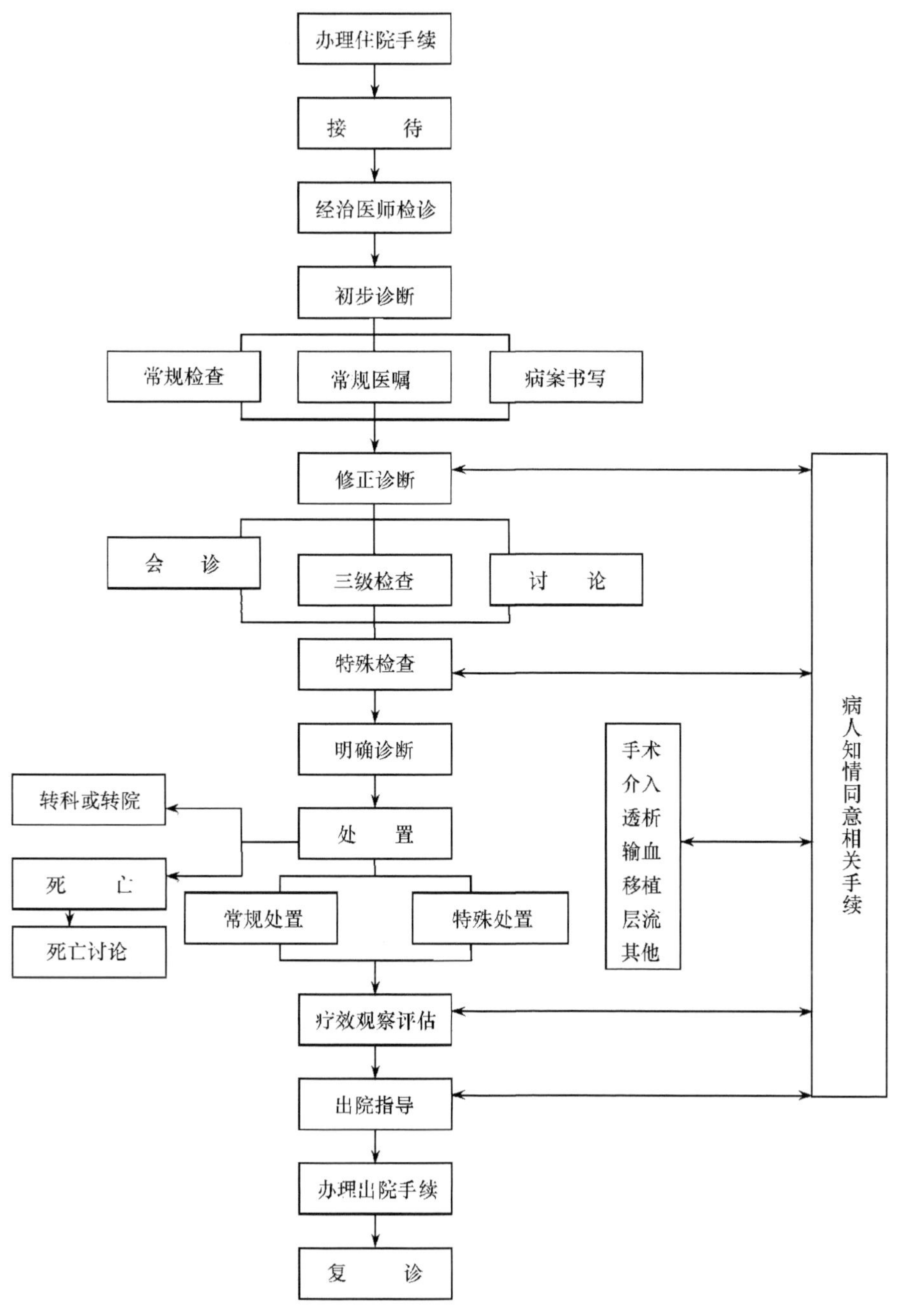

图 5-1 住院诊疗流程图

第四节 临床科室业务管理

一、临床科室管理概述

(一) 临床科室管理的概念和意义

1. 临床科室业务管理 指对临床科室医疗活动进行组织、计划、协调和控制,使之处于一个稳定有序的状态,并对变化的客观环境有较强的适应性,以达到最佳的疗效。

2. 临床科室管理的分类 根据临床科室管理对象的不同分为医疗技术管理和科室行政管理。

(1) 医疗技术管理:指根据医学技术发展水平和实践经验,对医疗活动制定统一的准则,并按照这一准则实施医疗活动的管理体系。包括医疗技术方法管理和医疗技术操作管理。

1) 医疗技术方法管理:如诊断标准、治疗原则、疾病转归判断、诊疗护理规范、病历书写规范等。

2) 医疗技术操作管理:对临床医疗技术操作的程序和质量的要求,如穿刺、复苏、插管等一般性技术操作规程,手术操作规程,放射操作规程等。

(2) 科室行政管理:指根据科室的实际情况,合理组织、协调科室的人员、设施，使资源配置达到合理状态。包括人员及业务培训管理、岗位管理、设备管理、财务管理等。

(二) 临床科室管理的作用和意义

1. 临床科室管理是医院管理的基础 医疗任务完成的好坏主要体现在是否达到了高效率、高质量的医疗效果。而高效率、高质量的医疗效果，需要有良好的医疗环境和医疗秩序。如果缺乏科学管理，便不会有正常的工作程序和有条不紊的工作秩序，就将直接影响医疗效果。因此，把管理贯穿于医疗活动过程的始末，通过管理加以计划组织、协调和控制，使医疗活动保持良好状态。临床科室是医疗活动发生的直接部门，医疗机构任务的完成需要以临床科室医疗任务的实现为基础。因此，临床科室管理是医疗机构管理的基础。

2. 临床科室管理是医疗机构管理工作的中心环节 医院管理是综合性管理，如医疗管理、质量管理、人员管理、组织管理、物资管理、设备管理、经济管理、技术管理等方面，相互连接、相互制约、相互支持，构成医院管理总体，并按照一定的规律发挥其效能。但在医院管理总体中，医疗管理是影响整个医院管理水平的中心环节。可以说，没有医疗管理，医院管理也不复存在，这是由医疗活动在医院各项活动中所处的地位决定的。即医疗系统是直接运行系统，医疗工作是医院的中心工作，医院的其他各项工作都是围绕、服从及保障医疗工作的。如果医疗管理不善，计划不周，目标不明确，甚至脱离正常轨道，违背固有的规律，其他各项管理就无所适从，这将意味着整个医院管理工作无秩序、无效率、无质量。如果医疗管理得好，无疑将会带动其他各项管理工作，使整个医院管理处于最佳功能状态。因此，医院管理者特别是领导者，不仅要认识到医疗管理的重要作用，还要紧紧抓住这个中心环节，使医院管理水平不断提升。

(三) 临床科室管理的基本原则

临床科室管理的基本原则可以概括以下几方面：一是病人第一原则，即一切从病人需要出发，做到病人满意；二是安全有效原则，即把医疗质量放在首位；三是首诊责任制原则，即对首诊病人做到及时、认真、负责；四是重点加强原则，即对重点病人，如危急重症、疑难症病人，做到重点诊治。为此，在医疗管理过程中还应注意下述几点。

1. 医疗系统的结构应与功能相适应 根据系统论的观点，任何事物均要遵循结构与功能相适应的法则，医疗活动当然也不会例外。因此，在实施临床科室管理过程中，必须严格按照这一法则，使医疗系统结构与其功能保持相适应状态。比如，由于医院的规模大小不一，任务不同，所设机构、专业和设备、人力就不一样。省、市、县级中心医院，要解决一个地区范围内重症、疑难疾病诊治问题，还要指导下级医疗机构，因此其临床医技科室就应该齐全，医疗设备就应该先进，配套，技术骨干人员就应该相对多一些。在一个具有专科特长的综合性医院里，由于要求有专科特长的临床科室所完成的任务高于其他科室，就要对其重点建设，开放病床数占医院病床总数比例较大，设备较先进、配套，专业科系分工较细，实行医疗、科研、教学三结合等，这些管理办法都是结构与功能相适应原则在医疗管理中的具体运用。

2. 医疗管理应与病人需要相适应 医院以医疗为中心，医疗管理的核心是病人，它的管理体制、管理制度、管理方式等都应该适应病人需要，这是各级医院在医疗管理工作中一贯实行的原则。如门诊提前开诊、急诊24小时应诊、重症病人专医专护、开展地段医疗、建立家庭病床等，这些都是从“一切为了病人”的思想而形成的医疗管理制度。实践证明，这些制度充分体现了医疗管理与病人相适应的原则。

3. 医疗技术力量的组合应与医疗活动中心环节的需要相适应 医院内医疗服务的主要方式是门诊医疗和住院医疗。因而就医院内医疗服务的总体来说，门诊医疗和住院医疗是影响整个医疗服务的量与质的中心环节。那么从技术力量的组合上就应首先满足门诊与病房的需要，如高年资医师出门诊、主任医师定期查房等，并能经常保持相适应状态。就医疗技术活动而言，临床工作岗位上配备相应数量的各级医师和专用设备是决定医疗效果的关键。从医疗服务的对象加以研究，可以看到，在就诊病人中，初诊、急诊、疑难、危重病人的诊疗效果，特别是危重病人抢救的成败，直接关系到医院医疗服务水平的高低。为此，适当集中医院的技术力量，优先保证这四种病人医疗上的人力、物力需要，不仅是病人的要求，也是医疗活动的规律性所决定的。

二、临床科室目标管理责任制

(一) 临床科室实施目标管理的概念

指在临床科室管理工作中引入目标机制，实施期望化的管理模式，根据外部环境和内部条件的综合平衡，确立在一定时期内预期达到的成果目标，并为实现该目标而进行的组织、激励、控制和检查的管理方法。

(二) 临床科室目标管理的职能

临床科室目标管理的职能主要是制定医疗管理计划，合理组织临床科室的医疗技术力量，制定规章制度，做好医疗活动中的协调、检查、评定等。

1. 制定临床科室医疗管理计划

(1) 目的:临床科室实施目标管理的目的是使临床科室的医疗工作有明确的目标,使医疗资源在医疗机构内合理分配,避免盲目性,同时降低患者的医疗成本,达到最佳的医疗效果。因此,需要根据医疗工作开展的实际情况,制定医疗管理的预期目标和医疗效果评价的指标。

(2) 依据:制定临床科室医疗管理计划要有充分的依据,其主要依据包括:

1) 政府、地区的卫生事业方针、政策、规划。

2) 社区或服务人群的医疗服务需求。

3) 医院总体规划,确定的总目标、总任务。

4) 门、急诊,病房及地段医疗的要求。

5) 国内外医疗技术发展现状及趋势。

6) 上年度计划执行情况。

7) 目前医院的人力、物力和财力资源可供限量。

(3) 内容:临床科室医疗管理计划是在医院总体目标计划下的局部计划,基本内容包括门诊、急诊、临床及医技科室的医疗工作数量、效率及质量目标,新开展医疗项目的方向、规模等。

(4) 要求:临床科室医疗管理计划应有长远的目标计划和近期的执行计划。制定计划时一定要从实际出发,实事求是,重点突出,任务具体,提出的目标应该是经过努力可以达到的水平。在执行计划过程中,注意督促检查,分析限期未完成计划的原因,必要时可对原计划进行调整修订。计划指标的确定,要有科学性、统一性、可比性和适应性,由于医疗活动的各项指标数量化的难度较大,计划中所提出的指标,可以用绝对数或相对数表示,也可用文字说明。

(5) 编制与实施:临床科室医疗管理计划的编制程序应是自下而上、自上而下、上下结合。即首先自下而上地由临床医技科室拟定出科室计划,随后经医疗管理职能机构平衡,拟订全院性的计划,再自上而下地返回相关科室讨论,并根据反馈意见进行综合修订,最后经领导审定。具体步骤是:

1) 制定任务目标,如年门诊人次,病床开放数等。制定任务目标,应在调查研究的基础上,把现有情况,上一个计划期的计划执行结果,目前的发展水平等作为制定任务目标的依据。任务目标确定之后,还应制定出完成任务的具体指标,其中包括数量指标、效率指标和质量指标。医疗工作的各项指标,不应像企业生产指标那样硬性规定或照抄照搬其他医院的标准,医院间更不要强行统一。因为医疗任务完成好坏,除主观因素之外,受客观因素影响较大,可变因素也多,如病情的轻重、合并症的有无、工作量的大小等,虽都与医疗工作的数量与质量有关,但各家医院的差异很大,并且这些因素有时又难以预测,更不易控制,故既不便统一,也不能做指令性规定。

2) 测算需要:例如测算门诊需要量、病床需要量、技术人员需要量、物资设备需要量、资金需要量等。测算的方法要根据具体情况选定。

3) 核定现有条件:为使计划目标实现有较大的可能性,有必要核定实现计划目标所具备的能力。核定时要考虑原有基础、现时潜力、进一步发展的可能等。例如医疗技术人员的数量和质量,可开放的病床数,可提供的医疗器械、药品、物资数量等。

4) 实施:目标计划审定后,应认真组织实施。执行目标计划的科室要制定月份、季度执行计划,明确执行计划责任者,注意督促检查,并把执行情况报告上级,还要对执行期计划做出客观评价。

2. 合理组织和调配医疗技术力量 合理组织和调配医疗技术力量,是实现医疗计划目标的有力保障,也是医疗管理的一项主要职能。广义地讲,医疗技术力量包括参与医疗技术的人力和物力资源,这里只侧重讨论医疗技术人员的组织与调配问题。其主要管理工作内容有:设置医疗组织机构、配备与调整医疗技术人员、健全医疗指挥系统及精干高效的职能部门,做到灵敏有效地反馈。

(1) 医疗组织机构的设置:医疗组织机构按职能分类,指管理职能机构和业务科室。管理职能机构,如医务处,护理部、门诊办公室等既是医疗管理的部门,又是传递信息的枢纽,应设置合理,职责分明。业务科室一般分专科、专业、专病科室。医疗组织机构从时间上划分,有长期和临时性的医疗组织。

(2) 医疗技术人员的配备与组合;医疗技术人员的配备与组合,包括医院或科室完成规定任务所需人员的数量、素质及其工作时间、排班等方面的合理组织调配,广义讲还包括技术培训。

技术人员配备与组合的基本原则在组织编制中已有阐述,现只再强调几点:

1) 以岗位责任制为标准,有岗就要有人。

2) 符合人员能级对应原理,把人员安排在相应层次的岗位上。

3) 必须满足医疗任务所需要的各类各级人员。

4) 尊重技术人员的专业志向,要专业对口,有利于定向发展。

5) 一定数量技术骨干相对稳定,密度不宜过大,尽量避免频繁调动。

6) 注意各类各级及同类同级技术人员之间的人际关系。

7) 把具备条件的中青年技术骨干推到学科带头人的岗位上去发挥作用。

(3) 医疗技术人员的工作时间和排班:医疗技术人员的工作时间和班次安排,应考虑其所在岗位的劳动强度(负荷量)和病人就诊规律。超过负荷限量就会没有效率,违反就诊规律就容易发生医患脱节,带来不安全因素。目前惯例是 8 小时工作日、三班制、门诊提前开诊、急诊 24 小时应诊、住院病人昼夜有医护值班诊治等。

(4) 健全医疗指挥系统,做到灵敏有效地反馈(见组织管理章)。

3. 制定各项医疗规章制度 医疗规章制度具有一定程度的指令性质和法规性质,是从事医疗活动人员必须遵循的规范,是使各项医疗活动纳入常规运行的保障。它包括以责任制为中心的医疗管理制度、各级人员职责、各种诊疗常规、各项技术操作规范等。

(1) 制定和颁布有关规章制度,按医疗管理权限划分,有部(卫生部)颁规章制度、地方卫生行政部门(省、市、区、地、县或部门)颁规章制度、院(医院内部)颁规章制度三级。卫生部颁布的规章制度对全国都有约束力,地方卫生厅(局)颁布的规章制度对所管辖的地区有约束力,医院颁布的规章制度只对本院有约束力。

(2) 就医院医疗组织管理而言,主要是贯彻执行上级颁布的规章制度和制定本院必需的规章制度,其注意力应放在贯彻执行上。贯彻执行各项规章制度是一项严肃的事情,应通过教育使所有医务人员必须做到,要有章可循、违者必究。还要定期检查督促,但在执行中发现上级颁布的规章制度有缺陷或不完善之处,有责任逐级向上反映和提出改进意见。对上级制定颁布的规章制度无修改权。

(3) 在制定本院范围所必需的规章制度时,要注意如下几点:

1) 严格遵循医疗活动规律和医疗管理原则,不可与上级制定颁布实施的规章制度相违背或抵触,要能成为上级颁布规章制度的补充,填补它的不足或空白。

2) 诊疗常规和技术操作规范,应讲求标准化。

3) 所制定的规章制度,应条理清楚、文字简练、易于遵循,避免规章制度繁琐多变,使人无所适从。

4) 必须经过全院医务人员充分讨论,具有广泛的约束力。

5) 有利于提高医疗技术水平、质量水平和管理水平。

4. 做好医疗活动中的协调工作 协调是医疗管理的一项重要职能。协调也可以理解为调整,它既是保障医疗活动随时适应外界环境变化的手段,又是目标计划缺陷的一个有力补充。它的管理对象主要是协调医疗系统结构与功能间的关系、医疗系统各部门之间的关系、医疗系统与其他系统之间的关系等。

(1) 协调的目的:使医疗系统的活动处于应有状态,维持常规运行,发挥最佳效能。协调不是连贯性的方法,而是一种随机性调度,故不能任意频繁地运用。但由于医疗活动客观环境的多变性和难以预测性,在医疗管理实践中,应充分利用和发挥协调职能的作用,以保障医疗工作的顺利进行。特别是为了适应当前疾病诊疗过程中所呈现出的综合性和多科协同性的这一特点,使病人在诊疗过程中能得到有关科室的密切协作。然而,值得注意的是,在运用协调职能时,一定要目的明确,掌握时机,减少或避免干扰医疗活动的常规运行。

(2) 协调的内容:是多方面,多环节的,诸如,①社会对医疗需求的增加而进行工作量的再分配;②医疗任务量扩大或医疗机构的改革对技术人员的再组合;③医疗技术发展或新的学科的建立要求业务科室再调整;④由于医疗业务工作或某项医疗活动必须加强科室间、部门间的协作;⑤开展新技术项目的合作攻关及互相支援;⑥危重病人的多科联合共管;⑦完成某项临时性任务的人力、物力应急性调配;⑧人际间关系的调节等。

(3) 协调的途径:可以采取协商、思想教育、制定相关制度和加强技术培训等来实现。例如通过会诊制度,病例讨论制度、联合查房制度,医护交接班制度、执行医嘱制度等,进行医师间、医护间、医技间的协调,医院领导通过定期召开协调会或专题工作会,加强科室间、部门间的协作。

5. 检查评定医疗效果 检查评定医疗效果是医疗管理的重要环节,是医疗管理的终末步骤,亦是科学管理的重要标志。其意义在与检验医疗管理职能状态,评定医疗系统功能发挥的水平,医疗工作是否完成预定的指标,发现和分析管理上的缺陷和薄弱环节,为下一个医疗管理计划的编制和执行提供有说服力的依据。检查评定医疗效果,必须有统一标准,评定的指标要有可比性。

三、科主任负责制

(一) 科室管理

科室是医院组织实施专科医疗技术活动的基本单元,能独立进行专科医疗活动,但也离不开全院的相互配合和协调,科室是医院医疗活动的第一线。

医院管理可以分为院级管理和科室管理两个层次。科室管理是医院管理的重要组成部分,是以医疗管理为中心的综合管理。科室管理的核心问题是提高医疗质量(包括医疗、教学、科研)。科主任是科室有效管理的关键。

科主任负责制是指在医院的总体政策协调和监督下,科主任受医院法人的委托,对本科室范围内人、财、物实行充分的自主经营与管理,但同时也要对科室的学科发展、行政管理、收入分配、人事调动、设备采购等进行全面负责,而医院则对科主任的医、教、研等方面的业绩进行全面考核的管理方式。

(二) 科主任的地位和作用

(1) 科主任是科室行政、业务负责人,在院长领导下负责本科的医疗、教学、科研工作(护理工作由护理部领导,科护士长负责,密切配合科室的医疗工作)。医院实行“医院—科室”两级领导体制,科主任是科室领导。

(2) 科主任的工作特点

1) 亲自参加门诊、查房、会诊、手术等临床实践工作。

2) 负责科室的教学任务,培养年轻一代的医务人员。

3) 负责科室的科研工作,一般应为学科带头人。

4) 负责本科行政业务管理工作,是科室的行政领导。

所以,科主任工作既有技术性又有管理性。科主任是有一定的专科造诣,又懂得现代管理的双重人才。

(三) 科主任的责任和权力

1. 科主任的主要责任

(1) 组织专科诊疗活动,包括住院、门诊、急诊、预防保健等,并保证质量及效率。

(2) 不断提高专科诊疗技术水平,进行科室技术建设。

(3) 领导团结全科医务人员,调动每个人的积极性。

(4) 贯彻执行上级及院领导的指令,完成医、教、研任务。

2. 科主任的主要权力

(1) 对本科行政、业务工作有决策权。

(2) 对本科工作有指挥权。

(3) 对本科人员有选择、组合、奖惩权。

(四) 科主任的设置、选拔、聘任、考核

1. 科主任的设置 科室设科主任 1 名,副主任 1~2 名,一般不超过 3 人。副主任在科主任领导下,可分管医疗、教学、科研工作。科室应设科秘书(专职或兼职),协助科主任处理科内行政事务,亦可由住院总医师担任。大型医院设相对独立的二级科室(如大内科、大外科下的专业分科),亦可各设科主任(教学工作由教研室协调)。

2. 科主任的选拔、聘任 科主任由院长选拔和聘任。副主任由科主任提名,由院长聘任。科主任任期一般 3 年以上,可连任。选拔科主任要慎重,一般应进行民意测验或民主推选。科主任一般应由本学科带头人或专家担任。但临床技术专家不一定善于和适于担任行政管理工作,可选拔德才兼备、年富力强、在专科学术上有造诣,并善于组织管理的具有高级职称的医师(技师)担任。对科主任要立足于培养提高,要相对稳定,不要频繁更换,避免短期行为。但对于那些不称职的、经帮助也难提高的要做出果断的组织调整。

3. 科主任的考核 对科主任不但要定期考核其业务技术,还要定期考核其管理能力。

(五) 科主任的素质和知识结构

科主任的工作概括起来有两点,一是技术,二是管理。理想的科主任应既具有较高的本专业理论和技术知识,又具有必要的管理专业知识,并使两者相结合,同时又具有较好的政治思想素质。科主任在学术上能指导全科业务技术并能解决疑难问题。科主任掌握一些管理知识是科室管理的需要,是使科室领导由经验管理提高到科学管理所必需的。因此,对科主任要进行管理知识的培训,如学习系统科学、管理原理、管理心理学、医院管理学等基本知识。

科主任的良好思想素质对管理效能往往有较大的影响。思想素质可以列出许多条,但下列素质对科主任更为重要:

(1) 公正、正派,一视同仁,不要亲一些人、疏一些人。

(2) 宽容,心胸宽阔,能团结大多数人。

(3) 民主,不独断专行,不以权压人。

(4) 善于联系群众,善于用人。

四、临床各科室管理

(一) 临床科室管理原则

1. 突出医疗工作的“中心”地位,医教研协调发展 医院建设依赖医疗、教学、科研三方面整体推进、协调发展。医、教、研三者犹如“一体两翼”,医疗、保健是主体,教学、科研是两翼,三者之间相互联系、相互促进、相辅相成、密不可分。做好临床科室各项工作,一方面要重点抓好基础医疗质量和特色技术;另一方面要处理好基础与临床、医疗与科研的关系。科研和教学工作要紧密结合临床、依靠临床,充分发挥医院临床工作的优势,以临床一线为基地,围绕临床搞科研,以临床需要和医疗工作中的难点为突破口,将科研工作的成果应用于临床,不断提高医疗技术水平和医疗质量。同时,依靠临床搞好教学工作,相得益彰,共同发展。

2. 强化质量意识 质量是临床科室建设永恒的主题。科领导要始终把医疗质量管理作为科室的中心任务,并将医疗质量作为衡量科室水平的首要标准常抓不懈。制定各项工作的质量标准和诊疗常规,以此作为临床科室工作的重要指导思想和医疗服务的准则,引导医务人员自觉地把工作重点和主要精力投入到临床工作和病人身上,保证各项工作的质量。在安排工作、进行总结时,都要把医疗质量作为重点内容进行分析讲评,进行经常性的质量教育,不断强化

全科人员医疗工作的“中心意识”和“质量意识”，促进医疗质量和技术水平的不断提高。

3. 强化服务意识、以人为本，以病人为关注焦点 医院依存于病人，因此，临床科室应当理解病人当前和未来的需求，满足病人要求并争取超越病人的期望。要调查并理解病人的需求与期望；要确保医院、科室的目标与病人的需求和期望相结合；要做好医患沟通，处理好与病人的关系，根据病人的满意程度采取相应的措施；对临床科室来说，要满足病人的合理要求和利益，把“以病人为中心”的口号真正落实到每个员工的具体工作中，提高临床科室的服务质量和社会信誉。

（二）内科医疗管理

1. 诊断工作 诊断是治疗的基础，没有正确的诊断就不可能有合理有效的治疗，甚至会发生医疗过失与事故。正确的临床诊断是制定治疗方针、判断预后和实行预防措施的重要依据。因此，诊断在内科医疗工作中占有相当重要的地位，也是在内科医疗管理中应该首先注意的问题。

（1）内科诊断的方法和原则：确定正确的诊断，一般要经过调查研究、搜集资料，分析综合、做出诊断，反复实践、验证诊断三个步骤。

1）临床资料的收集：

A. 询问病史：通过医师问诊，详细了解疾病的发生、发展情况，然后经过分析、综合、全面思考、提出临床判断，这是诊断的主要线索和依据。

B. 体格检查，医师通过望、触、叩，听诊等检查方法进行全面身体检查，结合病史做出临床诊断。正确的体检结果要求医师具有丰富的医学基础知识（机体的解剖形态、生理功能、病理改变）和反复的临床实践。

C. 实验室检查：是通过细胞学、生物化学、微生物免疫学和寄生虫学等检查技术对病人的血液、体液、分泌物或脱落细胞等标本进行化验检查，以获得病原、病理变化及脏器功能状态等资料，结合病人的临床表现和其他检查资料，对疾病做出诊断。因此，实验诊断是疾病诊断的重要组成部分。

D. 特殊器械检查：是借用各种仪器、器械对机体脏器进行检查和测定内脏的功能等，通过这些检查以扩大和加深医师对疾病的认识，帮助对疾病的诊断。

2）综合分析，初步诊断：综合前面所收集的临床资料和检查结果，抓住其共性和特殊性，进行归纳、分析，根据医师的临床经验和医学理论知识，提出其相互间的内在联系、发生和发展的规律性，分清主要和次要矛盾，再通过反复的临床思维过程，将其归纳成为有系统的概念，加以判断，最后做出较为正确的初步诊断。这也是诊断和鉴别诊断的一般过程。

3）验证诊断：初步诊断提出后，还需在医疗实践中反复验证它是否正确。疾病的本质总是通过各种症状、体征和各项检查结果，从不同的方面表现出来的，必须实事求是，全面调查研究，搜集系统的、可靠的临床资料，避免片面性和局限性，通过反复临床实践，及时补充或更正初步诊断，使诊断更符合客观实际，直至最后确定诊断。

（2）决定诊断质量的因素

1）准确、完整的资料：病史和检查资料是进行疾病诊断的重要依据和基础，临床资料的准确性和完整性是影响诊断质量的重要因素。详尽细致的检查是提高确诊率的基本保证。应该按其疾病发展的基本规律，尽量进行全面检查，以获得完整的临床资料。除此之外，有些疾病不一定在首次检查中全部出现有诊断意义的结果，必须在疾病的整个发展过程中反复检查，方可使医师逐渐认识其本质。

临床资料的准确性是保证诊断质量的关键。临床医师必须有实事求是的科学作风，注意采集病史、体格检查及其他有关检查的准确性，保证送检标本的质量符合检验的要求，这些都直接影响到诊断的可靠性。

2）临床医师的基础理论水平和医疗实践经验：临床医师是否具备一定程度的临床基础理论和医疗实践经验，是决定诊断质量的重要因素。医师必须熟练掌握基础理论包括基础医学（如生理、生化、病理、免疫等）及内科理论知识，这样才能较完整地去收集临床资料，并对已获得的临床资料进行正确地分析、判断。

临床经验是在接触病人的临床实践中不断积累而来的，临床医师在临床实践中应不断总结经验，掌握正确科学的临床思维方法，具备严谨的科学态度，根据所得资料，实事求是地去分析、推理和判断，得出合乎客观实际的结论。

3）严格的查房制度和疑难病例讨论制度：查房是医疗工作中最基本、最主要的医疗活动之一，是提高医疗质量的重要环节，也是培养医务人员的重要方法。实践证明三级医师查房制度是保证医疗质量的可靠制度。各级医师查房应有不同的要求和目的，上级医师查房时要求做到自下而上的充分准备，自上而下的严格要求，确实起到指导作用。对疑难病例及死亡病例应及时进行病例讨论，组织有关人员参加，这样既解决了病人的诊治问题，又可提高医疗质量，而且也是培养医师的一种有效措施。

2. 治疗工作 治疗工作是临床医疗工作中重要的组成部分，是在正确诊断的基础上解除病人的痛苦，挽救病人的生命。临床上往往通过治疗，观察疗效来验证诊断的正确与否。

人是一个统一的整体，在内科疾病的治疗中，要有整体观和辩证观。某些疾病表现为某一脏器的损害，但却可引起全身性反应，因此，在治疗中须注意全身情况;某些疾病在病程中的不同阶段,治疗的重点可能不同;某些疾病比较复杂,多个矛盾并存,或原发病与并发症并存,在治疗中就要抓主要矛盾,针对危害性较大的方面进行治疗。

内科治疗一般分为病因治疗、对症治疗、综合治疗、预防治疗等,治疗措施可按病情灵活选择。药物治疗是内科疾病治疗的重要手段,但由于药物本身存在着药效作用和副作用,因此,必须严格地掌握适应证和禁忌证,合理应用药物。为了提高治疗效果,不仅要重视药物的疗效,也要重视机体自身修复的能力,特别强调综合性治疗,包括精神、饮食、休息、护理等辅助治疗以及中西医结合治疗。

3. 护理工作 医疗和护理在医治疾病的过程中是密不可分的整体,两者互相依存、互相影响、互相促进,需要紧密配合与协作。护理水平的高低,直接影响医疗质量,甚至影响病人的安危,因此,要求护理人员在执行医嘱及护理技术操作时,应及时、准确、可靠,要减轻病人的痛苦,防止并发症的发生。对病人还应该进行预防保健知识的指导。

4. 临床科研工作 临床科研工作是内科医疗管理中的重要方面之一,它的进展状况常常是学术水平高低的重要标志,也在相当程度上反映出医疗水平的高低。医疗工作和科研工作是相互促进的,不注意临床资料的收集和整理,临床科研工作无从下手。而不注意临床科研工作,不总结经验以指导临床工作,医疗水平也不能得以提高。临床科研工作的目的是提高医疗质量和培养人才,所以,要从实际出发,针对医疗工作繁忙、人员变换频繁、兼职多的特点,结合人力与设备情况,有组织、有目的、有计划地开展临床科研工作,但绝不能因为科研工作而影响临床医疗工作。

5. 工作质量的检查 评定内科工作质量的好坏,须从各方面作全面考核,其重点有以下几个方面。

(1) 病历质量检查:内科医疗质量的优劣集中反映在病历上,病历书写是否整洁、完整,诊断是否正确、及时,治疗是否合理、有效,科研资料是否齐全,都直接反映内科医疗质量水平和管理水平。

(2) 医疗质量指标检查:包括诊断符合率、床位周转率、治愈率、好转率、病死率、疾病确诊时间、治愈时间及交叉感染发生率等。上述医疗指标的意义,绝不能单纯从数字的高低来评定医疗质量的好坏,而应做具体、细致的分析。

(3) 医疗技术发展和科学研究:包括专业技术的发展和实验室工作。主要指新技术新业务项目的开展、科研成果的取得、卫生技术人员专业水平的提高等。

(4) 基础护理质量:指医嘱执行、病情观察、医疗护理、灭菌观念、病房管理等,这些都可反映护理质量的水平,并直接影响医疗效果。

(5) 执行规章制度情况:指各项规章制度是否认真执行、在职责范围内是否尽职尽责、服务态度是否认真负责、科室管理是否合理等。

(6) 医疗纠纷情况:医疗纠纷的多寡可以反映管理和技术水平,应了解其内容、性质、发生情况以及为防止发生所采取的措施。

(三) 外科医疗管理

外科医疗的特点是以手术作为主要的治疗手段,因此对外科的医疗管理除了一般临床科室所共有的医疗技术管理、质量管理以外,还应是围绕手术的管理。外科病床数一般占综合医院的25%~40%,其病床使用率和周转率都比非手术科室高,急重病人多,病情变化快,手术尤其是大手术直接关系到病人的安危。手术的效果常是立竿见影的,诊断是否正确、手术是否恰当都显而易见,因此外科对手术的管理有特殊的重要性。

手术治疗要求集体协作,不仅是同台的手术者、助手、麻醉师、器械护士和巡回护士之间的协作,而且和病房术前、术后的各项工作密切相关。因此,外科必须有严密的组织机构,各有分工、各司其职,同时又相互紧密配合。

手术管理有术前、术中,术后三个环节。应把它们看做一个整体,任一环节都不可忽视。近代外科手术疗效取得显著进步,一方面是手术技术的改进,同时也是由于术前准备(包括诊断)和术后处理上的进步,使手术更安全,术后合并症减少,缩短了术后恢复期,从而提高治愈率、降低病死率。

1. 术前准备 所有手术都要做术前准备,急诊手术更要争取时间尽快地做好术前准备。

(1) 心理准备:术前病人常会有许多关于治疗上的疑问,尤其是对大手术更会有许多顾虑。外科医师应针对病人疑问做出必要的解释,给予安慰,消除不必要的顾虑,使其增加恢复健康的信心,同时取得病人和家属的信任和配合。讲解病情要实事求是,认真负责,各级医护人员的解释要一致,以免增加病人的顾虑。

(2) 术前检查:术前应完成所有必要的检查,尽可能明确诊断,只有正确的诊断才能有正确的治疗方案和良好的手术效果。

(3) 术前讨论或小结:术前讨论或小结包括诊断、手术适应证、手术方式、麻醉方式、术中可能出现的并发症和对策、术后应注意的问题等。新开展的或复杂的大手术、疑难病例、需要多方面配合的手术都应有术前讨论。

(4) 手术安排:应明确规定各级医师的手术范围,严格执行手术分级管理制度,超过规定范围时应由科主任批准。

(5) 手术前晚应全面检查一次准备工作:如是否备皮、是否配血、是否已填写术前小结等。病人有无发热、来月经、手术有无必要延期等。术者在术前必须亲自检查过病人,对手术方法和步骤应做必要的复习和思考。

(6) 术前的其他准备:对术前病人应给予热情细致的照顾,告诉病人术后深呼吸、咳痰的必要性,保护伤口的方法和必须严格按医嘱饮食。术前至少戒烟1~2周,练习在病床上大小便。去手术室前应排尿、摘下假牙等。

2. 术中管理

(1) 无菌技术管理:参加手术的所有人员都应严格遵守无菌原则,按照手术室的规章制度进行手术。

(2) 手术过程中的管理:手术是集体劳动,既有明确分工又有良好的配合。

1) 术中除必要的讨论和教学需要,不得任意交谈,保持手术间的肃静。

2) 术中出现意外情况或术者处理无把握时,应及时请示上级医师协助处理。

3) 互相配合不佳时,不要大声斥责埋怨,影响手术进行。

4) 在保证手术质量的前提下应缩短手术时间。长时间的麻醉和手术,对病人生理干扰大,手术创伤也加重,故无论手术大小、难易,都应集中精力以求缩短手术时间,但绝不能单纯追求缩短手术时间。

5) 手术完毕缝合切口前,要认真清点手术用品和器械,遇有数目不符时,医护必须配合仔细寻找,直至查清为止。

3. 术后处理 正确的术后处理可减轻病人的痛苦和不适,并可预防和早期发现、及时处理术后并发症,使手术取得良好效果。

(1) 送病人入手术室后,病房即应准备好术后所需的各种用品。

(2) 如麻醉尚未完全清醒,应设专人守护,防止呕吐误吸或堕床。按医嘱和护理常规的要求严密观察病情,防止出血、窒息和休克等严重并发症。

(3) 术后24小时内伤口疼痛严重应给以止痛镇静药。

(4) 协助病人翻身,鼓励咳嗽,保护伤口,防止感染,注意口腔护理、饮食和补充营养。鼓励患者早日离床活动以预防或减少并发症,如发生难以避免的并发症,注意做好病情解释工作。

(5) 术后还应指导病人做功能锻炼,恢复体力。

(6) 手术必须有随访制度,以观察长期疗效,了解手术质量以提高医疗水平。

评定医疗质量是比较复杂的问题,有许多评价方法,评价外科医疗质量和水平其主要指标就是手术效果。评价的基本项目应包括无菌切口感染率、诊断符合率、术后并发症发生率、手术死亡率、平均住院日等。可选择大、中,小各类典型手术进行以上几项的统计。以常见的、病例数量较大的手术作为指标更易于和国内外类似资料做对比,看出医疗水平的高低。

(四) 妇产科医疗业务管理

1. 一般管理 妇产科因服务对象均属女性,尤其是属于生殖器的生理、病理变化,故在医院机构的设置上要适应女性的特点。

(1) 妇产科工作人员,必须尊重妇女的思想品德,有严肃文明的工作作风,善于理解不同疾病病人的心理状态,体贴、安慰病人,解除病人思想顾虑,待病人如亲人,这样才能取得病人的充分信任。男医师进行妇检时应有第三者在场。

(2) 妇产科检查均须脱掉下衣,将外阴部完全裸露,故检查室、处置室、手术室及分娩室等均应与外界隔离、保持适当温度和充足光线。

(3) 妇产科虽属一独立科室,有其专业的特点,但在生殖系统的生理、病理改变上和机体的整体有密切关联。如在产科方面,常因全身性疾病影响妊娠过程,反之亦可因妊娠促进或导致全身疾病的发生与发展。妇科某些疾患又常与外科特别是腹部外科以及内科一些疾病相混淆,必须加以鉴别。另外还要和一些科室密切协作,新生儿的监护与治疗与儿科休戚相关;妊娠高血压综合征、妊娠合并慢性高血压、慢性肾炎时要查眼底,须和眼科协作;常见的外阴疾患,又与皮肤科、口腔科发生关联。因此,作为一名妇产科医师,必须树立整体观念。除应全面系统了解与掌握妇产科专业知识外,还必须了解各种疾病的发病原因与各科的联系,不断学习、更新知识、综合分析,才能做出正确的诊断。

2. 妇产科管理的特殊要求 妇产科就其专业来说,所涉及的学科较多,已如前述。就其服务对象来说也有其特殊性,不仅包括患者,还包括其他一些健康妇女,如要求计划生育的妇女、产前检查和正常生产的妇女;另一方面妇产科病人又有病情急、变化快的特点,因此医院管理上有其特殊性。

(1) 有条件的综合医院应将产科(生理产科和病理产科)、妇科、计划生育的病房分开。妇科和计划生育病人出入院管理与其他科室基本相同。

(2) 有条件的医院可在妇科门诊中加设术前门诊,对准备入院手术的病人进行术前检查,以便入院后缩短术前准备时间、缩短住院日,提高周转率。

(3) 产科方面产前有合并症的根据病情提前入院,一般产妇正式临产后入院。为提高产科质量,必须指导医护人员认真、细致观察产程,准确记录,及时发现异常以及迅速地做出处理。

(五) 儿科医疗管理

儿科医疗管理必须结合不同年龄阶段生理、病理特点进行。

1. 病房环境管理 对病室的清洁卫生、整齐、安静、安全设施等均应有具体要求。病室的温度与湿度的要求根据不同的年龄而有所不同：

（1）病室温度：未成熟儿：24～26℃；新生儿：22～24℃；婴幼儿：20～22℃；儿童：18～20℃。

（2）病室湿度：未成熟儿：60%～65%；新生儿：60%～65%；婴幼儿：55%～60%；儿童：55%～60%。

2. 合理的生活制度 根据不同年龄、不同疾病的要求安排患儿的睡眠、活动、饮食和游戏。这一切都由护理人员进行指导和照料。

3. 小儿饮食管理 根据不同年龄和疾病情况，建立小儿饮食管理制度。首先应满足营养需要，其次就是根据患儿诊治疾病的需要，合理调配食物中所含的营养素来协助治疗疾病。必须建立配膳室及饮食管理制度。护理人员应按医嘱要求配膳，不得随意更改。各种乳品、代乳品必须有固定专人负责管理和配制，配制时间应固定。

4. 安全管理 病室设备力求简单安全，暖气、电源、窗均应有安全设备，热水瓶、刀、剪、药品等要放在小儿拿不到的地方，病床要有护栏。工作人员离开小儿床位时必须将床栏拉好，防止意外伤害。

5. 防止交叉感染和建立消毒隔离制度 小儿对感染性疾病有易感性，应严格执行各项管理制度、消毒隔离制度，防止交叉感染。除重危病儿或特殊情况外，不应有家属陪住。不得进入新生儿病室内探视。需喂母乳的小儿，经医务人员许可后按规定时间进入哺乳室喂奶。病房需建立消毒隔离制度，如呼吸道隔离制度、胃肠道隔离制度、病室空气消毒法（乳酸、紫外线）、污物处理法等。患儿个人清洁卫生完全由护理人员负责进行或指导，包括洗澡、洗脚，洗臀部及会阴部、剪指甲等。

6. 设置重症监护单位 小儿疾病大多发病急，病情变化迅速，危重症多。凡危重病儿以及产科转来的高危儿（一般是指产前或产时遭到危害的异常儿）均应转入重症单位（ICU）观察、治疗，以保证连续监护及有效抢救。ICU的建立对儿科有特殊重要的意义。

（六）传染病科医疗管理

传染病科的管理特点主要是严格执行传染病报告制度和消毒隔离制度。

1. 严格执行传染病报告制度 这对疾控机构正确估计、预测疫情，及时采取预防措施和对疫源地进行消毒等都有很重要的意义。对拟诊传染病报告，应在明确诊断后，做订正报告。如发现漏报，应及时补报。

2. 隔离制度 对确诊或拟诊传染病人必须隔置于特定场所，防止传染病的传播，使其和其他病人及健康人分开。

（1）严密隔离：用于甲类传染病，如鼠疫、霍乱、天花和一些传染性强烈的疾病如炭疽等。隔离的方法有：

1）病人单住一室（同一病种可同住一室），门窗不得随意打开，病人不得擅离病室。

2）工作人员进入病室应穿戴好隔离衣、帽子、口罩及隔离鞋。离开病室时，应脱去隔离衣，帽子、口罩、隔离鞋及洗手，并随手关门。

3）病人的分泌物、排泄物及用品必须进行严格消毒后才能拿出室外。

4）工作人员手指皮肤有破损时，应戴手套或暂停护理此类病人。

5）病室每天用紫外线进行空气消毒1～2次，或用0.5%～1%过氧乙酸或0.2%漂白粉澄清液喷雾消毒。

6）如有条件，病室内应设厕所及浴室，以免病人外出。

7）病人出院或死亡后，病室及室内物品必须进行终末消毒。

（2）呼吸道隔离：用于呼吸道传染病，如白喉、百日咳、流行性脑脊髓膜炎、流行性腮腺炎等。隔离的方法有：

1）同一病种病人同住一室，病人不得擅离病室。

2）工作人员进入病室必须穿戴帽子、口罩及隔离衣。

3）病人的食具、痰杯及呼吸道分泌物，必须定时进行消毒。

4）病室每天用紫外线空气消毒1～2次，消毒后应进行通风。

5）如有条件，病室内应设厕所及浴室，以免病人外出。

（3）消化道隔离：用于消化道传染病，如伤寒及副伤寒、细菌性痢疾、病毒性肝炎、脊髓灰质炎等。隔离的方法有：

1）最好能同一病种收住同一病室。

2）工作人员密切接触病人时，应穿隔离衣、戴帽子及口罩，进入病室时应穿隔离鞋。

3）病人的用品、食具、便器、排泄物、呕吐物均须消毒。

4）病室应有防蝇及灭蝇设施。

（4）接触隔离：用于破伤风等。隔离的方法有：

1）按消化道隔离方法。

2）工作人员手有皮肤破损时，应暂停接触此类病人。

3）病人用过的敷料、棉球等均应焚毁，污染的用品应予消毒。

（5）虫媒隔离：用于虫媒传染病，如流行性乙型脑炎、疟疾、丝虫病、回归热、黑热病等。应防蚊、灭蚊、灭虱、灭蚤及消灭白蛉等。

除建立上述隔离制度和方法外，全体工作人员应牢固树立消毒隔离观念,自觉遵守消毒隔离制度,熟练掌握消毒隔离方法和技术。病人入院后,应由护士详细介绍病房消毒隔离制度,病人在指定范围内活动,不能随意串病房或至不该停留的地区。病房的污物、污水及粪便必须进行严格消毒后才能向外排放。病人病愈出院时,必须进行卫生处理、淋浴、更衣。入院时的衣服及住院时的物品必须经过消毒后方能带出院外。病人家属原则上不能陪住。探视病人应遵守探视制度。

3. 消毒制度

(1) 目的和意义:消毒是预防传染病的重要措施,通过清除或杀灭人体表面及其周围环境中的病原体,切断病原体的传播途径,控制传染病的发生和流行。

(2) 消毒的种类

1) 疫源地消毒:是对传染源存在的场所及其排泄物进行消毒。

A. 随时消毒:指有传染源存在时的消毒措施。如对传染源的分泌物、排泄物、污染物及病室进行随时消毒。

B. 终末消毒:是指病人病愈出院或死亡后,对疫源地进行最终彻底消毒。

2) 预防性消毒:是指可能有病原体存在时所做的消毒措施,预防传染病的发生。如食具消毒、饮用水加氯消毒、饮水煮沸、牛奶加热消毒、住室通风或消毒等。

(3) 消毒的方法:应根据病原体的抵抗力、消毒对象不同等因素,选择高效、速效、低毒、简便、价廉的消毒方法。常用的消毒方法有:

1) 物理消毒法:有机械方法(如洗刷、通风、戴口罩等)、日晒、紫外线、煮沸、流动蒸气、高压蒸气、干热、红外线及微波等消毒法。

2) 化学消毒法:是应用化学消毒剂使病原体的蛋白质发生凝固而死亡。常用的化学消毒剂有漂白粉、煤酚皂液(来苏液)、10%甲醛(福尔马林)、过氧乙酸、70%乙醇(酒精)、苯扎溴铵(新洁尔灭)等。

第五节 医技科室管理

一、概 述

医技科室,又称临床辅助科室,是指通过提供各种检验、检查和设备等,以协助临床科室进行疾病诊断、治疗、预后判断和随访的科室。医技科室与临床科室一样,都是医院管理结构中至关重要的中间环节。不同的是它不是直接治疗、管理病人的科室,而是配合临床科室工作的。医技人员往往对病人的情况缺乏全面的了解,只能运用本专业的理论和技能,用不同的方法、从不同的角度对病人特定部位或标本进行检查,为临床医生提供可靠的信息及科学依据,或为诊疗提供药品、消毒用品及其他临床条件,为病人的健康服务。

医技科室与临床科室一样,都是医院的基本组成单位,也是医院的基本功能单位和基本效益单位,实行院长领导下的科主任负责制和独立的经济核算制,具有独立的用房条件、人员配备和仪器设备,参与医院功能的正常运行,为医院创造社会效益和经济效益。

随着科学技术的不断发展,医技科室的范围越来越广,功能不断拓展,在医院的地位不断上升,不但为临床科室提供诊断治疗依据,同时也为医院科研工作的顺利开展提供了相应的条件。因此,医技科室的管理已成为医院管理的重要组成部分。

(一) 医技科室的工作特点

1. 服务双向性 与临床科室一样,医技科室必须以病人为中心,现代的医技科室可以运用其专业条件直接服务于患者的诊断和治疗,同时,医技科室也通过服务于临床工作而为病人提供服务。

2. 专业性 医技科室各个科室因其工作内容、工作方式和程序不同,拥有各自的工作特点和规律,因而具有较强的专业性。

3. 技术性 医技科室的业务工作都是由掌握专门技术的人员应用专用的设备仪器来完成的,这决定了医技科室具有很强的技术性。

4. 独立性 虽然在医院的组织结构中常将医技科室列为辅助支持科室,但随着医学相关科学技术的不断发展,医技科室不但技术性和专业性不断增强,也逐渐具备相对的独立性,部分医技科室已发展出系列的直接面向患者的诊断、治疗服务,如康复理疗科、放射介入治疗、内镜介入治疗等。

(二) 医技科室管理特点

(1) 强化以病人为中心、为临床服务的意识。

(2) 强调规范化、标准化管理。

(3) 重视新技术、新业务的开展,并制定相应的审批制度。

(4) 重视技术人员培训及资格认证、准入制度。

(5) 强调质量控制制度。

(三) 医技科室的发展趋势

1. 手工操作转向自动化操作 自20世纪80年代以来,我国医院的医技科室的硬件设备日趋完善,大的综合医院医技科室的配备逐渐向国际水平靠拢,机械化、自动化程度日渐增高;

2. 人员素质逐步提高 随着设备的改善及人员培训的落实,医技科室工作人员逐渐从单纯的仪器操作转向结合临床,逐步开展科研工作和部分临床工作,如放射科介入治疗、内镜介入治疗、核医学治疗等。

3. 检查项目逐渐增多、速度加快、准确性提高 随着设备改进、人员素质提高,医技科室提供的信息的可信任度明显增加,为临床工作提供了坚实的基础。

二、影 像 科

自德国物理学家伦琴(Wilhelm K Roentgen)于1895年发现X线,至今已有100多年历史,X线被广泛应用于医学领域的放射诊断。近20年来,由于电子学和微电子学、电子计算机的高速发展,相继出现了数字显影(DSA)、计算机X线断层扫描(CT)及磁共振成像(MRI)等先进医疗设备,基于先进影像设备的发展并以影像诊断为基础而建立了介入放射学。由此,以影像学作为临床诊断治疗的医学影像科应运而生。

医学影像(放射)科的功能是应用放射医学的理论、先进的影像设备条件和相应的成像技术,对人体进行各种X线影像学检查,密切结合临床资料,对各种疾病做出准确的定位,通过介入性放射检查对疾病进行诊断和治疗。

(一) 医学影像(放射)科的管理

随着放射学科涉及的相关专业领域迅速扩展,学科在临床医学中的地位也由辅助角色逐渐转为对临床决策具有决定作用,放射医师和技术人员的要求也逐渐增高。正因如此,现代放射学科运行管理机制亟待规范及完善。

1. 科室的组织体系

(1) 整体管理:传统X线、CT、MRI、介入放射等均在科主任统一领导和管理下进行工作,学科主任的管理理念中应遵循相应的原则,如合理的层次管理、良好的关键环节调控等。

(2) 业务分组:根据工作人员的业务性质分为诊断组、技术组和医辅组。诊断组由各级诊断人员组成,技术组由各级技术和物理机械人员组成,医辅组由护士、登记和影像资料保管人员组成。有条件的医院技术组人员应包括物理学、工程学、计算机学、辐射防护等领域的专业人才。

(3) 轮转制度:根据业务需要,实施“相对固定,定期轮转”制度,以达到影像学的“一专多能”的目标。

2. 科室任务

(1) 承担门急诊、住院患者的放射检查及介入治疗。

(2) 承担保健、体检和抢救等放射检查任务。

(3) 承担院内、院际临床诊断会诊。

(4) 充分利用现有设备开发新技术、新检查项目和进行放射科研工作。

(5) 承担临床放射学的教学和进修、实习人员的带教培训工作。

3. 科室工作质量管理

(1) 影像(放射)科工作质量管理实行科主任负责制。

(2) 确定以病人为中心的管理模式

1) 简化诊断流程。

2) 通过增加服务窗口、完善诊断程序等措施缩短病人等候检查和诊断报告的时间。

3) 通过全程质量控制以提高服务质量。

4) 强化职工服务意识。

5) 通过制定可遵循的规章制度和操作规程规范医疗行为。

(3) 诊断工作质量管理内容

1) 诊断工作人员具有相应的执业资格,明确岗位责任,诊疗工作质量管理由主治医师以上人员具体监管。

2) 实行集体阅片制度,24小时内发出报告,诊断报告需经主治医师以上审核、签名后发出。疑难病例应由科主任主持阅片,并审签报告。

3) 造影、CT、MRI检查应按操作规程进行,注意放射防护、灭菌消毒,严防意外事故发生。

(4) 诊断报告规范化要求:诊断报告要求字迹清楚、项目完整、内容准确,影像所见描述简明确切,诊断结论应密切结合临床,务求客观和确切,符合诊断规范。要求阅片医师签名和主治医师以上审核医师复签名,签名字迹清楚。

(5) 介入放射治疗质量管理内容

1) 介入放射治疗归属影像(放射)科统一管理。

2) 开展介入放射治疗必须具有相应的血管造影设备与配套器材,以及主要的抢救设施和药品。

3) 实行介入放射医师准入制度:要求具有2年以上常规X线诊断经验并经三级甲等医院或省高等医学院校附属医院或放射质控中心介入放射治疗培训的中级以上职称人员担任。

4) 依照医院感染管理要求,实行严格消毒灭菌制度。

5) 严格把握介入放射治疗适应证

4. 患者诊疗安全管理

(1) 造影剂应设专柜存放,登记造册,专人保管。

(2) 配备抢救药品及必要的急救器械(如氧气、吸引器等)。

(3) 造影前必须做造影剂过敏试验,严格控制用量。

(4) 避免检查、操作不当或机器故障导致损伤患者。

(5) 注意对患者放射防护。

5. 设备安全管理

(1) 按机器说明要求设置机房环境条件(温度、湿度),落实清洁防尘措施。

(2) 实行专机专人负责制和机修岗位及机房岗位责任制。

(3) 严格遵守机器操作规程。

(4) 机器故障则立即申报,由专人抢修。确认故障排除后,方可交付使用,并对抢修情况做书面记录。

(5) 机修人员全面负责本科机器设备的管理,保障机器正常运行。

(6) 机器设备应按确定的技术参数标准进行验收,合格后方可使用。在使用中的机器应定时做性能的状态检测。

(二) 影像(放射)科工作制度

(1) 各项X线检查,须由临床医师详细填写申请单。急诊病人随到随检。各种特殊造影检查,应事先预约。

(2) 重要摄片,由医师和技术员共同确定投照技术。特检摄片,待观察湿片合格后方嘱病人离开。

(3) 危重或做特殊造影的病人,必要时应由医师携带急救药品陪同检查。对不宜搬动的病人应到床旁检查。

(4) X线诊断要密切结合临床。进修和实习医师写的诊断报告,应经上级医师审阅签名。

(5) X线照片是医院工作的原始记录,对医疗、教学、科研都有重要作用。全部X线照片都应由放射科登记、归档、统一保管。借阅照片要填写借片单,并有经治医生签名负责。院外借片,除经医务科批准外,应有一定手续,以保证归还。

(6) 每天集体阅片,经常研究诊断和投照技术,解决疑难问题,不断提高工作质量。

(7) 严格遵守操作规程,做好放射防护工作。工作人员要定期进行健康检查,并要妥善安排休假。

(8) 注意用电安全,严防差错事故。X线机应指定专人保养,定期进行检修。

三、检　验　科

检验科是医院进行医学检验,为临床诊治疾病提供可靠信息和科学依据的医技科室。近十多年来,检验科的医学检验出现了向检验医学发展的根本性变化。与此同时,由于社会进步、科学的发展、医院间的竞争,又对检验科的检验工作提出了快速、微量、优质、高效的新要求。在这样的形势下,进一步加强检验科的管理显得十分重要。

1. 检验科的管理制度　保证检验科的检验质量,必须有一个全面的、完善的管理制度,至少有以下规章制度。

(1) 检验工作制度

1) 全科人员应自觉遵守劳动纪律,上班后充分做好实验前的准备工作。

2) 检验单由医师逐项填写,要求字迹清楚、目的明确。急诊检验单上须注明“急”字。

3) 收标本时,严格执行查对制度,标本不符合要求,应重新采集。对不能立即检验的标本,要妥善保管。普通检验,一般应于当天下班前发生报告。急诊检验标本,随时做完随时发生报告。

4) 要认真核对检验结果,填写检验报告单,做好登记,签名后发出报告。检验结果与临床不符合或可疑时,主动与临床科联系,重新检查。发现检验目的以外的阳性结果应主动报告。院外检验报告,应由主任审签。

5) 特殊标本发出报告后保留24小时,被污染的器皿应高压灭菌后方可洗涤。对可疑病原微生物的标本应于指定地点焚烧,防止交叉感染。

6) 保证检验质量,定期检查试剂和校对仪器的灵敏度,定期抽查检验质量。

7) 建立实验室内质量控制制度,积极参加室间质量控制,以保证检查质量。

8) 积极配合医疗、科研,开展新的检验项目和技术革新。

(2) 技术质量管理制度

1) 强调以检验质量为中心,强化质量管理和质量控制意识。

2) 管理制度化、专业化。管理内容包括:目标、计划、指标、方法、措施、检查、总结、效果评价及反馈,定期向上级书面报告。

3) 强化室内质量控制,并制定相应的措施,做到日有记录、月有小结、年有总结。有原始记录及质控图。对失控情况应及时纠正,未纠正前停发报告。

4) 主动参加临检中心规定的室间质量评价活动,通过质评提高检验水平。

5) 实施检验人员资格认证及培训制度。

6) 规范仪器、试剂管理,建立仪器档案。

2. 重要的业务管理制度

(1) 感染管理制度:检验科接触的都是来自病人的标本,防止院内感染和感染扩散具有特别重要的意义。应从标本采集、收集、运送、检验、检验后处理、一次性器材处理、工作人员防护等环节落实感染防范措施。

(2) 仪器管理制度:包括操作人员培训、专人专机管理、制定操作规程及仪器保养、维修、报废制度等。

(3) 试剂管理制度:规范试剂申购、管理、使用、保存等环节,应高度注意剧毒试剂的保管,凡取用应有登记。

(4) 差错事故登记制度:完善检验工作查对制

度,落实于标本采集,收集、检验、发送报告等环节的患者科别、床号、姓名、化验单标号、检验目的、检验标本等核对;建立标本验收、登记制度,按规定保留标本以便复核;规范差错报告程序,发现差错应及时向专业组长及科主任报告,力求妥善处理,并登记入册,对当事人进行批评教育及相应处罚。

(5) 信息反馈制度:建立差错事故反馈登记制度和临床医师、科室、患者意见反馈登记制度以不断提高患者满意度,提高检验水平。

四、功能检查科

功能检查系指利用生物电描记仪、超声波、心导管、内镜等医疗仪器和检查技术,直接或间接地观察机体的电生理异常、组织结构变化、血液动力学改变及脏器功能情况,将取得的各种参数与图像,结合临床而达到对疾病做出明确诊断的目的。功能检查科主要涉及心电学、超声波、脑电图、内镜等学科与设备,目前大多数医院统称特殊功能检查科,简称特检科。

(一) 心电学科管理

心电学科包括心电图、动态心电图、心电向量图、心室晚电位、高频心电图、希氏束电图、食管心房调搏、心导管电生理等检查项目,其中以心电图检查最为常用。心电学科的主要任务是通过各种仪器、设备对心电活动进行记录、分析以了解心脏功能状态,从而达到疾病诊断目的,同时为疗效评价、临床科研提供相应的依据。

1. 检查项目设置及临床作用 根据医院医学任务、规模、有无心血管专科及临床工作需要,心电学科检查室可酌情分设以下各检查室:①心电图室;②心功能室;③心导管检查室。

2. 业务技术管理

(1) 操作医生要熟悉各种操作方法、严格按操作规程进行检查。每一项检查必须严肃认真准确无误。

(2) 检查报告单记录要字迹清楚、书写整齐、项目齐全、数据科学、诊断准确、主次有序。

(3) 严格执行报告单签发制度,由医师签发诊断书。

(4) 密切与临床合作,发现异常及时通报检查结果,以便正确处理。

(5) 建立健全资料保管制度,按顺序号入档。

3. 仪器使用及维修管理

(1) 根据仪器使用说明及临床应用特点,制定操作常规,应设专人负责操作及仪器保养。

(2) 建立仪器档案,以便检查维修。根据仪器使用情况,设备科应对仪器定期保养,以保证仪器使用的完好。

(二) 超声科管理

超声检查是电子计算机技术与超声波物理特性相结合而应用于临床医学的诊断方法。超声医学是超声综合成像技术用于临床诊断及治疗疾病的学科。就医院管理的角度而言,有将超声科归入功能检查科的,也有将其归入影像学科的。超声检查具有无痛苦、定性较准确、可多次重复检查的特性。临床应用极为广泛,超声科的科学化、规范化管理也具有极其重要的意义。

1. 超声科人员配备基本要求

1) 完善医、技、辅人员设置,分工合作,各司其职。

2) 专业工作人员应具有相应的资格,超声医师应按《中华人民共和国执业医师法》的规定获得执业资格并注册。

3) 超声诊断、治疗工作人员应具备相应的临床基础知识,必要的物理及计算机知识。

4) 专业人员配置应根据超声仪器数及超声治疗工作需要综合考虑,建议人员与仪器比值接近2为宜。

2. 超声科检查室设置 根据超声波的特点及临床应用范围可分设腹部B超室、腹部超声多普勒室、心脏超声多普勒室、妇产科B超室、神经科B超室、内镜超声室、介入超声治疗室等。

3. 仪器管理制度

(1) 仪器使用:为充分发挥超声仪器性能,提高仪器使用效率,要求工作人员认真阅读仪器说明书,必要时进行相应培训以度过磨合期,同时要求工作人员能熟练调节超声仪器以适应患者个体差异及疾病需要,能真正达到高清晰、高质量显像。

(2) 仪器管理:

1) 建立仪器设备管理手册,专人负责定期清点,确保账物一致。

2) 建立仪器保管制度,任何人不得私自将仪器带离医院。

3) 制定标准化操作规程(standard operating procedure, SOP),为每台仪器配备相应的操作规程以实施标准化操作,保证检查质量。

4) 制定仪器维护、故障报告及维修制度。

5) 技术档案分类保管,如说明书、线路图、保养及维修记录等,应分门别类,按仪器交专人保管。

(3) 仪器更新:根据超声仪器要求、设备更新状况及医院临床、科研工作需要,及时更新仪器。

4. 资料管理制度

(1) 超声检查申请单规范化:包括病人一般情况,临床诊断,检查目的、要求,其他检查结果,原有治疗情况及效果等,必要时记录患者联系方法以便随访。

(2) 完善检查患者登记制度,有条件者应实行计算机登记。

(3) 完善检查资料保管、借阅制度:包括检查申请单、报告单、录像带、刻录光盘等,应按日期、患者或超声编号归档保存,如因随访、复查等需借阅时,应履行登记。

(4) 强化病人隐私保护意识。

(5) 建立主要病种随访制度,制定随访登记卡,随访结果等同检查资料保管。

五、病　理　科

病理科是医院的主要科室之一,其职责是应用形态学的观察方法,结合临床医学以及组织化学、免疫组织化学、分子生物学、超微结构和各种形态定量研究等知识和手段,对手术或其他方式获得的人体组织、病变器官或细胞等进行观察,以确定疾病的类型,为临床提供可靠的诊断依据,指导临床治疗和评价预后的一门应用病理学科。

1. 病理科人员配备　根据不同等级医院开展工作的范围和实际工作量决定。病理科医师应专职从事病理工作。病理技术员与病理医师比例应以 1 :1 为宜。按不同医院等级按比例配备相应的高、中、低级职称专业人员,逐步形成由住院医师(技师),主治医师(主管技师),正、副主任医师(正、副主任技师)组成的技术结构层次。实施三级医师(技师)分工负责制。

2. 病理科的用房设置　病理科的基本用房设置应包括大体检查室、技术室、诊断室、档案室、标本陈列(贮藏)室。二级以上医院根据工作需要增加设置尸检室、组化及免疫组化室、细胞学室、分子实验室、病理摄影室及精密仪器室(如电镜室等)。医学院附属医院的部分设置可与医学院病理教研室共享以节约资源。

3. 病理科的仪器设置　病理科的基本仪器设备至少应具备有高质量的光学显微镜和切片机(石蜡及低温恒冷切片机)、烤片敷贴机、离心机、冰箱、烤箱、防火设备等。根据工作需要,配备图像分析仪等设备,以改善制版质量和提高诊断水平。

4. 病理科的业务建设

(1) 实行科主任负责制,规范各级病理科人员的岗位职责。

(2) 实行病理科医师、技师资格准入制:病理科技术专业人员应加强业务培训,有计划、有组织定期实行继续教育和专业进修,不断提高业务水准,新分配进入病理科的专业人员实行统一的上岗前岗位培训,持证上岗。

(3) 实行病理读片医师复核制:病理切片读片质量是保障病理诊断质量的关键环节,实行初级、中级,必要时高级病理医师复核读片制度是保证病理诊断正确性的有效手段。

(4) 疑难病例读片讨论和执行疑难病理会诊制度:定期举行临床病理讨论会,组织参加各种类型的专业病理学术研讨会,以了解国内外新的动向和新进展,以提高诊断正确率和疑难病例确诊率。

(5) 开展新技术、新业务评审和病理科研工作。

六、药　剂　科

(一) 药剂科(药学部)性质

药剂科是主管医院药品和药事管理事宜的医院技术职能科室,具有多种专属特性。

(1) 专业技术性:药品的调剂、制剂、供应,药品检定及临床药学等都是专业性很强的业务工作,而且随着医院药学的不断发展,药剂科的专业技术性将不断增强,对药剂科工作人员的专业技术水平要求也会日益增加。

(2) 信息指导性:合理、科学的药物治疗有赖于对药物信息的及时、充分把握,药剂科对相关信息,包括临床专业信息及药品信息,均应有足够的敏感性,并利用其指导业务工作,参与临床药物治疗。

(3) 技术经济管理性:药剂科工作充分体现了经济管理对医院管理的重要性,药品收入常占医院收入的 35%~50%,药品的采购、管理、供应及统计各环节均涉及技术经济管理的范畴。科学的技术经济管理是保持医院药学可持续发展的重要前提。

(4) 行政职能性:药剂科就其性质而言,一定程度上是职能部门,应属业务行政范畴,有别于其他医技科室。药剂科应是《中华人民共和国药品管理法》等法律、法规的忠实执行者。

(二) 药剂科设置及人员配备

1. 药剂科设置

(1) 医院必须设置药剂科,药剂科设置应符合"以病人为中心"的原则,结合医院实际情况,药剂科规模应与医院规模相适应。

(2) 根据医院功能需要、医院工作量,设置药剂科相应的二级科室,如调剂科、制剂科、药品科、质检科、中西药房等。

(3) 药剂科房屋建筑要求:环境清洁,布局合理,注意污染区、缓冲区、洁净区合理配置,人流、物流、气流合理安排,保证适宜的温度及湿度。

(4) 药剂科应具备一定的设备和仪器,以保证生产和质量检验的需要。

(5) 药剂科应制定完善的操作规程、质量标准和规章制度。

2. 药剂科人员配备

(1) 医疗单位必须配备与医疗任务相适应的药

学技术人员,非药学技术人员不得直接从事药学技术工作;按《中华人民共和国药品管理法》和《医疗机构药事管理暂行规定》,医院药学人员应是依法取得资格认定[药学系列技术职称(职务)]的药学专业技术人员。

(2) 医院药学专业技术职务实行考试制:人事部、卫生部2000年12月3日之人发[2000]114号规定:"药学技术人员要通过考试取得药学专业技术职务资格"及"对不具备规定学历、任职资格的人员,不能聘任"。

(3) 药剂科人员编制:卫生部及原劳动人事部于1978年颁布《综合医院组织编制原则试行草案》规定,综合医院药剂人员占全员卫生技术人员8%,根据实际需要宜进行相应调整;财会、统计、计价等非药学技术人员按实际需要确定编制,不在上述药学技术人员编制之列;中共中央组织部、人事部、卫生部2000年颁布《关于深化卫生事业单位认识制度改革的实施意见》规定,医院专业技术职务应实行评聘结合、按需设岗、按岗聘任,同样适用于药剂科。

(4) 药剂科技术人员应具备与其任职职务相一致的专业理论知识和实践经验。

(5) 药剂科实行科主任负责制:专科主任应具有扎实的专业技术素质、良好的政治素质及优秀的管理能力。

(三) 药剂科管理

药品质量的优劣直接关系到医疗质量及病人安危。药品是特殊商品,只能有"合格"与"不合格"的区别。使用不合格的药品是违法的,因此搞好药品的质量管理是保证医疗质量的前提。我国于1992年以中华人民共和国卫生部令发出《药品生产质量管理规范》为药品生产企业管理生产和质量提供了基本准则,以控制药品在生产过程中的质量。

(1) 医院应按照《中华人民共和国药品管理法》、《医疗机构药事管理暂行规定》等法律、法规的规定来设置药剂科和配备合格的药学技术人员,非药学技术人员不得直接从事药学技术工作。从事直接接触药品的工作人员必须每年进行健康检查,患有精神病、传染病或其他可能污染药品的疾病的患者,不得从事直接接触药品的工作。

(2) 医疗单位如要配制制剂,则其制剂室的房屋、设备、技术人员、质量检查、操作规程及规章制度等都必须符合规定,必须经所在省、自治区、直辖市药品监督管理部门审查批准,取得《药品制剂许可证》后方可配制制剂。《药品制剂许可证》有效期满,要重新审查、发证。

(3) 建立科主任负责制和岗位责任制:管理工作的重点是对人的管理,行之有效的科主任负责制和健全的岗位责任制是一种有效的管理办法。

(4) 建立科学、全面的规章制度:使药事工作有章可循。

(5) 制定规范化操作规程:使药事工作程序化、规范化、标准化。

(6) 建立质量检查网:以质检室为核心成立质量检查网,监督全院药品及自制制剂质量,对可疑药品进行检查,对不合格药品及时检出、剔除。建立药品购入、验收、核对、临床供应、信息反馈的流程、环节质控体系,保障患者用药安全。

(7) 建立差错报告、登记制度。

(8) 建立药物不良反应报告、登记制度。

七、康复医学科

(一) 医院康复医学科的工作任务及特点

1. 康复医学科的工作任务

(1) 开展康复医疗工作:为残疾人和功能障碍者提供康复医疗服务,重点为早期、急性期或手术后的残疾人进行康复医疗。

(2) 开展健康教育:侧重宣传诸如残疾的原因和预防措施,社会、残疾人自己及其家庭如何正确对待残疾,积极参与康复工作以及了解康复医疗知识等。

(3) 开展人员培训和科研工作:有条件的康复医学科应当承担康复医学人才培养工作,包括继续教育任务,并应结合康复医疗实际,开展科研工作。

(4) 指导基层医疗卫生单位开展社区康复工作,并对地区性康复体系和康复医疗网络体系提供技术指导。

2. 康复医学科的工作特点

(1) 康复服务对象主要是老年人、慢性病人、残疾人等有不同功能障碍者。

(2) 康复服务包括物理疗法、作业疗法、医疗体育等多种手段。

(3) 康复科建筑必须适应残疾人和老年人的活动。

(4) 康复医学工作人员包括康复医生,理、体疗师,作业疗法师,言语矫治师,心理治疗师,假肢与矫形器师,文体治疗师,社会工作者等均应接受相应的培训后,持证上岗。

(5) 康复医疗着眼于功能障碍的程度和恢复的情况,在诊治过程中通常采用康复医疗小组的形式。

(二) 康复医学科的设置和人员配备

1. 康复医学科设置 康复医学科按常规应分设物理治疗和作业治疗室,并具有相应的康复测评和治疗功能,根据需求和条件,可进行科室增设和合并等。如医院内康复转诊需求大,或康复教学、科研需要,可设置康复病房,按医院病床总数2%~5%的额度,通过院内调剂等适宜方式,为康复医学科的酌情设置适当数量的康复病床,并切实保证合理、充分、安全地使用。

2. 康复医学科人员配备 康复医学科,应根据工作需要配备专职或兼职的康复医师、专职的康复治疗技师。设置康复病床的康复医学科,应根据收治病种,参照有关临床科室,配置康复病床数量相适应的专职康复医师、康复治疗技师和护士。康复医师和康复治疗技师均应按国家相应规定获得从业资格。

(三) 康复医学科质量评估

康复医学科质量按以下指标进行评估:

1. 康复医疗可及性 即需要康复诊疗的患者能否及时得到有关康复医学服务。

2. 有效率 经康复治疗的患者中,至少 90% 以上患者的疗效为有效。

3. 患者满意度 患者对康复诊疗的满意率大于 90%。

4. 事故率 年二级以上医疗事故发生率为 0%。

5. 差错率 年技术差错率<1%。

6. 病床使用率及平均住院日 病床使用率不低于 85%~92%;三级综合医院康复医学科的平均住院日不超过 30~35 天,二级综合医院不超过 35~40 天。

7. 设备完好率 完好率>85%。

八、手 术 室

手术室是为病人施行手术治疗的场所,是医院的重要技术部门。布局合理、设备齐全、反应敏捷的手术室是医院技术水平的重要标志。因此,高效、严格的手术室管理制度和无菌操作规范对医疗质量具有举足轻重的意义,应得到充分的重视。

(一) 手术室的设计和设备

1. 手术室的设计

(1) 手术室的规模应与医院的规模、级别及临床需要一致。

(2) 手术室应与手术科室相连,便于患者转送。

(3) 手术室应临近血库、监护室等,以备不时之需。

(4) 手术室应具有良好的通风、采光条件;建筑材料应防火、耐湿、不易着色,以易于清洁的材料为宜。

(5) 非限制区、半限制区、限制区三区合理划分,工作人员通道、病人出入通道。

(6) 现代化手术室应设置空气净化装置、中心供氧、中心吸引等装置。

2. 手术室的设备

(1) 手术室常规器械及各种专科手术所需要的特殊器械,如体外循环、骨科手术床等。

(2) 有条件可配备闭路电视、空调等。

(3) 配置备用发电设施。

(4) 条件允许配置交换车等现代推车。

(二) 手术室人员编制

根据医院规模、专科特点和日均手术量确定手术室规模、手术间和手术床位,然后据此确定手术室人员编制。通常设护士长 1 名,手术室护士与手术床之比以 2~3∶1 为宜,并配备一定数量的辅助工作人员,如卫生员等。

(三) 手术室管理

手术室管理制度

(1) 手术室实行护士长负责制,并根据手术室规模和专科特点设置责任组长,以分工协助。

(2) 落实岗位责任制:手术室护士、洗手护士、巡回护士及值班护士等各司其责。

(3) 护士长或责任组长统筹安排与管理物品的使用、登记、领取,负责麻醉控制药品的管理与监控,严格做好登记。

(4) 督促落实器械清点、消毒及补充手术间各种用物,做好相应的登记、记录工作。

(四) 手术室安全制度

(1) 手术室电器设备,如电刀、插灯等应定期检查。每次手术结束后,手术护士应切断所有电源插头。

(2) 剧毒药品应上锁并由专人保管。

(3) 值班人员应巡视手术室每个房间,负责氧气、吸引器、水、电、门窗的安全检查及大门安全。非值班人员不得任意进入手术室。

(4) 凡在手术室工作的各级人员均应遵守手术室规章制度,以保障病人的安全。

(5) 如发现意外情况,应立即报告有关部门,及时处理。

思考题

1. 请结合实际,谈谈医院管理模式与医疗管理之间的关系。
2. 为了提高医疗管理水平,医院应该采取哪些策略?

第6章 护理管理

护理管理是医院管理的基本环节和重要内容,护理管理水平在一定程度上反映了医院管理的水平。现代护理管理要求护理管理者必须用现代管理理论和现代管理方法进行管理。护理管理内容涉及组织管理、业务管理、质量管理、教育管理、科研管理等一系列的内容。掌握护理管理的基本原理和基本方法,是护理管理者必备的素质要求。

第一节 护理管理概述

一、护理管理的含义及其特征

护理管理是一个综合性的概念,包括对护理活动的管理,也包括对护理人员的管理,还包括护理技术和质量的管理,它是医院管理基本环节和重要内容。世界卫生组织(WHO)将护理管理定义为:“护理管理是为了提高人们的健康水平,系统地利用护士的潜在能力和有关其他人员、设备的社会活动过程。”

从以上定义我们可以看出,护理管理除了具有一般管理的计划、组织、决策、协调等基本职能和特征外,还具有自己的特征。

(一)护理管理具有独特的目的性

即“为了提高人们的健康水平”。护理活动是以社会民众健康提供服务为目的,其根本点就是服务于社会大众身心健康的需要,护理管理的目的也是从属于这一根本目的。护理管理所追求的高效、经济、质量都不是其根本目的,而是通过这些达到为社会民众提供优质的健康服务。

(二)护理管理具有综合性

护理管理从管理的对象上来说,它不单是对护理人员的管理,它包括对护理工作的人员、技术、信息、设备等诸要素进行全方位的管理和优化配置,以达到为病人提供最有效、最经济、最科学的护理服务;从管理的范围上来说,护理管理涉及护理的组织管理、业务管理、质量管理、病房管理、门诊管理、经济管理、器材设备管理、科研管理、教学管理、信息管理等内容;从管理的方式上来说,护理管理包括行政管理、技术管理、经济管理等方面。因此,护理管理具有很强的综合性。

(三)护理管理具有系统性

护理管理是管理者为了实现管理目标,采用一定的组织形式和方式,计划、组织、指挥、协调和控制各种管理要素,完成预定护理目标的一种系统活动过程。从护理管理的流程可以看到护理管理的系统性。

二、护理管理的基本内容

如前所述护理管理是一项综合性的管理工作,其内容十分广泛,概括起来,护理管理的内容主要包括行政管理、业务管理、教育管理三个方面。

护理行政管理是指护理组织机构运用行政管理的职权和方式,通过护理行政系统而实施的各项管理活动,主要包括党和国家卫生工作的方针政策和法律法规的贯彻执行,护理机构、人员、物质、设备的合理调配和使用,运用有效的领导方式和组织形式对医院护理活动进行计划、指挥、协调和控制。

护理业务管理是指为保证和提高护理工作的质量和效率而进行的护理业务技术管理活动,主要包括护理业务规章制度、技术规范、质量标准的制定、执行和控制,护理新技术、新业务的开展和推广,护理科研的组织领导等。护理业务管理的主要依据是护理的技术规程和规范,它是通过控制、协调护理业务活动来实现的,它具有技术性、科学性、规范性的特征。

护理教育管理是指对提高护理人员的综合素质和业务水平的教育培训活动的管理,主要包括护生的教学组织、新护士的岗前培训、在职护士的分层次培训、新护理业务的学习与交流、新护理技术的培训等方面的管理。现代护理管理更重视的是人的潜能的开发和利用,而护理教育则正是开发和利用护理人员潜能、提高护理人员整体素质的最基本的途径和方式。可以说,一个地区和医院的护理教育的管理水平,在一定程度上反映了其现代化管理水平。

三、护理管理在医院管理中的地位和作用

护理管理地位和作用是随着护理工作的地位和作用的不断提高而逐渐显现和提高的。护理工作最

初依附于医疗而存在,护理活动内容只是单纯地执行医嘱,为医生的医疗活动提供辅助性的事务处置。随着医疗事业的发展,护理工作已成为独立的专门业务,护士已不再是医生的附属,护理工作已从单纯地执行医嘱,发展到既要协助医生进行诊断、治疗,又要独立诊断和处置病人的健康问题,有许多专门的护理业务和护理手段是医生无法替代的。护理工作已发展成为医疗工作一项十分重要的专门业务,护理工作的专业性、特殊性,决定了护理管理重要地位,仅靠医务管理取代护理管理都是难以实现医院管理目标的。

在现代医疗工作中,护理工作是医疗系统中不可缺少的重要组成部分,护理人员已成为医院技术人员结构中一支十分重要力量,约占全院卫生技术人员的一半以上,遍及医院的各个部门,护理工作的效能和质量高低,也决定了医疗质量的高低。护理管理是医院管理的重要内容和基础工作。

四、整体护理与护理管理的关系

随着现代医疗模式的转变,护理学已将工作重心从疾病护理转移到了以人为中心的护理,而整体护理作为一种先进的思想观念,则被作为指导思想广泛地运用于护理实践、护理教育、护理管理等工作中。

(一) 整体护理与护理程序

1. 整体护理的概念和内涵 整体护理是以现代护理观为指导,以护理程序为框架,为服务对象提供生理、心理、社会、文化、精神等方面的优质护理。其内涵包括以下几个方面。

(1) 将服务对象看成是一个整体的人,既是动态的,又是独特的。他不仅具有生物属性,同时还具有社会属性,因此,应从生理、心理、社会、文化、精神等方面综合考虑服务对象的健康需求,并运用护理程序解决这些健康问题。

(2) 将护理工作看成是一个连续的整体,从护理教育、护理制度、护理质量、护理科研等方面综合考虑护理工作,通过科学的管理方法解决工作中存在的诸多问题。

(3) 将护理专业与所处的环境看成是一个整体,既考虑自然环境,又考虑社会环境,同时通过决策手段来解决因环境变化而导致的一些健康问题。

2. 护理程序概念和步骤 程序是指从一个步骤到另一个步骤最后达到特定目标的连续过程。护理程序是一种系统地、科学地为护理对象确认问题和解决问题的工作方法,是一个持续的、循环的、动态的过程。包括以下五个步骤。

(1) 护理评估:是护理程序的第一步,是一个系统地、动态地收集、组织、核实、记录与服务对象健康有关的资料的过程,其目的是找出服务对象现存的或潜在的健康问题,为诊断、计划、实施和评价提供依据。

(2) 护理诊断:是护理程序的第二步,是关于个人、家庭或社区对现存的和潜在的健康问题以及生命过程反应的临床判断,是选择护理措施的基础。其组成有三个部分,即诊断名称、原因和诊断依据。

(3) 护理计划:是一个系统地拟订护理方法的过程,其目的是确认服务对象的护理重点、护理目标以及护理措施。因此,应确定需要优先解决的护理问题,然后进行排序确定护理目标,进而选择护理措施。

(4) 护理实施:是将护理计划付诸实践的过程,是护理程序中以行动为中心的阶段,一方面是执行各项护理措施,另一方面还需要对服务对象的变化做出及时的反应,同时做好记录。

(5) 护理评价:是一个有计划的、动态发展的过程,主要是衡量护理措施执行后服务对象的反应过程。一方面是判断和检查护理目标是否达到,另一方面是检查整个护理程序。可分为连续评价、定期评价和终末评价。

(二) 整体护理的技术支持与结构支持系统

整体护理作为一种观念,护理程序作为一种工作方法,均需要有一定的技术支持和结构支持系统。

1. 技术支持系统 包括护士观念的更新、护士自身素质的提高、护士专业知识的深化、护士批判性思维能力的培养、护理方法的革新等。

2. 结构支持系统 包括医院组织系统的建立和完善、人员的组织与配备、各种设备的维修与更新、辅助科室的服务意识与机制等。

(三) 我国整体护理实施的现状和存在的问题

整体护理的思想被我国护理界所重视并正式引入是在实行改革开放的政策之后。随着近代信息技术的发展和对外交流的日益增多,护理人员的观念和行为发生了很大的转变,护理程序作为一种科学的工作方法已被广大护士所熟悉并运用。虽然我国的整体护理正向着健康、有序的方向发展,但是目前适合我国国情与文化背景的护理诊断的描述仍不全面,还需要广大护理同仁共同努力。

(四) 护理管理中整体护理的运用

护理管理者在整体护理观全面引入的情况下,应同时转变管理观念,运用护理程序,对管理对象进行系统地、动态地管理,即对管理的要素人、财、物、时间、信息进行系统地、动态地评估,找出存在的问题和潜在的问题,制定相应的规章制度,定期进行检查评价,以发挥管理对象的潜能,获得最大的管理效益。

五、新时期护理管理的基本原则和要求

随着我国医疗事业的发展和护理工作专业化水平的逐渐提高，以及人民群众健康意识的增强，社会对护理工作要求也越来越高。护理活动不仅局限于医院，更向社区和人们的日常领域渗透。新的历史时期，护理管理工作有许多新的课题有待解决。要适应护理工作的发展要求，护理管理必须要坚持以下基本原则和要求。

（一）护理管理观念的现代化

长期以来，护理管理工作被看做是医院行政管理工作的重要组成部分，而忽视了护理管理工作本身的特点，管理方式和手段行政化的倾向明显。随着医疗事业发展和医学模式的转轨，护理管理必须要从单纯的行政管理模式中走出来，要用现代化管理的理念，用护理理论做指导，引进现代管理的手段和方式，才能适应社会对护理工作发展需要。首先，必须要用现代管理理论武装医院各级护理管理者，要通过宣传教育、理论学习、岗位培训等多种形式，使护理管理人员明确现代管理的基本原理、掌握现代医院管理的基础知识、了解现代医院管理的基本流程和规范，并使他们善于运用现代护理管理理论分析研究和处理护理管理中的各种问题。其次，必须要把护理管理纳入到医院管理系统这个整体中，根据医院建设发展的实际进行统筹规划，确定护理发展的思路和框架，并制定详细的发展计划。第三，要正确处理好护理管理中的继承和发展的关系，要把继承医院护理管理的优良传统与不断进行创新探索紧密结合起来，要善于总结原有的护理管理经验，并注重使之条理化、理论化，同时要借鉴和引进国内外最新的护理管理的理论、经验和做法，以适应现代医院管理的要求。

（二）护理管理方式的人性化

“以人为本”既是现代社会的基本原则，也是现代护理管理的基本要求。新时期护理管理首先必须要“以人为本”，最大限度的开发和利用护理人力资源，合理的配置和使用护理人力资源。其次，必须要按照现代管理学的能级原理，按照护理人员的能力大小、专业水平、个性特点等安排适宜的岗位，予以适当的职责，以做到人尽其才，各尽其能。第三，要制定有效的规章制度和奖惩措施，加强思想工作，充分发挥护理人员的积极性和创造性。第四，要加强对护理人员的培养教育，用现代科技知识和新护理技术武装护理队伍，营造适宜护理文化氛围，最大限度的开发护理人员的潜能。

（三）护理管理过程的科学化

1. 护理管理程序必须科学化 必须要运用现代管理学的原理，根据护理管理工作的特点，制定适应现代护理发展需要、能反映现代管理理念的管理程序和基本规范，将护理管理纳入到科学化的轨道。

2. 护理管理决策活动必须科学化 护理决策是护理管理者最经常、最大量的任务，决策过程是否科学，往往直接决定决策是否正确。护理决策的科学化一定要克服靠经验、拍脑门办事的方式，特别是一些关于医院护理建设和发展全局性的问题，一定要遵循科学决策的原则和方法。一些护理常规性的事务决策，一定要按规范和制度办事。

3. 护理管理必须要引进和借助现代化管理技术手段 随着现代科学技术的发展和办公自动化水平的提高，为提高护理管理效率提供了重要条件。因此，护理管理必须要加强办公自动化建设，提高护理信息的收集、处理和使用的效率，实现管理手段的现代化。

（四）护理管理质量的规范化

护理管理质量是护理质量的重要体现，它是护理质量的重要保障条件。如果护理管理质量高，即使是医院环境条件不很理想，护理设备条件有限，也可以利用现有条件创造最佳的服务效果。如果护理管理水平不高，即使有较好的外在环境和设备条件，也难以发挥应有的效益，也难以提供让病人满意的优质服务。

护理管理质量的规范化。首先，就是要有严格的护理质量标准，而且这些标准必须是确定的、规范的、可检测的。因此，现代护理管理必须把护理制度建设作为重要的管理环节抓紧抓好，确保各项护理管理活动能做到有章可循。其次，护理管理活动必须严格地执行各项管理制度和管理规范，将护理管理活动纳入到规范化的管理轨道。第三，必须要加强各项护理管理制度执行情况的调查研究，要根据医院护理实践，不断调整和完善有关制度，对执行各项管理制度过程中出现的问题要认真分析研究，使制度和管理标准更加科学合理。第四，要定期和不定期对护理质量和管理水平进行检查测评，加大护理管理规范执行情况的奖惩力度，对不按照管理制度和规范办事的，必须依照规定给予纪律处分；对自觉按照管理规范、程序、制度、标准办事的要予以奖励，以调动和激发广大护理人员自觉按照管理制度和标准办事。

第二节 护理组织管理

护理组织的体制结构与高效运行是护理管理能有效、充分发挥效能的基本保证。护理组织包括护理组织目标、机构设置、人员配置、组织制度、权责划分等方面的内容。

一、护理管理体制

(一) 我国护理行政管理体制

护理行政管理体制是指国家为行使卫生行政管理职权,在卫生行政管理部门设置的组织机构及其管理模式。

由于受护理工作从属于医疗的传统观念影响,我国的护理管理一直未形成独立的体制。为切实改善护理工作的管理状况,适应医院现代化发展的要求,1986年召开的全国首届护理工作会议,提出《关于加强护理工作领导,理顺管理体制的意见》,要求大医院设护理副院长。卫生部公布的医院工作人员职责中也明确规定了护理部主任对各科护士长进行直接领导的体制,各科室主任对护士长是业务指导关系。这对逐步实现医院护理管理自成体系,建立独立的护理指挥系统,提高护理工作的地位与水平具有十分重要的意义。

目前,我国的卫生行政部门护理管理系统是(图6-1):国务院卫生部下设的医政司护理处,是卫生部主管护理工作的职能机构,负责为全国城乡医疗机构制定有关护理工作的政策法规、人员编制、规划、管理条例、工作制度、职责和技术质量标准等;配合教育人事部门对护理教育、人事等进行管理;并通过"卫生部护理中心"进行护理质量控制、技术指导、专业骨干培训和国际合作交流。

各省、自治区、直辖市政府卫生厅下设的医政处以及地(市)、自治州政府卫生局下设的医政科,普遍配备了一名主管护师(或主管护师以上技术职称)全面负责本地区的护理管理,有的配备了助手。部分县

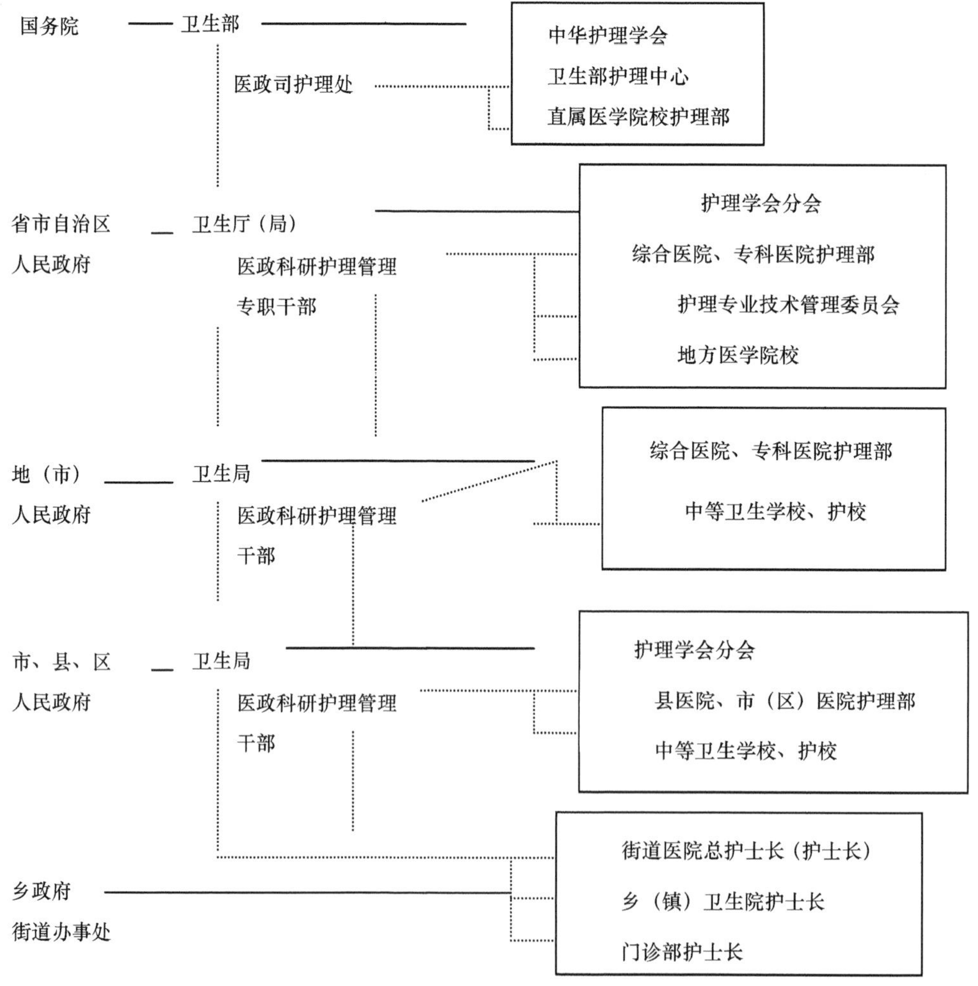

图6-1 我国各级卫生行政部门所属的护理管理组织结构模

—为领导关系 …为业务指导关系

(市)卫生局也配备了专职护理干部。此外,卫生厅(局)均有一名副厅长(副局长)分管医疗和护理工作,对加强护理管理发挥了重要作用。

各省、自治区、直辖市及其下属各级卫生行政部门的护理管理机构与人员的职责任务是:在各级主管护理工作的厅、局领导的领导下,根据上级的精神和实际情况,负责制定本地区护理工作的具体方针、政策、法规和技术标准;提出发展规划和工作计划,并检查执行情况,组织经验交流;负责听取护理工作汇报,研究解决存在的问题;并与护理学会的各分会互相配合,共同做好工作。

(二) 医院护理管理体制

改革开放以前,医院护理管理是从属于医务管理的,护理管理部门也是附属于医务部(处),没有独立的完整的护理管理体制。改革开放以来,我国医院护理管理体制在总结建国以来护理管理经验的基础上,借鉴国外医院管理的先进经验,从医院工作的实际出发,护理部从医务部独立出来,逐步建立起了相对独立的护理管理体制。我国现行的医院护理管理体制有以下几种基本制度和形式。

1. 医院护理管理实行院长领导下的护理部主任负责制 卫生部1986年颁布的《关于加强护理工作领导理顺管理体制的意见》中规定,必须建立健全与三级医院功能、任务和规模相适应的护理管理体系。这一规定确定了护理管理体制的独立的地位,并且明确了医院护理工作实行院长领导下的护理部主任负责制的管理体制。从目前实际执行的情况来看有两种情形:一是医院设专职护理副院长和护理部,实行护理工作的垂直管理;二是在医疗副院长领导下,设护理部,由护理部负责医院护理管理。

护理部是医院护理管理的职能部门,是医院领导的参谋和助手,负责护理临床、护理科研、护理教学的组织管理工作。其基本职能和任务是:

(1) 负责医院护理工作计划的制定、实施、监督和总结验收。

(2) 制定护理工作的制度、规范和标准,并组织贯彻执行。

(3) 合理地调配护理人员,配置护理资源,考核护理质量,管理聘任护士长,负责护理人员考核、奖惩。

(4) 组织护理业务技术培训,不断提高护理技术水平。

(5) 开展护理科学研究,抓好护理技术建设和护理新技术的引进和开发。

(6)抓好护理临床管理和病区管理。

2. 医院护理管理实行“二级”或“三级”责任制 为了保证护理管理工作有序正常进行,医院应当根据其任务和规模,实行护理部主任、科护士长、护士长三级管理或者护理部主任(总护士长)、护士长二级管理。一般来说,100张以上床位或三个护理单元以上的大科,以及任务繁重的手术室、急诊科、门诊部应设科护士长;床位不满300张、规模较小的医院,不设护理部主任,只设总护士长,实行二级管理。

3. 医院病房护理管理实行护士长负责制 医院病房护理管理实行护士长负责制。护士长是病房护理工作的组织者和领导者,全面负责病房的护理管理工作。护士长对病房护理管理具有以下职责:

(1) 在护理部主任及科护士长的领导下,在科主任的业务指导下,负责病房护理工作的行政管理和业务技术管理。

(2) 负责组织制定病房护理工作计划,组织实施,督促检查,及时总结经验,不断提高护理质量。

(3) 教育护理人员树立现代护理观,为病人提供生理、心理、社会、文化全方位的护理服务。

(4) 负责本病房护理质量管理。

(5) 参与并指导各项护理工作,对复杂的护理技术操作和危重、大手术及抢救病人的护理,应亲自参与并进行现场指导。

(6) 监督护理人员严格执行各项规章制度和技术操作规程,严防差错事故,定期组织差错事故分析讨论。

(7) 随同科室主任查房,参加科内会诊及大手术或新开展的手术、疑难病例、死亡病例等的讨论。

(8) 组织本病区护理查房、教学查房和护理会诊。

(9) 根据病人的需要科学合理安排本科室护理人员的分工和排班。

(10) 有计划对本科室护士进行培训及考核,不断提高护士业务水平及工作能力。

(11) 负责实习生、进修人员的管理工作,并指定有经验、有教学能力的护师以上人员临床带教工作。

(12) 积极开展新业务、新技术及护理科研工作。

(13) 定期召开病人座谈会,征求病人意见,对存在的问题提出改进措施。

二、护理人员的配备

(一) 护理人员配备的原则

护理人员的配备应该坚持以下基本原则:

(1) 满足病人护理需要原则。

(2) 精干效率,合理结构原则。

(3) 动态调整,优化组合原则。

(4) 责、权、利相统一原则。

(二) 护理人员配备依据

护理人员配备的基本依据是护理工作量。按照护理工作量来确定配备护理人员的数量是国际上通常采用的依据和方法，据此来配备护理人员，既能满足病人对护理的需求，又能确保护理人员配备经济、效率。当然，到医院就治的病人以及病情种类和程度是变化不定的，对护理工作量计算和把握也是十分复杂和困难的。虽然，国外学者研究许多计算护理工作量的理论和方法，离实用仍有差距，但依据护理工作量的大小配备护理人员的理念是我们必须重视和坚持的。我国医院病房护理人员配备可以参照以下公式进行编制。

表 6-1　每名护理人员担当的病床工作量

	每名护理人员担当的病床工作量		
	白班	小夜班	大夜班
内外科 妇产科 传染科	12～14	18～22	4～36
眼、耳鼻喉、口腔科 皮肤科 中医科	14～16	24～26	38～42
小儿科	8～10	14～16	24～26

1. 计算公式Ⅰ

$$\text{应编护理人员数}=\frac{\text{编制床位数}\times\text{床位使用率}^{(1)}}{\text{各护理人员担负病床数(日)}^{(3)}}+\frac{\text{编制床数}\times\text{床位使用率}^{(1)}}{\text{每名护理人员担负病床数(小夜班)}}+\frac{\text{编制床位数}\times\text{床位使用率}}{\text{每名护理人员担负病床数(大夜班)}+\text{机动数}^{(2)}}$$

（1）$\text{床位位使用率}=\frac{\text{占用床位数}}{\text{开放床位数}}\times100\%$，一般按 93% 计算。

（2）机动数一般为 20%～25%，包括因各种假期缺勤人数。

（3）每名护理人员担负病床数，参见表 6-1。

2. 计算公式Ⅱ

$$\text{应编护理人数}=\frac{\text{床位数}\times\text{床位使用率}\times\text{每名病人日均所需护理时间}^{(2)}}{\text{每名护理人员日有效工时单位值}^{(1)}}+\text{机动数}$$

（1）工时单位是指完成某项项工作所消耗的平均时，通常以分计算。每人每小时完成的工时单位称工时单位值。最理想的工时单位值为每小时 45 个工时单位，即认为每个人在每小时内有 45 分钟的有效劳动。因此，每名护理人员日有效工时单位值为 360 个工时单位，即每天的实际有效工作时间为 360 分钟。

（2）每名病人日均所需护理时间 = 直接护理时间+间接护理时间。即根据等级护理或每班工作内容，计算每名病人在 24 小时内所需的护理时间。梅祖懿、林菊英的《医院护理管理》对此提供了计算方式，并得出结果。每名病人每日所需直接护理时间：一级护理 4.5 小时，二级护理 2.5 小时，三级护理 0.5 小时，病区所有病人每日所需间接护理时间为 13.5 小时；遇有机动、抢救、特殊护理时应增加护理时间。

（三）护理人员配备标准

我国医院在护理人员配备上，并没有严格按照护理工作量来配备护理人员，一般是以国家卫生部 1978 年颁布的《综合医院组织编制原则（试行草案）》为标准进行的。城市综合医院、医学院校的综合性附属医院和县医院的护理人员配备标准是：

1. 病房护理人员配备标准　目前我国医院护理人员的编配数仍然是以国家卫生部 1978 年颁布的《综合医院组织编制原则试行草案》为依据编配的，与护理工作的实际需要极不适应。医院护理人力占医院总人力的 30%～60%，合理配备护理人力是医院护理管理十分重要的内容，也是组织有效护理的保证。国内有不少护理专家对护理人力的问题进行了研究，如张惠霞等 1995 年现场调查临床科室 1 年来 13628 例住院病人 77 项护理内容的服务所需时间，按一日普通直接护理、特殊直接护理、间接护理和不同护理级别做出了统计分析和科学计算，提出应对 1978 年卫生部制定的《综合医院组织编制原则试行草案》中规定床位与护士比例由 1∶0.4　改为 1∶0.6，并建议在综合医院建立招聘护士和配备护工制度（表 6-1）。叶文琴等探讨了护理人力资源供需管理中的问题及对策，在编制方法上以诊治任务、卧床病人为依据划分为三种类别：一类科室为卧床病人>70% 的神经内科、神经外科、骨科按 1∶0.45 床护士比例编制护士；二类科室为卧床病人>50% 的呼吸内科、消化内科、外科等按 1∶0.40；三类为卧床病人<20% 的整形科、口腔科等按 1∶0.35；职称结构按主管护师 30%，护师 40%，护士 30% 比例进行编制。如何合理制定护理人员编制方案，需要医院护理行政管理者进一步参与研究。

2. 病房以外的科室护理人员配备标准　①门诊护理人员与门诊医师之比为 1∶2，也可按 100 门诊人次配备 1 名护士；②急诊室护理人员与医院总床位之比为（1～1.5）∶100；③婴儿室护理人员与病床之比为 1∶（3～6）；④供应室护理人员与病床之比为（2～2.5）

:100;⑤手术室护理人员与手术台之比为(2~3):1;⑥助产士与妇产科病床之比为1:(8~10)。同时以上各单位每5名护理人员应增加替班1名。

3. 护理管理机构人员及领导配备标准 300张床位以上的医院应逐步设专职的护理副院长,并兼护理部主任,另设副主任2~3人,助理员(干事)若干人;300张床位以下但医、教、研任务繁重的医院,护理部设主任1人,副主任1~2人,助理员(干事)若干人;其他300张床位以下的县和县以上医院,设总护士长1名,助理员(干事)若干人。护理部主任应具有较强护理水平和管理能力,具有副主任护师以上技术职务。原则上应在精通护理专业理论和技术、有丰富的护理管理经验、德才兼备、年富力强的科护士长或护士长中选拔。科护士长应具有主管护师以上技术职务,应在具有丰富的专科护理理论和技术、有一定教学和组织管理能力的护士长中选拔。

三、护理规章制度

(一) 护理规章制度及其特点

护理规章制度是指护理活动及其管理工作所应遵守的各种规范的总称。它包括护理管理规范、护理技术规范、护理质量规范等方面的法律、法规、章程、规则等规定。

护理规章制度具有规范性、强制性、科学性的特点。护理规章制度对护理及其护理管理的程序、方法、手段、要求、标准等方面都进行了全面、具体的规定,这些规范是确保护理工作正常有序进行的基础。只有严格按照护理规章制度的各项规定办事,才能保障护理工作规范有序的开展。护理规章制度是用法律、法规、规章、规则、制度等规范性文件的形式表现出来的,它对于护理人员和护理管理者来说,是具有强制性的,每个护理人员及其管理者都必须要认真遵守。如果违反这些规章制度,则要承担相应的法律和纪律责任。护理规章制度是护理工作实践经验的总结与提炼,它反映了护理工作的规律和特点,并经过严格的程序,按照科学原理经过充分论证而制定出来的,它具有很强的科学性和实用性。

(二) 护理规章制度的内容

护理工作是一项十分复杂而且技术性非常强的工作,护理规章制度的内容也十分庞杂和复杂。护理规章制度按照其效力层次来分,可以分为国家立法机关制定的有医疗和护理方面的法律法规、卫生部及其地方卫生主管部门制定的有关医院工作和护理工作方面的规章、医院内部制定的有护理工作的各种制度规范;护理规章制度按照其内容来分,可以分为护理行政管理方面的规章制度、护理技术管理方面的规章制度、护理科学研究方面的规章制度、护理教育方面的规章制度等。根据护理工作实际,最常用的护理规章制度主要有以下几个方面。

1. 值班、交接班制度 护士值班要坚守岗位,交接班要对财产物品查点登记,对病人的病情等情况要交接清楚。

2. 查对制度 包括病房查对制度、手术室查对制度和供应室查对制度。

3. 医嘱制度 护士转抄和整理医嘱必须准确及时,并做好签名。护士一般不执行口头医嘱。在抢救病人时,护士应复述口头医嘱认准后方可执行,并尽快让医生补记医嘱。

4. 住院病人住院管理制度 病人应自觉遵守公共道德,遵守医院的作息时间,不经医务人员同意不得离开医院,不得翻阅医疗文书及资料。

5. 分级护理制度 包括特别护理、一级护理、二级护理和三级护理。

6. 病区管理制度 保持病区安静、整齐、美观、舒适。

7. 护理差错、事故登记报告制度 各护理单元均应建立差错事故登记本,一般差错应在1周内上报护理部,严重差错在24小时内报告护理部。并对差错发生的原因进行讨论,提出整改意见和措施。

(三) 护理规章制度的制定和实施

1. 护理规章制度的制定 医院护理管理规章制定是医院护理管理者的重要职责,也是护理管理的重要方式和内容。医院护理管理者必须要根据国家法律法规和卫生部门的规章的规定,在总结护理实践经验的基础上,借鉴其他医院护理管理制度规范,结合自己医院护理管理的实际,制定完善的护理管理规章制度。

在制定护理管理规章制度必须要坚持以下原则。

(1) 科学实用原则:医院制定护理规章制度首先要按照科学的护理理论做指导,反映护理工作及其护理管理的规律,适应护理管理实践的需要;其次,要符合国家法律法规和卫生部门规章的规定,符合党的政策和现代护理管理的要求;第三,要适应医院护理管理的实际,总结护理管理的经验,制定的规章制度要实用、可行,便于执行。

(2) 简明规范原则:首先,医院的护理管理规章制度不能过多、过繁,要制定那些最需要、最实用的;其次,制度规章制度必须规范严谨,要按照规范性文件的标准制定;第三,规章制度的文字要简洁明了、通俗易懂,便于记忆、易于实施。

(3) 系统协调原则:制定护理规章制度必须要总体规划,分步实施,要建立一套系统、协调、有效的管理制度。要确保制度与制度之间协调一致,不发生彼此冲突和矛盾,一些最基本的、最常用的规章制度必须要齐全完整,以保证规章制度能调整护理管理的各个方面。

(4) 相对稳定原则:护理规章制度一经制定,则具有相对稳定性,以便贯彻执行。因此,制定和修改各项规章制度都必须要做好调查研究,既要满足当前的要求,也要考虑未来的发展,一些重要的规章制度要经过广泛的调查研究,并采取相应的程序予以制定。

2. 护理规章制度的实施 再好的管理制度只有在实践中得以贯彻实施,才能发挥其效能;各项规章制度只有严格执行,才能保证护理工作有序规范。护理管理者必须要有执行制度重于制定制度的理念,要严把制度执行关。执行护理管理制度重点要把握以下几个环节。

(1) 制度的宣传学习:熟悉规章制度的内容和要求,是贯彻执行规章制度的基础,也是规章制度管理的重要环节。医院制定出护理管理规章制度以后,必须要通过有效的形式和渠道,组织相关人员,特别是护理人员进行宣传学习,要使他们了解制定制度的目的和要求,掌握规章制度的具体内容,并自觉地遵守制度。

(2) 严格按照规章制度办事:护理人员必须严格遵守护理规章制度的各项规定,护理管理者也必须严格按规章制度的要求办事,不允许超越规范的另行其事,坚决杜绝有章不循的现象。

(3) 加强监督检查:对护理规章制度执行情况的监督检查,是保证护理规章制度贯彻执行的重要措施,也是护理管理的重要内容。护理管理人员要经常深入护理第一线,监督检查护理规章制度的执行情况,发现问题,及时采取有效措施予以纠正。对规章制度执行过程出现的各种问题,要进行分析研究,寻求对策。

(4) 奖惩兑现:对护理规章制度执行好、成绩突出的,要予以奖励;对规章制度执行不力的要予以批评教育;对违反规章制度规定造成损失的,要根据情节轻重,给予适当的处罚。

第三节 护理质量管理

一、护理质量管理概述

(一) 护理质量的概念

护理质量包括两层含义,一是护理服务活动符合规定要求;二是护理服务能满足护理服务对象的需要。从这个意义上而言,护理质量是指反映护理服务活动符合护理规范要求,满足护理服务对象明确与隐含需要的效果。所谓符合护理规范要求是指护理人员的工作行为符合职业道德的规范、符合医院规章制定的要求,各项操作服务活动符合护理技术操作规程等;明确的需要是指护理服务对象明确提出的要求护理人员解决的问题;隐含的需求则是指护理服务对象存在,但未明确提出寻求帮助的问题。

护理质量是医院医疗和管理质量的重要内容和体现,是直接关系到病人的生命与健康,关系到医院在社会公众中的形象的重要问题。加强护理质量管理,不断提高护理服务质量,使病人满意是护理管理的中心任务和基本目标,也是护理管理者需要不断研究的重要课题。

(二) 护理质量的结构

护理质量是由护理基础条件质量、护理工作质量、护理服务质量三个层次所构成的。这三个层次从表现形态上来看,就像大海中的“冰山”一样(图 6-2)。

护理质量的最终表现为护理服务质量,而护理服务质量只是露出海面上的冰山之顶,而形成护理质量的根基则深沉于深水之中。护理基础条件质量提供了形成护理服务质量的可能性,是静态质量,是工作环节质量和终末质量的保证和前提,它在开展护理活动之前就已形成。如护士数量和人员素质,护理设施与用具,医疗设备与药品器材,医院环境与建筑,供水、供电、供汽、供热、制冷和污水处理等方面,这些是形成护理服务质量的客观条件。护理工作环节质量是动态的,是在护理服务过程中形成的质量,它是将护理基础条件质量与护理服务质量相连接的关键环节,是护理服务质量的依托。例如手术质量,手术医生和手术护士的技术水平是手术成功的保证,但在整个手术过程中,还需后勤做好供水、供电、供气等一系保障工作,手术医生和护士的工作态度、敬业精神、精神状况等对手术质量都有重要影响,哪一方面出现问题,就会导致手术质量不高或不达标。因此,护理服务质量是护理基础条件质量通过护理工作质量转化的结果,是凝集在病人身上的质量,是护理质量的最终表现。护理服务质量是病人最为关心的质量,护理工作质量(环节质量)是护理管理者最关心的质量,护理基础条件质量是医院建设和发展必须要充分考虑的问题。从护理管理角度而言,重点是强化护理工作质量。

(三) 护理质量管理的原则

护理质量管理的原则是护理质量管理过程中观察问题、处理事务应遵循的基本准则,它源于护理质量管理的实践,反映了护理质量管理的规律。在护理质量管理过程中必须要坚持以下几个基本原则。

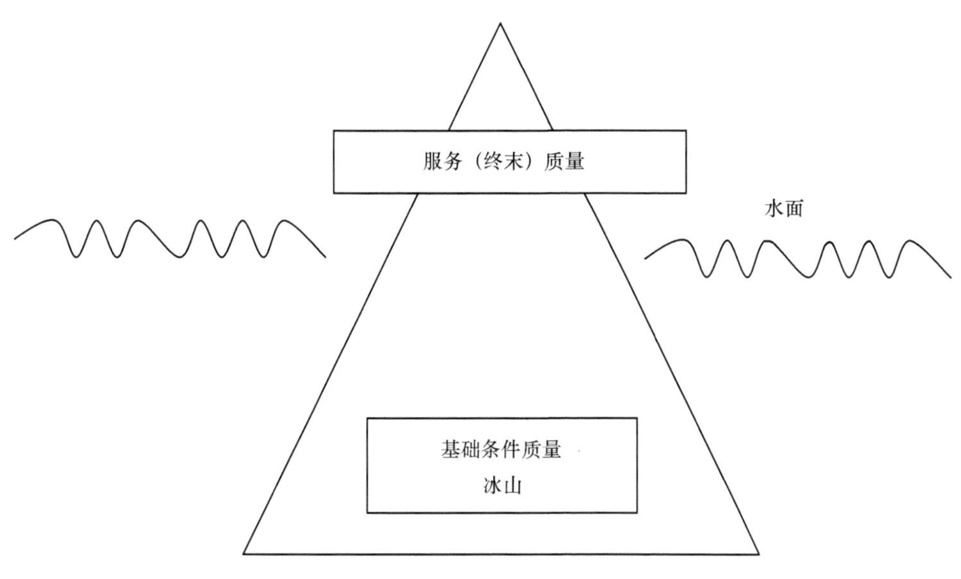

图 6-2 护理质量结构的冰山现象

1. 病人第一的原则 病人第一是护理工作的出发点，让病人满意是护理工作的落脚点，这是护理工作的根本宗旨和准则，也是护理工作必须坚持的首要原则。坚持病人第一原则，就是要树立牢固的群众观念和护理服务意识，把病人不仅仅视为自己的护理对象，而是要把病人当作自己的亲人，要时刻为病人的身心健康着想，尽量满足病人对护理的需要，尽可能的为病人提供优质的护理服务。

2. 预防为主的原则 坚持预防为主的原则反映了护理工作的内在规律。护理质量形成是一个复杂的过程，只有对护理工作全过程的每一个环节都充分重视，经常分析影响质量的各种因素，找出存在的问题，并采取切实可行的措施予以处置和控制，把影响护理质量的问题消灭在萌芽状态之中，才能保证护理工作高效优质。坚持预防为主的原则不仅要解决已经发生和存在的问题，还要善于抓苗头、查隐患、堵漏洞，防患于未然。护理问题的防范工作方式主要有两种：一是"防止再发生"，其基本程式是：问题—分析—导因—对策—规范；二是"开始就不允许失败"、"第一次就把工作做好"，基本程式是：实控—预测—对策—规范。

3. 规范化管理的原则 规范化管理是确保护理质量的根本措施，也是护理管理的基本原则。规范化管理首先就是要制定和建立一套系统、完备、有效的护理管理制度和护理操作程序规范，做到有章可循；其次，要严格执行各项规章制度，确保护理工作的每一个环节、每一个部门、每一个护理人员都能严格地按规范的要求办事；第三，要坚持护理质量标准，以客观事实和数据为依据，用事实和数据判断质量和认识质量，保证护理质量每一个环节都有严格科学的考核标准，评价护理质量都有事实和数据依据。

4. 全员参与的原则 医院护理质量的好坏不单是靠护理管理者或某类护理人员来实现的，而是靠全体护理人员以及与护理有关的部门和人员共同实现的，因此，护理质量管理必须要动员和组织全体护理人员共同参与、共同管理，保证护理工作的每一个部门、每一个环节、每一个护理人员都能按照护理管理制度和护理技术规范提供优质的护理服务。因此，护理管理者必须要十分重视人的作用，调动每一个护理人员的积极性和创造性，增强护理人员的质量意识，引导护理人员参与质量管理，形成一个人人注重质量的局面。

（四）护理质量管理的主要任务

1. 进行质量教育，强化质量意识 质量管理"始于教育，终于教育"。护理质量教育是护理质量管理的重要基础，也是护理管理的重要任务。护理质量教育首先就是要向护理人员灌输质量意识，以唤起全体成员对质量的重视，树立质量第一的思想；其次要进行质量管理标准和规范的教育，使护理人员清晰明确地把握护理质量的内容、标准和要求；第三，要进行护理质量控制管理方法的训练与导入，使护理人员能够把握护理质量控制管理的环节和方法，掌握各种护理质量问题处置的程序、方法和技巧。

2. 建立护理质量体系，制定护理质量管理制度 完善的护理质量体系，是实现质量目标的重要保证。护理质量控制管理涉及机构、人员、制度、设备等一系列护理有关的内容，只有建立起规范有序、机制健全、协调运转的控制体系，才能保证护理质量优质高效。只有建立健全质量体系，才能有效的把各部门、各级护理人员、各种质量要素、各项工作和活动以及物质组织起来，形成一个目的明确、职权明确、协调一致的质量管理体系，以实现质量方针和目标。建立护理质量体系关键的是制定一套有效、实用的护理管理制度。通过护理管理制度可以分清各部位、各科室、各岗位的职责,可以使护理工作的各个方面形成一个统一的整体,保证护理人员围绕目标共同努力。

3. 制定护理质量标准,规范护理行为 质量标准是质量管理的基础,也是规范护理行为的依据。没有标准,不仅质量管理无法进行,而且护理行为也没有遵循的准绳。制定质量标准是护理质量管理的基本任务和基础工作。医院必须要根据卫生主管部门的要求,结合医院的实际,制定恰当、易于实现和执行的护理质量标准,使医院的护理质量控制管理有章可循。

4. 强化护理质量的监督,化解和消除消极因素 护理质量是护理活动的各个环节、各项工作的综合反映,要确保护理高效优质,不仅要制定出完善的质量标准和管理制度,而且必须要加强护理全过程的监督管理,通过护理质量监督,确保护理制度、护理规程、护理技术标准、护理质量要求能在护理实践中得以实现,各种影响护理质量的问题能得到消除和化解。进行护理质量监督重点要把握以下几个环节。首先,要建立护理质量监督机制,要使护理质量监督工作做到有制度、有专人负责、有评价标准、有纪律保障。其次,要建立护理质量信息反馈系统,要使护理质量信息反馈做到及时、准确,做到上下级各个层次情况明了,发现问题及时给予解决,使质量管理按照PDCA循环,一环扣一环地循环反复。第三,对护理质量监督过程中发现的各种问题要及时、适当、有效地进行处置。

二、护理质量管理的标准

(一) 护理标准与标准化的概念

标准是指对重复性事物或概念所做的统一规定。它以科学、技术和实践经验的综合成果为基础,经有关方面协商一致,由主管部门批准,以特定形式发布,作为共同遵守的准则和依据。

标准化是指在经济、技术、科学及管理等社会实践中,对重复性事物或概念,通过制定、发布和实施标准,达到统一有序,以获得最佳秩序和社会效益的过程。标准化是一项有组织的活动过程,主要内容是制定标准、组织实施标准和对标准的实施进行监督或检查。标准化的目的和重要意义在于达到统一,以获得最佳秩序和社会、经济效益。

护理标准是依照护理技术和护理实践经验的综合成果,在协商一致的基础上,对护理工作中比较稳定的重复性事项,以特定的形式和程序所作的统一规定。从现在实施的护理标准来看,有部颁标准、地区标准和医院标准等不同级别的标准。

(二) 护理标准的层次

护理标准按照使用的范围和级别来分,可以分为国际标准、国家标准、地方标准和医院标准。

1. 国际标准 指由国际权威组织制定,并为国际上承认和运用的标准聚合而形成的标准体系。如世界卫生组织(WHO)和联合国儿童基金会(UNICEF)制定的创建爱婴医院,促进母乳喂养标准体系。国际标准化组织于1987年正式发布的ISO9000《质量管理和质量保证》系列标准体系。

2. 国家标准 为实现国家护理管理标准化目的,将有关的所有标准分类组合而形成的标准体系。这类标准体系一般由国家卫生部或其他主管部门制定,在全国卫生系统范围内统一。

3. 地方标准 指地方政府及省市卫生厅(局)制定并批准颁布的标准体系。

4. 医院标准 医院的护理标准有两类:一是完全由医院制定的新标准,并使之逐步完善,形成标准体系。二是当上级标准不配套或过于原则时,医院根据上级相关标准的内容,结合医院护理工作实际情况,制定的护理标准。

要使护理工作高质量、高效率,要进行护理质量的分析和评价,这都需要依靠标准。现代管理认为:标准建立后并非永久使用,它受社会、科技、政策、机构改变的影响,当标准不适用、不明确或无法执行时,均应修正或放弃。标准应根据社会发展和科学技术的进步,不断地进行调整和修改。医院的护理质量标准原则上应每隔2~3年做小修改,5年左右做大修订。

(三) 护理标准的制定

标准是一种技术法规,法规的产生有一定的程序,制定标准也有规定的工作程序,只有严格遵循这些程序,才能保证标准的质量。国家卫生部门和省市卫生主管部门的标准的制定,一般都有严格的工作程序和步骤要求。作为医院来说,主要是贯彻落实这些标准,但也可以根据医院的具体实际,制定医院的护理标准。医院护理标准制定一般可以按以下程序进行。

1. 确定标准项目计划 护理工作中需要统一规定的重复性事物或概念很多,它们遍及管理、技术等护理实践活动的一切领域。究竟哪些应制定成标准,哪些标准要先制定,就必须确定标准项目,制定工作计划,按计划、有步骤地进行。

2. 成立制定标准小组 制定标准的项目确定之后,应根据工作量的大小和难易程度组成一个数量适当的标准制定小组,负责标准的制定工作。制定标准小组成员应该是熟悉护理质量要求,掌握专业技术和标准化技术的资深护理人员。

3. 认真调查，编制工作方案 制定小组成立后，必须深入到具有代表性的使用、管理部门和单位开展调查研究，全面收集有关资料，充分掌握这些部门的现状、发展方向、使用要求等资料，以明了标准实施的现实基础。同时还要收集国内外先进标准，以确定参照标准。在做好调查研究的基础上，编制出切实可行的工作方案。

4. 编写标准草案 在调查研究的基础上，根据上级要求、护理技术规律和医院的具体实际，制定出护理标准的草案或征求意见稿，并将标准草案或征求意见稿送有关部门广泛征求意见，以集思广益，采众家之长。

5. 确定标准送审稿 制定标准小组收到各方面意见后应分类整理，逐一分析研究，合理的意见应采纳，对难以确定取舍的分歧意见可作为一个专题研究或再次征求有关方面的意见，进行协商调整，最后确定标准送审稿。

6. 审定和发布 医院护理标准的审定一般是通过医院的院务会、办公会或护理技术委员会来审定和批准。经审定批准的标准应以医院的规范性文件的形式予以发布。医院护理标准制定后，在护理实践中，也可以根据上级护理标准的要求和医院护理工作的实际，进行必要的补充和修改，以使护理标准更符合护理技术发展、符合上级标准以及医院实际的需要。

(四) 制定护理标准的要求

制定护理标准，要求做到内容科学，与国家法律法规和上级标准协调一致，文字表达准确、简明、通俗易懂，制定程序规范。

护理标准的内容必须是以现代护理科学技术的综合成果和先进经验为基础，并经过严格的科学论证，标准中规定的技术指标、参数、公式等都要科学可靠；护理标准必须要符合国家法律规定，符合上级标准要求，不能与法律规定相违背，与现行的上级、同级有关标准协调一致；护理标准内容的措词要准确、清楚、符合逻辑，词句结构要紧凑严密，要避免模棱两可，以防止不同的人从不同角度产生不同的理解；护理标准的内容要简洁明了、通俗易懂。不要使用生僻词句或地方俗语，在保证准确的前提下尽量使用大众化的语言，使标准执行者和管理者都能正确理解和执行。

(五) 医院常用的护理标准(具体内容请参照本节的临床护理理质量评价指标体系)

(1)基础护理、重症护理综合评价标准
(2)护士长工作质量评价标准
(3)急救护理状况评价标准
(4)护士行为评价标准
(5)病区管理评价标准
(6)整体护理效果评价标准
(7)健康教育评价标准
(8)护理文件书写质量评价标准
(9)急救用物评价标准
(10)服务质量评价标准

三、护理质量检控

(一) 护理质量检控的含义及其作用

护理质量检控就是护理质量的检查与控制。检查是以护理标准为依据，通过检查活动，了解护理标准实现的程度。护理质量检查的重点和目的就是了解实现护理标准的程度和存在的问题。控制根据护理质量标准，对发现护理质量标准在实施的过程中出现的问题及其相关情况，分析原因，采取有效措施，使偏离标准的程度保持在允许范围内，以实现护理质量管理目标。护理质量检查侧重于发现问题，护理控制侧重于解决问题，检查与控制是一个相互联系、相互作用的整体，因此，通常简称为护理质量检控。

护理质量检控是护理质量管理的重要环节和内容，通过护理质量检控可以及时地了解和掌握护理质量标准在实施过程中的状况和问题，可以及时地纠正和处理各种偏离护理质量标准的问题和情况，以确保护理质量保持在护理标准允许的范围之内。它对于护理人员来说，具有警示作用，可以提高护理人员的质量意识，促进护理人员严格地执行护理质量标准；对于护理实践过程具有指导作用，通过检查活动发现问题，可以及时地纠正护理活动中的偏差和对护理质量标准理解的偏差，便于护理质量标准的正确执行；对于护理质量标准的修改完善具有指导作用，通过护理质量检控，可以进一步发现护理质量标准在实施过程中的可行性、合理性，可以认真研究护理质量标准的科学性，为进一步修改完善护理质量标准提供了基础。

(二) 护理质量检查的内容和方法

护理质量检查内容实际上就是护理质量标准所确定的内容。护理质量标准很多，层次也不一样，一般来说，检查哪些内容，各医院应该根据上级护理质量标准，结合医院具体实际，制定出一套既能反映护理质量要求，又适合医院实际、便于操作的护理质量标准和检查内容。

护理质量检查的方式方法很多，各个医院的检查制度规定的内容和形式也不尽相同。护理质量检查的形式是多种多样的，从检查的时间来看，有定期检查和不定期检查；从检查范围来说，有普遍检查和重点抽查；从检查的内容来看，有部分项目检查和综合检查;从检查的方式上来说,有统计报表、填制表格、报送报告等书面检查,也有组织专门人员进行现场检查。护理质量检查的方式各有优劣,在具体实践中应该根据检查的具体内容,选择不同的方式。

护理质量检查最常用的就是制定检查表格,组织专门力量进行综合性质量检查。这种方式既可以保证护理质量检查的内容规范,又可以根据护理管理的实际进行适当的调整,还可以将文书检查与现场检查相结合,是一种比较常用的检查方式。护理质量检查的表格所确定的内容,一般要将医院的护理管理制度、护理质量标准以及患者对护理质量的评价等内容结合起来进行设计。这样可以将护理管理质量标准众多的内容加以浓缩,又可以较为全面的检查一个病区、一个科室的护理质量状况。如武汉协和医院根据三甲医院标准和医院护理管理实际,制定了反映护理质量要求的四种检查表格,并根据不同时期和不同检查要求,进行适当的修改完善,较好地实现了护理质量检查的功能(具体分值可参考本节的临床护理质量评价的指标体系)。

(三) 护理质量的控制

护理质量控制是护理质量管理的基本职能和重要环节,只有实施有效的控制,才能保证护理质量目标的实现。

1. 医院护理质量控制系统 护理质量控制系统是实施护理质量控制的载体和基础,只有具备了一个完备高效、协调运转的护理质量控制系统,才能保证护理质量控制活动有效。如果没有职责分明的组织机构,没有规范有序的运行机制,没有畅通的信息沟通渠道,就不可能进行有效的控制。

医院护理质量控制系统应该是在医院领导主持下,以护理部和专职质控部门为中枢,护士长为骨干,全体护士自我检控为基础,纵向逐级检控与横向检控相协调,由上而下与由下而上的检控相制约,院内检控与院外监督相配合,过程检控与统计检控相结合的网络系统(图 6-3)。

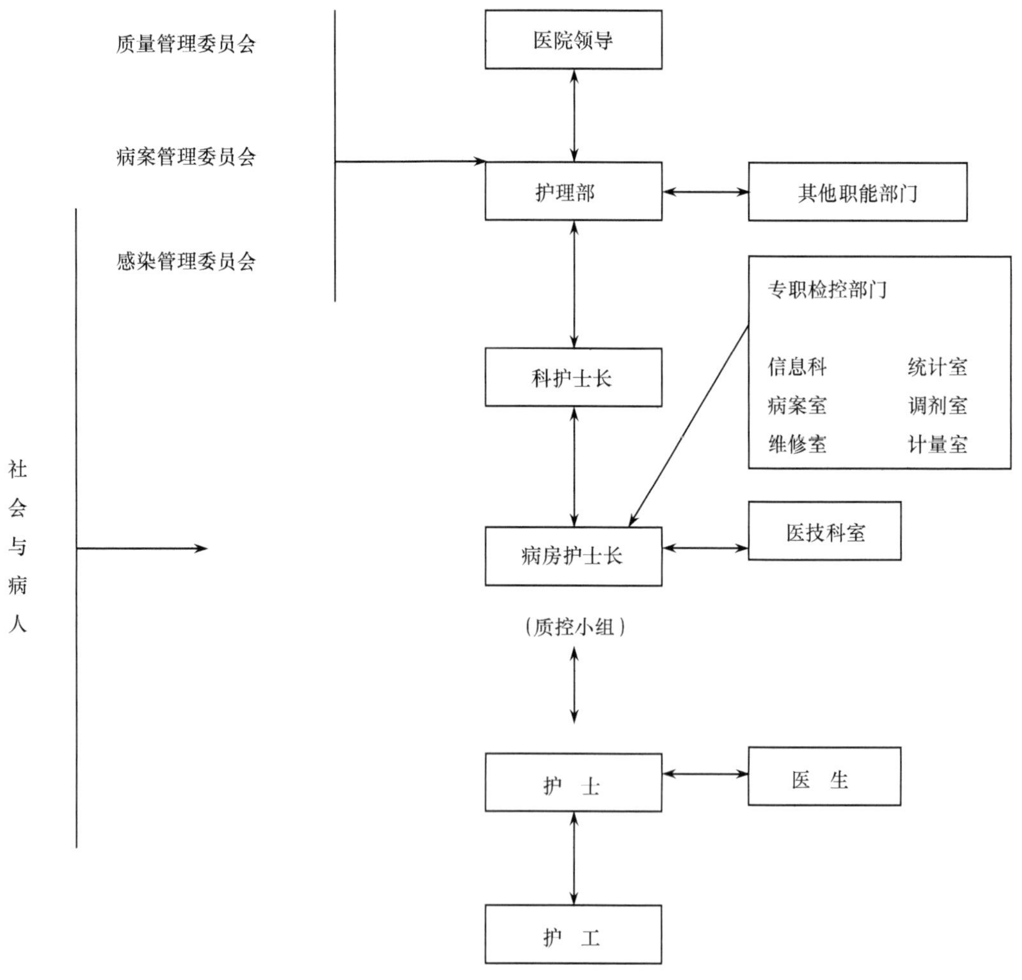

图 6-3 护理质量检控网络

护理质量控制系统有两个最为核心的质量机构必须要健全,一是医院的专职检查部门。每个医院都应设立专职机构的护理质量控制部门,此部门按照标准进行规范的护理质量控制,并将结果反馈给护理部。二是以护理部为核心的护理质量控制小组。医院的护理质量控制小组一般可分为:病区管理检控小组,消毒隔离管理检控小组,文件书写管理检控小组,基础护理、一级护理管理检控小组,护理服务质量检控小组等;也可以根据医院病区范围分为若干个护理质量控制小组。

2. 护理质量控制过程 护理质量控制过程一般包括三个基本步骤:确立标准、衡量成效、纠正偏差。

确立护理质量目标是质量控制的第一步,是实施护理质量控制的依据。护理质量控制目标既有常规护理质量标准,也有医院根据上级要求和医院各阶段工作中心而制定的护理质量控制目标。常规护理质量标准这是基础性的,是护理技术规范所确定的,并由上级卫生主管部门确定的;而医院护理质量标准则是医院护理管理部门自己制定的,反映医院中心工作和发展要求的护理工作目标。例如,医院制定的护理服务礼仪规范、护理服务工作流程等。确立这些标准,应该要明确、具体,具有可操作性,使于检查考核。

衡量成效是质量控制过程的第二步。即根据确定的护理质量标准,通过检查和评价,看护理活动是否与标准一致。衡量成效一是要全面收集护理信息资料,并对资料进行"去粗取精,去伪存真,由此及彼,由表及里"的分析研究;二是要客观公正,严格按照标准进行实事求是的测量,防止和避免测量中的感情用事、个人偏见和弄虚作假的现象;三是要科学,即测评的标准科学、测评的方案合理、测评过程规范。

纠正偏差是护理质量控制过程的第三步,将护理管理活动中发现的护理质量问题,及时采取措施加以纠正。这是护理质量控制活动最关键的环节。纠正偏差首先要明确偏差的性质和原因,要弄清楚护理质量的偏差是护理质量标准不科学、不切实际引起的,还是执行过程不规范引起的,还是护理人员素质不高导致的。其次,要采取适当的方式方法进行纠偏。如果是计划、方案、标准不合理而引起的,就要修改计划、方案和标准;如果是因为护理活动没有按照标准规范办事而引起的,则要严格执行制度和纪律;如果是护理人员素质不高而导致的,则应加强对护理人员的培训或调整。

3. 护理质量控制原则 护理质量控制是一个十分复杂的过程,控制活动是否有效取决于多方面的因素,为了使护理质量控制科学、有效,必须要坚持抓住关键、讲究效益、坚持标准、注重例外的原则。所谓"抓住关键",是指在护理质量控制过程中,要始终抓住那些至关重要、事关全局、起决定作用的关键点。对简单的问题要适当控制,对复杂的问题要重点控制,对关键问题要从严从难控制,注重分清轻重缓急,先急重后缓轻,确保控制有效。所谓"讲究效益"就是护理质量控制要讲究效率,突出实效,要用最小的代价取得最佳的效果。护理质量控制一定要紧紧抓住为病人提供优质的护理服务这个根本,从"病人满意"、护理效果最佳入手,要防止为控制而控制,过多设置控制环节和程序,实施过频的质控检查和过多的检测项目。所谓"坚持标准",就是要求护理质量控制活动中要严格的执行护理质量标准,以护理质量标准为依据进行控制,防止因为某个领导的意志或兴趣随意更改标准,已经确定的护理质量标准必须严格执行。所谓"注重例外",是指对例行性的工作由相应的职能部分和个人按规范进行处置,领导的重点应注重研究和处理那些规范性文件没有明确而又必须处理或解决的问题。

四、护理质量的评价

(一)护理质量评价的含义和任务

护理质量评价是对制定标准或目标实现程度、效果做出判断的过程,它是护理管理中的重要一环,是对护理服务质量进行定性和定量的鉴定。护理评价是现代护理质量管理的重要手段,贯穿于护理管理过程的始终,通过护理评价,能客观反映出护理质量和效果。如何客观地、科学地、准确地评价护理服务质量,是护理管理者的中心任务之一。

护理质量评价任务主要有以下几个方面:

(1) 评价护理质量标准、方案、计划的科学性、适应性、合理性,为制定和修改完善提供参考依据。

(2) 衡量护理工作计划的工作进程、完成状况和达到的水平。

(3) 评价和检查护理工作的质量状况,为强化护理质量管理提供依据。

(4) 评价护理工作满足病人需要的程度,为管理者提高护理质量提供参考。

(5) 评价护理人员的知识和技能状况,为护士继续教育提供方向和内容。

(6) 评价护理科研水平和质量,为护理科研管理提供参考依据。

(二)护理质量评价的原则

1. 科学性、先进性、可行性原则 制定的护理质量评价标准、方法应该是科学的,特别是有些数据能经得起时间的考验,数据要经过统计学处理,每一项评价标准都是科学的。护理质量评价的标准、方法及整个体系是先进的,并且吸收国内外质量评价的最新成果,而不是陈旧的、落后的质量评价。护理质量评价体系是符合中国国情和医院实际的,可操作性强。

2. 政策性和公正性原则 政策性指质量评价体系等符合党和国家的基本政策,符合有关卫生法规要求,符合我国卫生事业发展的总方针。护理质量评价的公正性是严格按设计的标准进行,强调评价过程中做到公平、客观,克服主观臆断和人情观念。

3. 可比性原则 护理质量评价过程,实际是各被评价的单位和个人一个相互竞争和比较的过程。评价结果只有能公平地反映出被评价单位和个人的工作态度、工作状况、工作实绩,才能使被评价单位和个人心服、口服。这就要求评价的结果是能被大家接受的,具有能反映护理质量的可比性,即通用性强。

4. 制度化原则 护理质量评价不是一项权宜之计,而是护理质量管理的基本手段和方法,因此,医院的护理质量评价应制度化。护理评价要根据管理需求有计划有步骤地进行。护理质量评价应按月、季、年有规律地评价,以达到改进和提高护理质量的目的。

(三) 护理质量评价的形式

1. 全程评价与重点评价 全程评价是对护理活动全过程进行分析评价,主要是检查护理各个方面的整体情况,找出普遍存在的问题,和个别需要改善的现象,为进一步修订质量标准指明方向。重点评价:指某项技术操作考核、护理文书书写质量或病区管理、服务质量等单项质量评价。这种评价所需的时间较短,且分析仔细,易于发现存在的不足之处,及时提出解决问题的办法,采取补救或纠正措施。

2. 事前评价与事后评价 按评价的时间先后可分为事前评价、事后评价。事前评价就是在标准实施前进行的评价,找出质量问题,明确实施标准应重点解决的问题。事后评价则指在某些标准实施后所进行的评价,为质量改进指明方向。

3. 定期评价与不定期评价 定期评价是指按规定的时间进行的评价,如周评价、月评价、年度评价。不定期评价是指随机进行的评价。这种评价真实性强,是无准备状态下所做的评价,能较真实地反映质量问题。

4. 自我评价与他人评价 自我评价是由被评估者本人对自己在一定时期内所做工作的质量对照标准进行的自我总结和评价。他人评价是同级护理人员的相互评价、上级机关组织的评价以及病人的评价。采用自我评价与他人相结合,能全方位、多角度的发现问题,弥补自我评价的不足。

(四) 护理质量评价的方法

护理质量评价的方法很多,也可以根据不同的性质将其分为不同的类型。将护理质量评价最常用的方法可分为主观评价和客观评价两大类。

1. 主观评价 即质性评价。护理服务是对病人提供的帮助和服务,这种服务在一定条件下是无法进行定量分析的,因此,对某个护士或者某个病区的护理质量的评价就需要借助定性分析的方法进行评价。如对护士服务态度好坏、护理技术水平的高低的评价,往往不是通过技术竞赛得到的结论,而往往是通过其他医护人员的评价和病人的感觉而得到的。主观评价往往带有评价者的主观倾向和个人的情感色彩,且无法进行定量分析,其评价结果往往源于一时一事,难以准确地反映护理质量的量的规定性,因此,主观评价往往需要通过量的分析作补充,才能做出比较正确的结论。就如挑西瓜一样,都希望挑选熟的、甜的西瓜,但大多数人都是凭主观经验进行挑选的,这种经验虽然有效但并不准确,即使是长期从事西瓜买卖的瓜农也可能出错。1986 年,日本研制出了一种西瓜成熟度判定仪,在瓜的一侧放一个电振动器,由对侧的传感器接收,转换成数字表示成熟度,这就避免了主观的误差。

2. 客观评价 即量性评价,最具有说服力的评价还是用数据说话,要进行量性评价。量性评价虽然具有可比性,可以进行定量分析,但也有其自身的局限性。一是因为很多与护理质量有关的行为和过程无法定量,只能通过主观感受来评价;二是能代表护理质量的特质不好确定,有时评价指标体系所确定的标准,并不一定反映护理质量。因此,设计护理质量评价标准时一定要充分考虑这些因素。进行量性评价时,最重要的是寻找护理质量特性的代用值,也就是设计质量指标。例如对服务态度的测量,就可以用"多少"病人对这位护士满意状况作为服务态度的代用值,通过对病人满意状况的测量,就能将其转化为"服务态度满意率",这就将主观判断转换成了可以统计分析的量性资料。再如对病区管理的评价就可以选择最能代表管理质量的几项指标,然后根据这些内容在病区管理中的地位和作用,进行权重定值,这就可以将病区管理进行量化测量了。如某医院将护士仪表规范,挂牌服务定为 5 分,排班合理,符合病人需要定为 2 分,病人床单位整洁、整齐定为 10 分等 21 项病区管理内容进行量化定值,就可以较为客观的评价一个病区的管理状况。

(五) 临床护理质量评价的指标体系

不同省市、不同医院采用不同临床护理评价的指标体系,各级指标的构成及其权重均有所不同,下面介绍一种代表性较强的临床护理质量评价体系。该指标体系包括 10 项一级指标、77 项二级指标,每项一级指标满分均为 100 分,每项二级指标分值不等,在 5~20 分范围内,按该项指标的重要性程度确定分值及扣分标准。各项指标及内涵如下:

1. 基础护理、重症护理综合评价标准 本项指标着重评估基础护理和重症护理管理现状、基础备件和服务质量。共设九项二级指标,包括:①护理计划的制定、执行和记录情况;②室内急救器械完好状态,药品配备状况;③护士应做到五知道(一般情况、病情、护理、治疗、心理);④四包到床(水、饭、药、便器);⑤基础护理做到三短(头发、胡须、指甲)、六洁(床单、手脚、头发、口腔、皮肤、会阴);⑥各项护理及时、准确;⑦各种管道通畅(氧气管、输液管、导尿管);⑧及时向病人及家属做好健康教育;⑨无因护理不当而发生的并发症(褥疮、口腔炎、泌尿系感染、坠积性肺炎)。以上各项分值为:⑤~⑦项各为15分,⑧项为5分,其余各项为10分。各项内涵中下达标者视情况扣1~5分。

2. 护士长工作质量评价标准 本项指标重点考核护士长是否能够严格履行其岗位职责。①季度工作计划及总结,每周工作安排(均有文字资料);②科室人员业务培养计划、科业务学习安排及落实情况(有文字材料);③行政管理工作(有记录);④教学工作(有记录);⑤业务查房,每月一次(有记录);⑥教学查房,每月一次(有记录);⑦行政查房,每月一次(有记录);⑧检查医嘱和交接班报告,每日一次(有签字);⑨有护理差错记录和处理意见、改进措施。以上各项分值为:①和②项各15分,其余各项为10分。

3. 急救护理状况评价标准 本项指标主要是考核在需抢救时的工作状态。共有八项二级指标,分别是:①出现危急病症能立即通知医生;②急救车物品齐全且符合要求,1~5分钟到位;③吸引器、氧气在1~5分钟内到位;④及时正确给氧;⑤及时正确吸痰;⑥输液器具及时到位;⑦随时熟练地取出各种急救药品(30秒钟内能取出5种)并能答出规格、剂量、给药换算;⑧能根据病情按程序进行抢救,且能独立、熟练地完成各项操作。各项分值:①为5分,③和⑦为20分,⑧为15分,其余各项为10分。

4. 护士行为评价标准 本项目主要是从护士完成岗位职责、职业道德修养和礼仪规范角度对护士的行为进行评价。共有八项二级指标:①仪表规范,着装合格(衣、帽、鞋、口罩),不化浓妆,不佩戴首饰,不留披肩发;②仪态规范,做三轻(走路轻、说话轻、动作轻);③交往规范,文明用语(与病人、医生、上级、同仁交往);④遵守工作纪律,无脱岗、岗上吃食物、会客、闲聊现象;⑤向新入院病人介绍入院须知;⑥做特殊检查前的解释工作;⑦按时准确完成护理任务(如测体温、脉搏、呼吸及健康教育);⑧定期巡视病房,及时处理问题(无家属找加液、拔液现象)。各项分值:①~④为15分,其余各为10分。

5. 病区管理评价标准 本项指标着重考核病区的整体管理状态。共有八项二级指标:①病区安静、通风、采光好、空气新鲜、窗明墙净、地洁,整体环境好,无噪音;②病房内窗明几净,无异味,物品摆放规范,床上、床下、床头柜清洁整齐;③护理办公室整洁,物品齐全,摆放规范(病人一览表、病历本等);④卫生间无污垢、无异味、无存便;⑤洗浴间无异味,水池内无污垢、无残渣,地面无污水,垃圾放在桶内;⑥开水房保障开水供应,墙壁无污垢、地面无污水;⑦库房(被褥)物品摆放整齐,数量齐全,洁净,消毒彻底;⑧治疗车、送物车、平车、餐车清洁卫生、完好。各项分值:①、②项各为20分,其余各项均为10分。

6. 治疗室工作质量评价标准 本项指标从治疗室的常规状态和工作质量角度出发进行考核。共设八项二级指标:①室内清洁和污染区标志醒目(无菌橱、消毒液瓶等);②药品橱内药品摆放整齐、标签醒目,药品无过期、变质,器械橱内常规用品齐全;③无菌橱内无非消毒物品,无消毒过期物品;④经常使用的器械消毒管理规范,盛装皮肤消毒液用具每周消毒一次,并贴标有消毒日期标签,持物钳(镊子)浸泡符合要求,需消毒的、经常使用的器械应做细菌培养;⑤室内每日紫外线消毒2小时(有记录),每月做一次室内空气细菌培养并达标(有记录);⑥输液卡做到双卡双签字,一次性使用物品使用规范,处理及时;⑦室内卫生合格(橱、车、药杯、熏箱、玻璃、窗台等);⑧有安全措施并能落实(及时锁门、非本室人员不得入内、定期检查等)。各项分值:①~④项各为15分,⑤~⑧各为10分。

7. 整体护理效果评价标准 从以病人为中心实行整体护理的需要设立本评价指标,共九项二级指标:①向入院病人做常规介绍(病房环境、管理制度、主管护士、主管医生、呼叫器的应用等);②确保病人舒适需要(室内自然环境安静程度、常用物品摆放位置);③确保病人营养平衡需要(有针对性的饮食指导、准确记录出入量);④确保病人排泄的需要(介绍排泄知识、指导排泄方法、及时提供排泄器具);⑤确保病人皮肤护理需要(指导、协助病人做个人卫生,床铺清洁,预防褥疮,皮肤清洁无破损);⑥确保病人预防感染需要(保持各种管道通畅,定时冲洗,指导、协助病人口腔护理、翻身、拍背);⑦确保病人活动需要(协助病人进食、排泄、更衣、制定活动锻炼计划并协助实施);⑧满足病人心理需要(护士与病人或家属沟通,讲解有关疾病知识、护理要点,及时做心理疏导);⑨预防病人发生意外(具有防范措施,随叫随到)。分值标准:第⑦、⑧项各为15分,其余各项为10分。

8. 健康教育评价标准 健康教育应贯穿于就医的全过程,也是系统化整体护理的一个落实点。本指标包含七项二级指标,均为向病人及家属做相关知识的宣传指导。①填写健康教育记录单;②介绍相关疾病知识(病因、诱因、治疗);③介绍治疗方案(常规及特殊治疗方案、术前术后注意事项);④介绍用药知识(药物名称、作用、副作用、剂量、注意事项等);⑤介绍有关检查项目知识(检查项目名称、目的、注意事项);⑥介绍饮食(治疗饮食种类、食物搭配、推荐食谱、注意问题等);⑦出院指导(出院后的治疗方案、注意事项、自我护理措施、饮食、休息、复查指导等)。本指标评价时除①项查看记录外,其余各项均通过向患者及家属调查了解。各项分值:①项为10分,其余各项为15分。

9. 护理文件书写质量评价标准 从对各种护理文件的书写质量考核来对总体护理质量进行评价,共设五项二级指标。①体温单(字迹工整、项目填写齐全,体温、脉搏、呼吸记录及绘图正确、规范);②医嘱单(项目填写齐全、工整,长期、临时医嘱记录明确,限期、备用医嘱应正确执行,术后医嘱以红线标示等);③重症护理记录(项目填写齐全,用笔颜色正确,病情观察仔细,记录详实,各班有小结、有签字等);④交接班报告亦称病室报告(内容齐全,包括出院、入院、重症、手术患者情况叙述及特殊问题的交待等);⑤护理病历,体现整体护理模式,填写齐全、正确、及时、客观。以上每项二级指标均为20分。

10. 抢救车完好状况评价标准 本项指标仅就抢救车内常规应配备的用物及其备用完好状态进行评价,共设六项二级指标:①检查用物(血压计、听诊器、压舌板、开口器、舌钳等);②急救用物(简易呼吸囊、氧气表、吸痰包、吸痰器);③急救药品(各种急救药品齐全,无过期,标志清楚,每种不少于5支);④一般用物(止血带、胶布、砂轮、纱布、瓶启子、弯盘等);⑤皮肤消毒用物(酒精、碘酒、消毒棉签、消毒镊子等);⑥工具类(手电、接线板、扳子等)。各项分值:①和②为20分,其余各项为15分。

第四节 临床护理教育管理

临床护理教育是护理教育的重要组成部分,也是现代医院护理管理的重要任务之一。临床护理教育是继医学院校教育之后,对从事临床护理专业技术工作的各类护理人员进行专业教育的统称。它包括新护士岗前培训、护士规范化培训、继续护理教育、护士临床实习、护理进修生培训等。临床护理教育不仅是培养学以致用的合格护理人才的重要途径,也是提高医院护理质量的有效方法。通过临床护理教育可使护理人员增长知识,熟练掌握专业技能,还有利于培养严谨的工作作风和良好的职业道德。

一、临床护理实习管理

临床护理实习是护生接触护理实践,掌握护理基本技能,获得护理上岗能力的重要途径和必经过程。对临床护理实习的管理是教学医院和接受护生实习医院的重要工作和职责。医院除了严格按照护生实习计划组织完成各项学习任务外,关键是要抓好四个方面的管理。

(一)临床护理实习计划管理

临床护理实习计划是依据护生教学大纲和实习目的而制定的,是护生实习的指南,同时又是临床护理教师对护生教学和实习指导的依据。它对学生实习活动起规范、导向、激励和整合的作用,对临床护理教师的工作具有规范、指导的作用。承担护生实习任务的医院应根据护生实习的目的、内容和时间要求,制定出护生实习实施计划。

护生实习实施计划一般应包括实习目标、实习时间、实习教学内容、教学策略和教学评价等内容。实习目标是护生实习所要实现的任务和基本要求,是护生实习工作的基本指导原则。依据学生实习的内容和学历层次,实习目标应该是有区别的。如中护生重点强调的是对护理知识应用和实际操作;大专护生的实习除了注重护理基本技能的实践体验和操作外,还要注重培养护生分析能力的培养和提高;而本科护生则除了要解决护理基本知识的巩固和基本技能的操作外,更要注重其综合分析能力和各种疑难问题的分析和处置,以及护理研究能力的培养和提高。护生在每个科室具体的实习时间,应根据学校的总体安排和实习目标进行适当调整,重点要把握实习的内容与实习的时间相协调。教学内容包括临床技能、教学活动、科研实习等方面的具体安排。教学评价则包括评价内容、标准、计算方法。

护生实习实施计划一般是由护理部或教学医院教研室制定。由护理部负责护理教育的主任或教研室总带教老师具体组织实施。各科室和病区的教学计划由科室和病区教学组长制定并组织实施。护生实习教学计划一经制定必须严格执行,护理部对护生实习的考核必须以护生实习教学计划为依据。

(二)临床护理实习组织管理

建立健全临床护理实习教学组织管理是护理实习管理的基础和组织保证,也是保障护理实习管理各项工作能得到落实的基本条件。各教学医院应根据自己护士生实习的教学任务和医院的实际情况,建立起相对固定的、专人负责的护士生实习的管理组织体系。对于接受护士生实习任务的非教学医院,也应在医院护理管理体制的基础上,设立临时护生实习管理领导小组和明确各科室的护生实习教学的职责,以保证护生实习教学工作的顺利开展。

1. 教学医院护生实习管理组织体系 一般来说,教学医院护生实习教学管理组织应该由教学领导小组、督导小组、指导小组和带教小组等组成,负责护生实习教学管理,其基本结构如图6-4。

2. 教研室总带教老师的职责

(1)在护理部的领导下制定系统化、程序化、科学化的教学计划,并使教学的规章制度不断适应医学

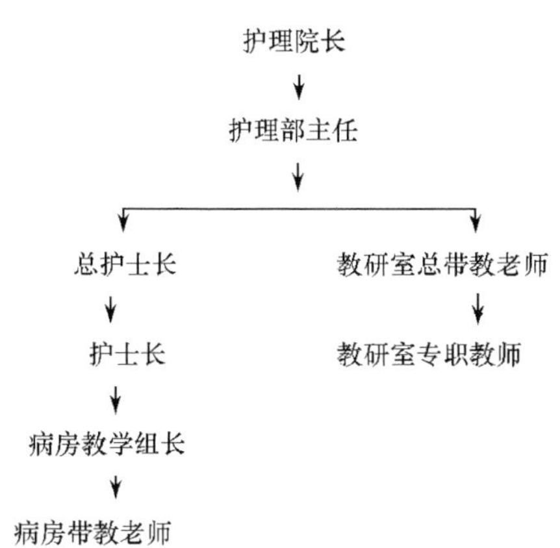

图6-4　教学医院护生实习管理组织体系的基本结构

模式转变。

(2) 组织实施临床教学计划,组织学生座谈会,全面了解学生情况。

(3) 负责组织护生实习的专题报告。

(4) 参与教学查房,抽查学生护理实习制度的落实情况。

(5) 安排学生出科考试,参加监考。

(6) 检查病区教学组长的教学工作情况。

(7) 总结护生实习工作情况,整理、汇总护生实习资料。

3. 病房教学组长的职责

(1) 制定本病区具体的教学计划。

(2) 介绍本病房实习的基本内容,病房环境,实习计划安排,对实习护生进行实习纪律和实习规章制度的教育。

(3) 落实和实施教学计划。

(4) 落实理论授课及教学查房并及时反馈效果,作好记录。

(5) 批改护理病历、教案、个案护理分析及管理实习书面作业。

(6) 负责学生综合技能考试、科室操作考试和鉴定。

(三) 临床护理教师的管理

1. 临床护理教师的选拔　临床护理教师的工作作风、业务水平、教学能力等素质状况对护生的实习过程有着重要的影响作用,在一定程度上影响着护生的专业态度、价值观、甚至今后的发展,因此,临床护理教师的选拔是护生实习教学管理的重要环节。临床护理教师必须热爱临床护理教学工作,具有健康的价值观、高尚的道德情操和职业品质,有丰富的护理实践经验和护理教学能力,有一定的护理理论基础和较高的表达能力,有较强的工作责任感,愿意承担实习护生的带教任务的护理人员。临床护理教师一般可以采取通过个人申请、病房护士长推荐、护理部考核审批的程序进行选拔。病房教学组长应从临床护理教师中优秀者中产生,教研室总带教老师在教学医院一般采取常任制。

2. 临床护理教师的培训　医院对选定的临床护理教师在承担带教任务前要进行必要的培训,培训应根据“缺什么补什么”的原则进行。培训的基本内容应包括护理教师的素质、临床教学策略、临床教学评价、学生批判性能力培养的策略与评价方法、临床护理教学中的法律与伦理问题、本年度教学计划等方面。培训的方式可根据护生实习任务的状况采用集中培训或岗位培训等方式进行。护理部应将临床护理教师的培训纳入工作计划,严格按照护生实习教学要求组织培训,要确保临床护理教师能胜任带教任务。

3. 临床护理教师的考核　积极、客观地评价可以使临床护理教师明确努力的方向,不断改进教学方法,激发护生的学习激情。因此评价的目的是为了改进工作,而不是为了将教师分等级。教研室专职教师负责教学计划的实施、指导、检查和评价。护理部、教研室采用不定期方式抽查老师的教学方法、教学评价和教学效果。定期组织学生进行座谈,了解学生对临床教学及带教老师的意见和建议,并填写问卷调查。对收集到的资料进行分析后及时反馈给有关单位及个人,解决有关问题,以便调整和改进。

(四) 临床实习生的管理

1. 临床实习前的教育　临床实习前的教育是医院护理部组织的在护生进院之初、临床实习前进行的教学活动,其目的是让护生了解医院概况、实习内容和任务、纪律要求。实习教育一般采取集中培训的方式进行,主要由总带教老师介绍医院的基本情况、医院科室的分布、医院护理的现状及其发展历史、护理管理的有关规章制度、护生实习计划、实习生守则等内容。也可以组织护生参观医院、观摩护理工作,还可以在集中讲授的基础上组织护生讨论。以便端正护生实习的目的,强化护生执行纪律和制度的自觉性,缓解护生的实习压力,使他们尽快能以最佳的心态和精神状态投入临床实习之中。

2. 临床实习中的带教　临床实习中的带教是对护生实习指导、管理的重要教学方法和手段。一般而言,护生在临床实习过程中,医院应根据实习的内容安排一个带教老师。带教老师对护生的实习活动进行监督和指导,学生应紧跟带教老师观察或参与护理实践。带教老师在工作中必须要兼顾护理和教学的双重职责,一方面要为病人提供优质的服务,用自己的实际行动影响和启迪护生的职业意识和服务意识;另一方面要根据实习计划的内容,合理地安排、指导护生进行护理实践,并解答和指导护生实习的各种问题。医院在确定带教老师后,一定要对带教老师进行培训,明确带教老师的职责和带教任务,并管理好带教的学生。

3. 实习质量监控 护生在临床实习过程中，医院应对护生实习质量状况实行全程监控。对护生实习质量的监控可以通过布置实习作业、开展护理技能操作表演、组织护生学习讨论、临床查房、病房护理报告、实习效果评价等方式方法进行。抓好护生实习的要素控制、环节控制和终末控制。要素控制是指基础质量评价，主要评价教学工作的基本条件，即临床护理教师的素质、病区的教学设施、教师的人员配备、护生的基本素质如仪表、着装、言谈、服务态度等。环节控制主要评价教学过程中各个环节的落实情况以及效果，采用普查和抽查相结合、观察和讲解相结合、示范和考察相结合的方式进行。终末控制是对教学活动的最终评价，主要考察护生实习目标的完成情况、护生对临床护理教学的评价。

4. 实习教学方法 临床实习教学通常可采用"一带一"即师徒式的教学方法和整体护理的教学方法。"一带一"即师徒式的教学方法主要用于培养护生低层次的认知目标以及情感领域和动作技能领域的目标；整体护理的教学方法则用于培养护生高层次的认知目标以及评判性思维能力的培养。最常用的教学方法有书面作业法、全院教学查房、床边查房、个案护理、小讲课、实习讨论会、专题讲座、科研设计、护理管理实习、自学、分管病房。

二、新护士的岗前培训

岗前培训是指护理专业毕业生上岗前的基础训练，训练内容分为公共部分与专科部分。公共部分由所属大学和医院统一制定计划，并组织实施；专科部分由护理部制定计划，并按计划逐项落实。由于医院护理部不直接管公共培训部分，在此重点介绍专科培训。

新护士岗前培训一般在护理部集中培训 1 周，然后分到各专业科室培训 3~6 个月。新护士岗前培训是一项重要的工作，通过岗前培训可帮助新护士转换角色，即从护生角色转换为护士角色。使新护士适应护士角色，达到能独立地为病人服务的目的。

(一) 岗前培训的内容

岗前培训的内容主要包括熟悉医院基本情况，进行护理专业思想、医院规章制度的教育，开展护理规范化礼仪、生活护理技能和基础护理技能以及专科护理技能的教育。要通过医院基本情况的介绍和参观，能清楚了解医院的发展历史、现实状况、发展规划，熟悉医院机构设置和环境状况，掌握医院护理工作的基本情况；要通过护理专业思想的教育，使新护士树立牢固的专业思想，明确护理职业道德的基本准则和要求，培养良好的职业意识；通过医院规章制度的学习，要使新护士了解必要的护理法律知识和护理管理制度，并善于运用有关法律和护理管理制度开展护理工作；通过护理礼仪、生活护理技能、基础护理技能和专业护理技能的学习，要掌握护理必备的知识技能，并能运用这些护理技术和技能独立地开展护理工作，为做一名合格的护士打下牢固的基础。

(二) 岗前培训的方法

岗前培训主要采取集中式和分散式两种培训方法。集中式即是由护理部统一组织教学人员负责医院简介、医院及护理部制度、医德医风规范等内容教育；分散式主要是各科护士长安排临床基础护理和护理基础操作训练。教育方法可采用讲授、示教、观摩、观看视听资料、操作练习、实地参观、临床带教等多种形式进行。

(三) 岗前培训考核

岗前培训结束前，必须对培训对象进行综合考核，考核可以采用理论考试、演示考试和问卷评价等方式进行。要通过考核了解新护士对护理工作的基础知识、基本技能掌握状况，了解其职业意识和职业品质状况，为使用和配置护理人才提供参考。岗前培训考核应该是贯穿于整个培训过程的始终，考核的形式可以多种多样，考核必须坚持公开、公平、公正的原则，考核的结果将记录到护士的规范化的学分管理中。

三、护士规范化培训

护士规范化培训是指在完成护理专业院校基础教育后，接受规范的护理专业培训。其培训对象包括护理专业大学本科、大学专科及中专毕业后从事临床护理工作的护士。临床护士经过规范化培训，其基础理论、基本知识、基本技能、外语水平和护理职业道德等方面均应得到全面发展和提高，并达到《卫生技术人员职务试行条例》规定的护师基本条件。

(一) 护士规范化培训的内容

护士规范化培训内容包括政治思想、职业素质、医德医风、临床操作技能、专业理论 知识、外语。培训方式以临床实践为主 ，理论知识和外语以讲座和自学为主。

(二) 护士规范化培训的管理

护士规范化培训必须要规范化、制度化，做到培训对象、时间、内容、效果四落实，必须要加强以下管理措施：

1. 建立健全医院护士规范化培训领导小组 医院护士规范化培训领导小组是护士规范化培训能规范有序进行的组织保证，是实施护士规范化培训的基本措施。医院应该建立由主管副院长、护理部主任、有关职能部门负责人组成的领导小组,在医院党委领导下,对全院护理规范化培训工作进行领导、管理和质量检控。临床护理规范化培训由护理部负责制定计划,科护士长、病房护士长执行指导和组织实施。

2. 建立护理规范化培训的管理制度 建立护理规范化培训的管理考核制度是保证护理规范化培训工作落到实处的有效措施。根据卫生部《临床护理规范化培训试行办法》的要求,医院必须要建立临床护理规范化培训的学分制度、考核制度和档案管理制度。

3. 加强护理规范化培训的经费保障 医院对护理规范化培训的经费必须要专项列支,要确保护理规范化培训资金到位。医院护理部应积极协调,争取有关部门的支持,确保护理规范化培训工作的经费、设备、物质等保障条件到位。

(三) 护理规范化培训的考核

护理规范化培训的考核是保证这项工作落到实处,取得实效的重要措施。护理规范化培训的考核分为两个方面:一是对医院和科室护理规范化培训工作的考核;二是对护士规范化培训学分完成情况的考核。上级医疗管理部门应将护理规范化培训作为医院考核晋升等级的重要指标,以促进护理规范化培训工作的顺利开展。医院护理部应对医院各科室护理规范化培训工作进行考核。护士规范化培训学习情况,由培训基地进行考核。医院护理规范化培训的综合考核一般按年度进行考核。

四、继续护理学教育的管理

继续护理学教育是继毕业后规范化专业培训之后,以学习新理论、新知识、新技术、新方法为主的一种终生性护理学教育,其目的是使护理人员在整个专业生涯中,保持高尚的医德医风,不断提高专业工作能力和业务水平,跟上护理学科的发展。继续护理学教育不包括不同学历毕业生的毕业后的教育,也不包括成人教育中的补课教育和学历教育。

(一) 继续护理学教育的内容与形式

继续护理学教育的内容与护理规范化培训内容不同,它没设特定的规范性内容,它是以现代护理学科发展中的新理论、新知识、新技术、新方法为重点,根据不同专业岗位、不同专业特点的护理人员的知识结构状况来确定的。继续护理学教育的内容具有广泛性、先进性、时代性、适应性、灵活性的特点。

正是继续护理学教育内容的广泛性、灵活性决定了其教育方式的多样性。继续护理学教育的具体方式可以采取学术会议、专题讲座、课题调研、讲习班、调研报告会、疑难病例护理讨论会、新技术操作演示、经验交流会,以及提供教学专题、学术报告、发表论文、著作等方式进行。

继续护理学教育的计划安排可以灵活多样,可以根据不同的教学内容,采取不同的方式进行。既可以集中培训,也可以业余学习;既可以规范办班,也可以岗位练兵,一般以短期培训和业余学习为主。

(二) 继续护理学教育管理措施

1. 继续护理教育管理组织 继续护理教育工作由卫生部继续医学教育委员会领导,负责对全国继续护理学教育进行管理和质量监控。各省、自治区、直辖市的继续医学教育委员会成立护理学学科组,负责继续护理学教育的领导、管理和质量监控。各医院护理部是继续护理学教育的主管部门。

2. 继续护理学教育学分管理 继续护理学教育实行学分制,其学分可按照卫生部《继续医学教育学分授予试行办法》执行。护理技术人员每年参加经认可的继续护理学教育活动的最低学分为25学分,其中Ⅰ类学分须达到3~10分,Ⅱ类学分达到15~22学分。省、自治区、直辖市级医院的主管护师及其以上人员,5年内必须获得国家级继续护理学教育项目授予5~10个学分。护理技术人员须按规定取得每年接受继续护理学教育的最低学分数,才能再次注册、聘任及晋升高一级专业技术职务。

3. 继续护理学教育的登记、档案管理 继续护理学教育管理应建立登记制度。登记的内容应包括:项目名称、编号、日期、内容、形式、认可部门、学分数、考核结果、签章等。登记证由省、自治区、直辖市继续医学教育委员会印制和发放。登记证由本人保存,在参加继续护理学教育项目后,由主办单位签章认可,作为参加继续护理学教育的凭证。

医院应建立护理人员的继续护理学教育档案,将医院护理技术人员参加继续护理学教育的情况登记记载清楚,为护理教育管理提供依据,为对护理技术人员的业务考核提供参考。

五、护理进修生临床培训的管理

护理专业进修是指护理人员通过短期强化训练方式,有针对性的提高专科理论与技能的培训方法。护理专业进修是医院护理教育的重要组成部分,是培养合格专科护理人才的有效途径。进修生的管理包括接收院外进修生的管理、院内人员到院外进修的管理、院内人员在院内进修的管理,下面主要介绍接收院外进修生的管理。

(一) 护理进修的目标

1. 提高护理职业素质 进修生通过对进修医院医务的人员现场观摩和亲身体验,能学习他们敬业爱岗的精神,从思想上、行动上热爱护理事业,全心全意为人民服务,从而塑造白衣天使的良好形象。

2. 熟练掌握专业理论知识 在进修期间积极参加科室组织的护理查房和理论授课的学习,利用业余时间有针对性自学相关理论知识,主动与带教老师探讨疑难问题,提高理论素养,丰富专业知识。

3. 提高专业技能和处理紧急疑难问题的能力 通过各种专科进修学习,熟练地掌握各种新技术、新方法,善于利用有关知识和技术抢救急危重病人,处理专科疑难问题。

4. 提高教学科研能力 护理专业进修不仅包括护理专业知识和技能的进修,同时也包括护理教学科研能力的提高,要通过进修学习掌握最新的护理理论,拓展护理理论视野,增强护理研究意识,掌握护理教学研究方法。

(二) 进修生应具备的条件

(1) 正规院校毕业并有 3 年以上临床护理实际工作经验者。

(2) 具有较系统的护理基础理论知识和一定的专科护理知识,能熟练地进行基础护理。

(3) 具有良好的护理职业道德,愿意参加护理进修学习。

(三) 进修生带教老师的条件

(1) 有较坚实的护理理论知识,熟练地专业技能,熟悉专科护理的国内外新技术、新方法,并能把握护理研究的新进展。

(2) 掌握临床教育理论和教育技能、技巧,并创造性的运用到教学实践中。

(3) 热爱护理事业,热爱护理教育,具有良好的职业道德和素质,以身作则,为人师表。

(4) 具有护师或护师以上的专业技术职务。

(四) 进修生的管理

医院对进修生管理的主要措施和重点把握的环节是:

(1) 进修生一般由医院教学办公室、护理部及科室共同管理。护理部主要负责进修生的资格审查和进修生的专业素质的考核。审查考核合格的进修生必须按照进修医院的有关规定,办理进修手续。

(2) 进修生必须严格遵守进修医院的各项管理规章制度,临床进修前护理部必须对进修生进行医院规章制度的教育和培训,使进修生完整系统地掌握进修医院的管理制度。

(3) 严格把握进修时间,确保进修生掌握必要的知识和技能。一般来说,ICU、CCU、手术室、急诊科等科室进修时间为 6 个月,其他科室原则上为 3 个月,院内进修人员为 3 个月。进修人员不得自行提前或延长进修时间。

(4) 接收进修生的科室,必须根据进修的时间、内容,制定详细的进修培训计划。进修培训计划应一式两份,一份留本科室,一份交护理部。

(5) 进修结束时,对进修生应进行全面的考核。进修生的职业品质、纪律制度遵守状况的考核和护理理论、技能操作考试由所在科室进行。接受进修生的科室应在对进修生全面考核的基础上做出鉴定,进修鉴定应交护理部分管教学主任的审核。经考试考核合格者,才能发进修结业证。

第五节 护理科研管理

护理科研管理是运用管理学的理论和方法对护理科学技术研究活动进行计划、实施、控制,以实现预定目标的组织协调活动。我国护理科学技术研究曾经过了一段曲折、坎坷的路程。1956 年中华护士学会护士工作研究组指出护理学的内容不够全面和充实,明确提出护理研究方向。自此以后,护理人员才开始研究工作。20 世纪 90 年代以后,护理研究取得了一定成绩,但与其他学科相比还存在着很大的差别。要使护理学科得到发展,护理研究是促进护理学向前发展的原动力。因此,如何提高护理人员的科研能力是护理管理者必须考虑的重要问题。

一、护理科研管理的组织

我国护理科研开展的时间相对较晚,对护理科研进行规范化、科学化管理处于较低水平。医院护理科学技术研究的管理组织一般分由护理科研学术委员会和课题组两级构成。

(一) 护理科研学术委员会

护理科研学术委员会是临床护理科学研究的权威机构,负责医院护理科研计划的制定,护理科研项目的论证、评估,护理科研活动的监督、指导等工作。护理科研学术委员会成员原则上应是医院中有较高的护理科研能力和学识水平的护理人员。为了便于组织协调和管理,护理科研学术委员会成员的组成应具有代表性,内、外、妇、儿等主要科室均应有代表参加,一般由分管护理科研的护理部主任为学术委员会组长。护理科研学术委员会成员的职责:

(1) 收集国内外最新学术发展和学术活动信息,并将信息传递给全院护士。

(2) 主动与外界联系,了解科研课题申报的来源，组织全院护士申报不同层次的科研课题。

(3) 负责指导本科的护理科研工作，包括课题申报、实施、撰写论文等。

(4) 组织护理科研相关知识的学习和专题讲座。

(5) 负责课题的评审和检查工作。定时检查，组织协作，科研管理人员应检查课题进度指标完成情况，对有可能取得重大成果的课题要加大投资，调整力量，及时组织协作。对研究进展缓慢的课题，要及时查找原因，修改计划进度。对研究工作停滞不前属无法解决的问题经报批后撤消课题。

(6) 组织成果评审、鉴定与推广应用、总结验收与申报奖励等工作。

(二) 课题组

课题组实行组长负责制，承担科研课题的研究和管理工作。课题组是护理科研的实施单位，是具体组织护理研究的实体，课题组应对课题的研究负全责。课题组长负有确定研究方向，掌握研究进程，制定研究纪律，进行研究经费的预算和使用分配，组织课题研究的职责。

二、护理科研的计划管理

医院的护理科研计划是医院开展护理科研工作基本部署和方案，它是依据上级护理科研规划和本院护理科研的人力、物力、财力的实际而制定的，对全院的护理科研工作具有指导性的规范性文件。

(一) 护理科研计划的制定

护理科研计划按其类型来分，可以分为指令性计划、指导性计划和自由选择性计划；按其时间长短来分可以分为长期计划、中期计划和短期计划。医院短期护理科研计划一般是由护理部或护理科研学术委员会按年度制定。

护理科研计划的制定时一定要充分考虑计划的科学性、预见性和可行性。所谓科学性是制定护理科研计划要符合护理科学研究的规律，符合护理理论和实践发展的需要，符合国家卫生主管部门制定的护理科研发展规划的要求；既要立足于国内实际，又要赶超世界先进水平；既要解决护理理论和实践发展的重大关键课题，又要解决护理实践中的实际问题。所谓预见性是制定护理科研计划，特别是中长期的护理科研计划，一定要准确把握护理科学研究的发展趋势和动态，要将必要性和可能性统一起来；同时还要把握护理队伍的研究方向，使护理科研计划能成为动员护理人员开展护理研究的启动源。所谓可行性就是制定护理科研计划一定要符合医院的实际，要充分考虑医院护理技术人员的研究能力、医院能提供的研究经费和设备保障条件等。

(二) 护理科研计划的内容

护理科研计划的内容各个医院、各种类型的计划都是有区别的。护理科研计划一般应包括护理科研发展状况及其形势的分析、医院护理科研的目标、指导性和指令性的护理研究课题、护理科研的措施、护理科研的经费等方面的内容。护理科研计划要求目标明确、重点突出、实事求是、措施得当、保障有力。

(三) 护理科研计划的实施

护理科研计划一经批准，便成为了医院护理科研活动的行动纲领，护理部必须组织护理专业技术人员开展护理研究工作，确保护理科研的目标、任务的完成。护理科研计划的实施应着重抓好以下几个环节。

1. 加强护理科研计划的宣传 护理科研计划确定后，必须要组织全院护理技术人员进行宣传学习，要使全院护理人员明确科研目标、重点、任务和职责，激发护理技术人员开展护理科学研究的积极性。

2. 组织护理技术人员开展研究 为确保护理科研计划的完成，护理科研管理机构必须根据研究目标和任务，组织护理技术人员开展科研活动。一是要组织有一定研究能力的护理技术人员开展集体攻关；二是要强化护理科研责任制，加强各业务科室的研究管理；三是要为护理科研人员提供必须的经费、设备和物质保障；四是制定护理科研奖励制度，调动广大护理技术人员开展护理研究的积极性。

3. 加强科研计划执行情况的监督检查 护理科研管理部门要定期对科研计划的执行情况、课题研究的进展情况进行检查，定期分析研究科研计划执行过程中的有关问题。对计划中不合理、超前的内容进行必要的修改和调整，以确保计划的实施。

三、护理科研成果管理

护理科研成果是护理研究人员在护理实践中探索和研究的有一定理论和应用价值的新知识、新技术、新产品。它是护理研究者辛勤劳动的结晶，是宝贵的医学财富。对护理科研成果的管理既是护理管理者的重要职责，也是现代医院管理的重要内容。

(一) 护理科研成果管理的内容和程序

护理科研成果管理的内容主要是组织护理科研成果的评审鉴定、成果登记、定型，成果的中试、扩试和生产研究，成果的推广应用，成果的奖励，成果的专利和档案管理。

护理科研成果可以分为护理技术方法性成果和实物成果，它们的管理程序是所区别的。护理技术方法性成果管理的基本程序是：发表学术论文—评审或鉴定—推广应用—成果奖励。护理实物性成果管理的基本程序是：技术鉴定—设计定型—中试和扩试—定型—推广应用—成果奖励。

（二）护理科研成果的鉴定

护理科研成果的鉴定是科研成果本身必须具备的条件之一。正确评价护理科研成果的水平，做好护理科研成果的鉴定，是促进护理科研成果推广应用的首要环节。凡是在护理实践与理论上有创新的，具有一定科学水平和实用价值的新技术、新方法、新工艺、新器械、新设备、新药品等都可申请成果鉴定。

护理理论研究成果的鉴定一般应在论文或专著发表1年后，并得到同行专家公认或经他人实验验证后进行；护理应用技术成果的鉴定一般应在实验研究结束后，经过一定范围试用或验证，确能证明其可行性和效果时进行；软科学成果的鉴定一般在经有关部门采纳应用，并经实践验证后进行。需要申报护理科研成果鉴定的，首先应向医院护理科研学术委员会或护理部提出申请，经医院护理科研学术委员会讨论通过后，然后再报请上级有关部门审批。申请科研成果鉴定的必须提供成果研究的各种技术资料、论文和产品。

护理科研成果鉴定应由医疗或科研主管部门组织同行专家评审。申报院内科技成果鉴定的，应由医院护理部组织院内或聘请院外专家进行评审。成果鉴定分为检测鉴定、会议鉴定和函审鉴定三种形式。

（三）护理科研成果的奖励

护理科研成果奖与医学科技成果奖是相融合的，单设奖项的仅有1993年设立的全国护理科技进步奖。科研成果奖一般分为国家自然科学奖、国家发明奖、国家科技进步奖、军队科技进步奖、卫生部及省市科技进步奖等。为了鼓励广大护理技术人员的科研积极性，医院可根据医院的具体实际，制定院内科研奖励办法，设置相应的奖励办法，以表彰和鼓励那些对护理科研做出成绩的护理技术人员。

四、护理科研档案管理

护理科研档案管理是科研活动的真实记录。完整、科学、妥善地管理科研档案是护理科研管理的重要职责和内容。护理科研档案分为计划档案、课题档案、科研经费档案、仪器设备档案、科技成果档案、科技人才档案、科技信息档案等。

医院护理部应该按照科研档案管理的要求，建立健全医院护理科研档案，应该做到完整、准确、系统、规范。医院护理科研计划、科研任务书、科研经费预算、课题协议书等科研工作资料，科研课题研究的图片、照片、测试数据为原始记录资料。成果鉴定形成的成果送审表、成果报告表、论文、著作、鉴定书等材料以及成果奖励资料、成果推广应用资料都应建档。护理科研档案必须要妥善保管，有条件的应建立必要的电子档案。

思考题

1. 简述为何提高临床护理教育效果。
2. 论述护理程序在护理质量管理中的应用。

第7章 医疗安全管理

第一节 医疗安全概述

近年来,随着科学技术的发展,各种新技术新方法的广泛应用,造成医疗不安全的可能性增大,加之患者对医疗效果期望值的增加,法律意识的增强,医疗纠纷的发生明显增加。经过司法审理解决的医疗纠纷的数量不断上升,严重干扰了医院工作秩序并占用了大量的司法资源。因此,医疗安全管理成为医院管理的重大课题。

一、医疗安全的概念

医疗安全是整体医疗质量的重要组成部分,是衡量医院管理水平的重要的客观的指标。保证医疗安全是提高医疗质量的前提,实施医疗安全管理对于提高医疗质量、保障医院两个效益的增长具有极其重要的意义。

在传统意义上,医疗安全是指医疗机构及其医务人员在医疗活动中,按照卫生行业的法律、行政法规、部门规章和诊疗护理规范、常规进行,保障就医者获得合理的、规范的医疗,不发生法律和医疗技术允许外的心理、机体结构或功能上的障碍、缺陷或死亡。

广义的医疗安全是指医疗机构在其法定的空间范围和时间范围内,按照国家法律、法规的规定,保障医务人员和患者不发生法律和法规允许范围以外的心理、机体结构或功能上的损害、障碍、缺陷或死亡。

与传统的观念相比,广义的医疗安全增加了对医务人员在执业工作中的安全保障的内容。近年来,由于类似病人或家属在医疗场所内发生摔伤等损害后果而引发的医疗安全问题也正在增多,并引起了医院管理者的重视。因此,应该看到,随着法制的进一步完善和医疗技术的不断发展,医疗安全的内容也在不断地增加。

二、医疗安全的分类

按医疗安全的保障对象可分为:患者的医疗安全、医务人员的医疗安全和其他医疗活动相关人员的医疗安全。保障患者的医疗安全主要是指保障患者获得合理的、规范的、医疗护理规范范围内的医疗活动,包括:明确诊断、安全实施医疗检查、合理的医疗治疗措施等。保障医务人员的医疗安全主要是指保障医务人员在安全的工作范围内工作并提供安全的防护设施。保障其他医疗活动的相关人员的医疗安全是医疗机构作为一个公众场所的附带义务。

按引发医疗安全问题的因素分为:火、电、水引发的医疗安全问题,放射源引发的医疗安全问题,药品引发的医疗安全问题,手术引发的医疗安全问题等。

按引发医疗安全问题的主观原因分为:疏忽大意引发的医疗安全问题、过于自信引发的医疗安全问题。

三、影响医疗安全的因素

影响医疗安全的因素,或称医疗不安全因素是多种多样的,往往一起医疗不安全事件涉及多个因素,而且有些影响医疗安全因素的界限并不十分明显。常见因素主要有:

(一) 医源性非技术因素

该因素主要是医务人员的言语或行为不当给患者造成了不安全隐患或不安全结果。主要有医务人员不当的告知误导患者进行手术等特殊治疗,或未经告知患者,医生就擅自实施特殊检查和治疗。如:未经患者同意,医师就给患者实施创伤性的检查或治疗。

(二) 医疗技术因素

由于医学是一门专业性很强的技术性学科,因此医务人员对于医疗技术掌握的高低和熟练程度就直接影响到了患者的治疗效果。技术性因素也就成为影响医疗安全的一个重要因素。如在实施子宫全切手术中,由于技术操作不当而导致输尿管的损伤。

(三) 药源性因素

药源性因素是指由于使用药物不当而引起不良后果的因素,如临床用药剂量过大、配伍禁忌或连续服用超过最高限量等,这些通常可以导致患者不同程度的过敏、毒性反应、成瘾和对机体的不可逆性损伤,甚至死亡。

(四) 医院卫生学因素

医院卫生学因素是多种多样的,其中直接影响医疗安全的因素有院内感染、环境污染、食品污染及射线污染等。

（五）管理因素

管理上的缺失是导致医疗安全问题的主要原因。由于职业道德教育落实不够、各项医疗管理制度不健全、业务技术培训抓得不紧、设备物资管理不善、防止环境污染的措施不利等，都可以成为影响医疗安全的组织管理因素。其中，规章制度不健全、无章可循或有章不循、不认真执行技术操作规程、不认真执行查对制度，甚至玩忽职守，对患者的生命安全造成很大的威胁。如：使用过期的、不符合质量的药品，超范围执业的医疗活动等等。

四、医疗安全的特征

（一）医疗安全保障对象的广泛性

医疗安全中一个重要的群体即就医者，他们是一个动态的群体，来自社会的各个层面，其主体不仅涉及国家机关和众多的企事业单位，尤其是涉及全社会的各个阶层，包括众多的患者及其家属，与生命健康权益保障相关的人群。同时还包括医务人员，因此具有保障对象的广泛性。

（二）医疗安全保障内容的根本性

医疗活动是医方提供医疗服务，而患者选择并接受医疗服务的过程，其中涉及每一个公民最根本的权利——生命健康权的维护和保障。医疗安全是相对于医疗不安全而言，因此医疗安全的内容就是要防止医疗不安全，要在医疗活动中保障就医者的生命健康权不受非法的侵害。

（三）医疗安全法律关系的复杂性

医疗法律关系中既涉及民事法律关系，也涉及行政法律关系和刑事法律关系，具有多样性、综合性和纵横交错的特点。即便是同一主体，在不同情况下，所涉及医疗法律关系的性质也表现出多样性和纵横交错的特点。

五、医疗安全的重要性

（一）医疗安全影响医疗质量

医疗活动可能产生正反两方面截然不同的结果，它既可促使疾病向好的方向转化，亦可朝着相反的方向转化。医疗安全和医疗效果是并存于医疗活动中，其中医疗安全是保障高质量医疗效果的重要前提。

（二）医疗安全直接影响医院的社会效益与经济效益

由于医疗不安全会带来延长病程和治疗方法复杂化等后果，不仅增加了医疗成本和患者的经济负担，如果构成医疗事故或者有过错，医院就有可能因为侵权而承担经济赔偿等有关的法律责任。这些都直接影响到医院的经济效益、社会信誉和形象。

（三）医疗安全管理直接影响到医务人员的自身利益

医疗安全除保障病人的安全外，还包括保障医院内从事医疗护理及医学工程技术等医务人员的健康与安全。医疗场所的各种污染、放射性危害、物理化学有毒制剂等也会对院内工作人员和社会群体构成危害。只有健全完善的医疗安全措施，才能最大限度地保障工作人员的健康，更有效发挥医疗机构的功能。

第二节　医患双方的权利和义务

一、基本概念

权利和义务是法律规范的核心内容，医患双方的权利和义务共同构筑了规范医患法律关系的核心内容。只有明确了医患双方的权利和义务，才能真正规范医疗活动，保障医患双方的合法权益不受侵害。

从社会学的角度看：权利是一种资格，是行为人行动的资格、占有的资格和享受的资格，它是一种利益。义务是一种限制，是为满足权利人的权益，而必须承受的一种负担或不利。

从医疗活动的角度看：权利是医患双方在医疗活动中，可以实施的某种行为和可以获得的相对应的利益。这种行为或利益通常是可以选择的，行为人可以选择行使或者放弃该权利。义务是医患双方在医疗活动中，必须做出的行为和必须付出的相应的代价。这种付出是一种必须的，如果行为人以不作为来应对，必然侵害他人的合法权益，对此行为人应承担法律上相应的不利后果。

二、患者的权利和义务

（一）患者权利的发展

患者的权利是指在医疗活动中，患者所享有的、不受侵犯的利益。历史上，患者权利的发展大致经过了两个阶段：第一阶段是第二次世界大战以前，患者的权利以基本的生命权和身体权为主，主要是“接受治疗的权利”。这一时期，伴随着人权运动的兴起，人人都平等的享有接受医疗的权利是病人权利的核心，同时妇女、儿童的权益也日益受到社会的重视。18世纪90年代法国确立了公民（尤其是穷人）在预防接种、医疗上享有平等权是这一时期患者权利发展的高峰。第二阶段是第二次世界大战结束至今，患者的权利在强调生命权、身体权、健康权等基本的人身权和“接受治疗权利”的基础上，发展了患者的“拒绝治疗的权利”。这一时期，随着医学模式由“医生主导的被动医疗型模式”转化为“医患共同参与互动型医疗模式”，患者的知情权和选择权得到了充分的发展。

（二）患者的权利

1. 国外关于病人权利的规定 1972年美国医院协会颁布了《病人权利宣言》，首次明确提出了患者拥有的12项权利：

（1）病人有权得到考虑周到的、尊重人的医疗、护理。

（2）病人有权从医生处得到诊断、治疗和愈后的完全最新的信息。

（3）病人有权从医生处接受在任何治疗开始前的知情同意信息。

（4）病人有权在法律限度内拒绝任何治疗，并要求告知其后果的知情权。

（5）病人有权在不受任何干扰的情况下，考虑自己的医疗选择权、决定权。

（6）病人有期望与医生的谈话等内容获得保密的权利。

（7）病人有要求医院在能力范围内提供服务的权利。

（8）病人有权从医院获得有关自己病情的相关信息。

（9）病人有权拒绝参与有不利影响的人体实验计划。

（10）病人有获得医疗护理的合理的延续性的权利。

（11）病人有审核医疗费用并获得解释的权利。

（12）病人有知悉医院规章制度中有关自身的内容。

只有病人懂得享有的权利，才不至于对医师提出无理的要求，甚至干扰医师或滥告医师；同时医师才能重视病人的权利，尊重其人格尊严，彼此之间的关系才能更加融洽，不必要的误会或纠纷自然会减少。

2. 我国患者的权利 我国没有以立法或宣言等较明确的方式提出患者权利的内容，但是在《宪法》、《民法通则》到《医疗事故处理条例》等法律法规中，都对患者的权利做出了相关的规定。总的来看，目前国内普遍认可的病人在医疗活动中享有的权利主要表现在以下方面：

（1）病人享有适宜医疗权。

（2）病人享有合理限度内的医疗自主权。

（3）病人享有知情同意权。

（4）病人享有人身财产安全不受侵害权。

（5）病人享有隐私权。

（6）病人在接受医疗服务时，享有人格尊严、民族风俗习惯得到尊重的权利。

（7）病人享有获得病人权益方面知识的权益。

（8）病人享有获得客观病历资料的权利。

（9）病人享有依法免除一定社会责任的权利。

（三）患者的义务

权利与义务是对等的，享有权利的同时必然承担相应的义务，对于患者的义务，目前普遍的看法有以下几个方面：

（1）自觉遵守医院规章的义务。

（2）诚实提供病史，积极与医师合作，配合医疗机构诊治的义务。

（3）自觉缴纳医疗费用的义务。

（4）在医务人员告知的情况下，对自己的治疗选择做出决定的义务。

（5）正常出院的义务。

三、医务人员的权利和义务

我国在1999年实施的《中华人民共和国执业医师法》以立法形式明确提出了医务人员在执业过程中享有的权利和义务。

（一）医务人员的权利

（1）在注册的执业范围内，进行医学诊查、疾病调查、医学处置、出具相应的医学证明文件，选择合理的医疗、预防、保健方案。

（2）按照国务院卫生行政部门规定的标准，获得与本人执业活动相当的医疗设备基本条件。

（3）从事医学研究、学术交流，参加专业学术团体。

（4）参加专业培训，接受继续医学教育。

（5）在执业活动中，人格尊严、人身安全不受侵犯。

（6）获取工资报酬和津贴，享受国家规定的福利待遇。

（7）对所在机构的医疗、预防、保健工作和卫生行政部门的工作提出意见和建议，依法参与所在机构的民主管理。

（二）医务人员在执业活动中应履行的义务

（1）遵守法律、法规，遵守技术操作规范。

（2）树立敬业精神，遵守职业道德，履行医师职责，尽职尽责为患者服务。

（3）关心、爱护、尊重患者，保护患者的隐私。

（4）努力钻研业务，更新知识，提高专业技术水平。

（5）宣传卫生保健知识，对患者进行健康教育。

四、医疗机构的权利和义务

（一）医疗机构的权利

（1）医疗机构对疾病的紧急救治、诊断、治疗、康复、保健、预防等的行医权，并享有业务教育、科研、培训的权利。

（2）医疗机构因工作本身的高风险、高技术等特点，在保障患者及其他公民的健康权的基础上，医院工作人员在医疗过程中享有医疗意外的免责权，在特殊情况下享有否决患者拒绝治疗和采取行为控制的权利。

（3）医疗机构有收取医疗费用的权利。

（4）医疗机构享有其他法人具有的合法权益，如财产所有权、知识产权、名称权、名誉权、荣誉权等。

（5）支持医务人员维护自身合法权益的权利。

（二）医疗机构的义务

（1）对危重病人首先应立即抢救，出现因医疗技术条件不能诊治的病人必须及时转院。

（2）未经医师亲自诊查的病人不得出具医学证明文件，未经医师及助产人员亲自接生不得出具出生证明或死亡报告。

（3）实施手术及特殊治疗必须征得患者同意，并取得家属及利害关系人同意签字（在无上述人、又无法取得患者意见的，可由主治医师报请医疗机构负责人审批）。

（4）按规定对传染病、精神病、职业病进行特殊的管理和治疗。

（5）除疾病治疗外要承担预防保健、基层医疗的指导工作。

（6）按药品管理法律法规加强药品管理，禁用假药、劣药。

（7）在发生突发疾病、自然灾害、重大事故、战争及其他情形要服从县级以上人民到政府卫生行政部门调遣。

五、知情同意权

传统的医疗观点认为：患者要服从治疗。但是这一理念正在受到置疑和否定，患者的知情同意权正在为法律和医疗界所接受。从患者权利发展的历史，我们不难看出，在医疗活动中，个人的权益正在被日益受到重视，尤其是“知情同意权”的提出更是具有里程碑式的意义。患者知情同意权的确立对于医疗活动的影响是极其深刻的。

（一）知情同意规则概述

知情同意规则，或称之为基于告知的同意（informed consent）规则，在医疗领域，意味着医生必须做出必要的充分说明，使患者得以据此就某种医疗行为做出是否同意的决定。“知情同意”概念的提出，源自于对二战时纳粹医师强迫受试者接受人体实验这一做法的否定。纽伦堡审判后，“知情同意”逐渐成为涉及人类受试者的生物医学研究中最受人关注的伦理学问题之一，并被逐渐导入医患关系和临床医疗领域。可以说，尊重患者的知情同意权利，规范医师的说明告知义务，已成为各国立法的通例。

（二）知情同意权的内容

患者的知情同意权是基于对患者人格自主权的肯定，其根据在于尊重患者对其身体自主的权利。知情同意权存在的目的在于充分保护患者在医疗活动中的权利，尤其是生命健康权，它是尊重人的基本权利的反映，它主要包括了医务人员告知和患者在医务人员告知的基础上做出同意或不同意的决定。

我国《医疗机构管理条例》第 33 条规定：“医疗机构施行手术、特殊检查或者特殊治疗时，必须征得患者同意，并应当取得其家属或者关系人同意并签字。无法取得患者意见时，应当取得家属或者关系人同意并签字。”《医疗机构管理条例实施细则》第 62 条规定：“医疗机构应当尊重患者对自己的病情、诊断、治疗的知情权利。在实施手术、特殊检查、特殊治疗时，应当向患者做必要的解释。因实施保护性医疗措施不宜向患者说明情况的，应当将有关情况通知患者家属。”《医疗事故处理条例》中又对告知的对象进一步规范，明确为患者当事人。

第三节　医疗纠纷

近年来，医疗纠纷的频繁发生已经成为社会普遍关注的热点之一。这不仅损害了医院的形象，影响了单位的社会效益和经济效益，而且阻碍了医学的创新和医学科学的发展，危害了广大人民群众的权益，甚至已经威胁到广大医务人员的生命安全。尽管国务院颁布的《医疗事故处理条例》。从2002年9月1日开始实施，但是《条例》仅使医疗事故的处理有章可循，并不能涵盖所有的医疗纠纷。临床上大量的医疗纠纷并不是医疗事故引起，据统计，真正的医疗事故纠纷仅占纠纷的10%左右。许多患者在医疗过程中并未造成医疗事故，但仍然发生了严重的医疗纠纷。根据医疗纠纷产生的原因和现状，可以预测，医疗纠纷在今后相当一段时间内将会更加突出，不可能在近期减少和消失。因而医护人员、医院管理者，对此应当有充分的心理准备。

一、医疗纠纷概述

医疗纠纷是指患者或家属与医疗机构之间，因对诊疗护理过程中发生的某一问题、不良反应及其产生的原因认识不一致而导致的分歧或争议。争议的焦点集中在医疗机构在诊疗护理过程中是否有过失、过失是否导致患者的不良后果、是否承担法律责任。近年来，医疗纠纷涉及范围更广，包括医疗服务态度、医疗收费及医疗环境等。

二、医疗纠纷的特征

(一) 医疗纠纷只能发生在患者到医疗机构寻求医疗服务的时间内

通常我们将到医院的都称为“患者”或“病员”，但随着人们生活水平的提高，到医院做健康体检的人越来越多，对此我们也习惯的将其称为患者，在这里，医疗纠纷中患者的指代范围就有所扩大。“患者”不是一个社会称谓，只有在特殊的人群以“患者”的身份来到医院时，才可能发生医疗纠纷。

(二) 医疗纠纷只能发生在特定的地方即医疗机构之内

医疗纠纷多是由于医患双方对医疗活动中的某一事件持有不同的见解而发生的，因此，医疗纠纷发生的地点只能是特定的场所，即医疗机构。而这个场所必须是经过有关部门批准的合法的医疗场所，即按照《医疗机构管理条例》和《医疗机构管理条例实施细则》的规定取得《医疗机构执业许可证》的合法的医疗机构。因此，美容店即使请医务人员来做美容手术(包括利用仪器设备的美容和手术的美容)，如果发生问题，未达到美容的目的，或出现了感染、疤痕、畸形、甚至事故差错，由于美容店并不是医疗机构，这些就不应该看做是医疗纠纷，而应该按照非法行医处理。

(三) 医务人员必须是有行医资格的、经过注册的医务人员

非法行医、无证行医、江湖游医，这些都不属于医务人员的范围，与患者所发生的纠纷也不属于医疗纠纷。因为没有医师资格的医生行医是国家禁止的非法活动，对于这些人应该追究刑事责任。

(四) 医疗纠纷是一种特殊的民事纠纷

1. 主体间的平等性　医疗机构与患者在法律上是一种平等的关系，但在医疗技术领域则是医方占有优势。

2. 单方选择性　民事法律关系是一种可以双向选择的法律关系，但是医患关系中，患者可以选择医院、选择医生，而医疗机构则不能选择和拒绝病人。

3. 等价有偿的不完整性　医患关系中，医疗服务是一种有偿的服务，服务的对象是患者的生命和身体，因此不能简单的将有偿的金钱与患者的生命权和身体权相等价。

三、医疗纠纷增多的原因分析

(一) 中国社会转型期社会利益冲突的表现

在计划经济向市场经济转型的过程中，社会诚信度普遍下降、公民的基本医疗保险无法落实、医疗费用的居高不下等等体制的、社会的、道德的深层次的问题，是导致近几年来医疗纠纷大量增多的重要原因。

(二) 患者法律意识普遍提高

建国以后，大力开展的普法工作使基本法制的思想深入人心，个体的利益开始受到社会的重视。生命权、健康权、身体权等基本人身权利受到了老百姓的高度重视，维权意识普遍提高。但是依法维权的思想却普遍较差，这也是导致暴力医患冲突的常见原因。

(三) 医疗技术本身的局限性和患者的高期望值的冲突

医疗本身是一个高风险的行业，它体现在对疾病认知的不完整性、治疗手段的目的性和损害性并存和治疗后果的难于预知性。与此相对的是患者和家属对医疗的过高期望值，当两者难以调和时往往导致纠纷的发生。

(四)医院制度的不健全和医务人员法制观念的淡漠

医疗机构过去长期处于计划经济的体制下,其管理制度不健全、没有建立有效的纠纷防范体系和处理制度,医务人员也大多埋头于业务,较少有人学习医疗法律,缺乏自我保护的意识。

(五)新闻媒体不适当的炒作

我们处于一个信息的时代、传媒的时代,新闻媒体成为了大多数人掌握信息的重要手段,而新闻媒体普遍对医疗行业存在认识的不足和偏见,使得新闻报道在涉及医疗纠纷时大多有不适当的炒作,一定程度上也诱发了新的医疗纠纷的发生。

四、医疗纠纷的分类

(一)医源性医疗纠纷

引起医源性纠纷的主要原因是医疗活动中的医务人员工作不当或过失造成的。在医疗实践中,医源性的医疗纠纷常常发生在以下一些方面:

1. 诊断方面发生的误诊、漏诊引起的纠纷 准确的医疗诊断是正确治疗的前提和基础。在临床上,医务人员正确的诊断来自于患者及家属积极正确的配合和医务人员对患者认真、详细、全面的检查分析。如果医生不负责任、忙于应付、马虎从事,或者病人及其家属的误导,或者临床检查结果错误的诱导,那就难免发生错诊、误诊和漏诊,从而势必发生错误的治疗,造成损害,引发医疗纠纷。

2. 用药方面的过失纠纷 用药是医务人员对患者疾病进行诊疗的重要或主要手段,然而因使用药物的过失对患者造成不良后果引起纠纷的事例较为常见,主要有:①用药原则的过失;②用药剂量的过失;③错用药物的过失;④药物过敏引起的过失等等。

3. 护理方面的过失纠纷 较常见的是护理人员责任心不强,甚至严重不负责任,不认真执行查对制度,交接班不清,巡视病人时粗心大意,对危重病人观察不仔细,错发药、错打针,不按制度做过敏试验等造成损害后果引起的纠纷。

4. 手术方面的过失纠纷 外科手术是对伤病员进行治疗的重要手段,短期内见效快,但外科手术过失造成的医疗纠纷所占比重较大。外科手术造成医疗过错的原因较多,如体内异物存留;解剖定位错误而误将正常组织、器官切除;术中误伤主要神经干或大血管以及相邻器官;在诊断不明或“打开看”的思想指导下盲目手术;在择期手术时未排除手术禁忌证(糖尿病、严重心肺疾病等)以及手术准备不充分造成损害后果等等。

5. 输血引起的医疗纠纷 如血型不合引起溶血;污染血引起全面感染;输血器械的污染引起感染;输入非法渠道采集的血液及血制品造成损害后果;输入有传染病源的血液,如甲肝、乙肝、丙肝、艾滋病病源等引起纠纷。近年来,由于输血引发的医疗纠纷正在增多,要引起医院管理者的高度重视。

6. 麻醉引起的医疗纠纷 误把其他药物当麻醉药注入患者体内;麻醉药误注入血管引起中毒;麻醉用药量过大,麻醉过深,造成不可逆的损害;麻醉意外后患者植物人状态等引发纠纷等等。

7. 化验失误引起的纠纷 化验报告是临床医生对患者病情观察、诊断和采取治疗措施的重要依据,也是病情变化、转归的客观指数,是判断病情是否治愈的重要标准。但因化验报告失误引起的纠纷并不鲜见,如误填报告单张冠李戴,造成不良后果;化学试剂不符合标准;化验结果不准确。

8. 病理报告失误引起的纠纷 这主要是指虚假的病理报告或病理报告不准确引起的纠纷。

9. 医疗产品质量引起的纠纷 较常见的骨科用内固定螺帽、钢板断裂、人工起搏器故障等。

10. 产科分娩引起的纠纷 近年来,产科分娩引起产妇死亡或新生儿死亡以及残疾的纠纷较为多见。

(二)非医源性医疗纠纷

引发非医源性医疗纠纷常见的原因有:

(1)医务人员的服务态度生硬或解答询问态度粗暴而引起的纠纷。

(2)乱开病假证明及诊断证明书引起的纠纷。

(3)工伤事故、伤害案件转嫁成医疗事故而引起的医疗纠纷。

(4)加害医院的纠纷。

(5)不尊重医务人员的人格或寻衅要挟引起的纠纷。

(三)病历记录所引起的医疗纠纷

病历不仅是疾病诊治过程的全面记录,也是患者办理医疗报销等的重要资料,更是司法机关判断医患纠纷的重要依据。在临床工作中,由于医务人员忽略病历记录的法律意义,或者患者为了其他的目的,要求医务人员更改重要的病历记录,使一些本来可以避免的医疗纠纷发生了。常见表现形式有:

(1)住院病历与门诊病历书写不一致。如实习医师在未得到上级医师许可的情况下,贸然将自己的分析意见作为最后诊断写在门诊病历上而引起纠纷。

(2)病历记载缺项。如尽管在病程记录中已有该患者术前积极要求治疗、各级医师向其交待拟行手术治疗事宜的记载,但却忽略了术前小结及家属签字,成为患者向医院索赔的依据。

(3) 病历记录的涂改。在正常的诊疗活动中,因病历书写有误进行必要的补充修改是允许的。但在处理医疗纠纷过程,涂改病历的行为则是被严格禁止的。有些患者因病历前后不一致或与自己手中掌握的原始病历记载不一,心中生出疑虑,怀疑医务人员存在失误而引发纠纷,加之治疗结果达不到其期望值要求而使纠纷更加复杂化。

(四) 患方因素引起的纠纷

现代医学模式中,患者是医疗活动的重要参与部分,在医学实践中,由于患者方面的因素,引发的医疗纠纷正在急剧增长。医疗纠纷在患者方面有多种表现形式,患者已不单纯是反映问题,而同时要求获得经济赔偿;已不单纯依靠院方解决纠纷,而希望通过宣传媒介的帮助达到解决问题的目的。常见的表现形式有:

(1) 患者及其家属缺乏对所患疾病的认识和知识,对正常医疗的不良后果缺乏了解,一旦发生不理想的情况,则容易引发医疗纠纷。

(2) 公费医疗制度改革,医疗费用的个人承担部分增加,自费患者增多。患者在自付费用的同时,对医疗服务及治疗效果的要求提高,如果事与愿违,患者内心则难以平衡和接受。

(3) 社会的进步使人们的法律意识、自我保护意识不断增强。因此,在医疗过程中,一旦发生患者以为是损害到个人权益的情况时,则产生投诉的愿望和行为。

第四节　医疗事故

一、国外对"医疗事故"的界定

(一) 日本

在日本,医疗事故是指在与医疗有关的场合,包括诊断、检查、治疗等医疗的全过程中,以医疗行为的接受者——患者作为被害人发生的一切人身事故。其中医疗行为之外的,在不存在医生过失的情形下发生的事故也包含在内,如患者从病房的窗户坠下楼、器具缺陷导致患者负伤等医院管理方面发生的事故也包括在内,它不考虑发生的原因及责任所在,而是作为一种社会现象的指称。而由于医师的过失,导致患者的生命、身体受到侵害的则称为"医疗过失",它是作为一种法律术语所存在的。

(二) 美国

在美国,"医疗事故"是一切具有赔偿可能的医疗事件,是指医疗服务的提供者由于过失给接受其医疗服务者所造成伤害的事故。因此,美国"医疗事故"的概念的范围就比较广。从主体上讲它包含了医疗机构和行医者,同时行医者可能是合法的行医人,也可能是非法的行医人。从主观意愿上讲,行医者有过失,这种过失可以是疏忽大意或过于自信,但一定不能是故意。从损害的后果上讲,一定要造成了损害的后果,这种后果可以是人身的伤害,也可以是财产的损失。

二、我国有关医疗事故的概述

在我国,到目前为止,医疗事故的概念都仅仅局限于行政法的范畴,而未上升到民法上的概念。对医疗事故的行政法规解释最早产生于 1987 年,当时为解决日益增多的医疗纠纷,确认医疗单位的行政责任及对患者的补偿数额,国务院制定并颁布的《医疗事故处理办法》对医疗事故做了如下的定义:"在诊疗护理工作中,因医务人员的诊疗护理过失,直接造成病员死亡、残废、组织器官损伤导致功能障碍。"但是随着《办法》的实施,发现实践中一些因医务人员违反规章、规范等造成患者一般人身伤害的应当属于医疗事故的医疗过失行为被排除在医疗事故之外,导致在实践中将医疗过失行为人为地划分为医疗事故和医疗差错。这样划分,就出现了不能由卫生行政部门处理的"医疗差错"造成人身伤害的过失行为,向人民法院起诉,反而可以得到民事赔偿的"怪"现象。因此,在 2002 年 4 月 4 日发布的《医疗事故处理条例》中,将医疗事故定义为:医疗机构及其医务人员在医疗活动中,违反医疗卫生管理法律、行政法规、部门规章和诊疗护理规范、常规,过失造成患者人身损害的事故。相比较而言,前后的两种定义有着如下的区别。

(1)《条例》将医疗事故的主体扩大为医疗机构和医务人员,从而明确了医疗机构在医疗事故中的法律地位。

(2)《条例》提出了评判医务人员是否有过失的客观依据,即医疗卫生管理法律、行政法规、部门规章和诊疗护理规范、常规。

(3) 在因果关系的认定上,《条例》中没有出现"直接造成病员死亡、残废、组织器官损伤导致功能障碍"的"直接"二字,这意味着可以是直接因果关系,也可以是间接因果关系。这一变化从《条例》中对责任程度的划分中可以明显的体现出来。

(4) 对于造成的后果也表述的更为科学,更符合民法的精神,《条例》将原有的损害后果从"造成病员死亡、残废、组织器官损伤导致功能障碍"扩大为"人身损害"。这扩大了医疗事故的后果上的含义,从《条例》中增加了第四级医疗事故可以明确这一点变化的意义。

三、医疗事故的构成

《条例》对医疗事故的界定试图从民法中侵权法的角度对它进行定义，从根本上讲医疗事故就是对患者的人身权的一种侵害，因此，它也就符合民法中侵权责任的构成要件，至少包括以下几方面的内容。

(一) 主体是医疗机构及医务人员

医疗机构及其医务人员是医疗事故的行为主体，同时也是责任主体。明确主体对于合理的处理医疗纠纷当事人，明确应当承担的法律责任具有重要意义。这里所说的"医疗机构"，是指按照国务院 1994 年 2 月发布的《医疗机构管理条例》取得《医疗机构执业许可证》的机构。这里所说的"医务人员"，是指依法取得执业资格并经过注册的医疗卫生专业技术人员，如医师和护士等，他们必须在医疗机构执业。"医疗事故"发生在医疗机构及其医务人员的医疗活动中，这指明了医疗事故发生的场所和活动范围，即依法取得执业许可或者执业资格的医疗机构和医务人员在其合法的医疗活动中发生的事故。

(二) 行为的违法性

行为的违法性，是对医疗事故进行赔偿的重要构成条件。"医疗事故"是医疗机构及其医务人员因违反医疗卫生管理法律、行政法规、部门规章和诊疗护理规范、常规而发生的事故。这里讲的是导致发生医疗事故的直接原因，也是区别过失与无过失的客观标准之一。

(三) 造成患者的人身损害

"造成患者人身损害的事故"说的是违法行为的后果。侵权行为承担法律责任的一定要有损害的后果，医疗事故侵犯的是患者的人身权，因此，判断是否构成医疗事故的一个直接的、显而易见的标准就是是否有人身损害的后果。这是判断是否为医疗事故至关重要的一点。

(四) 造成患者人身损害的主观原因是过失

这是区分医疗事故和利用医疗进行犯罪的关键要素，是行为人是否承担刑事责任的重要评判标准。如果是故意，就构成了故意伤害罪或故意杀人罪。医疗事故的行为人在其实施诊疗行为时，其主观心理状态只能是过失，包括疏忽大意的过失和过于自信的过失两种情况。就是说，医生必须是基于疏忽大意或过于自信这两种心态下实施诊疗行为，造成了严重不良后果的，才能认定为医疗事故。疏忽大意的过失，是指在医疗事故发生中，根据行为人相应职称和岗位责任制要求，应当预见到和可以预见到自己的行为可能造成对病人的危害结果，因为疏忽大意而未能预见到；或对于危害病人生命、健康的不当做法，应当做到有效的防范，因为疏忽大意而未能做到，致使危害发生。过于自信的过失，是指行为人虽能预见到自己的行为可能造成病人的危害后果，但轻信靠自己的技术、经验或有利的客观条件能够避免，因而导致了判断上和行为上的失误，致使对病人的危害。

(五) 过失行为和后果之间存在因果关系

这是判定是否属于医疗事故的一个重要方面。虽然存在过失行为，但是并没有给患者造成损害后果，这种情况不应该被视为医疗事故；虽然存在损害后果，但是医疗机构和医务人员并没有过失行为，也不能判定为医疗事故。这种因果关系的判定，还关系到追究医疗机构和医务人员的责任、确定对患者的具体赔偿数额等。为了保护医患双方的权益，要认真考虑过失行为在医疗事故损害后果中的责任程度，这也是公正处理医疗事故的关键。分析因果关系是医疗事故技术鉴定的重要内容。

四、其他不属于医疗事故的情况

现代医学科学虽然有了很大的发展，但是，由于人体的特异性和复杂性是难以完全预测的，人们对许多疾病的发生原理尚未认识，因而现代医学科学的诊疗技术不可能包治百病。有时尽管医护人员在诊疗护理过程中忠于职守、竭尽全力，但由于其他原因仍然使病员遭受了比较严重的不良后果，这也是医护人员不愿意看到的结果。而这些情况的出现纯属现代医学科学技术不能够预见却又不能完全避免并不能克服的意外情况。

(1) 在紧急情况下为抢救垂危患者生命而采取的紧急医学措施造成不良后果的。在紧急情况下为抢救病人的生命，医护人员按照医疗操作规范所采取的紧急救治措施。

(2) 在医疗活动中由于患者病情异常或者患者体质特殊而发生医疗意外的。

所谓医疗意外，是指由于病情或病员体质特殊而发生难以预料和防范的不良后果的。医疗意外具有两个基本特征，一是病员死亡、残疾或功能障碍的不良后果发生在诊疗护理操作中；二是不良后果的发生，是医护人员难以预料和防范的，或者说是他们不能抗拒或者不能预见的原因所引起的。

医疗意外常见的表现形式是，医护人员抢救及时、措施得力或手术操作无误，但患者仍死亡或遗留严重后遗症；病员为特异性体质，在治疗前知道或治疗后发现，但目前医学科学技术难以解决而出现不良后果；在基础麻醉或推管阻滞麻醉时，使用规定的剂量麻药，仍导致呼吸抑制、血压下降或麻醉平面过高，虽经积极抢救,依然未能防止不良后果者;诊断及手术适应征明确,操作无误,而在术中或术后发生意外,呼吸、循环骤停及其他重要器官功能衰竭等不良后果的。

(3) 无过错输血感染造成不良后果的。医护人员在给病人提供血源时,按照供血的有关规定进行查验,输血操作无误,而输血后病人仍出现了不良后果。

(4) 因不可抗力而造成的不良后果。医护人员对于危重病症和疑难病症的病员,出于救死扶伤和人道主义精神,利用各种现代化医疗手段,采取各种治疗方案去救治病人,争取把百分之一的希望变成现实,但绝大多数情况下不可抗力的死亡等不良后果在所难免,这主要是疾病的自然转归所致。

(5) 因患方原因延误诊疗导致不良后果的。由于病人对医疗行为不理解,不按医嘱服药或私自服药,个别患者出于某种动机和目的,不真实反映病状,不接受医护人员的合理治疗措施,过早地增加活动,术后过早进餐,私自外出,拖欠医药费等。由于患方的这些原因而导致不良后果的,医护人员不承担责任,不能认定为医疗事故。

(6) 其他情形:在经患者同意,对患者实施实验性诊疗发生不良后果的问题。在许多科研、教学医院,经常有经过国家有关部门批准用于临床试验的药物、试剂、治疗仪器等在病人身上试用,但试用必须按试验性的有关规定进行,必须说明使用的目的及可能会产生的不良后果或副作用,必须征得患者本人同意,并签订协议书。患者签字同意进行实验诊疗的,发生不良后果的医护人员不承担医疗事故责任。

五、医疗事故的分级

分级是根据对患者人身造成的损害程度来划分医疗事故的级别。医疗事故损害的客体是患者的人身权,具体的讲是患者的生命权、身体权和健康权。这种损害可能是死亡,可能是残疾,也可能是由于器质性损害导致的功能障碍。这种损害是客观的,可以检查、检测。医疗事故等级的划分依据的是医疗过失行为对患者人身的损害程度。损害程度是通过损害的后果来体现的,如前所述,这种损害后果应当是可以检查、检测到的,其标准也是可以制定的。在这里,没有考虑医务人员在发生医疗事故过程中的责任程度,但是,这一因素是医疗事故处理的关键因素之一。

一级医疗事故:造成患者死亡、重度残疾的。

二级医疗事故:造成患者中度残疾、器官组织损伤导致严重功能障碍的。

三级医疗事故:造成患者轻度残疾、器官组织损伤导致一般功能障碍的。

四级医疗事故:造成患者明显人身损害的其他后果。

第五节 医疗安全防范与处理

医疗事故发生于诊疗护理过程中,诊疗护理的主体是医护人员。而从管理角度来讲,凡是有人的地方就必然存在着管理问题,因此,诊疗护理过程中必然存在着管理问题,即医院管理,医疗纠纷事故的发生也就和医院管理存在着必然的、密不可分的联系。事实证明,任何一宗医疗纠纷事故的发生,都可联系到医院管理问题上,而进行有效的医疗安全防范工作能够切实有效的避免医疗事故。提高医疗、护理质量,是医院工作永恒的主题,各级管理者必须树立质量第一的意识。所谓医疗质量意识,就是指医院的每个工作人员在思想深处时时刻刻都装着医疗质量这个问题。而确保医疗、护理安全是医疗、护理质量的重要内容之一。

一、医疗安全的防范

(一) 树立强烈的医疗质量意识

在医院改革、各单位都比较重视经济效益的情况下,在重视经济效益的同时,也要强化质量意识。提高医疗质量和提高经济效益两者并不矛盾,只有医疗质量意识的提高,患者和员工的满意度增加,才可能创造更大的经济利益。有了质量才有数量,有了质量才可能真正的使纠纷发生率下降,这样可以节省更多的财力、精力去从事有效的管理。因此,要有效的防止医疗纠纷的发生,作为医院的管理层首先应该有正确的态度,明确的质量意识,把主要精力放在服务对象和医院内部员工的满意度上,要让每一个医务工作人员都树立强烈的医疗质量意识。

(二) 建立严格的医疗质量监督体系

要有效的提高医疗质量、防范医疗纠纷,把质量意识落到实处,必须遵循严格的程序,通过贯彻制度,才能够真正的实现质量的提高。因此,在树立了强烈的医疗意识之后,应该要建立严格的、合理的程序和制度来保障医疗质量。现代医院已经摆脱了传统医疗行业个体行医的模式,医院成为一个庞大的、复杂的系统。每诊治一个患者的疾病,都需要启动全部的系统,如后勤保障、医技科室、各临床专业之间的相互配合,才能够完成一个患者的诊治过程。如果按照程序做了,一般来讲并不会出现什么问题。相反,如果不按照程序、简单从事,把本来要求的程序中途省略,凭经验或主观臆断,对病情做出盲目的诊断,就可能会出现问题。这就是按程序办事的重要性。

长期以来,在医疗实践中,已经形成了一整套的医疗规章制度，这些制度有些已经通过卫生行政部门或者立法部门，以法规的形式确定下来。这是减少医疗失误、预防事故、预防纠纷的重要保障。因此，医疗纠纷发生的原因虽然非常复杂，但是只要每一个医务人员都能够按照程序和制度办事，一般不会出现问题。即使在特殊情况下出现问题，也不会酿成纠纷或承担责任。

（三）医务人员要树立团结协作的工作作风

大量的实践证明，许多案件最初的起因并不在于患者本身，而是由于其他医务人员言语不慎、或故意的挑唆而发生的。这种现象既可以表现在一个医院内部科室之间不同的意见分歧，或语言不慎，又可以发生在不同医院医务人员当中。古人有云：医家慎言和戒毁同道。在现在医疗机构人员增加、成分复杂、分工精细，社会上各个医疗机构之间竞争激烈、医患矛盾突出的情况下，更应该强调医务人员自身的团结协作问题，否则将会因为医务人员自身的因素及不慎而招来更大的麻烦。这实际上就是医生人文素质方面的问题，这些问题虽然并非技术性的，但是它对技术有重要的影响和制约作用。作为一个单位，必须有统一的意志、统一的步伐，对是非标准有统一的认识、一致的道德标准，在与患者和家属的交流过程中，才能够不授人以柄，从而免于被动。

（四）加强责任心，强化医疗服务意识

作为一名医务人员要有高度的责任感，把患者当作亲人，要一切为病人着想，事事考虑周全，而不是将病人当做一个简单的治疗对象。要想病人所想、做病人所需，不断提高自身诊治技术水平和医疗服务质量，加强基本理论、基本知识、基本技能训练。强烈的工作责任心和良好的医疗技术都是避免医疗事故的重要因素。随着现代医学模式的转变，医务人员必须做好以下内容：

（1）树立以病人为中心的服务思想，强化医疗服务意识。

（2）及时服务，提高服务工作效率。

（3）注意服务态度、尊重病人。

（4）尊重患者的权利，尤其是患者的知情权和隐私权。

（五）提高病历书写质量，加强病案的管理

病历是医疗过程的真实记录，它具有法律上的重要意义，最高人民法院《关于民事诉讼证据的若干规定》明确指出：因为医疗行为引起的侵权诉讼，由医疗机构就医疗行为与损害结果之间不存在因果关系及不存在医疗过错承担举证责任。因此，病历就成为了医疗司法活动中医疗机构进行举证的重要证据。在实践工作中，医疗机构的工作人员要注意做好以下的工作。

（1）对重要病情变化要及时记录，用词准确、贴切。

（2）实施检查和治疗应及时记录，尤其是重病人，采取治疗手段后应严密观察、详细记录。

（3）手术前的讨论、会诊意见、术式选择、出现问题的处理，记录要详细、全面。

（4）对患者的术前谈话、操作前的交待、术后的预后交待、临床药物试验等特殊治疗的谈话应当详细记录。每一次对患者的重要谈话如交待病情、出院医嘱、特殊用药以及术中发现新情况需采取其他紧急措施等等，一定让患者或其家属签字。患者家属拒绝签字的，要在病历中记录在案，并请医院工作人员以外的第三人在场作证。

二、医疗纠纷的处理

无论从医院还是患者角度来讲，医疗纠纷的防范都是最重要的、也是最经济有效的方法。但是，无论多么有效的防范措施，也无法杜绝所有纠纷的发生。只要有医疗活动，就可能有纠纷发生，无论大医院、小医院都必然要面对医疗纠纷。因此，需要正确地面对、妥善地处理。

（一）处理的原则

医疗纠纷的本质是民事纠纷。因此，处理医疗纠纷的基本原则与处理其他民事纠纷一样应该遵循公平、公开、公正的原则。以保护患者和医疗机构及其医务人员的合法权益，维护医疗秩序，保障医疗安全，促进医学科学的发展作为处理医疗纠纷的指导思想。

医院管理者在面对医疗纠纷时一定不要躲避，不要一味推诿、企图用拖延的方式来解决问题。这样往往会导致医疗纠纷的升级，引发恶性的医疗纠纷暴力事件，给医院特别是医务人员造成更大的伤害。对此，《医疗事故处理条例》中明确了及时和便民的处理原则。近几年来，一些医疗机构也在有针对性的设立专门的管理部门受理和处理患者的投诉，及时处理医疗纠纷，有效的维护了医患的合法权益。

（二）处理途径

《医疗事故处理条例》第46条规定“发生医疗事故的赔偿等民事责任争议，医患双方可以协商解决，不愿意协商解决或协商不成的，当事人可以向卫生行政部门申请调解，也可以直接向人民法院提出民事诉讼”。这明确了处理医疗事故的三种途径：协商解决、行政调解和司法诉讼。当事的双方可以根据实际情况、根据双方的意愿自由选择这三条途径。

法律对于民事纠纷的解决方式没有固定为某一

种方式，协商解决是解决民事纠纷的一个基本的途径，即使是采取行政调解和司法诉讼，也并不排斥协商解决。

（三）民事赔偿

关于医疗纠纷的民事赔偿问题，我们以法律诉讼来说明赔偿的内容和范围，以及计算的方法。

1. 医疗事故侵权行为引起的赔偿纠纷　在医疗服务过程中因过失致患者人身损害引起的赔偿纠纷，本质上属于民事侵权损害赔偿纠纷，原则上应当适用我国的《民法通则》处理。为了妥善处理医疗事故纠纷，国务院于2002年4月4日公布了《医疗事故处理条例》。《条例》属于行政法规，其法律位阶低于《民法通则》；但由于《条例》是专门处理医疗事故的行政法规，体现了国家对医疗事故处理及其损害赔偿的特殊立法政策，因此，人民法院处理医疗事故引起的人身损害赔偿纠纷时应当以《条例》为依据。

按照《医疗事故处理条例》的规定，赔偿的内容和标准为：

（1）医疗费A：按照医疗事故对患者造成的人身损害进行治疗所发生的医疗费用计算，凭据支付，但不包括原发病医疗费用。结案后确实需要继续治疗的，按照基本医疗费用支付。

（2）误工费B：患者有固定收入的，按照本人因误工减少的固定收入计算，对收入高于医疗事故发生地上一年度职工年平均工资3倍以上的，按照3倍计算；无固定收入的，按照医疗事故发生地上一年度职工年平均工资计算。

（3）住院伙食补助费C：按照医疗事故发生地国家机关一般工作人员的出差伙食补助标准计算。

（4）陪护费D：患者住院期间需要专人陪护的，按照医疗事故发生地上一年度职工年平均工资计算。

（5）残疾生活补助费E：根据伤残等级，按照医疗事故发生地居民年平均生活费计算，自定残之月起最长赔偿30年；但是60周岁以上的，不超过15年；70周岁以上的，不超过5年。

（6）残疾用具费F：因残疾需要配置补偿功能器具的，凭医疗机构证明，按照普及型器具的费用计算。

（7）丧葬费G：按照医疗事故发生地规定的丧葬费补助标准计算。

（8）被扶养人生活费H：以死者生前或者残疾者丧失劳动能力前实际扶养且没有劳动能力的人为限，按照其户籍所在地或者居所地居民最低生活保障标准计算。对不满16周岁的，扶养到16周岁。对年满16周岁但无劳动能力的，扶养20年。但是，60周岁以上的，不超过15年；70周岁以上的，不超过5年。

（9）交通费I：按照患者实际必需的交通费用计算，凭据支付。

（10）住宿费J：按照医疗事故发生地国家机关一般工作人员的出差住宿补助标准计算，凭据支付。

（11）精神损害抚慰金K：按照医疗事故发生地居民年平均生活费计算。造成患者死亡的，赔偿年限最长不超过6年；造成患者残疾的，赔偿年限最长不超过3年。

（12）参加医疗事故处理的患者近亲属所需交通费、误工费、住宿费L：参照以上的规定计算，计算费用的人数不超过2人。

医疗事故的赔偿应当考虑：医疗事故等级、医疗过失行为在医疗事故损害后果中的责任程度和医疗事故损害后果与患者原有疾病状况之间的关系，确定具体赔偿数额。不属于医疗事故的，医疗机构不承担赔偿责任。

具体赔偿的金额 $=Z\times U$

$Z=A+B+C+D+E+F+G+H+I+J+K+L$，没有该项目的记0。

U为责任程度，在司法实践中，通常完全责任为100%，主要责任不低于70%，次要责任30%~50%，轻微责任不超过30%。

2. 非医疗事故侵权行为或者医疗事故以外的其他原因引起的医疗赔偿纠纷　《条例》是处理医疗事故的特别规定，其适用的范围仅限于医疗事故引起的人身损害赔偿纠纷。对因医疗事故以外的其他医疗行为引起的医疗纠纷，已经超出了作为处理医疗事故特别规定的《条例》的调整范围。因此，对这类纠纷的处理，不能适用《条例》的规定处理，而应当适用《民法通则》的相关规定处理。对此最高人民法院2003年1月6日下达了最高人民法院参照《医疗事故处理条例》审理医疗纠纷民事事件的通知。要求条例实施后发生的医疗事故引起的医疗纠纷，诉到法院的，参照条例的有关规定办理；因医疗事故以外的原因引起的医疗赔偿纠纷，适用民法通则的规定。

思考题：

1. 简述医患双方的权利和义务。
2. 论述新形势下医疗纠纷防范的特点。

第8章 医院感染管理

第一节 医院感染管理概述

医院感染是指在医院内获得的一切感染。它伴随着医院的出现而发生，随着现代医学技术的发展而日益突出。它已成为一个全球性有关医院人群健康的公共卫生问题，涉及临床医学、流行病学、传染病学、预防医学、免疫学、微生物学、消毒学、护理学及医院管理学等多个学科，医院感染不仅直接增加病人的痛苦与经济负担，而且影响了医疗综合指标的完成，阻碍着现代医学的进步与发展，已成为现代医学、医院管理学领域中亟待探讨、研究的一个重要课题。

一、我国医院感染管理的概述

我国医院感染的研究和监控工作始于20世纪80年代初期，晚于世界上发达国家约30年左右。尽管起步较晚，但发展极其迅速，到目前为止已发展到遍及全国30多个省市自治区的100多所医院，已逐渐步入规范化、标准化、系统管理化的良性轨道。纵观我国医院感染的历史沿革，大体上经历了发展初期、普及发展时期、发展提高时期等三个时期。

(一) 医院感染的定义

医院感染(nosocomial infection, hospital infection或hospital acquired infection)是指住院病人在医院内获得的感染，包括在住院期间发生的感染和在医院内获得出院后发生的感染；但不包括入院前已开始或入院时已存在的感染。医院工作人员在医院内获得的感染也属医院感染。

(二) 医院感染对象

医院感染对象应涵盖医院这一特定范围内、所在医院时这一特定时间内的所有人员，包括住院病人、门诊病人、探视者、陪护人员及医院工作的各类人员等。从理论上讲，上述人员在医院内所获得的感染和疾病都应视为“医院感染”。但就客观现状而言，门诊病人、探视者、陪护家属及其他流动人员，由于在医院停留时间短暂，加之其他感染因素甚多，常难于确定感染是否来自医院。就此而言，人们在确定医院感染对象时，主要指的是住院病人和医院工作人员。实际上医院工作人员亦很难排除医院外感染，因此统计医院感染发生率时，其对象仅限于住院病人。

(三) 医院感染的时间界限

医院感染是指病人在住院期间和出院后不久发生的感染，不包括病人入院前已存在或入院时已处于潜伏期的感染。有规定认为“不论受感染者在医院期间或是出院后出现症状均为医院感染，对潜伏期不明的感染，若发生于入院后亦列入医院感染”。同样若病人某次住院前和住院后的感染是受前次住院期间所得，也应列为医院感染。

二、医院感染的分类

通常情况下，医院感染可根据病原体的来源、感染部位、感染的微生物种类等进行分类。如果按病原体来源进行分类，则可分为内源性感染和外源性感染两大类，简述如下。

(一) 内源性医院感染(endogenous nosocomial infection)

内源性医院感染亦称自身医院感染(autogenous nosocomial infection)，通常是指在医院内由于各种原因，病人受到其自身固有细菌侵袭而发生的感染。内源性感染的特点是定植或寄生在人体的正常菌群，在一特定的条件下，由于人体间的平衡被打破而成为条件致病菌而导致各种内源性感染。通常有下列几种情况：①寄居部位的改变；②宿主的局部或全身免疫功能低下；③菌群失调；④二重感染等。

(二) 外源性医院感染(exogenous nosocomial infection)

外源性医院感染也称交叉感染(cross infection)，是指病人遭受医院内非本人自身存在的各种病原体侵袭而发生的感染。这种感染绝大多数情况下是通过人与人之间的传播所引起的，如从病人到病人、从病人到医务人员或医务人员到病人的直接感染。此外尚可通过物品、环境(空气传播)对人体间接感染。

三、医院感染的诊断步骤和原则

(一) 诊断步骤

医院感染的诊断步骤包括四个方面:①临床资料:包括直接观察感染部位及病人的症状和体征进行判断;②实验室检查:包括病原体直接检查或通过分离培养及抗原抗体的检测确立诊断;③特殊检查:指通过X线、超声波、CT、MRI、内镜、组织活检和针抽吸物检查等;④按卫生部(2000年)颁布的医院感染诊断标准(试行)进行判断。

(二) 诊断原则

1. 下列情况属于医院感染

(1) 无明确潜伏期的感染,规定入院48小时后发生的感染为医院感染;有明确潜伏期的感染,自入院时起超过平均潜伏期后发生的感染为医院感染。

(2) 本次感染直接与上次住院有关。

(3) 在原有感染基础上出现其他部位新的感染(除外脓毒血症迁徙灶),或在原感染已知病原体基础上又分离出新的病原体(排除污染和原来的混合感染)的感染。

(4) 新生儿在分娩过程中和产后获得的感染。

(5) 由于诊疗措施激活的潜在性感染,如疱疹病毒、结核杆菌等的感染。

(6) 医务人员在医院工作期间获得的感染。

2. 下列情况不属于医院感染

(1) 皮肤黏膜开放性伤口只有细菌定植而无炎症表现。

(2) 由于创伤或非生物性因子刺激而产生的炎症表现。

(3) 新生儿经胎盘获得(出生后48小时内发病)的感染,如单纯疱疹、弓形虫病、水痘等。

(4) 患者原有的慢性感染在医院内急性发作。

医院感染按临床诊断报告,力求做出病原学诊断。

第二节　医院感染流行病学特征

一、医院感染的来源

医院感染根据其来源不同大致可分为三个方面。

(一) 外源性

外源性感染是指病人在住院期间通过污染的物品、器械、空气、水、食品等直接或间接方式,形成住院病人、陪护人员、医务人员之间交叉感染。造成这种感染最主要的原因是未能实行严格的消毒隔离制度及无菌操作规程。

(二) 内源性

此类感染系某些条件致病菌所致,多源于病人自身,如一些患有较为严重疾病的患者,尤其是老年和小孩患者,在其自身免疫力减低、抗病能力下降时,人体内一些通常不致病的微生物而引起感染。

(三) 医源性

由于医学科学的不断进步,各种新的诊断治疗手段不断推出,这些手段一方面为临床解决了诸多实际问题,但另一方面则易给病人造成感染。

二、医院感染的分布

医院感染的分布大体上可分为三种。

(一) 人群分布

大量调查表明,医院感染与年龄密切相关,即婴幼儿和老年人感染率高,主要与抵抗力降低有关。某些部位的感染存在性别差异,如泌尿道感染女性多见。此外,尚与病人自身所患基础疾病相关,如恶性肿瘤、血液系统疾病以及内分泌、营养代谢和免疫缺陷病人,医院感染率明显增高。

(二) 科室分布

国外大量资料分析认为外科系统所属科室较高,在我国则以内科系统偏高,其次为外科和儿科,五官科发病率最低。

(三) 部位分布

根据我国1996年全国医院感染监控系统资料报告,我国医院的感染率为8%,以下呼吸道、外科切口部位、消化道和泌尿道感染为主,这四个部位占整个感染部位的70%,其中下呼吸道和手术切口部位感染分别占33%和21%。

三、医院感染的传播途径

医院感染的传播途径大致可归纳为三种途径。

(一) 接触传播

接触传播是医院感染最常见和最重要的传播方式之一。根据病原体从感染源排出到侵入易感人群之前是否在外界停留,又可分为直接传播与间接传播,前者是指病人或医务人员直接与感染源接触而获得感染;后者是指病原体从感染源到医务人员手,再污染医疗设备设施和病人用具,再传播给其他病人。

(二) 空气传播

空气飞沫传播在医院感染中占有很大比重,如流感病毒、结核杆菌等均可在病房内传播。此外,某些含病原体分泌物,散落在地面或各种物品上,干燥后,在清扫、人员走动、机械抖动、病床整理、物品递送时可将尘埃扬起,形成菌尘传播。

(三) 媒介传播

病人治疗所用的血制品、药品、食品、饮水等均可传播。如输血后可发生肝炎、疟疾甚至艾滋病,食品被污染可发生菌痢等。

四、医院感染的易感人群

医院感染的易感人群主要包括:

1. 婴幼儿及老年人 因为婴幼儿免疫功能尚未发育成熟,而老年人由于年龄老化生理防御功能减退。

2. 临床上长期使用广谱抗菌药物治疗者 由于长期使用广谱高效抗菌药物,使得细菌产生耐药和菌群失调而使病原菌易感。

3. 机体免疫功能受损病人 如患血液系统疾病、恶性肿瘤、慢性肾病、肝病患者等,由于机体免疫能力低下而对病原微生物易感。

4. 长期接受免疫抑制剂治疗者 如抗癌药物、皮质激素、放疗等,均可对病人的免疫功能造成损害而易感。

5. 接受各种侵袭性操作病人 各种有创操作均可直接损伤皮肤与黏膜的屏障作用,为病原微生物入侵提供便利。

6. 长期住院病人 一般说来,病人住院时间愈长,病原微生物定植的几率就愈大,相对发生医院感染的危险性则愈大。

7. 手术时间长者 手术时间越长,则意味着麻醉时间也越长,手术部位组织受损状况也越严重,这样易导致病人局限及全身抵抗能力下降,加之手术者因疲劳使得操作准确性降低等因素,使病人对病原微生物易感。

第三节 医院感染管理

医院感染管理是临床医学、预防医学、管理学中的边缘学科,其主要职能是使医院管理按照预防医学的规律正常运行,保证医院病人、医务人员和社会人群不受环境中有害因素的侵袭和影响,并提高医疗质量。

一、医院感染管理的概念、目的和意义

医院感染管理是医院管理的一个分支,随着医学科学技术的不断发展,医院感染管理不但自成体系而且已发展成为一门科学。所谓医院感染管理(hospital infection administration),是指医院在整个医疗活动中对不断出现的感染等客观规律,运用有关的理论和方法,对医院内发生的这种感染现象进行计划、组织和控制活动,以提高工作效率,减少医院感染发生。

医院感染管理的目的在于不断提高医务人员预防医院感染的意识,在医疗实践过程中通过一系列制度和措施的落实和执行,达到降低医院感染发生率的目的。此项工作的意义不但能全面提高医疗质量,缩短平均住院日增加病床周转率,而且可减少不必要的医疗护理负担,节约卫生经费,对促进医学的发展等均有着极其重要的作用和现实意义。

二、医院感染管理组织与职责

医院感染管理涉及医院的方方面面,也涉及医院有关的单位和人员。中华人民共和国卫生部 2000 年 11 月 30 日颁布了《医院感染管理规范(试行)》,下简称《规范》,共有七章六十八条,对医院感染管理做了明确规定。

《规范》指出各级各类医院必须成立医院感染管理委员会,由医院感染管理科、医务处(科)、门诊部、护理部、临床相关科室、检验科、药剂科、消毒供应室、手术室、预防保健科、设备科(器材科)、后勤等科室主要负责人和抗感染药物临床应用专家等组成,在院长或业务副院长领导下开展工作。

300 张床位以上的医院设医院感染管理科,300 张床位以下的医院应配备医院感染管理专职人员。医院感染管理专职人员的配备规定是 1000 张床位以上的大型医院不得少于 5 人;500 张床位以上的医院不得少于 3 人;300 ~ 500 张床位的医院不得少于 2 人;300 张床位以下的医院不少于 1 人。基层医疗机构必须指定专人兼职负责医院感染管理工作。

(一) 医院感染管理委员会职责

(1) 依据有关政策法规,制定全院控制医院感染规划、管理制度,并组织实施。

(2) 根据《综合医院建筑标准》有关卫生学标准及预防医院感染的要求,对医院的改建、扩建和新建,提出建设性意见。

(3) 对医院感染管理科拟定的全院医院感染管理工作计划进行审定,对其工作进行考评。

(4) 建立会议制度,定期研究、协调和解决有关

医院感染管理方面的重大事项,遇有紧急问题随时召开。

(二) 医院感染管理科职责

医院感染管理科为赋予一定管理职能的业务科室,协调相关部门,具体负责全院医院感染控制工作的技术指导、管理与监督。医院感染管理专职人员必须经过省级以上卫生行政部门的医院感染管理培训,取得省级卫生行政部门颁发的《医院感染管理专业岗位培训证书》,考试考核合格才能从事此项工作。医院感染管理专职人员的晋升、聘任等享受卫生专业技术人员同等待遇。医院感染管理科主要职责:

(1) 根据国家和本地区卫生行政部门有关医院感染管理的法规、标准,拟定全院医院感染控制规划、工作计划,组织制定医院及各科室医院感染管理规章制度,经批准后,具体组织实施、监督和评价。

(2) 负责全院各级各类人员预防、控制医院感染知识与技能的培训、考核。

(3) 负责进行医院感染发病情况的监测,定期对医院环境卫生学、消毒、灭菌效果进行监督、监测,及时汇总、分析监测结果,发现问题,制定控制措施,并督导实施。

(4) 对医院发生的医院感染流行、爆发进行调查分析,提出控制措施,并组织实施。

(5) 参与药事管理委员会关于抗感染药物应用的管理,协助拟定合理用药的规章制度,并参与监督实施。

(6) 对购入消毒药械、一次性使用医疗、卫生用品进行审核,对其储存、使用及用后处理进行监督。

(7) 开展医院感染的专题研究,有条件的省市级医院、医学院附属医院可建立实验室或研究室。

(8) 及时向主管领导和医院感染管理委员会上报医院感染控制的动态,并向全院通报。

(三) 医务管理部门在医院感染管理中职责

(1) 协助并组织医师和医技科室人员进行预防、控制医院感染知识的培训。

(2) 监督指导医师和技术人员严格执行无菌技术操作规程、抗感染药物合理应用,一次性医疗用品的管理等有关医院感染管理的规章制度。

(3) 发生医院感染流行或爆发趋势时,统筹协调医院感染科组织相关科室、部门开展感染调查与控制工作,根据需要进行医师人力调配,组织对病人的治疗和善后处理。

(四) 护理部门在医院感染管理中职责

(1) 协助组织全院护理人员预防、控制医院感染知识的培训。

(2) 监督、指导护理人员严格执行无菌技术操作、消毒、灭菌与隔离、一次性使用医疗用品的管理等有关医院感染管理的规章制度。

(3) 发生医院感染流行或爆发趋势时,根据需要进行护士人力调配。

(五) 后勤部门在医院感染管理工作中职责

(1) 负责组织医院医疗废物的收集、运送及无害化处理工作。

(2) 负责组织污水的处理、排放工作,符合国家“污水排放标准”要求。

(3) 监督医院营养室的卫生管理工作,符合《中华人民共和国食品卫生法》要求。

(4) 对洗衣房的工作进行监督管理,符合医院感染管理的要求。

(六) 药剂科在医院感染管理中的职责

(1) 负责本院抗感染药物的应用管理,定期总结、分析和通报应用情况。

(2) 及时为临床提供抗感染药物信息。

(3) 督促临床人员严格执行抗感染药物应用的管理制度和应用原则。

(七) 检验科在医院感染管理工作中职责

(1) 负责医院感染常规微生物学监测。

(2) 开展医院感染病原微生物的培养、分离、鉴定、药敏试验及特殊病原体的耐药性监测,定期总结、分析,向有关部门反馈,并向全院公布。

(3) 发生医院感染流行或爆发时,承担相关检测工作。

(八) 科室医院感染管理小组职责

科室医院感染管理小组是医院感染管理的三级组织,属操作层。由科主任担任组长,护士长任副组长,组员由1~2名医师和1~2名护士组成。其主要职责是:

(1) 拟定本科室医院感染管理各项工作制度、计划、措施及预案。

(2) 对本科室医护人员进行医院感染知识培训,认真落实各项无菌技术操作、消毒隔离及医护人员的职业防护。

(3) 做好本病区(房)的医院感染消毒灭菌工作,完成医院感染环境卫生学监测,监督本科室合理使用抗感染药物。

(4) 发现有医院感染流行趋势时,及时报告医院感染科,并积极协助调查。

(5) 做好卫生员、配膳员、陪护人员、探视者的卫生学管理。

(九) 医务人员在医院感染管理中的职责

(1) 严格执行无菌操作技术、操作规范等医院感染管理的各项规章制度。

(2) 掌握抗感染药物临床应用原则,做到合理使用。

(3) 掌握医院感染诊断标准。

(4) 发现医院感染病例,及时送病原学检验及药敏试验,查找感染源、感染途径,控制蔓延,积极治疗病人,如实填表报告;发现有医院感染流行趋势时,及时报告感染管理科,并协助调查。发现法定传染病,按《传染病防治法》的规定报告。

(5) 参加预防、控制医院感染知识培训。

(6) 掌握职业暴露及职业防护知识,正确进行各项技术操作。

(7) 建立职业暴露登记制度,防止血源性感染疾病。若发生针刺伤和锐器伤,必须马上进行紧急处理并及时报告医院感染科,采取相应的预防控制措施。

三、医院感染管理制度

医院感染管理制度是搞好医院管理的基础和重要保证,也是医院感染管理中一个重要的组成部分。制定一整套科学实用的管理制度来规范医务人员的行为,加强制度的建设和学习,并认真贯彻执行,对于提高防范意识,降低医院感染的发生率是极为重要的。为此,中华人民共和国卫生部于2000年11月30日颁布了《医院感染管理规范(试行)》(简称规范),《规范》就医院感染的监测(包括医院感染病例监测、消毒灭菌效果监测、环境卫生学监测)、医院感染的控制(医院感染散发的报告与控制,医院感染流行、爆发的报告与控制,消毒灭菌与隔离;消毒药械的管理,一次性使用无菌医疗用品的管理,抗感染药物应用的管理)、重点部门的医院感染管理(门诊、急诊的医院感染管理),病房的医院感染管理,治疗室、处置室、换药室、注射室的医院感染管理,产房、母婴室、新生儿病房(室)的医院感染管理,ICU的医院感染管理,血液净化室的医院感染管理,手术室的医院感染管理,消毒供应室的医院感染管理,输血科(血库)的医院感染管理,内镜室的医院感染管理,导管室的医院感染管理,检验科及实验室的医院感染管理,营养室的医院感染管理,洗衣房的医院感染管理,医院污物的管理等,均做了明确的规定,各级各类医院必须严格按照《规范》的管理标准执行。

四、医院感染管理质量控制与评价

医院感染管理质量量化考评是医院感染管理必要的手段,目的是对医务人员在医疗活动中每一个环节进行综合监测,合理考评,从而提高广大医务人员的医院感染意识,促进《医院感染管理规范》、《消毒技术规范》的贯彻落实。具体做法是:将医院感染管理质量标准、任务指标进行量化,根据不同的检查内容,设立不同的分值,每月分科、分病区、分部门进行检查,每季度集中考评,将每次考评的情况及时反馈给有关部门或科室,按得分高低进行奖罚。医院感染管理质量控制与评价在医院感染管理中的作用,将有利于促进医疗、护理水平的提高。

五、医院感染与法律和医疗纠纷

随着我国法制建设进程的逐步推进,加之人们对医疗服务需求日益增加,各种医疗措施也日趋复杂化。但与医院感染相关的法律纠纷却未能引起医院管理者们应有的重视。尽管我国法律并未绝对规定医院不能发生医院感染,但如果医院感染发生是由于管理体制不健全或是由于医务人员的工作疏忽所致,则医院必须承担相应的责任。

(一) 医院感染与法律

我国2000年11月卫生部颁布了《医院感染管理规范》。《医院感染管理规范》第一条阐明"为加强医院感染管理,有效预防和控制医院感染,保障医疗安全,提高医疗质量,制定本规范。"医务人员在医疗活动中,违反《医院感染管理规范》的规定,导致住院患者发生医院感染,如果造成患者人身损害并达到医疗事故分级标准的程度,同样属于医疗事故。患者为了控告医院玩忽职守,必须证实医院未执行某一标准或医院自身制定的规章而造成其损害。如果法院认定医院感染是由于院方造成,则医院势必会受到一定法律的处罚。在涉及医院感染的法律纠纷中,法院可根据一些细节进行评判,如医务人员未遵守有关预防医院感染的规章制度或未采取控制措施,法庭就可判定医院未履行其职责等。

(二) 医院感染与医疗纠纷

医院感染可由多种因素造成,涉及医院的预防及控制,医务人员、陪护和探视者等,在住院患者中很难完全避免,不可能绝对杜绝。在我国各类医院的医院感染发生率大约在5%~10%之间,这就是说不能仅凭患者发生了医院感染医院就得承担责任。就我国目前的医院管理现状和医务人员对医院感染的意识而言,实际上存在诸多医患纠纷的潜在危险因素。

(1) 按照卫生部关于医院感染管理规范要求,应对传染病患者采取隔离措施,如未隔离或隔离措施不严,使患者在医院内接触到传染病患者发生医院感染,则认为责任在医院。

(2) 医院应定期对其工作人员进行体检,发现是否有传染病,如果医院未查出医务人员患传染病或未将患有传染病医务人员调离工作岗位而造成传染病的传播,医院也应承担相应责任。

(3) 临床上大约45%的医院感染与医疗器械的侵入性操作有关,由于侵入性医疗器械的操作受污染或未消毒、灭菌而发生医院感染,也会引起医患纠纷。

(4) 抗菌药物的滥用或使用时针对性不强或对其适应证、禁忌证应用不当而引起严重不良反应,给患者造成痛苦也会引起医疗纠纷,甚至酿成医疗事故。

(5) 输血后感染,如医院无法举证排除自己的责任,则医院应承担相应的责任。

(三) 医院感染的管理与预防

从科学的角度上讲,住院患者人群中发生医院感染几率只是多少的问题,完全杜绝不太可能。既然医院感染与法律、医疗事故、医疗纠纷紧密相联,如何进行防范显得尤为重要。

(1) 防止医疗事故,必须严格遵守《医院感染管理规范》、《消毒技术规范》及有关法律法规。医务人员在医疗活动中应自觉有意识加强预防医院感染的观念,尽可能降低医院感染发病率。

(2) 加强患者及家属知情同意权的宣传和沟通。如在诊疗过程中医院感染危险性及后果知情权、抗感染治疗方案知情选择权、现有感染症状知情权等,医务人员应认识到知情同意书是事前告知的证据,这样既可以争取患者的合作,同时也可促进医护人员积极采取措施,降低感染率,避免医院感染相关医疗纠纷发生。

(3) 充分发挥监督职能。目前我国医院感染管理组织基本上由三级网络组成,即医院感染管理委员会、医院感染管理科、科室医院感染管理小组。监督管理部门应定期或不定期检查和指导医务人员执行情况,接受患者的投诉并提供有关咨询服务。只要医院感染的三级网络真正发挥作用,才能产生良好效果。

(4) 加强病历规范化书写与保管。由于病历在医疗纠纷中起着关键作用,因此病历的记录务必准确和完全。遗憾的是临床医务人员,往往因工作太忙、书写不规范,少数医师唯恐写明医院感染会引发医疗纠纷而对医院感染的症状和危险因素描述含糊不清,甚至未予描述,也有医师对发生医院感染原因随意做出结论、虚构对患者采取的感染防范措施等,这些问题必须予以高度重视并加以解决。

(5) 重视专业培训。医院要定期组织对各级医务人员进行医疗管理法律、行政法规、诊疗常规、医院感染规范和消毒技术规范的学习和教育,提高专业素质,只有所有医务人员均了解、熟悉并掌握医院感染有关知识,才能使医院感染管理达到更佳效果。

六、医务人员的医院感染预防与控制

预防与控制医院感染是保证病人安全、提高医疗质量、维护医务人员职业健康的一项重要工作。在我国医院工作的医务人员约有390万人左右,由于职业的特殊性,在日常的医疗活动中,接触各种感染性疾病的机会增加,职业危险与职业性感染(occupational transmission, occupational infection)的问题已摆在面前,应引起广大医务人员高度重视及关注。

(一) 医务人员医院感染的现状

随着现代医学的进步与发展及医疗技术的提高,各种侵入性操作日益增多,临床抗菌药物的广泛应用,以及病原体的变化,使医院感染日趋复杂和严重,已为国际医学界所关注。中华人民共和国卫生部2000年"医院感染诊断标准"中,已明确指出"医院工作人员在医院内获得的感染也属医院感染",并要求采取预防与控制措施。

1. 医院内传播和医务人员的感染 2002年11月底,传染性非典型肺炎(SARS)所造成的医务人员医院内感染的爆发流行,把医院感染的预防与控制提高到一个前所未有的重要地位,也把以往人们并未十分关注的医务人员的职业感染和职业防护问题充分暴露在所有人面前,提醒我们加以重视。

2. 医务人员医院感染的主要病原菌 据有关文献报道,医务人员医院感染的主要病原菌为肝炎病毒(A、B、C、D、E)、HIV、EBV、结核分支杆菌、巨细胞病毒、单纯疱疹病毒(1和6型)、幽门螺杆菌、引起出血热的各种病毒、伯氏考克斯体(*Coxiella burnetii*)、布氏疏螺旋体(*Borrelia burgdorferi*)、发酵支原体(*Mycoplasma fermentans*)等。报道较多的是HBV、HCV、HIV、结核菌等,结核病是医务人员医院感染较常见的一种疾病。

3. 医务人员医院感染的高危人群 医务人员的医院感染涉及医院的各类人员,包括医师(实习、见习、进修)、护士(实习、见习)、实验室工作人员(临床、非临床)、技术员、血液透析、存尸房工作人员等。

(二) 医务人员医院感染的主要途径和相关危险因素

医务人员医院感染的主要途径是接触了患者的血液和体液,如HBV、HCV和HIV等病毒都是通过医务人员接触患者的血液和体液而感染。

1. 皮肤黏膜暴露 医务人员在日常医疗活动中,每时每刻都要面临各种不同的患者,皮肤黏膜都暴露于患者的血液或体液中,存在着医务人员与患者双向传播的危险,国外有调查显示,手术室、血透室、口腔科、普外科、神经外科、妇产科、整形外科等都具有很高的职业暴露危险。

2. 手污染 医务人员在频繁的医疗、护理工作中，许多工作都是通过手来完成的，因此，医务人员手上各种细菌数量往往比常人多，手的污染相当严重。有研究表明，医务人员接触患者污物后未洗手时，手的带菌率为100%。其主要的病原菌是金黄色葡萄球菌、真菌、表皮葡萄球菌、大肠埃希菌、枯草杆菌、变形杆菌、铜绿假单胞菌等，大量的流行病学的调查表明手是医院感染的重要传播媒介，洗手则是阻断病原菌传播的关键，是标准预防的重要措施之一。

3. 空气污染 空气中的微生物来源于呼吸道分泌物、伤口脓液、各种排泄物、皮肤屑等，干燥后则形成菌尘，通过呼吸、咳嗽、打喷嚏、清扫整理病房（床）、人员走动、物品传递、空气流动等扬起污染空气，再加上一些医疗器械，如呼吸机、雾化器、吸引器等在操作过程中也会把病原菌散到空气中，引起呼吸道感染、手术切口感染，还可通过被污染的医疗器械间接感染人体，导致输液污染等。医务人员长期处于医院空气污染的环境中，易引发医院感染的危险，病原体经空气污染传播疾病是医院感染的重要途径之一。

4. 其他相关因素 包括：医院感染管理组织不健全，各种消毒隔离制度不落实，医院感染管理委员会、医院感染管理科、医院感染管理小组未能充分发挥监督管理职能，医务人员医院感染认识不足，职业防护意识薄弱，无菌观念淡薄，未能严格按照《医院感染管理规范》、《消毒技术规范》进行各种技术操作，医务人员处于易感期。

（三）医务人员医院感染预防与控制

（1）完善各级各类医疗机构医院感染管理组织，建立健全各种医院感染管理、消毒、隔离制度、无菌技术操作、抗菌药物合理使用、一次性医疗用品、消毒药械管理、医疗废物管理制度、医务人员职业暴露（针刺伤登记制度）、医院感染暴发控制制度及突发公共卫生事件应急预案等。

（2）提高医务人员职业安全意识，有效降低医院感染。医院应针对性的举办各级各类医务人员医院感染知识培训、继续教育和岗前教育，不断提高医务人员职业安全意识，自觉地做好自我防护，有效降低医务人员医院感染的发生。

（3）“标准预防”的提出：由于“普遍预防”和“体内物质隔离法”不能预防经空气和微粒传播性疾病，而且“普遍预防”不能防止非血源性传播疾病，强调的是医务人员医院感染的防护。针对这种情况，在20世纪90年代早期，美国CDC就提出了“标准预防”（standard precaution）。标准预防是针对所有的患者，在未诊断之前所采用的普遍预防，以降低医务人员和患者之间病原微生物传播的危险性。

1）标准预防的概念：认定病人的血液、体液、分泌物、排泄物均具有传染性，需进行隔离，不论是否具有明显的血迹污染或是否接触非完整的皮肤与黏膜，接触者必须采取隔离预防措施。

2）标准预防的基本特点：①既防止血源性疾病的传播，也要防止非血源性疾病的传播；②强调双向防护，既防止疾病从病人传至医务人员，又防止疾病从医务人员传至病人，因此，既保护病人，又保护医务人员。

3）标准预防的措施

A. 洗手：洗手与无菌操作是防止医务人员在医疗活动中因操作不当而引起外源性医院感染的基本措施，也是衡量每位医务人员职业道德的重要标准。

B. 手消毒：进入和离开隔离病房、穿脱隔离衣前后，接触血液、体液和被污染的物品后；接触特殊感染病原体后，均要求对手进行消毒，以去除暂居微生物及破坏或抑制部分常居微生物。

C. 手套：当要接触血液和其他体液，以及使用被血液和体液污染物品时应带手套，手套使用前后，接触无污染物品前以及下一个患者之前应立即脱去。

D. 帽、口罩及防护眼镜：可防止感染性体液，溅到工作人员的头部、口腔及黏膜。带口罩还可以阻断大颗粒气溶胶和小颗粒气溶胶传播。

E. 长工作服：在有可能产生血液或体液喷溅或引起衣服污染的操作时应穿长袖、长褂工作服。

F. 针头和锐器：用过的针头不要再套针帽，用过的针头、刀片或其他尖锐器械应立即放入耐刺的锐器盒中，针头不要用手弄弯和折断。使用带防御装置的注射器和翼状针可减少针刺伤的发生。

（4）针对预防：针对预防是针对已明确诊断的具有引起传染致病菌的患者，对于这些病原菌需要有除标准预防以外的措施。

1）免疫计划：考虑某种感染的危险程度和感染发生的频率进行预防接种，使用疫苗接种应尽量在工作人员进入高危工作区之前进行。

2）空气传播预防：通过空气处理和通气（通风）来防止空气传播，也需要合适的呼吸道防护（戴口罩）。

3）飞沫传播预防：飞沫传播是指含有病原微生物的呼吸道分泌物大颗粒飞沫接触眼睛或鼻子、口腔黏膜，这些飞沫是由咳嗽、打喷嚏或谈话时传播的，在与患者接触时应戴口罩。

4）接触预防：主要指皮肤黏膜暴露，针刺伤时，暴露于污染血后的应即时处理，按常规脱手套；健侧手立即从近心端向远心端挤压受伤部位，使部分血液排出，尽量减少受污染；同时用流动的净水冲洗；用碘酒、酒精消毒受伤部位。

（5）医务人员要加强标准预防知识的培训，尽量减少可能造成医务人员伤害的不必要操作，建立并遵守规范化操作的程序，建立针刺伤、锐器伤和血液、体液接触后及时报告制度，发生针刺伤后的处理原则是及早报告、注射 HBIg 或乙肝疫苗，改善工作环境与条件，配备必要隔离设施，尽量减少医务人员的伤害。医院要开展对医务人员、血源性感染、针刺伤、锐器伤后感染 HBV、HCV、HIV 等经血传播疾病的流行病学调查。

思考题：

1. 什么是标准预防？有何基本特点？标准预防的基本措施主要有哪些？
2. 论述为何加强医院感染的管理与控制，以降低医院感染率的发生。

第9章 医院经济管理

第一节 医院经济管理概念与内容

进入新世纪,医院的大环境发生着巨大的变化,伴随着卫生事业改革的不断深入,医疗服务市场中竞争日趋激烈,医院和医院的经济管理将面临着前所未有的严峻挑战。分析医院经济管理的发展趋势,明晰医院经济管理的对策与方法,将有利于顺应社会潮流,提高医院的管理效益。

一、基本概念

医院经济管理是指医院按照医学科学和现代经济规律的要求,运用货币价值形式和经济手段,对医院全部活动,即医疗服务品的生产、交换、分配和消费的全过程,进行计划、组织、指导、调节和监督,合理筹集和使用医院人力、物力、财力资源,力求尽可能少的劳动耗费取得尽可能大的社会效益和经济效益。医院经济管理与医院业务管理、医院行政管理紧密结合,相辅相成,共同保证医院实现办院目的,最大限度地满足社会成员的医疗保健需要。

医院经营管理是从它所具有的经济实体性的角度,将医院内部的经济管理与医疗技术、服务管理有机结合,使社会效益与经济效益相统一的经济管理活动和过程。

医院经济管理与经营管理、财务管理有不可分割的联系,但也有职能上的区别,其关系是:医院财务管理是利用货币形式对业务收支进行综合管理,即“现金簿记”。经济管理则是以财务管理为基础,制定经济活动目标,对单位全部经济活动进行协调、控制和决策管理,它是在经济领域比财务管理高一个层次的管理职能。经营管理职能比经济管理更广泛,Henri Fayol 提出了经营的六种职能:技术活动、面向市场、财务活动、安全活动、会计活动和管理活动。

二、基本内容

医院经济管理是医院管理的重要组成部分,随着社会主义市场经济体制的建立和逐步完善、医院经济体制的转轨变型,经济管理在医院越来越重要。市场经济条件下,医院经济活动各方面,都围绕着医院经营活动实现医院经济的价值运转而展开。

医院经济管理的内容包括:医院财务管理、医院成本核算、医院预算管理、医院审计、医院会计、医院资产管理、医院财务风险管理、完善医院经营机制、考核奖惩制度管理等。其任务是:分析财务、预算、审计、会计、医疗、医保、人事等方面数据信息资料,对医院经营管理行为和经济决策进行管理和分析,建立健全医院经济制度,拟订各核算科室经济核算的方案、奖金分配政策、具体增收节支的措施,改革经济政策,有效提高卫生资源的使用效益,减轻病人负担。医院经济管理必须要有创新经营观念,采用多种模式,对症下药,标本兼治,采用现代化的经济管理手段和方法,形成各具特色的医院内部经济管理体制。

总而言之,医院经济管理工作的目标及指导思想,要有利于医院整体经济效益的提高,以较少的投入取得较大的社会效果;有利于促进医院增收节支活动的开展;有利于调动全体医护人员工作的积极性;有利于坚持以病人为中心,降低患者的基本医疗费用。这既是医院经济管理活动的出发点,也是医院经济管理活动的目的。

第二节 医院财务管理

医院财务活动反映了医疗服务过程中的资金运动,体现了医院同各个方面的经济关系。要深刻认识医院经济活动的特点,了解熟悉医疗服务的全过程,就必须研究医院财务存在的客观基础和医院财务的经济内容。这是医院财务管理学所需要解决的基本理论问题,也是建立医院财务管理的理论基础。

一、概述

医院财务管理是指围绕有关医院资金的筹集、使用、分配等财务活动所进行的计划、组织、协调、指挥、控制、考核等工作的总称,是医院组织资金活动、处理同各方面财务关系的一项经济管理工作,是医院管理的重要组成部分。

医院财务管理的具体内容包括:筹资管理、成本核算管理、经营管理、预算管理、收支管理、财产物资管理、财务分析、货币资金管理、物价管理和监督检查。

(一) 医院财务管理的意义

医院财务管理,对于医院经营管理的改善、医院经济效益的提高具有重要作用。

(1) 有利于医院更好地筹集资金。筹集资金是财务管理的基点。

(2) 有利于医院合理投资及分配，提高资金的使用效率。正确合理地使用资金是财务管理的终点。

(3) 有利于医院的发展和建设。通过加强财务管理可以使更多的资金用于医疗新业务的开展、新技术的开发，从而促进医疗卫生事业的发展，提高人民群众的健康水平。

(4) 有利于降低医疗费用，减轻病人负担。

(二) 医院财务管理目标

医院财务管理目标是医院进行财务活动的根本目的，它决定着医院财务管理的基本方向。公立医院作为公益性的事业单位，决定了医院的财务管理不能像企业一样以赢利为目的，公立医院财务管理的目标只能是：以比较低廉的费用，提供较优质的服务，不断满足人民群众的各种医疗需求。

(三) 医院财务管理的特点

由于核算对象、资金运动内容与过程的差别，医院财务管理与企业既有共性，又存在差异。具体特点有：企业化、服务性、广泛性与群众参与性、随机性、多样性等。其本质是一种价值管理。

(四) 医院财务管理基本原则

财务管理基本原则是医院组织财务活动、处理财务关系的准则。具体原则如下：

(1) 执行国家有关法律、法规和财务规章制度。

(2) 在以社会效益为主的原则下讲求经济效益，即成本效益原则。

(3) 资金合理配置原则。

(4) 收益与风险均衡原则。

(5) 坚持厉行节约、勤俭办事业、制止奢侈浪费的方针。

(6) 坚持统一领导和集中管理的原则。

二、医院筹资管理

医院筹资是指医院通过各种渠道，采取适当的方式，根据医疗业务对资金需求数量的要求，获取所需资金的一种行为。不同来源的资金，其财务风险的大小，使用时间长短，资金成本的高低，附加条款的限制都不一样。这就要求医院在筹集资金时，不仅要从数量上考虑，而且还要考虑各种筹资方式给医院带来的资金成本的高低和财务风险的大小，从而选择最佳筹资方式。

(一) 医院筹资的基本原则

(1) 充分了解筹资渠道和资金市场，合理选择资金来源。资金的来源渠道和资金市场为医院提供了资金的源泉和筹资场所，也决定着筹资的难易程度。不同来源的资金，对医院的收益和成本有不同的影响，因此应认真研究资金渠道和资金市场，合理选择资金来源。

(2) 研究各种筹资方式，选择最佳资金结构。确定最佳资金结构，也就是说要医院的负债率控制在一定范围内，负债率过高，支付利息过高会造成医院信用危机。

(3) 综合分析，合理预测资金需要量。医院的资金需要量是不断变化的、医院财务人员要认真分析医疗活动状况，采用一定的方法，预测资金的需要数量。这样，不仅能避免因资金筹集不足而影响医疗服务活动的正常进行，而且能防止资金筹集过多所造成的资金闲置。

(4) 充分考虑，衡量筹资风险。医院筹集起来的资金分为自有资金和负债资金，负债有多种形式：如借款、融资、贷款、租赁等。筹资风险主要是负债资金的风险。要根据国内国际经济动态，国内政策诸因素及单位的具体情况决定负债筹资形式，选择筹资种类。

(5) 合理安排资金的筹集时间，适时取得所需资金。在筹集资金时要根据资金需求的具体情况，合理安排资金的筹集时间，适时获取资金。尽量避免过早筹集资金形成闲置，造成不必要利息的支付，同时，也要防止取得资金的时间滞后，错过最佳投放时间。

(6) 考虑投资可行性和偿债能力。要对所有投资进行可行性分析和自身偿还能力的分析，再来考虑筹资与否和筹资结构。

(二) 医院主要筹资方式

医院资金筹集的方式主要有：国家财政对卫生事业的拨款、补助；医疗业务收入；其他经营、服务收入；各种贷款、租赁等。

(三) 资金成本

在市场经济条件下，资金的筹集和使用都是要付出代价的，即存在资金成本，具体又分为用资费用和筹资费用两部分。医院用资费用是指医院因使用资金而支付的费用，如借款利息等。医院筹资费用则是指医院在筹资过程中为获取资金而必须支付的费用，如向银行支付的借款手续费等。

1. 资金成本的作用

(1) 资金成本在医院筹资决策中的作用主要有：资金成本是选择资金来源、拟订筹资方案的依据；是选用筹资方式的标准之一；是影响医院筹资总额的一个重要因素。

（2）资金成本在医院投资决策中的作用主要表现在其通常作为投资项目的“最低收益率”，是比较、选择、评价投资方案的主要经济指标。

2. 资金成本计算公式

$$资金成本 = \frac{每年的用资费用}{筹资数额-筹资费用}$$

三、医院投资管理

（一）风险风险报酬

（1）财务活动中的风险是客观存在的。实践证明，在长期投资决策中，如果事先不考虑风险存在，不进行项目可行性研究，就盲目上项目，往往导致资金短缺、运营困难。

（2）风险报酬是指投资人因进行投资而获得的超过时间价值的那部分报酬。实践中通常以相对数即风险报酬率（即投资收益额/投资额）来表示风险报酬的大小。医院在投资决策过程中，应该充分运用风险价值原理，认真权衡风险与收益的关系，选择有可能减小、分散风险，并获得较多收益的投资方案，以实现医院最佳的经济效益。

（二）医院流动资产投资管理

流动资产是指可以在 1 年内变现或者耗用的资产。医院的流动资产包括现金、各种存款、应收款项、库存物资、药品等。科学安排流动资产，可以降低医院财务风险，增加医院收益。医院应当严格遵守国家有关规定，建立健全现金及各种存款的内部管理制度。

1. 货币资金管理 医院货币资金主要包括库存现金和银行存款，通常拥有大量货币资金被认为有较强的偿债能力和承受风险的能力，但货币资金的收益率却极低，所以医院应加强货币资金管理使其保持在适当的水平。

（1）医院现金的管理

1）医院现金收入管理：必须把现收和挂账收入分开，并单独分析挂账收入的收款时间和金额；必须考虑医院现收中可能出现的有关因素，如住院病人预收款退回、坏账损失等。

2）医院现金支出管理：应考虑的主要因素是：确定采购付款时间，分清现购和赊购，单独分析赊购的付款方式。

3）日常现金收支综合控制：遵守国家有关库存现金的使用范围及有关规定。当日的现金收入要当日存入银行，不允许坐收坐支现金，核定库存现金限额，不得白条抵库。医院现金管理要制定内部牵制制度，钱账分开管理。库存现金收支做到日清月结，确保库存现金的账面余额与实际库存数相符，现金日记账数额与总账数额相符，做好现金收支复核制度和唱收唱出制度。

（2）银行存款的管理：医院银行存款的管理要严格遵守国家有关规定，接受银行的监督，建立内部牵制制度，做到账户、账簿、票据放置分开管理，逐日逐笔勾对银行存款发生额，做到日清月结，按时编制银行存款余额调节表，及时清理未达账项。不得签发空白、空头、远期支票，妥善保管和处理作废的支票，并与开户银行签定资金安全协议，保证存款资金的安全，严格按照规定开设账户，不得向外单位个人出借账户。

2. 应收账款管理 应收账款是医院又一项重要流动资产，随着医疗服务市场的开放，商业信用的不断完善，医院应收账款数额明显增多。医院应收款项包括应收医疗款、应收在院病人医药费和其他应收款等。其主要作用是为医院开拓了新的医疗市场，增加了病源，增加了收入。

医院应收账款主要存在于实行医疗保险、公费医疗单位和与医院有就医协议的大中型企事业单位的医疗费挂账款及部分就医个人欠款。

医院对应收款项应及时清理，并按会计制度规定设立坏账准备账户。

应收账款日常控制，可以借鉴银行信用等级制度，进行信用调查和信用评价，以确定是否同意赊欠就医费用，当出现违反信用条件时，则要做好账款催收工作。催收程序一般为：信函通知、电话催收、派人面谈、法律行动。

3. 库存物资管理 医院库存物资是指医院为开展业务活动及其他活动而储存的材料、燃料、包装物和低值易耗品等。主要包括各种医用卫生材料、药品、试剂、血液、低值易耗品等。进行存货管理的主要目的是控制存货数量，提高存货管理水平，满足医院正常经营的运转，降低存货成本。

（1）建章建制，建立完善包括存货招标、采购、领用、保管、报损、盘存等各项制度。

（2）力争少库存、零库存。确定存货数额的计算公式为：

存货资金数额=计划年度业务收入总额×业务收入存货资金率

$$业务收入存货资金率 = \frac{上年存货资金平均余额}{上年实际业务收入} \times (1-计划年度资金加速率) \times 100\%$$

（3）医用材料、试剂、血液的管理。领用时一律计入科室成本，促使管理部门和领用科室加强物资管理，避免医院资产外流。领用后要实行追踪问效，确保存货社会效益、经济效益的实现。

（4）药品的管理。药品管理要严格执行《药品管理法》、药品价格政策和职工基本医疗保险制度的有关规定，并遵循“计划采购、定额管理、加速周转、保证供应”的原则。

(5) 低值易耗品的管理。低值易耗品是指能多次使用而不改变其实物形态，但单位价值低于固定资产价值起点或价值虽较高，但易于损坏，需经常补充和更新的物品。对低值易耗品的管理应采取“定额管理，定期核销”的管理原则，即医技科室领用低值易耗品计入成本，行政后勤科室领用低值易耗品实行定额管理。低值易耗品的领取要严格限制，除采取定额定量配置，计入科室成本外，对低值易耗品中的一般用品还要采用“以旧换新”的管理办法，即以旧物品换新物品的办法(如暖水瓶、脸盆等)，避免浪费。

(三) 医院固定资产投资管理

固定资产是指一般设备单位价值在500元以上，专业设备单位价值在800元以上，使用期限在1年以上，并在使用过程中基本保持原有物质形态的资产。单位价值虽未达到规定标准，但耐用时间在1年以上的大批同类物资，应作为固定资产管理。

医院固定资产分为五类：房屋及建筑物、专业设备、一般设备、图书、其他固定资产。

医院固定资产是医院资产的重要构成部分，它是医院赖以生存发展，提供医疗服务的物质基础。

1. 固定资产的特点

(1) 固定资产回收时间较长。

(2) 固定资产的资金占用数量相对稳定。

(3) 固定资产变现能力较差。

(4) 固定资产的实物形态与价值形态可以分离，这也是进行固定资产折旧的主要依据。

(5) 固定资产投资次数相对较少，但每次的资金数量却较多。

2. 固定资产投资管理程序 固定资产的特点决定了固定资产投资具有很大的风险，一旦决策失误，就会严重影响医院财务状况和现金流量，甚至出现经营困难的局面。因此，固定资产投资一定要按特定程序运用科学方法进行可行性研究，以保证决策的正确有效，防止缺乏调查研究的草率决定。通常固定资产投资决策程序有以下几个步骤：投资项目的提出，投资项目的评价，投资项目的决策，投资项目的执行和投资项目的再评价。

3. 固定资产投资决策应以收付实现制为基础 考虑资金的时间价值，以现金流入作为项目的收入，以现金流出作为项目的支出，以净现金流量作为项目的净收益，并在此基础上评价投资项目的经济效益。主要财务指标包括：净现值、内部收益率、获利指数等。

4. 固定资产日常管理

建立健全招标、采购、使用、盘点、处置报废等各项固定资产管理制度，其中重点建立健全固定资产的三账一卡制度，医院财务部门要设置固定资产总账，用于核算医院全部固定资产的原价，财产管理部门设立二级明细分类账，实行金额、数量管理，其具体使用部门则通过设立“固定资产登记卡”进行管理。对于大型贵重设备实行责任制，要指定专人实行追踪问效管理。

固定资产应归类管理：具体分为五大类：房屋及建筑物、专业设备、一般设备、图书和其他。

四、医院收支的管理

(一) 医院收入的管理

医院收入是指医院为开展业务及其他活动依法取得的非偿还性资金。主要包括：

1. 财政补助收入 即医院从主管部门或主办单位取得的财政性事业经费(包括定额和定项补助)。

2. 上级补助收入 即医院从主管部门或主办单位取得的非财政性补助收入。

3. 医疗收入 即医院在开展医疗业务活动中所取得的收入，包括挂号收入、床位收入、诊察收入、检查收入、治疗收入、手术收入、化验收入、护理收入和其他收入。

4. 药品收入 即医院在开展医疗业务活动中取得的中、西药品收入。

5. 其他收入 即上述规定范围以外的各项收入，包括培训收入、救护车收入、废品变价收入、不受用途限制的捐赠和对外投资收益、利息收入等。

收入是医院现金流入的主要来源，是补偿医疗成本费用和形成收支结余的有效保障。具体管理措施有：

(1) 调动一切积极因素，有效地利用现有的卫生资源，充分挖掘内部潜力，提高医疗服务水平，提供优质的卫生医疗服务，扩大医疗市场占有率，增加业务收入。

(2) 认真贯彻国家物价政策，严格执行卫生收费标准，做到应收则收、该收不漏。

(3) 建立健全医院收入管理制度，不容许有收入滞留在账外。

(4) 实行预算收入指标分级管理责任制。在确定当年预算收入指标后，应按时间和科室层层分解，各基层单位具体组织落实实施，保证医院全年整体收入指标的顺利完成。

(5) 加强各种欠费的催收管理。

(二) 医院支出的管理

医院的支出是指医院在开展业务及其他活动中发生的资金耗费和损失。主要包括：

1. 医疗支出 即医院在医疗过程中发生的支出,包括在开展医疗业务活动中的基本工资、补助工资、其他工资、职工福利费、社会保障费、公务费、业务费、卫生材料费、修缮费、设备购置费和其他费用。

2. 药品支出 即医院在药品采购、管理过程中发生的支出。具体内容与医疗支出相同。

3. 其他支出 即医疗、药品支出以外的支出。包括被没收的财物支出、各项罚款、赞助、捐赠支出、财产物资盘亏损失、与医院医疗业务无关的基础性科研支出、医疗赔偿支出等。

4. 财政专项支出 即财政专项补助支出。

医院支出是医疗业务活动正常开展必须的物质保证,支出管理要求医院根据国家的有关方针、政策和财务规章制度,按照上级核定的预算,合理使用资金。具体管理措施有:

(1) 按照"以收定支、收支平衡、统筹兼顾、保证重点"的原则编制支出预算,严格执行预算。

(2) 建立健全支出管理制度。

(3) 注重"以人为本",确保人员经费。

(4) 大额用款部门要逐月报送用款计划。

(5) 做好支出预测、分析工作。

(6) 对内对外投资、支出款项要按规定程序支付,签有合同的项目还要遵守合同约定。

(7) 确保医疗业务消耗所需要的资金。

五、医院财务分析

医院财务分析是以医院财务报表反映的财务指标为主要依据,对医院的财务状况和经营成果进行评价和剖析的一项业务手段。

(一) 财务分析的基本内容

1. 预算执行情况分析 通过对实际完成情况和预算指标的对比分析,评价预算执行情况。

2. 分析医院营运能力 主要通过医院资金周转速度的有关指标反映医院资金利用效率,资金周转的速度越快,表明医院资金利用效果越好,效率越高。

3. 同期收支对比情况分析 了解当期与基期的收支增减变动情况。

4. 偿债能力分析 偿债能力主要是指医院到期偿还债务(包括流动负债和长期负债)的能力。主要是分析医院资金结构,估量对债务资金的利用程度,从而制定筹资策略。

5. 经济效益分析 虽然卫生事业属于非盈利性事业,但绝不是说医院就不讲经济效益,应该看到医院赢利能力的增强正是改善医疗条件更好地服务社会的经济保证。

6. 财务状况趋势分析 主要通过对医院连续几期财务指标、会计报表金额及会计报表构成的比较,了解医院财务状况的变动趋势,并据此预测医院未来发展前景。

(二) 医院财务分析的意义

(1) 可以评价医院财务状况的好坏,揭示医院财务活动中存在的矛盾,从而总结经验教训,采取措施改善医院经营管理。

(2) 有利于检查医院各项财经法规、财务制度的执行情况。

(3) 可以检查院内各职能部门和单位对分解的各项财务指标的完成情况,从而考核各职能部门和单位的业绩,加强医院内部责任制。

(三) 财务分析方法

通常包括比较分析法、因素分析法和比率分析法。

1. 比较分析法 是将两个或两个以上相关可比指标进行对比,从中测算出相互间的差异,从而进行分析比较,找出产生差异的主要原因的一种分析方法。其主要作用在于揭示客观存在的差异,发现问题,从而改进工作。根据分析的目的和要求不同,可进行三种形式的比较。第一种形式是本期实际执行数与本期计划进行比较,分析评价单位财务计划的完成任务情况。第二种形式是本期实际执行数与历史同期进行比较,了解不同时间财务活动的发展变化情况,分析其发展变化趋势及其原因。第三种形式是本期实际数与同类单位先进水平进行比较,找出与先进水平之间的差距,推动本单位改善经济管理。

2. 因素分析法 又称连环替代法。它是在几个相应联系的因素中,以数值来测定各个因素的变化对总差异的影响程度的一种方法,是比较法的发展和深化。应用比较分析法,可确定各项经济指标发生变动的差异,至于差异形成的原因以及各种因素对差异形成的影响程度,则需进一步应用连环替代法来解决。

3. 比率分析法 是通过计算,比较经济指标的比率,来确定相对数差异的一种分析方法。采用比率分析法,要把分析对比的数值变成相对数,先计算出各种不同的比率,然后进行比较,从确定的比率差异中发现问题,可进行三种形式的对比分析:

第一是相关指标比率,将两个经济程度不同而又相关的指标对比求出其比率,然后进行各种形式的比较,以便从经济活动的客观联系中更深刻地认识经济活动状况,考核其财务管理水平。

第二是结构比率,它是用来计算某项经济指标的各个组成部分占总体的比率,通过计算比较结构比率,可以了解经济指标的构成情况,分析这些构成比率是否合理,发展变化趋势是否有效。

第三是动态比率,它是以不同时期的某项财务指标的数据相除后求得的，主要分析某项财务指标的发展趋势。

六、医院财务服务与监督

(一) 医院财务服务

1. 医院财务服务的内容 通过宣传财经政策、制度法规，运用财务专业理论指导工作，更好地解决实际工作中遇到的问题，切实为病人服务，更好地为医疗、科研、教学工作服务。

2. 医院财务服务的意义 随着市场经济的发展，人们的思想观念、价值观、需求观及认同感等都发生了很大的变化。人们要求人性服务、理性服务的观念逐渐显现。以服务促监督，以服务促管理，服务寓于管理，管理寓于服务的观念达成了共识。财务服务正是要以情感人、以事动人，促使人们自觉执行政策、自觉遵守财经制度，达到财务管理的目的。所以财务职能不只是核算、管理、监督，更重要的是服务，只有有效搞好财务服务，才能更有效地搞好核算、管理和监督。

(二) 医院财务监督

1. 医院财务监督的意义 财务监督是医院利用价值形式，在财务管理过程中对财产物资、财务活动所进行的监督。财务监督的意义包括：

(1) 保证党和国家方针政策的贯彻执行，严格财经纪律，保护国家财产安全。财务监督是督促医院遵循党和国家的方针、政策和规章制度，把社会效益作为最高准则，按照计划规定的目标运行和发展的一种方法。开展财务监督，在医疗服务过程中能及时发现并纠正违反规章制度的情况，保证医院执行国家的财经政策、方针。

(2) 保证医院财务预算的顺利实现。通过开展财务监督可以及时发现不执行或偏离预算规定的目标任务的情况，以及其他影响和干扰预算实施的因素，提出改进意见和措施，督促单位纠正和和排除，保证计划预算的顺利完成。

(3) 抵制和纠正各种不正之风。通过财务监督，对于单位经济业务中出现的错误和偏差，能及时纠正解决，对某些不正之风和违法犯罪行为，可以及时采取措施，保证医院的社会主义方向。

(4) 促进医院为病人服务，有效减轻病人负担。加强财务监督是维护病人利益，防止不严格执行医疗收费标准，增加群众不合理的经济负担的有效措施。

(5) 有利于提高医院财务管理水平，促进医院稳定持续发展，提高医院社会效益和经济效益。

通过开展财务监督，可以深入地、及时地了解单位经营管理情况、收入是否合理合法、支出是否符合节约原则、各种资源是否充分利用、材料消耗有无浪费等，能及时发现薄弱环节，迅速采取措施，完善规章制度，堵塞漏洞，挖掘潜力，改进和加强财务管理，提高医院的社会效益和经济效益。

2. 医院财务监督的内容 医院财务监督贯穿于医院财务管理的各个方面，其主要内容有：

(1) 对单位预算编制与预算执行的监督。监督其预算编制是否符合国家有关方针、政策规定，是否科学合理，是否按规定报批，是否符合医院发展计划的要求；监督预算执行情况，包括各项收入是否符合规定，是否擅自扩大开支范围和提高标准，有无乱收、多收、漏收、少收、截留挪用，有无坐支、私设小金库等现象，财务支出审核制度是否健全，以及医院资金使用情况是否合理等等。尤其是大额资金支出要符合规定程序，不能一人说了算，要严格监控。

(2) 对财产物资的监督。包括对财产物资招标、采购环节的监督。主要是监督其物资是否经过先招标后采购，采购时是否按招标约定内容进行，其验收、领用、保管、报废、控制等制度是否健全，物资招标、采购、管理各环节是否分离等。

(3) 对外投资、合资、合作、租赁的监督。无论是上述哪种形式的对外投资，一定要充分预测、论证、分析并提出可行性报告，通过集体决定后，再签订合同执行。如有需要，还要经过上级批准后才能执行。

(4) 对合同及基本建设、维修项目工程的监督。主要包括监督基建、维修项目是否按规定程序招标；招标的内容是否完善；监督合同的汇审、汇签，做好事前、事中、事后监督。通过监督，及时发现问题随时向领导汇报，采取限制措施、干预、纠正等手段，保证医院财务工作的顺利进行，促进医院的事业发展。

3. 医院财务监督的方式 医院资金处在运动过程之中，监督要贯穿于整个财务活动的全过程，监督要有一定的深度和广度，同时也必须注意方式和方法。

(1) 按监督的时间划分：事前监督、事中监督和事后监督。

事前监督是在计划或决策确定之前，为防止计划或决策上的失误和偏差采取的预防性监督检查活动，依据掌握的资料进行预测估计可能影响计划目标实现和决策贯彻的因素，采取相应防范措施。事中监督是在日常经济业务活动中进行经常性的监督检查，此项工作主要依靠单位财会人员贯彻执行。事后监督是在计划、预算执行结束后，进行检查和评估，以肯定成绩和经验，查明偏差和失误以及原因与责任，改进今后的工作。

(2) 按监督的组织划分：专业监督和群众监督。

专业监督是依靠一些专业检查机构，如财政、审计、物价等有关部门对事业单位进行的监督检查,如财务检查、物价检查等。群众监督是根据人民群众的举报或要求,组织的专门调查。专业监督和群众监督由于所处的地位和角度不同,两者结合往往能更加客观、公正地发现偏差和问题,提出改进意见。

第三节 医院成本核算

一、概　　述

(一) 基本概念

1. 医院成本 是指医院在为患者提供医疗服务过程中所发生的各种耗费的总和。通常把医院成本和医疗成本当作同一概念。实际上,两者是有区别的。一般认为,医院成本的构成中包括了医疗成本的全部费用要素。而医疗成本则是构成医院成本费用的主要要素。

2. 医疗成本 是医疗单位在开展医疗卫生服务的过程中,所发生的物化劳动和活劳动耗费的总和。它由七大类成本构成,主要有:劳务费、业务费、公务费、原材料费、固定资产折旧费、低值易耗品费和其他。

医疗成本是医院成本构成的主要方面。医院在为病人诊治的过程中,需要消耗一定数量的物质资料,例如医疗设备、器械、药品、材料、燃料和水电等等,还要消耗一定数量的人力,如医生、护士以及其他工作人员付出脑力和体力劳动等等。这些已经消耗掉的医务劳动资料费用和补偿医务劳动者劳动力的费用,是医疗服务过程中劳动消耗的综合反映,均为医疗成本。

3. 医院成本核算 指医院按照《医院财务制度》有关成本费用开支范围的规定,遵循一定的成本核算标准,核算医院在医疗服务过程中所支出的物质消耗、劳务报酬以及有关费用支出的数额、构成和水平,是对医疗服务过程中费用的发生和医疗服务、药品销售、制剂生产形成的成本所进行的核算。医院成本核算的目的是真实反映医疗活动的财务状况和经营成果。

(二) 医院成本的构成和种类

1. 医院成本的构成 医院成本的构成主要有以下费用要素:

(1) 劳务费:包括医院正式职工、临时职工和离退休职工的全部工资、辅助工资、福利费和各种津贴、奖金等等。

(2) 业务费:包括卫生材料、燃料、水、电、低值易耗品和一般杂支费等等。

(3) 折旧费:包括固定资产折旧、大修理基金等等。折旧的内容只要为建筑物、设备及其备品备件、车辆,以及其他的有形或无形的固定资产等。

(4) 管理费用:包括办公费、邮电费、差旅费等等。

(5) 研究和进修费用:包括研究材料费(动物和饲料等)、图书资料费、研究用杂费(印刷费及参与学术会议费用等)、职工培训费等等。

(6) 其他费用:包括药品降价损失、盘点的耗损和消耗、固定资产的废弃拆除损失、租赁费、支付利息、保险金等等。

2. 医院成本的分类

(1) 按照成本计入方式可分为直接成本和间接成本。

1) 直接成本:可以直接计入支出的成本。包括基本工资、补助工资、其他工资、职工福利费、社会保障费、公务费、业务费、卫生材料费、药品费、修缮费、购置费和其他费用。

2) 间接成本:不能直接计入,需要经过分摊的成本。包括医院行政管理部门和后勤部门发生的各项支出以及职工教育费、咨询诉讼费、坏账准备、科研费、报刊杂志费、租赁费、无形资产摊销、利息支出、银行手续费、汇兑损益等。

(2) 按照其与某一种成本对象的变化关系可分为固定成本、变动成本和混合成本。

1) 固定成本:指在一定时期、一定业务服务量范围内,成本总额保持相对稳定,不受服务量变化的成本。如房屋、设备折旧,人员工资等。

2) 变动成本:指成本总额与服务量呈正比例变化的成本。如医疗活动中消耗的材料、试剂等。

3) 混合成本:指成木随服务量的变化而变化,但不保持一定的比例关系的成本。可分为:半固定成本、半变动成本、延期变动成本。

(三) 医院成本核算的目的和意义

1. 目的 医院实行成本核算,其目的是通过对医院和医疗服务成本的核算与管理,更新医院经济管理的观念,提高医院全体员工的成本意识,减少浪费,从而提高医院的社会效益和经济效益,增强医院在市场经济下的竞争能力。

(1) 加强对医院资产的分级管理,防止国有资产流失。

(2) 促进医院优质、高效、低耗,增强医院在市场经济条件下的竞争能力。

(3) 准确及时地计算医院的成本费用和消耗,客观反映不同服务对象的医疗需求。

(4) 改善经济管理的方法和手段,促进管理的科学化、现代化。

(5) 合理分配卫生资源,以最少的投入,取得最大的社会效益和经济效益。

(6) 为医院的经营决策和奖酬分配提供信息。

2. 意义

(1) 反映经济效益：通过医院成本核算来反映医院经济效益，既是医院实行医院成本核算的根本目的，也是医院实行医院成本核算的主要意义。

(2) 充分利用资源。

(3) 提高劳动生产率。

(4) 改进管理措施。

(5) 增加社会效益。

(四) 院级成本核算和科室成本核算的一般程序

1. 院级成本核算的一般程序

(1) 财务部门对成本费用进行审核和控制，并按费用要求归集。

(2) 将本期发生的管理费用，在各成本核算对象之间进行分摊。

(3) 计算并结转成本。

2. 科室成本核算的一般程序

(1) 在医院财务部门或有关科室设立科室成本核算责任会计，对成本费用进行合理分类，按科室进行明细成本核算。

(2) 根据院级成本核算结果，进行各科室成本费用的归集。

(3) 将间接成本科室的成本费用按其受益的对象和范围采用合适的分摊方法，逐步逐级分摊到各直接成本科室 。

二、医院成本预测

(一) 医院成本预测的概念及成本预测的原则和要求

医院成本预测是成本管理的首要环节，它是根据历史成本资料及其他相关的资料和情况，在市场调查、收入预测、支出预测等一系列预测的基础上，采用一定的科学方法，对一定时期的成本水平及变化趋势所做的科学预计和测算。医院进行成本预测是一个涉及医院整个经济管理活动中各个方面复杂的动态过程。在进行成本预测时应遵循客观性原则、适应性原则、系统性原则、相关性原则和时间性原则。

医院进行成本预测，应遵循以下基本要求：

(1) 坚持从实际情况出发，努力提高预测准确度。

(2) 坚持社会效益的前提下，同时追求经济效益。

(3) 按照一定的程序进行成本预测工作。

(4) 与有关部门科室密切协作，促进医院成本管理工作。

(二) 医院成本预测的内容和程序

1. 医院成本预测的内容 医院成本预测工作主要有以下内容：

(1) 在医院进行医疗设备更新改造阶段，通过成本预测，选择质量、成本、效益较好的设备。

(2) 通过预测业务量变化和技术经济指标变动对成本的影响，预测成本的变化趋势。

(3) 在预测的基础上进行期中成本预测。

(4) 在计划阶段的成本预测，是编制成本计划不可少的分析工作。

2. 医院成本预测的程序 医院成本预测过程，一般包括八个步骤：

(1) 确定预测对象、目标与要求，为取得相应的资料提供明确的方向。

(2) 搜集与整理有关资料，要注意资料的可靠性和完整性。

(3) 提出假设，建立数学模型进行预测，预测模型是用数学方程式表示的预测成本与各个影响因素或相关事件之间数量依存关系的公式。

(4) 根据成本对象、目标与要求，以及资料的完整与否，采纳相应测算方法，进行初步预测。

(5) 分析预测的误差，检验假设。

(6) 修正预测结果，以保证预测目标顺利实现。

(7) 分析内外部各种影响因素，并考虑未来重大因素变动影响。

(8) 根据成本预测的结果，确定成本目标并实施管理。

(三) 医院成本预测的方法

根据预测的内容和预测的期限不同，其成本预测的方法也不相同，概括起来主要有两类：定性分析法和定量分析法，每一类又有许多不同的具体测算方法，它们各自有自己的特点和适用范围。

1. 定量预测法 是利用历史成本会计统计资料以及成本与影响因素之间的数量关系，通过建立一定的数学模型来计算未来成本的可能结果。医院常用的成本定量预测方法主要有比例推算法、目标收益推算法、历史成本法等。

(1) 比例推算法：是利用成本耗费与医院成本指标之间必然的依存关系，按被确认的报告年度成本与这些指标的比例推算预测期的成本水平。

计算公式如下：

$$\text{预测期成本费用}=\text{已确认的与预测期有关的重大经营成果指标}\times\frac{\text{报告期的成本费}}{\text{与报告期有关的经营成果指标}}\times100\%$$

(2) 目标收益推算法：是医院根据工作计划和市场调查结果，预测出目标业务收入及目标收益后来倒推目标成本。其公式如下：

预测目标成本=已确定的业务收入−确定的目标收益

(3) 历史成本法：为了利于进行成本预测，把成本分为固定成本和变动成本。其数量表达式如下：

成本总额=固定成本+单位变动成本×业务量

确定固定成本与单位变动成本的方法有：

1) 高低点法：是在一定规模范围时期内，各其月成本总额中的固定成本是基本相等的，那么各期成本中最高点与最低点的差异，是因为业务量因素变动而引起各期变动成本总额中的最高点与最低点的差异。

其公式如下：

$$单位变动成本=\frac{最高点成本-最低点成本}{最高点业务量-最低点业务量}$$

固定成本=成本总额−单位变动成本×某期业务量

2) 回归分析法：是用数学上的最小平方法的原理来确定回归线，根据自变量或预测对象不同进行分析的方法。

成本总额=固定成本+变动成本×业务量，用公式表示为

$$y=a+bx$$

$$a=\frac{\sum y-b\sum x}{n}$$

$$b=\frac{n\sum xy-\sum x\cdot\sum y}{n\sum x^2-(\sum x)^2}$$

注：各字母表示的含义如下：

x——业务量　　y——成本

a——固定成本　　b——变动成本

n——年度数

$\sum x$——业务量总额　$\sum y$——成本总额

2. 定性预测法　是利用直观的材料，依靠个人的主观判断和综合分析能力，对事物未来的状况来预测判断事物所具有的各种因素属性的方法。

(1) 调查研究预测法：是依靠专家来预测成本的方法，也称专家预测法。

(2) 因素分析预测法：是通过分析研究与成本变动有关的各项技术经济因素，发展前景和准备采取的相应措施的影响，根据几个有关经济指标之间的内在联系，由一个或几个因素的变动来测算所要预测指标数值的方法。

某项目成本降低率

$$=\left[1-\frac{1}{1+某影响成本水平变动的百分比因素}\right]$$

×该项目成本占总成本的比

(四) 医院成本计划指标的预测

医院成本是医院的一项综合性质量指标，它与医院其他各项技术经济指标几乎都有密切的关系，医院成本计划指标的预测方法如下：

1. 预测医院总经营成本　预测医院总成本，首先要考虑上期的实际成本水平，再根据预测期的业务量及有关因素变动的影响进行测算。

预测医院经营成本=预测总变动成本+预测总固定成本=计划年度业务量×单位业务量收入水平−目标收支差额

2. 预测计划期各成本项目变化引起成本升降的程度　预测计划期各成本项目变化引起成本升降的程度，可从下列主要成本项目进行：

(1) 预测人员费用变动的影响

其测算公式如下：

预测人员费用成本降低率

$$=\left[1-\frac{1\pm平均人员费用增长率}{1\pm劳动生产提高率}\right]$$

×人员费用占成本的比重

成本降低额 = 计划年度成本额×预测人员费用成本降低率

(2) 预测药品材料物质费用变动的影响

其测算公式如下：

预测药品材料费用成本降低率=[1−(1±消耗指标升降率)×(1±价格降低率)]×药品材料费用占成本的比重

(3) 预测其他费用变动的影响

其测算公式如下：

$$预测其他费用降低率=\left[1-\frac{其他费用增长率}{业务量增长率}\right]\times$$

其他费用占成本的比重

成本降低额=计划年度成本额×预测其他费用项日降低率

(4) 综合测算成本降低指标

综上所述，即可求得计划年度成本降低率和成本降低额，如果指标达到要求或与预期目标相符，就可以正式编制成本计划。

(五) 医院期中成本预测

期中成本预测，是在成本计划执行过程中，分析成本计划完成的进度，预计未来或整个成本计划期的成本计划完成程度，以便积极采取办法保证成本计划按时完成的一种成本管理措施。期中成本预测一般包括以下内容。

(1) 业务预测分析的基础上进行成本预测。

(2) 预测降低成本效果。

(3) 预测业务量变动对成本的影响。

(六) 利用本量利分析预测成本

把目标结余引进本量利进行分析可以建立基本数学模式：

目标结余=目标业务量×(单位收费水平−单位变

动成本)-固定成本总额

$$目标业务量=\frac{固定成本+目标结余}{单位收费水平-单位变动成本}$$
$$=\frac{固定成本+目标结余}{单位边际结余率}$$
$$目标业务收入=\frac{固定成本+目标结余}{边际结余率}$$

三、医院成本决策

(一) 医院成本决策的概念及作用

成本决策是完善管理决策的一个重要组成部分,也是成本会计工作的一项基本内容。成本会计工作的过程,从总体上讲也是成本管理的过程,成本决策是成本管理的关键环节,加强成本决策,对于加强成本计划、成本控制、成本分析和考核都会产生直接或间接影响。

医院成本决策是医院根据成本预测的结果和其他相关的资料,利用有关决策的理论和方法进行比较分析、权衡利弊,在多个备选的成本方案中选择最优方案确定目标成本的一项活动。

(二) 医院成本决策的程序和方法

1. 医院成本决策的每个程序的具体方法

(1) 调查研究,发现问题,在成本预测的基础上确定决策目标。

(2) 提出可供决策备选的可行性方案。

(3) 收集各方案有关的资料供决策者参考。

(4) 将备选方案进行比较,确定最优方案。

(5) 落实方案,做好信息反馈。

2. 医院成本决策的方法 医院成本决策的方法,因决策的具体内容不同而各有所异,其具体方法如下。

(1) 差量法:差量法是将备选方案的有关收入成本金额进行比较,选出最优方案的方法。

(2) 平衡分析法:平衡分析法是通过计算不同方案某个标值相等时的特定需要量,即平衡点来选择最优方案的方法。在实际工作中,进行成本决策还要按资金时间价值计算成本进行比较,以使决策正确。

(3) 数学模式法:数学模式法是通过建立一定的数学模式,再借助于求解,运用数学模式来判断哪个方案最优的决策方法。

(4) 相关成本分析法:相关成本分析法是指根据各方案的相关成本差异来评价方案优劣,进而据以决策的一种方法。

四、医院成本计划

(一) 医院成本计划的概念及主要内容

成本计划是医院进行成本管理,动员广大职工降低成本的重要手段,具有十分重要的作用。

医院成本计划是以成本预测与决策为基础,以价值形式预先规定医院在一定时间内消耗水平、成本水平以及降低任务的计划文件及相应的措施方案。它是在最优成本方案的基础上对方案具体成本费用项目进行预测而确定的,是围绕合理利用各项资源,降低成本,提高经济效益而形成的,是成本控制和成本分析与考核的依据。

医院成本计划的内容包括:医疗成本计划、药品成本计划、管理费用计划、科室成本计划、单元成本计划、成本降低的措施计划。

(二) 医院成本计划的编制要求程序

医院成本计划的编制是一项综合性工作,涉及医院的许多方面,又具有较强的技术性。在成本计划的编制过程中应遵循一定的原则编制,既要先进合理,又要有具体保证措施,还要同医院其他计划指标相衔接;既要保持编制口径的一致可比,又要坚持合法合规,还要注意质量与效益的关系,实行统一领导、分级管理,充分发挥群众参与的积极性。

由于各个医院规模大小不同,管理要求存在着差异,成本计划编制的程序也有所不同,一般可分为院级集中编制和院科两级编制两种。一般地说,小型医院或管理水平低的医院,应由医院集中编制成本计划,大中型医院具体业务活动复杂或管理水平较高的医院,则应由各部门,各科室编制成本计划,然后由医院集中编制成本计划。

(三) 医院成本计划的编制

医院成本计划编制的方法有因素测算法和直接计算法两种。

1. 因素测算法 也称为概算法或试算平衡基础法,根据各项增收节支措施计划,通过分析测算出各项因素的效果及其对降低效果的影响,然后调整上年实际(预计)成本编制成本计划。首先确定目标成本水平。在计划期内,医院应根据医疗市场需求状况的变化来预测确定目标成本,作为对成本计划的事前控制。其次是平衡计算计划成本。成本降低因素试算的结果得出后,应与目标成本进行比较,如果计算的结果不能达到目标成本的要求,应考虑进一步改进措施,并按新措施重新试算,直到达到或超过目标成本降低任务。

2. 直接计算法 直接计算法根据各消耗定额和

费用预算,按成本核算的程度方法和成本项目详细计算各种医疗项目的计划成本,最后汇总编制全部成本计划。直接计算法与成本核算口径一致,有利于日常成本控制。小医院由财务直接集中编制成本计划,大医院成本计划分两级编制,即科室成本计划和医院成本计划。

五、医院成本控制及成本核算

(一)医院成本控制的概念及主要内容

医院成本控制是指在成本形成的全过程中,用一定的标准对成本进行监督或控制,并采取相应的措施使成本能在规定的标准范围内正常地形成,以达到预期的成本目标。

医院成本控制包括如下几项基本内容:

(1)制定控制标准

(2)监督成本的形成

(3)纠正成本形成中的偏差

(二)医院成本核算的概念及主要内容

医院成本核算是对医院在医疗服务过程中发生的各种耗费或支出进行的核算,也是对医疗服务过程中发生的人力、财力和物力进行有效控制的过程,医院成本核算包括医疗服务成本核算、药品销售成本核算、制剂加工成本核算、保障服务成本核算等。按医院成本核算对象一般可分为院级成本核算、科室成本核算和项目成本核算。

院级成本核算是以医院为成本核算单位,其核算的目的主要是反映整个医院的经济运营状况,其核算结果主要向医院的外部投资人,医院决策者和主管人员反馈,也可用于医院间效益的比较和评估。

科室成本核算是以部门、科室或班组为成本归集和核算单位,其核算目的是区分并反映医院内部各个科室或各个部门的成本效益情况,其结果需要分别反馈至医院的各级领导和有关员工,主要用于成本差异分析和成本控制。

项目成本核算是以单个项目或一组项目为核算单位,如单个服务项目、单机设备等。其核算目的多用于服务定价、投资论证、效益评估等,其核算结果反馈至指定的核算要求者或医院相应的管理人员。

(三)医院成本核算将来的发展趋势

随着医院改革的深化,医疗保障制度改革的深入,各种形式的医疗保险将成为医疗服务筹资的主要方式,按病种付费、按诊治床日收费,将成为医疗保险控制医疗费超支的主要方式。因此开展单病种成本核算和诊次床日成本核算是将来的成本核算的发展趋势。

单病种成本是医院为因某种疾病的患者从入院到出院所耗费的平均成本,单病种成本以住院的不同病种为核算对象,进行费用的归集和分配,计算各个病种项目总成本和病种单位成本。其核算的一般程序,首先确定病种项目,将病房的成本费用,按照单病种能直接计入的费用直接计入,不能直接计入的依据一定分摊系数进行分摊计入。

诊次床日成本是医院为一个住院病人提供一天的诊疗服务所耗费的平均成本。其核算的一般程序是,首先确定门诊科室和病房科室,其次将各门诊科室的成本除以各科室门急诊人次得到科室诊次成本。各临床病房科室成本,除以病人实际占作床日数得科室平均床日成本,最后医院门诊总成本除以医院总的门急诊人次得医院平均诊次成本,医院病房总成本除以医院总的实际占用床日数,得医院平均床日成本。

六、医院成本分析与考核

(一)医院成本分析概念和主要内容

医院成本分析,就是医院根据实际成本资料和其他相关资料,对实际发生成本水平的高低及其产生原因的分析,是以成本核算提供的资料为基础,结合有关计划、定额和其他相关资料,采用一定的专门方法,对影响成本水平及其升降的各种因素进行对比评价和剖析,从而全面了解成本变动情况,找出存在的问题,寻求降低成本的途径,提出改进的措施,促进成本的降低。

医院成本分析的内容,一般包括:成本计划完成情况,主要经济技术指标变动情况(本单位不同时期同类项目成本的变动情况)以及本单位与外单位同类项目成本的差异情况等。

(二)医院成本分析的一般程序

医院成本分析的一般程序为:

(1)确定目的,明确对象,规定要求。

(2)收集资料,了解情况,做好准备。

(3)分析对比,找出差异。

(4)提出建议,监督落实,改进管理。

(5)抓住重点,顺藤摸瓜,查明原因。

(三)医院成本分析的方法

医院成本分析根据管理要求不同会有不同的内容,可以是单一项目的分析,也可以是综合分析。在成本分析中,需要采用各种分析方法与手段,常用的有对比分析法、比率分析法、趋势分析法、因素分析法等。

1. 对比分析法 对比分析法也称比较分析法,它是通过相互关联的经济指标的对比来确定因素差异的一种方法，通过对比揭露矛盾，找出差距，发现问题为进一步分析形成差距的原因，挖掘潜力，指明方向。可采取成本降低额或成本降低率两种方法分析。

对比的基数由于分析目的的不同而有所不同，经常进行的指标对比有：

（1）实际指标与计划指标或定额数对比。

（2）本期指标与上期或历史指标比较。

（3）本期实际指标与国内外同行业先进水平比较。

对比分析法只适用于同质指标的数量对比，因此进行比较分析必须注意指标之间的可比性。

2. 比率分析法 比率分析法是通过计算相关项目之间的比率，借以考察经济业务的相对效益的一种分析方法。比率分析法主要有相关指标比率分析法和构成比率分析法两种。

（1）相关指标比率分析法是两个性质不同但又互相联系的指标，以其中一个作为基础，求得两个数值的比率而进行数量分析的方法。

例如：在实际工作中由于医院规模大小不同等原因，单纯地对比收入或费用及结余等绝对数多少，不能说明各个医院经济效益的好坏，如果计算成本收入率、成本收益率，就可以反映各医院的经济效益的好坏，用公式表示为：

$$成本收入率=\frac{成本费用}{业务收入}\times100\%$$

$$成本收益率=\frac{收支结余}{成本费用}\times100\%$$

从公式可以看出，成本收入率较高的医院经济效益较差，反之越低的经济效益较好；成本收益率则相反，比率越高，医院效益越好，比率越低效益越差。

（2）构成比率分析法是通过计算某项指标的各个组成部分占总体比重，即部分与全部比率进行数量分析的方法，通过分析项目之间的联系与区别，揭示构成内容的变化，反映指标的特征和变化规律，分析构成情况是否科学合理。

例如：将构成管理费用的各项费用分别与管理费用总数相比，计算管理费用的构成比率，通过分析可以反映管理费用的构成是否合理。

$$各项费用比率=\frac{各项费用}{管理费用}\times100\%$$

3. 趋势分析法 趋势分析法是通过连续若干期相同指标的对比，来揭示各期之间的增减变化，据以预测经济发展趋势的一种分析方法。

例如：某医院从1999年起到2003年止的5年间，每门诊人次单位成本分别为44、48、51、53、56，单位成本是逐年上升的趋势。

如果以1999年为基础，该年单位成本44为基数规定为100%，可计算其他各年的单位成本与之相应的比率。

$$2000年：\frac{48}{44}\times100\%=109.09\%$$

$$2001年：\frac{51}{44}\times100\%=115.91\%$$

$$2002年：\frac{53}{44}\times100\%=120.45\%$$

$$2003年：\frac{56}{44}\times100\%=127.27\%$$

从以上计算可以看出各年度与1999年成本相比上升程度。如果以上一年为基数，可以计算各年度对比的比率如下：

$$2000年与1999年比：\frac{48}{44}\times100\%=109.09\%$$

$$2001年与2000年比：\frac{51}{48}\times100\%=106.25\%$$

$$2002年与2001年比：\frac{53}{51}\times100\%=103.92\%$$

$$2003年与2002年比：\frac{63}{56}\times100\%=105.66\%$$

通过以上计算可以看出，每年成本都是逐年递增的，但递增程度不同。

4. 因素分析法 因素分析法是将某一综合指标分解为若干相互联系的因素、并分别计算，分析各因素的影响程度的方法。连环替代法是最常用的因素分析法。

连环替代分析法是顺序用各项因素的实际数替换基数，借以计算各项因素影响程度的一种分析方法。连环替代法的基本程序是：

（1）根据指标的计算公式确定影响指标变动的各项因素。

（2）按各影响因素的内在逻辑关系，确定排列顺序。

（3）按排定的因素顺序和各项因素的基数进行计算。

（4）顺序将前面一项因素的基数替换为实际数，将每次替换以后的计算结果与其前一次替换以后的计算结果进行对比，顺序算出每项因素的影响程度，有几项因素就替换几次。

（5）将各项因素的影响程度的代数和与指标变动的差异总额核对相符。

其计算原理可以按下列公式表示：

$A=(D\times G\times I)-(H\times G\times I)=(D-H)\times G\times I$

$B=(D\times E\times I)-(D\times G\times I)=(E-G)\times D\times I$

$C=(D\times E\times F)-(D\times E\times I)=(F-I)\times D\times E$

各因素影响程度合计 $=A+B+C$

注：A——第1项因素的影响程度。

B——第2项因素的影响程度。

C——第3项因素的影响程度。

D——第1项因素实际数。

E——第2项因素实际数。

F——第3项因素实际数。

H——第1项因素基数。

G——第2项因素基数。

I——第3项因素基数。

5. 差额计算分析法 差额计算法是利用各个因素的实际数与基数之间的差额，直接计算各个因素对经济指标差异的影响数值。其计算结果如下：

（1）确定各因素的实际数与基数的差额。

（2）以各因素的差额乘上计算公式中该因素前面的各个因素的实际数，以及列在该因素后面的其余因素的基数，就可以求得各因素的影响值。

（3）将各个因素的影响值相加，其代数和应同该经济指标的实际数与基数之差相符。

（四）医院成本执行情况分析

医院在一定期间结束，要全面分析成本计划的完成情况，研究影响成本水平变动的主客观因素，并确定各个因素的变动对成本指标变动的影响程度，认真总结经验教训，就可以逐步认识和掌握成本水平变化的规律，不断采取措施，挖掘潜力，促进成本水平的不断降低。从我国医院的实际情况出发，医院成本分析应从以下几方面入手。

1. 分析成本指标的真实性 成本管理中首先要注意其成本指标的真实性，如果成本不实就会造成许多假象，因此要注意分析成本计划指标的先进性和实际成本指标的真实性。

2. 医院成本分析 是指实际成本水平与计划成本水平和上年同期的执行情况的比较，以利观察成本实际执行情况。通过分析，可以得出医院成本有所降低或超支的总括情况，但对具体每项成本费用的超支或降低现象却不易看出，因此，要对成本费用的总体内容进行深入细致分析。

3. 单位成本的分析 对成本费用的具体分析主要是对单位成本进行具体分析，查明计划完成情况，具体可以从单位成本变动的一般分析、单位成本各项目分析、同类医院单位成本对比分析三个方面进行分析。

4. 医院成本效益分析 可以通过本量利分析，测定成本变动对保本点业务收入的影响，通过连环替代法分析各因素变动对结果的影响。

第四节　医院预算管理

医院预算贯穿于医院财务活动的全过程，是医院财务管理的重要组成部分。它是指导医院业务活动、实行财务收支平衡、贯彻落实国家的卫生方针政策、进行财务监督的重要依据，是动员医院广大职工积极挖掘潜力、增收节支，在保证社会效益不断提高的前提下，努力提高经济效益的重要手段。因此，加强医院预算管理，对保证各项任务的完成，有着非常重要的意义。

一、基本概念及主要内容

（一）医院预算

医院预算是医院根据事业发展计划和任务编制的年度财务收支计划，是对计划年度内医院财务收支规模、结构和资金渠道所作的预计，是计划年度内医院各项事业发展计划和工作任务在财务收支上的具体反映。利用医院预算可以对医院各项经济活动进行监督、控制和分析。

医院预算由收入预算和支出预算两部分组成。医院所有收支应全部纳入医院预算管理。医院预算参考以前年度预算执行情况，根据预算年度收入的增减因素和措施，测算编制收入预算；根据事业发展需要、业务活动需要和财力可能，编制支出预算。编制收支预算必须坚持以收定支、收支平衡、统筹兼顾、保证重点的原则，一般不得编制赤字预算。

（二）医院预算管理

医院预算管理就是依据核定的预算，通过经济管理和财务会计工作，对医院的资金活动和医疗业务活动进行管理和监督。它贯穿在预算的预测、计划、编制、审批和实施的全部过程中。

国家对医院实行“核定收支，定额或定项补助，超支不补，结余留用”的预算管理办法。

1. 核定收支 医院将全部收入包括财政补助的业务收入和各项非财政补助的业务收入与各项支出统一编列预算，报经主管部门审核、汇总报财政部门核定。主管部门和财政部门根据医院的发展计划、财务收支状况以及国家财政政策和财力可能，核定医院的年度预算收支规模。

2. 定额或定向补助 因医院非财政补助收入不能满足支出而实行的办法。国家财政根据医院收支情况，确定对某些支出项目进行补助，如对工资、大型修缮、设备购置等支出项目进行补助。定额或定项补助的具体内容和标准，根据各级各类医院不同的特点和业务收支状况以及财力的可能进行确定，大中型医院一般以定项补助为主，小型医院一般以定额补助为主。

3. 超支不补、结余留用 医院预算经主管部门和财政部门核定以后，其预算由医院自求收支平衡。除特殊原因外，其增加的支出，主管部门和财政部门不再追加经费；因增收节支形成的结余，可留归医院继续使用。

二、医院预算的编制原则

医院预算的编制关系到国家预算的质量，影响到社会主义卫生事业建设，以及医院如何正确筹集和分配预算资金的重大问题。因此，在编制预算时，应遵循以下几项原则。

(一) 收支平衡原则

医院预算是国家预算的组成部分。医院根据国家的有关方针、政策、按照主管部门下达的事业计划指标、任务，本着收支平衡的原则，编制医院预算。

(二) 量入为出原则

医院在编制预算时，收入预算要参考上年预算执行情况和对预算年度的预测编制。支出预算要量入为出，要正确处理好需要与可能的关系，分别轻重缓急，把有限的资金安排到最需要的地方。

(三) 勤俭办事原则

要坚持勤俭办事的原则，开源节流，增收节支，挖掘内部潜力，努力提高资金使用效果。

三、医院预算编制的种类及要求

医院预算的编制种类按编制对象一般分为对上预算的编制和院内综合收支预算的编制。

(一) 对上预算的编制

对上预算的编制就是对上级主管部门预算的编制。对上级预算的编制是二上二下，一上编制时间一般是上年度9月，编制一上时，既有收支预算，也有专项预算。专项预算，要有项目申请书，详细概算，文字说明。一下编制时间在上年度11月，主要是明确专项预算项目金额。二上编制时间在上年度12月，较一上收支进一步具体准确，专项按一下批复上报，同时还须上报政府采购项目、名称、金额以及基本建设金额。二下一般在预算期一季度下达。除批准单位预算外，还对住房公积金补贴和职工医疗费补贴，以及离退休人员补贴按人头基数核准预算。

(二) 院内综合收支预算的编制

院内综合收支预算的编制即对院内各单位的编制预算。院内综合收支预算编制是当年/月份编制。院内综合预算分为年度综合收入预算和年度综合支出预算。年度综合收入和支出预算又分别包括如下内容。

年度综合收入预算：
- 财政补助收入
- 上级补助收入
- 医疗收入
- 药品收入
- 其他收入

年度综合支出预算：
- 医疗支出
- 药品支出
- 公务经费支出
- 基本建设维修支出
- 专项支出
- 其他支出

对医疗收入和其他收入要分解到科室，各科室负责组织实施、落实院内当年预算。对年度综合支出预算中的医疗支出、药品支出，还应按费别、部门进行细划。按费别划分的有：医疗业务费、人员经费、设备购置费、公务费；其中，对公务支出还须进一步分解到行政后勤科室，对基本建设维修支出、财政专项支出要分解到项目。院内综合收支预算一般要经过三道程序："一上"、"二会"、"一下"，即科室上报，院长办公会、院常委会讨论，医院最后行文下达执行。

四、医院预算编制的方法

(一) 编制医院预算的方法

编制医院预算通常有基期法和零期法。

1. 基期法　又称基数法或基数增长法，是指在编制本年度预算时，预先确定基期(通常是上一年度)预算收支的基数，然后在基期执行数的基础上，加上计划期影响预算收支的各种增减因素，比较两期的事业计划和工作任务，根据有关因素的发展变化，按照一定的增减比例或数额确定预算年度收支指标的方法。

按照基期法编制预算，相对而言是比较简便的。在财务收支规模不大、编制预算所需信息不足的情况下，采用基期法编制预算不失为一种较好的选择。但运用基期法编制预算的一个前提是承认既成事实，而不考虑已经发生的收支是否合理，也不考虑影响收支的因素是否发生变动。基期法都是在上一年度的基础上增长比例，不利于加强财务管理。

2. 零期法　又称零期预算法，是指在编制预算时，不考虑基期情况，即对比基数为零、测算编制预算年度指标的方法，指单位编制预算时，不以以前年度收支预算安排水平和实际执行结果，以及预算收支范围为依据，一切从零开始计算编制预算。运用"零期法"编制预算，编制要求比较高，编制时间相对较长，工作量也比较大。但 相对于"基期法""零期法"更科学,正确按“零期法”编制医院预算,使医院的收支指标更加切合实际情况,可以排除基数中不合理的因素。在一定程度上反映资金分配的科学性和合理性,有利于发挥预算的分析、监督和调控职能,有利于科学合理地安排预算,有利于提高资金使用效益,有利于调动医院各部门当家理财的积极性。

(二) 编制医院预算的计算方法

编制医院预算过程中,由于计算各项预算收支数额的依据不同,就必须采取不同的计算方法,通常采用的计算方法有:定额法、比例法、估计法、比较分析法、标准计算法等。在实际工作中,在编制医院预算时,上述编制预算方法一般都是综合交叉运用。

五、医院预算的编制

在每个年度开始前,应根据国家卫生工作方针政策,医疗市场情况,医院事业发展计划和医院年度工作计划、医院基本数字、开支定额、上年实际执行情况,以及有关因素对预算年度的事业计划任务的影响和财力的情况进行医院预算的编制。

(一) 医院收入预算的编制

1. 财政补助收入 医院在编制“财政补助收入”预算时,应依据上级财政部门确定的定额或定项补助办法进行编制。现行的定额有:门诊人次定额、床日实际占用定额、离退人员定额、住房公积金、职工医疗定额。“定额补助”根据基本数字乘标准编制,“定项补助”依据单位上报的项目概算和上级批准的项目及金额进行编制。

2. 上级补助收入 根据上级主管部门或主办单位的补助标准和要求进行编制。

3. 医疗收入 医疗收入包括门诊收入和住院收入两部分,编制“医疗收入”预算,要根据医疗收入明细项目,逐项编制。

(1) 门诊收入:门诊收入包括挂号收入、诊察收入、检查收入、治疗收入、放射收入、手术收入、化验收入、输血收入、输氧收入和其他收入。

1) 挂号收入、诊察收入:按预算年度门急诊病人预算数乘以物价规定的挂号标准计算。

2) 检查收入:按各医技科室预算年度的计划门诊检查病人数乘以规定的收费标准加总计算。

3) 治疗收入:根据上年预算收入完成情况,结合本年相关因素编制。

4) 放射收入:根据放射科预算年度的计划门诊各项目的人数乘以规定的收费标准加总计算。

5) 手术收入:按预算年度内门诊手术病人数乘以平均手术费用编制。

6) 化验收入:按预算年度内门诊检验化验计划人数乘以平均收费标准编制。

7) 输血收入、输氧收入及其他收入:按上年预算收入完成情况,结合本年相关因素编制。

(2) 住院收入:住院收入包括床位收入、诊察收入、检查收入、治疗收入、手术收入、化验收入、放射收入、护理收入、输血收入、输氧收入、其他收入。

医院的床位收入,应根据预算年度住院病人实际占用床日数,乘以规定的收费标准计算,检查收入、放射收入、化验收入按住院病人检查人次数乘以平均收费规定标准计算,其他没有明确收费项目、不易分别计算的,根据上年度收入完成情况,结合本年度相关因素编制。

4. 药品收入 医院的药品收入,可以根据上年药品收入完成情况,结合本年度业务状况直接编制,也可以上年度每一门诊人次和每占用床日药费的实际收入水平为基础,结合预算年度工作量计划变动因素计算,计算公式为:

住院药品收入=计划每床日药品收费水平×计划病床占用日

门诊药品收入=计划每门诊人次平均药品收费水平×计划门诊人次

5. 其他收入 主要参照上年度实际水平,并结合预算年度具体情况编制。

(二) 医院支出预算的编制

医院的支出预算由医疗支出、药品支出和其他支出三部分组成。

1. 医疗支出 医疗支出包括人员支出、公务支出、对个人和家庭补助支出三部分。

(1) 人员支出:包括基本工资、津贴、奖金、社会保险缴费、其他。分别各项目,有规定标准的按标准计算,无标准的根据有关规定并结合实际情况测算,最后将各项目预算数汇总。

(2) 公务支出:包括办公费、印刷费、水电费、邮电费、取暖费、交通费、差旅费、会议费、培训费、招待费、福利费、物业管理费、维修费、专用材料费、办公设备购置费、专用设备购置费、图书资料购置费及其他。

编制预算时分别按各项目编制。有定额的按定额计算,有计提标准的按标准计提,无定额和标准的根据上年实际执行情况及预算年度工作量计划测算,最后将各项目汇总。

(3) 对个人和家庭的补助支出:此项目支出包括离休费、退休费、退职费、抚恤金和生活补助、医疗费、住房补贴及其他。

编制预算时分别各项目有规定标准的按标准计算,无标准的根据有关规定并结合实际情况测算,最后将各项目预算数汇总。

2. 药品支出 “药品支出”有关项目预算的编制

参照“医疗支出”计算方法编制。下面仅介绍“药品费”支出预算编制方法。

药品包括西药、中成药、中草药。药品费预算的编制有两种方法：一是根据预算年度药品收入预算和国家规定的加成率计算编制，二是根据预算年度药品收入的预算参考上年度实际的药品加成率或药品差价率合理计算。

3. 其他支出 包括转让无形资产成本、被没收的财物损失、各项罚款、赞助、捐赠、财产物质盘亏损失，与医院医疗业务无关的基础性科研费、医疗赔偿支出等。预算一般参照历史实际支出情况，结合预算年度各种变化因素和实际需要编制。

六、医院预算的执行、检查与分析

(一) 医院预算的执行

组织预算执行是从年度初到年度末，每天都要进行的经常性工作，涉及医院内部的各个方面，在执行过程中，必须充分调动一切积极因素，克服消极因素，保证预算的顺利完成。为了预算的顺利执行，应将预算中已含的各项指标按照与各部门的关系分解成具体的指标，落实到各个部门，并规定相应的职责权限计入各自的经济责任制，定期考核。预算指标的分解过程，实际上是医院内部责权利的有机结合过程，通过对预算指标的合理分解，能够充分促进医院内部各部门、科室和个人的经济效率。

(二) 预算执行的检查和监督

医院预算指标分解落实后，预算能否有效地执行，关键是能否实施及时有效的检查和监督。在预算执行过程中，要经常开展检查和监督，促使合理依法组织收入，加强收入管理，保证收入任务的完成。努力控制支出，认真遵循年度支出预算，严格执行国家财务制度和财经纪律，不得擅自扩大开支范围和提高开支标准，控制预算开支，加强财务管理，提高资金使用效益。在预算检查和监督过程中要处理好以下关系。

(1) 预算内外的关系。医院要重点保证医院预算内，同时也需要兼顾预算外一些突发临时性安排。

(2) 预算检查、监督和经济管理的关系。

(3) 专业检查和群众检查的关系。

(三) 预算执行情况分析

医院预算执行情况分析，是预算管理的一个重要组成部分。它是根据年度医院事业预算和计划，运用会计、统计资料，结合业务活动的实际，对预算执行的结果进行比较和分析。其目的是指出预算管理中的经验和问题，以提高管理水平。

1. 预算执行情况分析的作用

(1) 检查预算执行情况和医院事业计划完成情况是否相一致，从中发现先进，找出不足，改进工作，为编制下期预算打好基础。

(2) 挖掘内部潜力，促进医院事业的发展，通过预算执行情况分析，研究如何在现有人力、物力、财力情况下，努力提高职工积极性，提高医疗技术水平、管理水平、服务水平。

(3) 摸索掌握医院特有的经济活动规律，力争以较少的耗费，取得较大的社会效益和经济效益。

2. 预算分析方法 医院预算分析方法，一般有实际执行情况和预算相比较、当年收支与历史比较、本单位与外单位比较等，其目的是指出预算管理中的经验和问题，以提高管理水平。

第五节 医院审计

一、医院审计概述

(一) 医院审计的概念

医院审计是为维护医院内部的正常经济秩序，医院审计机构依照国家的有关法律、法规，对医院经济活动进行审查、评价、鉴证和监督的活动。我国现行医院审计工作是一种内部审计工作形式。

(二) 医院审计机构及审计人员的职权

医院的审计机构或审计人员对本单位的医院领导负责并报告工作，在审计业务上受国家审计机关和上级审计机构的指导，重要的审计报告除直接报本部门领导外，应同时报送上级审计机构。

医院审计机构或审计人员为了能够行使其职权，在其工作范围内应具有如下职权。

(1) 医院审计机构对院内所有经济活动、经济工作以及独立核算单位、承包单位、二级法人单位、经济实体进行监督和审计。

(2) 参加本单位及下属单位召开的与审计业务有关的医疗、教学、科研、财务及后勤管理等会议。

(3) 检查被审计单位账簿、凭证、报表、资金和财产，查阅有关文件、资料，收集有关经济信息等。

(4) 要求被审计单位报送财务计划、预算、决算、会计报表，以及审计中所需要的有关文件、资料。

(5) 可以直接向上级审计机构或国家审计机关反映审计工作中的重大事项。

(6) 提出改善管理、提高效益、纠正处理违反财经法纪行为和失实账目的意见。

(7) 对审计过程中发现的问题进行调查，并向有关单位和个人索取证明材料。

(8) 对阻挠破坏审计工作及拒绝提供账表和有

关资料的,必要时经领导批准可采取封存账册、冻结资产等临时措施,并追究有关人员的责任。

(9) 报经单位领导审批后,通报违反财经法纪的案件,表扬遵纪守法、成绩显著的单位和个人。

(三) 医院审计的内容

医院审计的内容很广,涉及医院经济活动的全过程,既包括事前审计,也包括事中和事后审计,按经济事项包括以下方面。

(1) 内部控制制度的审计。
(2) 会计资料及有关经济资料的审计。
(3) 货币资金及财产物质的审计。
(4) 往来款项的审计。
(5) 医院业务收入的审计。
(6) 医院业务支出的审计。
(7) 财务成果和收支结余的审计。
(8) 专用基金审计。
(9) 经济效益审计。
(10) 经济责任制审计。

本节主要介绍内部控制制度审计、经济效益审计及经济责任制审计。

(四) 医院审计的作用

建立医院内部审计机构,实施医院内部审计监督具有十分重要的意义和作用。

1. 有利于深化卫生改革 随着卫生改革的不断深入,医院一般都采取了较灵活的经营管理模式,如租赁经营、股份经营、中外合资经营等。医院审计可以监督这些经济管理模式的运行,保证各项经济合同的实现。同时,在深化卫生改革中,对于防腐倡廉、维护国家利益,也起着重要的作用。

2. 有利于医院加强经济管理 医院审计可以揭露矛盾,找出存在的问题,使医院抓住经济管理的薄弱环节,制定措施,提高经济管理水平。

3. 监督医院认真执行国家法律、法规 医院审计可促进医院依法办事,杜绝有禁不止、有章不循的情况。

(五) 医院审计的任务

1. 审查监督 ①审查预算及计划完成情况;②审查基建预算决算情况;③审查固定资产和流动资产管理情况;④审查监督收入支出的合理合法性;⑤审查监督医院各项管理制度的建立与执行情况;⑥审查监督会计核算资料的真实性、准确性。

2. 评估论证 医院审计,对医院经营活动以及合资合作经营等所产生的经济效益与社会效益进行评估与论证。

3. 配合上级审计机关、国家审计机关进行工作 医院审计是一种内部审计制度。它除了搞好内审以外,还必须做好两项工作,一是贯彻执行上级审计机关、国家审计机关的有关政策,二是配合上级审计机关、国家审计机关进行的专项审计、重点审计。

二、医院现行的审计制度

医院审计,是一项专业性很强的工作,具有自身的制度。

(一) 医院审计的基本原则和方法

1. 基本原则 ①实事求是,一切从实际出发;②透过现象看本质;③要联系地看问题;④审计要有长远观点和全局观点;⑤坚持专业审计与群众审计相结合的原则。

2. 医院审计的基本方法 包括顺查法和逆查法、详查法和抽查法、审阅与核对法。①顺查是按会计核算次序进行的审查;②逆查是按会计核算顺序相反的次序进行审查;③详查是详细审查;④抽查是抽样审查;⑤审阅是对会计资料及计划、预算、经济合同的审查;⑥核对是对会计资料以及计划、预算、经济合同的复核查对。

(二) 医院审计的一般程序

医院审计分为三个阶段。即审计准备阶段、审计实施阶段、审计终结阶段。在这三个阶段中,一般按下列程序进行:①确定审计任务;②拟定审计计划;③组织审计力量;④制定审计方案;⑤下达审计通知书;⑥进行实地审查;⑦撰写审计报告。

三、常用的医院审计制度

(一) 医院内部控制制度的审计

随着市场经济竞争的加剧,质量和效益已成为每个企业发展的直接决定力。通过内部控制制度的审计找出经营管理中存在的问题,提出改进措施,以提高经济效益,也成为医院管理者设置内部审计机构的主要目的。

1. 医院内部控制制度的概念及主要内容 医院内部控制制度是为了提高会计工作质量、规范会计行为、确保会计及其他资料的正确和可靠,保护医院、科室及员工个人的财产、利益不受侵害,保证国家财经纪律和本单位制定的规章制度的贯彻执行,促进经济效益及社会效益的提高,建立在科学分工基础上的相互联系、相互制约的一系列制度、措施和办法的总称。

现代医院管理就是按照医疗活动过程的需要将医院的全部管理工作进行分工,这种分工是责、权、利相统一的。在进行分工和确定各岗位的责任和权力时,为了保证管理信息的顺利传递和经济业务的及时处理，要建立使各个岗位之间的科学的、有机的联系。同时为了使各个岗位上的各个职能部门和工作人员都能尽职尽责，防止出现差错和弊端，必须在他们之间建立严格的有效的制约，这就是医院内部控制制度的主要内容。这种并加强内部的自动约束机制是强化现代医院管理的有效方法。

2. 建立医院内部控制制度的一般原则　为了确保医院管理制度能够起到应有的作用，一般应遵循下列基本原则。

(1) 建立明确的岗位责任制。

(2) 各职能部门、各岗位工作人员在处理经济业务中建立有效的制约。

(3) 各职能部门、各岗位工作人员应在处理经济业务中建立合理的有机的相互联系。

3. 医院内部控制制度的审查与评价　审查和评价内部控制制度的目的有：一是审查医院内部控制制度是否健全完善，对其中的缺陷、漏洞提出改进意见；二是通过对医院内部控制制度进行审查，找出其中的薄弱环节。

对医院内部控制制度的审查，一般可分为三个步骤：了解审查、实地测试与评价。

了解和审查内部控制制度的方法一般有审阅制度、调查询问和绘制流程图。在了解和审查医院内部各项管理制度的书面资料中所体现的内部控制制度后，还要对内部控制制度进行实地测试，以检查这些制度在实际工作中是否被如实执行。

最后，可以从健全程度、有效程度和合理程度三个方面对内部控制制度进行科学地评价。

(二) 医院经济效益审计

1. 医院经济效益审计的概念及内容　医院的经济效益审计是指由国家审计机关和医院内部审计人员，依据一定的审计标准，就被审计单位的经营管理活动的经济性、效益性和效果性进行审查、测算和评价的过程，以帮助挖掘潜力、提高医院的经济效益和社会效益。

医院经济效益审计包括对管理的审计和对业务经营的审计两个方面。

(1) 对管理的审计：主要是审查和评价医院管理的素质和水平，主要包括对医院的管理制度、奖惩机制、成本核算等各方面制度的完善程度和执行情况进行审计和评价，发现薄弱环节，提出改进意见，提高管理效率。

(2) 业务经营的审计：主要考核和评价医院工作实施与经营结果是否符合规定的标准，审查医院的人、财、物是否在政策允许的范围内充分发挥作用并节约使用，即达到增收节支的目的。

2. 医院经济效益审计的实施步骤　医院经济效益审计可分为确定重点、选择评价标准、对管理监督系统的审查、业务工作实施的审查等四个步骤。

(1) 确定重点：就是确定审计时要解决的主要问题，所确定的问题应该具有代表性、关键性，这些问题的解决有助于经济效益的提高。

(2) 选择评价标准：评价一个单位经济效益是否实现，首先要看评定的标准的规定，其次要将实现的指标与标准指标进行对比判断，区分经济效益的高低。其评定标准的选择主要有以下途径如下：政府与主管部门评定了标准的按规定标准；主管部门没有规定标准，可以依据本单位规定的标准考核；主管部门和本单位都未规定标准，审计人员应与医院有关部门协商一致后，提出有关的考核标准。

(3) 对管理监督系统的审计：主要是对监督系统内部控制制度的审计，主要内容有：内部控制制度是否有效、是否严格执行；偏离内部控制制度正常轨道时能否及时反馈。

(4) 业务工作实施的审查：是指被审单位特定的审计对象的日常工作与行动，审计的目的是考核这些工作与行动的结果是否符合规定的标准，并对其进行评价。业务工作实施的审查对业务经营审计与管理审计应根据业务情况采取不同步骤。

3. 医院经济效益审计的评价指标　医院经济效益审计的评价指标是判断、衡量、评价业务经营活动成果的具体尺度，这些具体指标构成了经济效益评价指标体系。医院经济效益审计的评价标准如下：

(1) 每职工平均业务收入

(2) 百元固定资产医疗收入

(3) 每床位占用固定资产

(4) 每门诊人次收费水平

(5) 每床日平均收费水平

(6) 出院者平均医药费用

(7) 药品收入占医药收入比率

(8) 流动比率

(9) 速动比率

(10) 资产负债率

(11) 管理费用占总支出比率

(12) 职工人均年收入

(13) 周转金周转次数

4. 医院经济效益审计的原则及方法

(1) 医院经济效益审计的原则：以宏观经济效益指导微观经济效益的原则；坚持当前的经济效益与长远的经济效益统一的原则；坚持经济效益与社会效益统一的原则。

(2) 医院经济效益审计的方法：医院经济效益审计涉及医院技术经济活动与管理活动的各个方面，要评价这些工作是否得当，是否具有较高的经济效益，审计人员必须掌握足够的审计方法。医院经济效益审计除了运用专门方法外还要充分运用其他学科的方法,如财务计算方法、经济数学方法、管理会计方法、经济活动分析方法、统计学方法等。

(三) 医院经济责任审计

1. 医院经济责任审计的内容和范围 医院经济责任审计,就是指审计人员根据卫生改革的发展需要,依法对经济责任人所承担的经济责任的执行情况进行的审查。内部审计人员进行的经济责任审计,是结合日常的财政财务收支审计及经济效益审计进行的,一般侧重于经营责任目标的审计;并通过审计资料和信息的积累,为离任责任审计服务。

(1) 医院经济责任审计的内容

1) 基础审计:就是在经济责任确定前,审查并评价医院与经营者或医院与部门的责、权、利经济责任关系是否符合政策,所签订的合同条款是否符合《中华人民共和国经济合同法》(以下简称《合同法》)的要求,是否维护了医院的根本利益。

2) 阶段审计:在经济责任过程中,审计被审单位、部门及经济业务负责人在管理执行经济承包或其他合同中,是否认真履行经济责任,对其经营业务的真实性、合法性及有效性进行监督评价。

3) 终结审计:在各种经济合同期限届满时,审查合同执行情况是否完成约定的承包任务,是否履行应有的经济责任以及兑现合同的方案,是否实现预期的经济效益,并做出评价和鉴证。

(2) 医院经济责任审计的范围

1) 承包经营责任制审计:院长及经济责任人离任审计、届中责任审计,医院内部的部门承包审计等。

2) 经济合同审计:基建维修工程合同,设备购置投资合同,合资合作租赁合同等。

2. 医院承包审计 由于承包后的医院经营自主权不断扩大,具有相对独立的经济利益,为了保障国家和人民的根本利益,维护医院内部合法的经济利益,需要加强医院承包审计监督。医院承包审计包括:基础审计、经营期中的阶段审计、终结离任审计。

(1) 基础审计:是承包经营的事前审计,主要是对被承包单位的资产进行核实、确认,以保护医院资产价值合理性。其次,要认真审计承包的条款,确保医院合法权益。

(2) 阶段审计:是指对承包合同执行情况和完成能力进行审计,目的在于监督合同的履行情况,及时发现存在的问题和偏差,制止违纪行为,保证承包目标的顺利完成。

(3) 终结离任审计:医院承包合同到期,要对承包合同的完成情况进行审计。考核经营成果,落实经济责任,评价工作业绩。审计应包括:审查、评价和鉴证承包任务的完成情况;审查、评价承包或任职期各项医疗技术、质量指标的完成情况,财务成果的确认;审查鉴证医院承包后资产的完整及增值情况的可靠性,监督、核实承包双方按合同规定的兑现情况,确保合同的法律效力;审查、评价医院的发展和职工集体福利的提高等。

3. 经济合同的审计 经济合同审计就是国家审计机关或部门单位内部审计机构,依照《合同法》对经济合同的签订、执行、变更、解除,进行监督的一种审计。医院经过合同审计,有利于保护医院的合法经济利益,避免经济损失。经济合同审计的主要内容:

(1) 审查经济合同的完整性、正确性:标的数量、质量是否明确;价款、酬金是否合理,合同履行期限、地点和方式是否明确;对于违反经济合同应负的责任是否有明确规定。

(2) 审查经济合同的签订是否坚持平等互利的原则,查明签约双方是否具备资格及履行合同的能力。签订的经济活动是否符合国家政策要求和法律规定。

(3) 审查经济合同履行情况及其效益。

4. 其他审计

(1) 基建工程和维修工程的审计:包括审计论证、评估、调研可行性报告资料,经费来源,施工单位资质,有效证件,招投标程序,概预算,中标单位,合同汇审。

(2) 内部招标的审计:审计内部招标领导小组机构是否健全,组织人员结构是否合理,规章制度是否建立,招标运作程序是否规范,投标队伍是否符合法律规定。

(3) 对外投资的审计:包括审计市场调查,论证分析,可行性报告,风险、效益预测,战略实施方案,保证对外投资所需达到的目的。

第六节 医院会计

医院会计是从"事业会计"延伸出来的,是依据企业会计理论和方法逐步形成的。现行《医院会计制度》是财政部、卫生部按照《中共中央国务院关于卫生改革与发展的决定》中明确的医疗机构的性质,即:不以赢利为目的的,承担一定福利职能的社会公益事业单位;根据《事业单位财务规则》和《事业单位会计准则》,结合我国医院特点,参考国外非赢利组织财务会计制度,于 1998 年 11 月 17 日颁布,并于 1999 年 1 月 1 日实施的。相对于旧的《医院会计制度》,现行《医院会计制度》根据新形势的要求,借鉴了企业财务会计改革的经验和国际惯例,是医院财务管理、会计核算的重大改革。它为医院适应市场经济、参与市场竞争注入了新的活力,是医院会计同国际接轨、迈向医院会计制度化、规范化的重大发展。

一、医院会计的概念

广义的医院会计包括财务管理、预算会计、成本核算、管理会计等。本节的概念是指狭义的医院会计,它是以货币为计量单位,对医疗服务的经济过程中运用的经济资源及其成果进行系统的记录、计算、分析、检查,并做出预测、参与决策、实行监督,旨在提高效益的一项经济管理活动。它是医院经济管理的基础和重要组成部分。医院会计是我国事业单位预算会计的专业会计之一,它的基本职能是进行核算、监督和参与管理决策。《医院会计制度》是医院必须履行的财务会计制度。

二、医院会计的对象

医院会计的对象,是指医院从事医疗服务过程中发生的可以用货币表现的经济活动。也就是医院向社会提供医疗服务过程中的消耗,通过上级拨款补助或服务收费等形式得到补偿的资金运动。主要分为三个部分:医疗服务、药品销售和其他经营活动。因此,医院会计的对象是医院经营活动中医疗资金、药品资金和其他资金的运动。

三、医院会计的特点

医院是政府实行一定福利政策的社会公益性事业单位,医院的资金来源主要是由国家预算拨款的专项补助和开展医疗业务活动取得的收入两部分组成。医疗是非赢利、以社会效益为主的单位。医院会计应用的基本理论和基本方法同各专业会计基本上是一致的。但是,由于业务性质的不同,医院会计的核算对象、任务和具体要求也有所不同。与其他专业会计相比,医院会计具有以下特点。

(1) 医院会计实行基金制会计原则。医院资金要依据国家有关法规,以提供社会医疗服务保障为目的,必须按照规定的资金用途使用。会计核算要反映各项基金按预期目运用的结果。

(2) 医疗会计要适应国家预算的执行情况。

(3) 会计核算以收支结余核算为中心。医院资金不具有赢利性和增值性,只进行有关资金的收支结余的核算。

(4) 医院会计实行权责发生制。根据医院经济活动特点,为正确反映各个会计期间实现的收入和应负担的费用,从而确定各期的财务成果,医院会计的记账基础实行权责发生制。

(5) 医院会计存在对外投资的核算管理。医院可举办非医疗服务的商品经销和生产单位,可进行购买国家债券等对外投资。因此,医院会发生对内、对外投资和投资收益的核算。

四、医院会计的作用

医院会计能够为政府、投资者、债权人以及其他各相关部门提供有关医院财务状况、经营成果和现金流量的重要信息,具体说来,其作用主要表现在以下几个方面。

(1) 有助于有关各方了解医院财务状况、经营成果和现金流量,并据以做出经济决策,进行宏观经济管理。

(2) 有助于医院管理者加强经营管理,提高经济效益。

(3) 有助于考核医院领导人经济责任的履行情况。

(4) 通过财务信息有助于发现经营活动中存在的问题,找出差距及原因,并提出改进措施。

(5) 通过预算的分解和落实,建立起内部经济责任制,达到有效控制费用的目的。

五、医院会计要素、会计核算内容和平衡公式

对会计对象的经济特征进行分类的项目,是财务会计报表的要素。《医院会计制度》规定的会计核算要素是资产、负债、基金、收入、支出、结余。其平衡公式是:资产=负债+基金。期中会计等式是:资产=负债+(收入-支出)。

资产是医院占有或使用的能以货币计量的经济资源,该资源预期会给医院带来经济利益。分为固定资产和流动资产。其具体会计核算内容包括货币资金的核算、应收款项的核算、财产材料药品核算、投资核算、固定资产核算、无形资产、待处理财产损益的核算、坏账准备的核算、在建工程的核算及其他资产等的核算。

负债是指能以货币计量医院所能承担的需要以资产或劳务偿付的债务。分为长期借款和短期借款。其具体会计核算内容包括长期借款核算、长期应付款、短期借款核算、应付账款核算、预收医疗款核算、其他应付款核算等的核算。

基金是医院的资产减去负债后的余额。它是国家或上级主办单位以实现医疗和预防疾病、保护人民健康为目的,以货币、实物、无形资产等形式投入,或医院通过经营形式用以满足医院开展正常业务或发展,并以此承担有限民事责任的资金。具体会计核算内容包括一般基金即未限定用途的基金的核算、专项基金的核算、留本基金的核算、待转基金的核算和调节基金的核算等。

收入是医院在提供医疗服务、销售药品及让渡

资产使用权、财政补助收入、科研、教学等日常活动中所形成的经济利益的总流入。具体核算内容包括医疗收入的核算、药品收入的核算、上级补助收入的核算、财政补助收入的核算和其他收入的核算。

支出是医院开展医疗、教学、科研等活动发生的一系列直接或间接的费用。具体会计核算内容包括医疗支出的核算、药品支出的核算、管理费用的核算、财政专项支出的核算以及其他支出的核算等。

六、医院会计核算的一般原则

会计核算的一般原则是医院会计工作的规范，进行会计处理、编制会计报表、评价会计工作的依据。根据《事业单位会计准则(试行)》和《医院会计制度》等法规，医院会计工作应遵循客观性、相关性、可比性、一致性、及时性、清晰性、重要性、权责发生制等原则。

1. 客观性原则 会计核算应当以实际发生的交易或事项为依据，如实反映医院的财务状况，以保证会计信息的真实性。会计工作提供信息的目的是为了满足会计信息使用者的决策需要，因此，如果不能如实反映医院的财务信息，会计工作就失去了意义，甚至会导致会计信息使用者决策失误。客观性是对会计工作的基本要求。

2. 相关性原则 医院提供的会计信息应当能够与决策相关，以满足信息使用者的需要。

3. 可比性原则 医院的会计核算应当严格按照卫生部、财政部统一制定的会计制度进行，相同的交易或事项，应该采用相同的会计处理方法，以保证各医院的会计指标口径一致，具有可比性。

4. 一致性原则 医院的会计核算方法前后各期应当保持一致，不得随意变更。如遇特殊情况变更，须在财务情况说明书中予以说明。

5. 及时性原则 医院的会计核算应及时进行，会计信息应及时提供，不得提前或延后。会计信息的价值在于帮助所有者和其他方面做出经济决策，具有时效性。

6. 清晰性原则 医院的会计核算和编制的财务会计报告应当清晰明了，便于理解和使用，会计记录应准确、清晰，文字摘要完整，编制会计报表时，项目勾稽关系清楚、项目完整，数字准确。

7. 重要性原则 要求医院对资产、负债、损益等有较大影响，尤其是对财务会计报告使用者做出合理判断有重大影响的重要会计事项，必须按照规定的会计方法和程序进行处理，对于次要的会计事项，在不影响会计信息真实性和财务信息使用者做出正确判断的前提下，可适当简化处理。

8. 权责发生制原则 凡是当期已经实现的收入和已经发生应当负担的费用，不论款项是否收付，都应当作为当期的收入和费用；凡是不属于当期的收入和费用，即使款项已在当期收付，也不应当作为当期的收入和费用。

有时，医院发生的货币收支业务事项本身并不完全一致。例如：医疗预收款项已收到，但医疗活动并未实现，为了明确会计核算的确认基础，更真实的反映特定会计期间的财务状况和经营，就要求医院在会计核算过程中以权责发生制为基础。

七、医院会计核算方法体系

医院会计核算方法体系是对医院经济业务进行连续、系统、完整的记录和计算，为经营管理提供必要的信息所采用的一系列方法，一般包括设置会计科目和账户、复式记账、填制和审核凭证、登记账簿、财产清查和编制会计报表等几个方面。这些方面是一个完整的体系，是紧密结合、相互联系的，若其中某一环节出现问题，整个会计核算的质量都会受到影响。

(一) 设置会计科目和账户

设置会计科目和账户是正确组织会计核算的一种专门方法，是设置账户、进行处理账务必须遵守的规则和依据，是一种基本的会计核算方法。它可以对会计对象复杂多样的具体内容进行科学的分类和记录。

账户的设置应与会计科目的设置相适应，会计科目按其提供核算指标的详细程度，可以分为总分类科目和明细分类科目。账户也相应的分为总账和明细分类账。总分类科目，亦称总账科目或一级科目，它是对会计对象的具体内容进行总括分类的项目。明细分类科目，是对总分类科目进一步分类的项目。如果某一总分类科目所属的明细分类科目较多，可以增设二级科目(亦称子目)，二级科目是介于总分类科目和明细分类科目(亦称细目)之间的科目。子目和细目统称为明细分类科目。

(二) 复式记账

复式记账是会计记账方法的一种，它是运用货币为计量单位，利用文字和数字记录经济业务，对每项经济业务都以相等的金额在两个或两个以上相互联系的账户中进行记录，各账户之间客观上存在对应关系，对账户记录的结果可以进行试算平衡。复式记账法较好地体现了资金运动的内在规律，能够全面地、系统地反映资金增减变动的来龙去脉及经营成果，并有助于检查账户处理和保证账簿记录结果的正确性。在我国，复式记账曾有借贷记账法、增减记账法、收付记账法三种，但现在规定使用的只有借贷记账法一种。它的理论依据是资产=负债+净资产这一平衡原理，即资金占用=资金来源。

(三) 填制和审核凭证

填制和审核凭证是为了保证会计记录的完整性、真实性和可靠性,审查经济活动是否合理、合法而采用的一种专门方法。会计凭证是登记账簿的依据,是经济业务的书面证明。对每一项经济业务填制凭证,并加以审核,可以保证会计核算的质量,并明确经济责任。

(四) 登记账簿

登记账簿是根据会计凭证,在账簿上完整地、连续地、系统地记录经济业务的一种专门方法。按照记账的方法和程序登记账簿并定期对账、结账,可以提供完整的、系统的会计资料。

(五) 财产清查

财产清查是指通过对实物、现金、有价证券、实地盘点和银行存款以及往来款款项的查对,来确定各项财产物资和往来款项的实存数,并注明实有数与账面数是否相符的一种专门方法。进行财产清查可以正确掌握各项财产物资的真实情况,保证会计账簿的资料完整、准确和有效。

(六) 编制会计报表

会计报表是用统一的货币计量单位对日常会计核算资料归集、加工、汇总形成的一个完整的总结性书面报告系统,是用来反映医院的资产、负债和净资产的情况及一定期间的财务状况、经营成果和计划预算的执行情况。为医院领导进行经济决策提供系统、科学的会计信息和依据。编报会计报表时,为保证会计报表的质量,应做到数字真实、内容完整、说明清楚、报送及时。

医院会计报表包括资产负债表、收入支出总表、医疗收支明细表、药品收支明细表、基金变动表。其中医疗收支明细表、药品收支明细表为辅助报表。会计报表分别按月度、季度、年度编报。医院可以根据需要,编制一些内部报表,以加强医院管理,满足医院开展增收节支、进行科室核算及合理分配结余资金的需要。

八、科室经济核算

科室是医院的基础,开展科室经济核算是医院实行综合目标管理的一项重要内容。实行“院、科”两极核算,能充分挖掘医院潜力,满足不同层次服务对象的需求。科室核算就是以科室为单位,记录、汇总、计算、对比、分析科室在医疗业务活动的劳动耗费、价值补偿以及最终经济效益的一种核算方式。科室核算能准确反映科室的管理水平,最大限度降低不必要的消耗,减轻病人负担,有利于提高服务及医疗质量,调动医务人员的积极性,充分利用医疗资源。

第七节　医院财务风险管理

一、医院财务风险的特性

在医院经济管理工作中,只有充分了解财务风险的基本特性,才能采取针对性措施防范和化解财务风险。医院财务风险的特性主要有两个。

(一) 客观性

医院财务活动存在着两种可能的结果,即实现预期目标和无法实现预期目标,这就意味着无法实现预期目标的风险客观存在。其具体表现为:工作量的非预期下跌;医院规模异常扩大;医院盲目多元化经营导致不平衡增长;医院资本结构不合理,过度依赖贷款;医院内部缺乏监督机制,使一部分管理者损害医院利益;业务收入持续下降,缺少运作资金,人才频频跳槽等。

(二) 全面性

财务风险存在于医院经济管理的全过程并体现在多种财务关系上,具体表现为:

1. 筹资风险　即因借入资金而丧失偿债能力的可能性。一般而言,医院筹资的目的,是为了扩大经营规模、提高经济效益,但瞬息万变的医疗市场、日益激烈的竞争,可能会导致医院决策失误、管理失当,从而使得筹资成本过高,筹资比例失当。

2. 投资风险　即由于不确定因素致使投资报酬率达不到预期目标而发生的风险。它有三种表现形式:一是投资项目不能如期投入使用,不能取得效益,或虽投入使用但不能赢利,反而出现了亏损,导致医院整体赢利能力和偿债能力的降低;二是投资项目没有出现亏损,但赢利水平很低,利润率低于银行存款的利息率;三是投资项目既没有出现亏损,利润率也高于银行存款的利息率,但低于企业当前的资金利润率水平。

3. 资金回收风险　即由于利润分配活动而影响医院经营活动的风险。其表现在两个方面:收益确认的风险;收益对投资者分配的时间、形式和金额的把握不当所产生的风险。

总而言之,财务风险是个循序渐进、逐步积累的过程,它破坏性强,风险成因复杂,其总体水平是由各个环节的财务风险水平构成的。

二、医院财务风险的类型

医院财务风险包括以下类型。

(一) 市场风险

1. 资本市场风险 它分为权益资本风险和债务资本风险。权益资本就是医院的净资产，它受到医院经营业务收入、上级拨款的制约。医院的发展离不开权益资本，扩大权益资本，能为医院的业务发展提供保障。债务资本就是通过银行借款或其他金融机构借贷获得的资本，这种资本的成本会受到市场利率和汇率变化的影响。

2. 实物资产的风险 首先，科学技术的发展会导致原有实物资产的贬值，因此应对资产进行定期评估，按现值进行管理。其次，购买进口设备也有价值风险，如国内货币贬值会增加其采购价格。再有，医院以市场价格购进医疗用品、卫生材料、低值易耗品等，而销售却是以国家统一价格补偿，这样一种信息不对称的购销方式，也是医院潜在的财务风险。

(二) 非市场风险

1. 信用风险 指交易双方不能或不愿意履行合同造成的风险。如医院的债权不能如期足额收回，特别是医保单位的医药费用，一般在次年才能收回费用的 80%~90%，剩余的 10%~20% 是医院必须承担的坏账损失，因此医院收治医保病人将要面临较大的财务风险。此外，医院在日常诊疗过程中，还得承担一些社会弱势人群、突发事件的抢救等产生的欠费，这类情况也属于医院的财务风险。

2. 内部管理风险 指由于内部管理不善，工作人员操作不规范，存在失误、欺骗行为，计算机系统出现故障等原因造成的风险。如由于医院管理人员责任心不强、业务素质不高产生的决策失误造成的损失；由于内部人员以权谋私、贪污贿赂而导致的损失；由于计算机或信息系统出现错误引起的风险；最常见的是由于医院内部管理不善，缺乏有效的内部控制制度而导致医疗事故的发生。

3. 法律合同风险 指由于合同本身不细致、不明确、不合法等原因造成合同不能执行引起的风险。

4. 政策性风险 指由于国家或地方政府的政策变化引起的风险。如对某种药品原材料的限制使用会导致药品价格上涨；收费标准的变更，增加了医院的负担；个别项目成本高于收费标准，医院继续开展这些项目无疑是亏损经营。

三、医院财务风险的成因分析

产生财务风险的原因很多，既有医院外部的原因，也有医院自身的原因，而且不同的财务风险形成的具体原因也不尽相同。总体来看，主要有以下几个方面的原因。

(一) 医院财务的宏观环境复杂多变

宏观环境包括经济环境、法律环境、市场环境、社会文化环境、资源环境等因素。这些因素存在于医院之外，但对医院的财务管理会产生重大的影响。宏观环境的变化对于医院来说，是难以准确预见和无法改变的。宏观环境的不利变化必然给医院带来财务风险。如 2002 年年末突袭而来的那场 SARS 病毒肆虐，对医院的效益带来了很大的冲击。在这期间，患者就诊和住院的人数直线下降。如果财务管理人员素质不高、管理基础工作不够完善，会导致医院财务管理系统缺乏对外部环境变化的适应能力和应变能力。因此，作为医院的财务人员应对这种突发事件有一定的预见性，在平时留有充足的留存收益，以备资金周转困难时使用。

(二) 财务工作内部控制制度不严

财务工作内部控制是指一单位内部的财务管理控制系统，即为保证单位经济活动正常进行所采取的一系列必要的管理措施。如果单位的内控制度混乱，就会造成资金使用效率低下，资金流失严重，资金的安全性、完整性无法得到保证。

(三) 会计电算化为财务带来的风险

电子计算机的出现使会计人员从以往繁重的传统会计核算中解放出来，使会计工作提高了效率，增加了准确性。它是一种先进的数据处理工具，但同时又是一种犯罪舞弊的利器。以往一些年用计算机犯罪的案件层出不穷，造成的损失也是触目惊心。舞弊者的方法大致有以下几类：对输入进行操纵、非法修改文件、篡改程序、非法操作等。

(四) 财务管理人员风险的客观性认识不足

财务风险是客观存在的，只要有经济活动，就必然存在着财务风险。在现实工作中，许多的财务管理人员缺乏风险意识，认为只要管好用好资金，就不会产生财务风险，风险意识的淡薄是财务风险产生的重要原因之一。比如在实际工作中有不少财务人员对财务制度和规定置若罔闻，对人员间互相控制和制约的流程不了解、不重视，思想仍然停留在以前的旧观念。一旦出现利用管理上的漏洞舞弊的现象，就会给单位造成很大的损失。因此，提高财务人员的风险意识是必要的，要使财务管理人员明白，任何环节的工作失误都可能会给医院带来财务风险，财务管理人员必须将风险防范贯穿于财务管理工作的始终。

四、防范医院财务风险的措施

(一) 适应外部环境变化

外部环境对医院财务活动产生影响作用是医院财务难以改变的约束条件。外部环境涉及的范围很广，其中最重要的是市场环境、经济环境以及国家政策。外部环境的变化给医院的经营管理造成风险，因此应关注这些变化，防范可能造成的财务风险。医院应了解市场需求和变化，明确医院的市场定位，积极了解国家政策法规，对不断变化的财务管理外部环境进行认真的分析研究，把握其变化趋势及规律，并制定多种应变措施，适时调整财务管理的政策和改变管理方法，积极主动提高医院对理财环境变化的适应力和应变能力，以此降低因环境变化给医院带来的财务风险。

(二) 实行成本核算使资源优化配置

近年来，一些医院逐步开始重视成本核算，并成立了相关科室，但是成本核算在医院仍然没有形成一个成熟完善的体系。财务部门在年初应做出全年预算支出计划，指标下达到各科室及管理部门，科室的卫生材料消耗、水电消耗根据定额计划下达指标，节约可给予一定奖励，超支扣发科室奖金，这样各科室成本费用和科室效益相挂钩，可以减少浪费，降低医疗成本，提高医院的经济效益。

(三) 建立健全财务风险的内部控制机制

1. 明确医院财务风险管理目标　医院财务风险管理的目标应符合医院的财务目标，而医院的财务目标又要依据医院目标。由于医院的运营目标是合理地使用人力、物力、财力等卫生资源，取得最优的社会及经济效益，因此医院的财务风险管理目标是通过财务风险成本的最小化来实现的。

2. 建立管理会计工作体系　医院应设立管理会计工作岗位，对每项固定资产投资进行年平均投资报酬率预测、非贴现的回收期预测、贴现的回收期预测和净现值预测，避免利率变动造成的损失。对汇率波动风险，应采取谨慎原则，每月计算汇率损益，按照期末汇率折合的记账本位币金额与账面记账本位币金额之间的差额，作为汇兑损益，计入当期损益；属于筹建期间的，计入长期待摊费用；属于与购建固定资产有关的借款产生的汇兑损益，按照借款费用资本化的原则进行处理。进行财务风险预测和分析，收集财务经营风险的有关信息资料，充分利用医院现有的财务会计报表、医院工作统计报表和科室成本核算资料进行综合分析，反映医院的经营成果、资金使用效果和负债能力。

3. 加强财产物资管理　为减轻实物资产风险，对固定资产折旧采用“双倍余额递减法”、“年数总和法”等加速折旧的方法，使固定资产各期计提的折旧额，在使用初期要大于使用后期。同时，加快了固定资产的投资回收期。另外，医院应当在期末对固定资产、无形资产逐项进行检查，如发现可回收金额低于账面价值的，对其差额部分应当计提固定资产减值准备，列“营业外支出-计提的固定资产减值准备”。会计期末，为了客观、真实、准确地反映医院期末存货的实际价值，医院的存货应当在期末时按“成本与可变现净值孰低法”计量，对可变现净值低于存货成本的差额，计提存货跌价准备。提取和补提存货跌价准备时，借记“管理费用-计提的存货跌价准备”科目，贷记“存货跌价准备”科目；冲回或转销存货跌价损失，做相反会计分录。

(四) 增强风险意识

1. 增强管理人员的风险意识　领导层在思想上应对潜在的危机有清醒的认识和警惕，学会分析医院的财务报表信息。主要运用资产负债率、流动比率、速动比率、业务收支比等反映偿债能力和经营能力的指标对医院的财务运行情况进行具体分析和控制。在医院效益好的时候也不能放松警惕，不能被一时表面的良好业绩所迷惑。尤其是在医院面临危机的时候，风险意识显得更加重要。只有医院的管理层风险意识增强了，才可能引导全体员工参与风险的防范工作，才可能真正在医院形成全面防范财务风险的局面。

2. 提高医院财务部门的整体素质　医院财务人员的业务素质对医院的财务风险防范有十分重要的作用。品质不好的财务人员对医院造成的危害是难以估量的。应不断地完善医院的财务机制，把财务风险管理推向规范化、科学化。重大问题必须有管理层负责人参加，制定和完善对财务人员的激励措施，加强对财务人员的业务培训，提高财务人员的综合素质。

(五) 加强审计监督

审计是一个控制和防范财务风险的有力工具。医院可以采用内外部审计并用的办法。外部审计可以监督医院财务运行情况，减少财务人员营私舞弊的可能性，提高财务报表的透明度，降低财务风险。内部审计可以对医院各项财务指标关联对比，找出财务工作中的弊病，通过对成本、利润、资产、负债等方面的审计，医院可以加强财务控制，最终降低并防范财务风险。

思考题

1. 试述市场经济条件下我国医院经济管理所面临的问题并提出拟解决思路。
2. 医院进行成本核算有哪些步骤？

第10章 病案管理

第一节 病案的基本概念

一、病案的定义

病案是医院病历档案的简称，是医务人员在医疗活动中形成的文字、符号、图标、影像、切片等资料的总和，是对患者进行诊断、治疗、护理、康复等过程的原始记录，它客观、真实、完整、系统的记载了病人病情的变化和诊疗经过，是在医疗全过程中形成的医疗文书。

二、病案的种类和形式

病案的种类包括门（急）诊病案和住院病案两种。门（急）诊病案是患者在医疗机构门（急）诊就医过程中，医务人员对患者诊疗经过的记录。住院病案是患者在住院诊治过程中形成的医疗文书，其信息量大，资料完整，是医院病案的主体。

病案的形式包括文字、图标、图像、录音等，载体包括纸张、缩微胶片、磁盘、光盘等介质或设备。随着科学技术的发展，病案的形式和载体还在不断变化丰富。

三、病案的特点

（一）病案属于档案的一种，具备档案的一般特点

（1）病案是原始的历史记录，不是事后编写的材料。集记录性和原始性于一体。

（2）病案的产生与存在，始终渊源于专门的形成单位及其职能活动，具有定向积累性和历史联系性的特点。

（3）由于病案是历史的原始记录物，而非复制品，更具可靠性。

（4）病案具有单一性和稀有性的特点，其保护和利用也有特殊的要求。

（5）具有使用价值。

（二）病案与其他一般档案相区别的特点

（1）病案的形成是以个人为单位，一人一案是病案最为显著的特点。

（2）病案的形成周期长，保存分散。其形成往往伴随一个人的一生。而且一个人一生会到不同的医院就诊，使得一个病人的病案材料分散在不同的医院之中。

（3）数量大，增加速度快。

（4）内容复杂多样。

（5）隐私性强。

四、病案的作用

（一）病案是医疗行为的重要依据和出发点

病案是医务人员在就诊过程中对患者的症状、体征和各项检查结果以及病情的发生、发展和演变所做的真实、详尽的记录，是医务人员了解病情，进行综合分析，做出疾病判断的重要依据，借此医生可以有针对性地采取措施进行治疗，同时也为病人以后的再次治疗提供参考。

（二）病案是案例教学的资料来源

病案内容来自于临床医疗实践，具体、真实、及时、可靠的病案，是教学工作的活教材；一份优秀的病案不仅是宝贵的医疗文件，也是难以从书本上找到的宝贵教学材料，对培养医师起着至关重要的作用，特别是典型病例、疑难病例或罕见病例的病案，更是难得的实用教材。

（三）病案是医学科研的宝贵资料

病案是每次医疗的汇总，包含了大量的临床数据和资料信息，通过积累、研究病案，对其进行统计、分析、归纳，可以为基础医学和临床医学研究提供翔实可靠的资料，给医疗方法的实施提供循证依据，促进医学科学的发展。

（四）病案是医院管理的重要信息和依据

病案是医院管理的信息库，从中可以反映出医务人员的医疗技术水平和人员素质，反映其抢救中使用

的医疗仪器设备的水平与使用效果，反映医疗费用与医疗活动的比值，反映医务人员的工作态度及其服务质量等等。真实而完整的病案标志着医院和工作人员为病人服务的质量和医疗专业水平。因此，病案是检查和监督全院工作进行科学管理的可靠依据，可供医院管理者在改善服务质量、考核医师业绩、制定工作计划进行行政管理、医疗管理的决策时作为重要的参考数据。

（五）病案是评价医院整体质量的重要依据

病案客观的反映了对各种疾病的发生、发展、诊断、治疗、护理、转归等，可以作为检验医疗护理工作优劣、质量高低的依据；同时也可反映出医疗队伍的素质及教学水平。医院管理质量和医疗质量的评定，医务人员的考核，医院经济效益评估等工作都涉及病案的查阅。因此，病案质量是反映医院整体质量（包括管理水平，医疗技术水平，科研水平）的一面镜子。

（六）病案是医院统计工作的重要数据来源

病案是医院统计工作原始资料之一，一方面可以为医院提供医疗业务活动数量和质量统计分析的可靠依据，并提供各种统计数字所反映的每个病案资料，另一方面，卫生部门可以通过对医院各项指标的统计，对医院工作进行监督和评价。

（七）病案具有重要的历史价值

从历史病案特别是具有标志性意义的如医学重大突破的病案研究中，可以了解到医学科学发展的轨迹。同时，通过对现在病案的真实记录和合理管理，也将为未来社会提供一份可以研究现代社会和医学科学发展的宝贵遗产。无论是过去、现在，还是将来，病案都是一部真实记录医学科学和社会发展的宝贵历史资料，也是一部病案科学管理的发展史。

（八）病案具有重要的社会学和法律意义

由于病案历史地、全面地、系统地记录了疾病诊治工作的全过程，是处理医疗纠纷、司法鉴定、劳动力鉴定、保险公司赔付等不可缺少的原始证据，可以作为法律依据的第一手材料。

需要注意的是，以上病案的作用的实现是以保证其原始性、客观性、真实性、完整性等特点为基础的。

五、病案书写的基本要求

病案书写的内容和具体要求按照2002年卫生部出台的《病历书写基本规范（试行）》进行。其基本要求有：

（1）病历书写应当客观、真实、准确、及时、完整。书写文字工整、字迹清晰、表达准确、语言通顺、标点正确。

（2）书写病历时，除医嘱需要“取消”（含签名）时使用红色墨水外，住院病历一律使用蓝黑墨水或碳素墨水。

（3）病历书写应当使用中文和医学术语。通用的外文缩写和无正式中文译名的症状、体征、疾病名称等可以使用外文。

（4）病历书写严禁涂改，书写过程中出现错字时，应当用双线划在错字上，并加以纠正。不得采用刮、粘、贴、擦、涂等方法掩盖或者去除原来的字迹而不能辨认。

（5）由实习医务人员或试用期医务人员书写医疗文书上级医师或经治医师要按规定的时间修改签名。进修医师及进修护士生必须是拥有执业资格，并可在本医疗机构合法执业。

1）实习医务人员：系指医疗、护理院校的在校学生，进入医疗机构临床实习的人员，包括本科，硕士或博士研究生，专科等在读生。无论是否取得执业（助理）医师资格、执业护士资格，均不具有在其实习的医疗机构合法执业的权利。

2）试用期医务人员：“试用期医务人员”指医学院校毕业后依法至医疗机构试用工作的人员，无论是否获得执业（助理）医师、执业护士资格，均尚未获得在本医疗机构合法执业的医务人员。

3）进修医务人员：指已获得执业（助理）医师、执业护士资格，并在原医疗机构具有合法执业权利的医务人员，在本医疗机构进修期间，由本医疗机构在接受其进修时经专门机构（如所进修科室、进修医务人员办公室等）考核合格者。经本医疗机构医疗服务质量监控部门认定后书写病历。

4）经治医师：“经治医师”指具有执业医师资格，并注册登记，在本医疗机构具有合法执业权利的，对特定患者诊断、治疗负有主管责任的医师。

（6）上级医师修改病历时，使用蓝黑墨水或碳素墨水，如系错字、错句，双线划在错字、错句上，如系添加，在保持原记录清楚、可辨的基础上，在空白处书写，注明修改时间并签名。

（7）因抢救急危患者，未能及时书写病历的，有关医务人员应当在抢救结束后6小时内据实补记，并加以注明。

（8）对于应取得患者书面同意方可进行的医疗活动，在患者本人签字同时要求其近亲属或法定代理人签字。若签字人是文盲的可按手印代替（右手拇指，缺右拇指用左拇指）。

（9）实施“保护性医疗措施”是指：对于某些特殊疾病或高风险的医疗过程，在不宜向患者说明情况的,应当将有关情况通知患者近亲属,由患者近亲属签署同意书,并及时记录。患者无近亲属的或者近亲属无法签署同意书的,由患者的法定代理人或者关系人签署同意书。医疗机构根据需要,可要求签字的近亲属或法定代理人事先必须获得患者的授权委托书。

第二节　病案管理的基本概念

一、病案管理的定义

病案管理是依据国家有关法律(如卫生部《医疗机构病历管理规定》)规定,用科学的方法,对病案的形成、收集、整理、鉴定、保存、利用、质量检查、统计等实施的一系列方法、手段。

二、病案管理的内容

病案管理的主要目的是要保证医院所有病案的完整、正确、安全、有效和连续,并且在需要的时候能够提供使用。病案管理的内容有:

(一) 病案收集

病人出院后,该病人的病案应在医院规定的时间内(一般为1周内)回收到病案科(室)统一管理。

(二) 整理归档

集中后的病历要按照一定的编排顺序进行整理、编目、索引、登记、装订、归档和上架。

1.门诊病历编排顺序　封面、就诊须知、首页、续页、特殊检查报告单粘贴处、常规检验报告单粘贴处及封底。

2.住院病案归档编排顺序　①病历封面;②住院病案首页;③出院记录(死亡记录);④住院志;⑤病程记录(包括首次入院记录、日常病程记录、上级医师查房记录、疑难病历讨论记录、交接班记录、转科记录、阶段小结、抢救记录、会诊记录、术后首次病程记录、死亡记录);⑥输血同意书;⑦麻醉同意书;⑧手术同意书;⑨术前小结单;⑩术前讨论记录单;⑪麻醉记录单;⑫手术记录单;⑬手术护理记录单;⑭病检报告单;⑮会诊单;⑯特殊检查、治疗知情同意书;⑰特检和常规检查报告单;⑱临时医嘱单;⑲长期医嘱单;⑳护理记录单;㉑体温单。

(三) 保管供应

1. 病案的保管　医疗机构建立了门(急)诊病案档案室的,门(急)诊病案由医疗机构保管,保管时间自患者最后一次就诊之日起不少于15年。医疗机构未建立门(急)诊病案档案室的,门(急)诊病案由患者本人保管。

在患者住院期间,住院病历由患者所在病区集中统一保管。病人出院后由病案科(室)统一保管,根据《医疗事故鉴定暂行办法》第43条规定保管期限为少于20年。

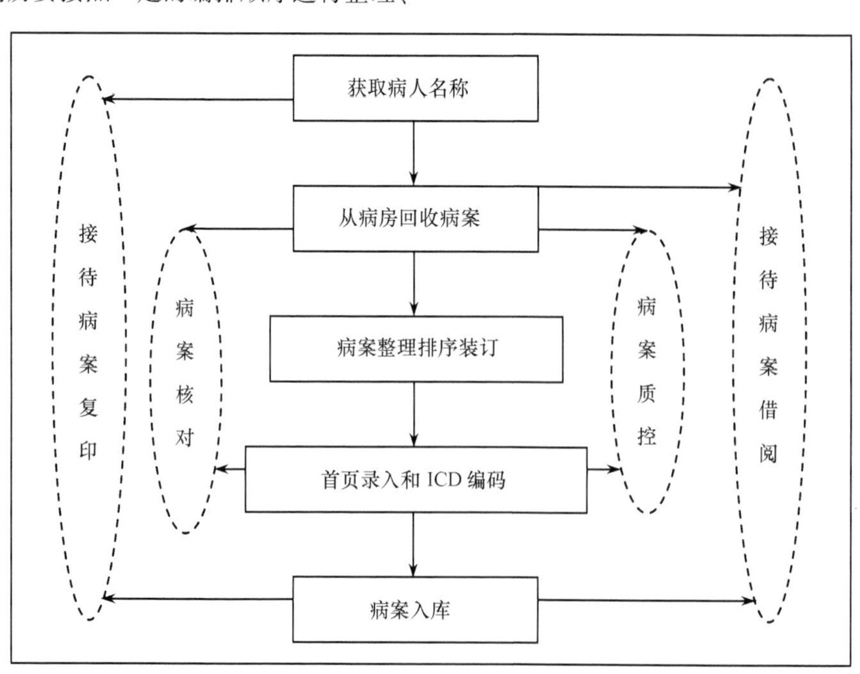

图10-1　传统病案管理模式工作流程图
(来源:王倩,浅析当前我国病案管理模式及发展方向)

2. 病案的供应 病案的供应、借阅等按照有关制度和操作规程进行病案的传递、回收、借阅(借调和阅览)、注销、整理、归档等工作,以保证和满足医教研及管理等工作的需要。病案供应范围包括:门诊、预约、住院、科研、教学和死亡讨论、病例讨论及其他用病案。病案供应的查找追踪方法包括:病案号、姓名索引、出入院日期、疾病分类索引、手术分类索引、死亡登记、尸体检查登记等。

(四) 统计分析

提供基本的统计分析信息,配合做好随诊工作。

另外病案管理还包括疾病分类编码、质量临近、索引登记、随访管理等。

三、病案管理工作的流程

目前病案管理存在三种模式:传统病案管理模式、传统纸质病案与管理信息系统相结合的一体化病案管理模式、初级电子病案管理模式。三种管理模式对应不同的管理流程。具体可从以下三个图来理解(图 10-1~图 10-3):

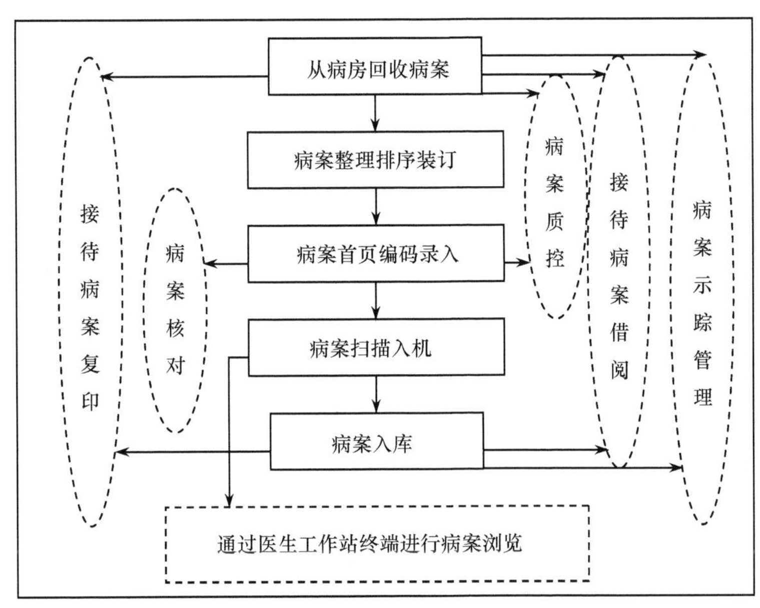

图 10-2 一体化病案管理模式工作流程图
(来源:王倩,浅析当前我国病案管理模式及发展方向)

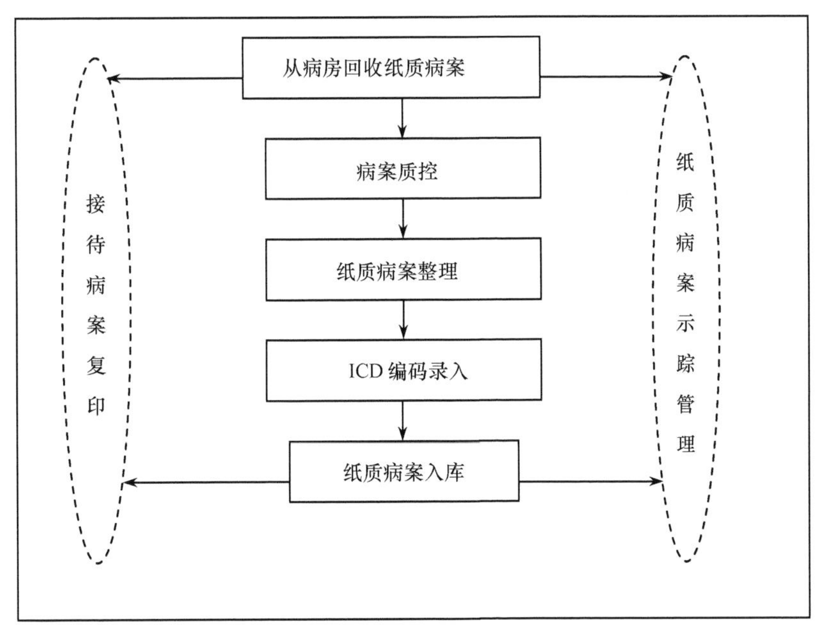

图 10-3 初级电子病案管理模式工作流程图
(来源:王倩,浅析当前我国病案管理模式及发展方向)

第三节　病案管理的组织与发展趋势

一、医院的病案管理组织

病案组织管理工作要根据国家卫生部颁发的《全国医院工作条例》中的要求，完成病案管理任务，充分发挥病案的功能作用，结合医院实际，对病案管理责任、病案管理质量和病案管理专业技术进行全面系统的组织领导和有效的管理。

根据现代医院医疗服务工作性质，病案可以分为三级管理组织，即科室、病案室、病案管理委员会。每一份住院病历基础的形成是靠医务人员在临床第一线建立起来的。患者一旦出院科室主管上级医师有权修正和整理，并加以严密的统一保管，允许在科室内保存一周。病案室是负责病案收集、整理、存储、检索、保存、信息利用等管理职能部门。病案管理委员会是医院领导和有关职能部门及高年资主治医师或主任医师组成，其职责是定期对科室和病案室的病案进行随机抽查和质量监督管理。

二、我国病案管理的发展历史

我国病案管理的发展距今已有 80 多年的历史。可分为三个阶段：

第一阶段从 1921 年北京协和医院创建第一个专职病案室开始，揭开了我国病案管理的历史。其病案管理模式合理科学，我国的大部分医院一直都在应用。

20 世纪 60 年代中期至 70 年代末，病案及其管理工作处于可有可无状态。

第二阶段从 20 世纪 80 年代起，我国病案管理进入了快速发展的时期。在这一阶段，建立了病案管理学科的正规专业教育和继续教育系统，同时成立了病案管理的学术组织。

进入 21 世纪，高科技的应用将病案管理带入了新的阶段。计算机化、信息化等都成为新时代病案管理的标志。

三、现代病案管理的发展趋势

（一）病案实行计算机网络化管理

病案室设立自己的网站，工作人员利用计算机高新技术广泛用于病案管理系统中，不断开发病案管理系统软件为病人提供方便、快捷、优质的服务。并有利于院内科研数据统计、院外相互交流、学习和利用。保险公司也可以从网上获取所需的资料。但病案网络化管理要注意的是共同做好资料的保密工作。

（二）光盘、缩微技术的应用

光盘、缩微胶片的体积小，容量大，节省空间，检索速度快，便于网络管理和利用，可使病案数据永久性保存，是解决病案储存难题的好途径。

（三）条形码技术的应用

条形码技术是迄今为止最经济、最实用的一种信息自动识别技术，具有易于制作、输入速度快、采集信息量大、可靠性高等特点，目前应用比较广泛。

（四）电子病案技术的应用

电子病案技术的应用是现代医院发展必然趋势，也是医务人员急于解决可操作性病案书写的一种最好的方法。它不光是节省医务人员书写病案的时间，更重要的是有利于医疗信息系统科学管理和利用。使用常规病案有很大的封闭性，如实行了电子病历管埋，病人在各医院诊治结果可通过电脑网络传输，病案的共享给医疗和患者带来了很大的方便。但我国目前尚没有针对电子病案的相关立法，电子病案的法律属性尚在论证中。

思考题

1. 了解病案管理的不同模式有哪些，分析不同病案管理模式的优缺点。
2. 如何通过病案管理保证电子病案的真实性、原始性和可靠性。

第11章 医院药事管理

第一节 医院药事管理概述

药品是人类与疾病搏斗最有力的武器之一,人类对药品寄予无限期望,然而药物有发挥治疗作用的一面,也常会产生不利的一面,如不良反应或诱发疾病(药源性疾病)等,使用不当甚至会危及病人生命,人类历史上曾经历数次惨痛的药灾,教训深刻;如果管理不善,药品流失,造成资产流失,药品甚至会成为危害社会的"毒品"。因此,在药品的研究、生产、流通和使用过程中都有非常严格的法律制度保障和严格的管理措施。

医院是实现药品治病救人之目的的最重要场所,医务工作者从事着包括药品的购进、保管、发药、处方使用等药事行为,目前还包括部分药品的研究、生产等。医院药事管理就是围绕医院的这一系列药事行为,根据国家及各级政府、卫生行政部门有关医院药学管理的法规,制定本院药事管理的规章制度,规范药事行为,对医院药学各科室、各环节进行科学管理,使医院药学工作达到制度化、规范化、标准化,确保药学工作质量,让药品最大限度的造福于人类。

一、医院药事管理的定义

由卫生部和国家医药管理局于 2002 年 1 月 21 日颁发的《医疗机构药事管理暂行规定》规定:医院药事管理是指医院内"以服务病人为中心,临床药学为基础,促进临床科学、合理用药的药学技术服务和相关的药品管理工作"。医院药事管理是将药学与管理学相结合,对医院药学工作的运行规律和管理内容与方法进行探讨,从而使医院药学工作向着管理科学化、规范化发展。

二、医院药事管理的依据

在我国,规范医院药事管理工作应该说是有一整套比较完整、严密的法规、政策和管理规章制度,如《医疗机构药事管理暂行规定》、《中华人民共和国药品管理法》(以下简称《药品管理法》)、《医疗机构管理条例》和《卫生技术人员职务试行条例》。医院药事管理工作的宗旨是服务于患者、服务于医疗实践,严格贯彻执行一系列法规、政策和管理规章制度则是我们搞好工作的最根本的保证。而这些法规、政策和管理规章制度的落实也正体现了医院药事管理工作服务于患者、服务于医疗实践的宗旨。

三、医院药事管理组织机构

根据《医疗机构药事管理暂行规定》,"二级以上的医院应成立药事管理委员会,其他医疗机构可成立药事管理组。药事管理委员会(组)监督、指导本机构科学管理药品和合理用药。医疗机构药事管理委员会(组)应建立健全相应的工作制度,日常工作由药学部门负责。"根据这一规定,医院药事管理委员会是行使医院药事管理职责的机构,药学部门(药学部或药剂科)则是负责。

四、医院药事管理组织机构的职责

(一) 药事管理委员会(组)的职责

(1) 根据《医疗机构药事管理暂行规定》,认真贯彻执行《药品管理法》。按照《药品管理法》等有关法律、法规制定本机构有关药事管理工作的规章制度并监督实施。

(2) 确定本机构用药目录和处方手册。

(3) 审核本机构拟购入药品的品种、规格、剂型等,审核申报配制新制剂及新药上市后临床观察的申请。

(4) 建立新药引进评审制度,制定本机构新药引进规则,建立评审专家库组成评委,负责新药引进的评审工作。

(5) 定期分析本机构药物使用情况,组织专家评价本机构所用药物的临床疗效与安全性,提出淘汰药品品种意见。

(6) 组织检查毒、麻、精神及放射性等药品的使用和管理情况,发现问题及时纠正。

(7) 组织药学教育、培训和监督、指导本机构临床各科室合理用药。

(二) 药事管理委员会(组)的作用

概括起来,药事管理委员会的作用可归纳为以下几方面。

1. 决策作用 药事管理委员会每月或每季定期

召开会议一次，认真学习和贯彻执行药政管理法规、条例及上级下达的药政管理方面的文件，随时修改本院采购药品的各项规章制度，研究制定本院基本药品目录和协定处方，有效保障临床常用药品的及时采购和供应。

2. 协调作用 药事管理委员会在药剂科与临床科室之间起着桥梁和纽带作用。药剂科可通过药事委员会议从新药引进登记表中筛选一些疗效好、价格适宜的新特药介绍给临床各科室。根据患者需要，广泛征求各科医生意见，由各科主任认真填写新药需求申请表报药剂科。并要求申购意见具有一定的科学性、真实性和可操作性。药品采购部门可根据各科申请先少量购进以临床试用，待疗效确切、使用方便，方可批量购进。未经临床填写申请单的新药，不得购进。这样，不仅能够减少盲目购药引起的积压、浪费，同时，使新药引进制度化、规范化。

3. 指导作用 随着医疗科学技术的飞速发展，临床用药知识日新月异。药事管理委员会可以积极开展临床药学和新药研究，组织和指导药品临床应用的疗效观察。药事管理委员会还可以及时总结汇报药物不良反应情况、疗效评价和药品质量分析，协助药剂科办好每月一期的临床药学资料汇编，主要介绍国内外新药研究动态、新药评价、老药新用，将新药的药理学特点、药动学、临床应用、不良反应介绍给临床医生。在推广新特药方面，将各种药品信息反馈到临床，以此来不断提高医药人员合理用药水平，起到指导临床合理用药的作用。

4. 监督作用 医院药事工作牵涉面广，涉及金额量大，在医药的购销、临床应用等方面有可能发生以权谋私的行为；医疗行为事关病人的生命和经济，往往具有一定的风险，有时会损害病人利益，产生医疗纠纷……医院药事管理委员会要充分发挥监督作用，避免医药人员在医院药事活动中犯错误，侵害集体利益，损害病人利益。

(三) 药学部门(药学部或药剂科)的主要职责

(1) 药学部门在医疗机构负责人领导下，按照《药品管理法》及相关法律、法规和本单位管理的规章制度，具体负责本机构的药事管理工作，负责组织管理本机构临床用药和各项药学技术服务。

(2) 药学部门要建立以病人为中心的药学管理工作模式，开展以合理用药为核心的临床药学工作，参与临床疾病诊断、治疗，提供药学技术服务，提高医疗质量。

(3) 三级医院药学部门负责人应由具有药学专业或药学管理专业本科以上学历并具有本专业高级技术职务任职资格者担任；二级医院药学部门负责人应由具有药学专业或药学管理专业专科以上学历并具有本专业中级以上技术职务任职资格者担任；一级医院和其他医疗机构药学部门负责人应由具有药学专业中专以上学历并具有药师以上药学专业技术职务任职资格者担任。

(4) 医疗机构应配备和提供与药事工作部门承担的任务相适应的药学专业技术人员、仪器设备和工作条件。

(5) 药学部门应建立健全药事工作相关的各项工作制度和技术操作规程。

(6) 各项工作记录和检验记录(原始记录、检验依据、检验结论)必须完整，工作记录和检验报告书写清楚，并经复核签字后存档。

第二节 医院药事管理的基本内容

在药品的研究、生产、供应、应用过程中，医院主要承担着药品的销售、供应，包括少量的药品研究、生产。药品的研究、生产、销售都有严格的操作规范，如GLP、GMP、GSP，医院药事管理的基本内容主要集中在对药品的销售、应用进行规范化管理，充分发挥治疗作用，产生最大的社会效益和经济效益。

医院药事管理的内容，主要可分为药品管理和药学工作管理(即与医院药学业务密切相关的工作制度管理)两个方面。

一、医院药品管理

医院药品管理是医院药事管理的核心，包括药品供应及监督管理两部分。医院药品管理除包括药品采供、调剂、制剂等传统业务外，还涉及财务经济管理、用药计划管理、价格管理、效期管理、售量管理、新药管理、信息管理、临床合理用药管理、处方药品查询管理、病人医药费用管理、用药结构管理和药学服务管理等诸多方面的工作。

近年来，医院药事管理本着一切以病人为中心，贯彻优质、合理、高效、低耗的原则，做好药学服务，以达到安全、有效、经济、方便地使用药品。医院药品供应管理正在由单纯的经济管理探索转向科学管理；质量管理向着标准化、规范化方向迈进；医院制剂由供应保障型向着特色型、开发型转化。

(一) 医院药品供应管理

当前我国正处在全面建设社会主义市场经济的关键时期，用药需求量大，药品市场极其活跃，新药大量涌入医院，进口药与国产药竞争激烈。为规范医疗机构药品购销活动，依据国务院办公厅转发国务院体改办等部门《关于城镇医药卫生体制改革的指导意见》，按照《中华人民共和国招标投标法》，结合药品采购工作的特点，中华人民共和国卫生部于2000年制定了《医疗机构药品集中招标采购试点工作若干规定》;2001年7月,卫生部、国家计委、国家经贸委、国家药品监督管理局、国家中医药管理局、国务院纠风办联合发出"关于进一步做好医疗机构药品集中招标采购工作"的通知,至此,医疗机构药品集中招标采购在全国全面得到执行。本着公开、公平、公正的原则,药品集中招标采购工作积极引进竞争机制,在降低药品虚高价格、杜绝假劣药流入医疗机构、减轻患者和社会的医药费用负担等方面发挥了积极的作用。但在执行的过程中,出现不少新的问题,急需进一步完善药品集中招标采购的管理规章。

医院药品供应管理除药品的招标采购外,还包括药库药品的保管、药品的调剂与配发和医院制剂的配制等方面的工作。

(二) 医院药品质量监督管理

药品质量受药品自身的性质、外界环境及包装多种因素的影响。目前,医院药品质量监督管理侧重于购入药品的质量、调配药品的质量、自制制剂的质量和合理用药的质量控制,我国医院药学部门普遍建立了以药品检验室为中心的质量控制网络,尤其在等级医院审评后,在药品的质量控制监督方面,制定了一系列管理制度,每一环节有详细的规章制度,防止伪劣药品流入医院。在药品监督管理中,最常用的是法律方法、行政方法和宣传教育方法。具体要从以下几方面入手。

(1) 药品全面质量管理(TQC)应是全系统、全过程质量控制。

(2) 药品质量控制标准按三级药品标准及收载范围执行。

(3) 药品质量监督保证体系,包括国家行政管理机关和生产、经营、医院等的质检自控系统,以及群众性的质量检查;质量监督机构应包括各级检验机构和各级监督队伍。

(4) 医院自制制剂应执行相应的药品生产质量管理规范。其人员、厂房、设备方面符合硬件要求;其软件应包括操作规程、工艺标准、组织制度、教育培训等管理规定。

二、药房工作质量及评价

药房工作质量,主要以其临床提供服务效果来衡量。一般说包括提供药品的质量和提供药品过程的服务质量两个方面。

(一) 药房工作量的控制指标

除常规考察的主要指标如处方调配差错率、调配复核率、账物相符率、药品报损率、划价准确率、资金周转率外。在实际药房工作质量管理中,更应着重考察调配复核率、药品供应率、药品使用率、药品适销率等为临床服务的实际效率指标。

(二) 药房工作质量的评价

由于涉及面广,评价内容涉及一些常规的诸如药房基本建设、组织管理、安全、卫生、药品供应、药品质量、科研、教学、培训等各个方面,而且评价标准也不尽一致,会给评价结果带来差异。但关键要看药房工作质量的临床评价,这是一项反映药房工作水平的极为重要的评价,主要指对药学服务监测、评价和分析并解决问题,从管理药品逐步上升到各项对病人的优质药学服务,全面推行规范化、标准化、系统化药学服务的质量保证管理。

三、药房人员管理

依据卫生部、劳动人事部有关文件,对医院药学人员编制、职责均有明确规定,对其德、能、勤、绩应按标准定期进行考核。在医院分级管理标准中,对各级技术人员的职称比例、学历比例又进一步提出了要求,借以保证药学人员的合格技术水准和合理的技术人员梯队构成。当前要重视各地存在的经济实力和人员素质发展的不平衡性,医院普遍存在的人才缺乏、青黄不接和重医轻药的现象,要积极设法予以解决。要真正达到这一标准,还要经过很大的努力。

四、药房经济管理

在经济管理方面,必须按我国社会主义市场经济规律办事,坚持科学性原则,实行经济定额管理;坚持政策性原则,按照医疗卫生工作方针和财经政策,将药剂科经济管理与药学事业发展紧密结合;坚持计划性原则,对药剂科的人力、物力、财力全面进行规划,统筹安排,规定考核标准;坚持技术经济责任制,将药剂科经济管理与行政手段结合,做到层层职、权、责、利明确,奖惩分明。

五、科研管理与情报信息

科研工作是药剂科应当承担的一项重要工作内容,是药剂科提高工作质量、满足临床需要,发展和提高自身水平的重要途径。按照卫生部的规定,医院药剂科科研设施与必备条件,都有明确要求。药剂科的科研,主要属于应用研究和开发研究,当前应重点开展以合理用药为目标的临床药学与临床药理学研究;新制剂、新剂型开发研究;以提高病人用药质量为目的的药学监护的实施;计算机在医院药学中的应用等课题。

六、继续教育管理

药剂科工作质量的高低，很大程度上取决于药学工作人员业务技术水平的高低和接受教育的质量。我国现任药师知识老化现象严重，仅靠一次性中、高等教育是无法适应现代化、科技和人才竞争需要的。为此加速人才培养，培养一支能及时了解和掌握药学发展动态，既精业务又善管理，德才兼备的药学专业队伍以适应现代医药学的发展需要刻不容缓。除采用有计划的脱产进修、培训方式外，应加大现职人员再教育力度。职工继续教育是开发智力培养人才的重要途径，是继学校毕业后，以学习新理论、新知识、新技术、新方法为主的药学教育，是培养学科骨干力量和带头人的教育，是不间断的终身的知识更新教育。通过这种多渠道、多层次的培养逐步使现有医院药学人才结构趋向合理，使医院药学向更高的技术层次发展。卫生部继续医学教育委员会委派医院管理研究所对医院药师毕业后的培训和继续药学教育的对象、内容、学分授予都有具体规定，可照此执行。

七、药品使用管理

药物治疗是治病的基本手段，而药物有发挥治疗作用的一面，也常会产生不利于病人的一面，如不良反应或诱发疾病（药源性疾病）等。虽然，药物的不良反应有时是难以避免的，但许多药物不良反应和疗效不佳是由于临床上不合理用药，甚至是误用、滥用。药物的不合理使用不仅使药物不良反应增多，而且还会导致一系列严重后果。因此，临床合理用药的问题已受到广大医药界人士的重视。

1. 合理用药的含义　WHO 在 1997 年修订的合理用药（rational drug use）概念是安全有效经济的使用药品。其具体要求包括：①药品正确；②符合适应证；③疗效、安全性、适用性、价格可承受性，对患者适宜；④剂量、用法与疗程妥当；⑤对患者没有禁忌证、可预见的不良反应最小；⑥调配无误并提供适当的用药信息；⑦依从性良好。其中用药包括诊断、开处方、写瓶签、包装、分发，病人遵医嘱的全过程。

2. 合理用药的生物医学标准　药物正确无误；用药指征适宜；疗效、安全性、使用、价格对病人适宜；剂量、用法、疗程妥当；用药对象适宜；无禁忌证、不良反应小；调配无误（包括信息提供），病人顺应性好。

3. 合理用药的准则　合理用药应遵照“五个正确”来指导医生合理用药：正确的选择药物；正确的用法用量；正确的给药途径；正确的疗程；正确的治疗终点。其中以正确的选择药物为首要。

4. 如何合理使用药物　为实现上述合理用药标准，医师的处方过程应包括：明确临床诊断及药物治疗拟解决的临床问题；根据拟解决的临床问题及有关药物最新信息，选定所需适当药物，根据患者的实际情况，个体化的决定用药剂量、途径及疗程；医师与患者说明病情，介绍所用药物的相关知识；医师还应考虑对药物治疗效果及不良反应实施有效监测。药师需在符合保证药品卫生的条件下调配药品，让患者充分了解所用药品的治疗价值，熟悉所用药品的剂量与用法，以此提高患者用药依从性。

第三节　医院药事管理改革

目前医院的经营模式正从福利型事业单位向独立自主的经济实体转变，市场竞争异常激烈。医院要在社会效益和经济效益之间找到一个平衡点，在确保社会效益的前提下努力提高经济效益，促进医院的快速发展。随着法制逐步健全，药品生产、销售市场日益成熟，医院院内制剂日益萎缩，随着科技进步，信息发达，药品的流通更加顺畅，为提高社会效益和经济效益，医院药事管理的重点转移到加强对药品应用的管理上来，即一切以病人为中心，规范药品的使用，加强药学服务，这是医院药事管理改革的主要方向。世界上医院药学发展的历史证明，药学监护（pharmaceutical care，PC）、药物经济学（pharmacoeconomics，PE）研究无疑是医院药事管理改革的重要内容。

一、临床药学服务

（一）临床药学服务的发展

自 20 世纪 80 年代末 90 年代初，西方学者提出“药学服务”（pharmaceutical care，PC）的药学模式至今 10 余年里，PC 已得到世界范围内药学界的普遍认可。PC 既是人类提高治疗水平和生存质量的健康需求，也是 21 世纪医院药学发展全新的工作模式。近年来，世界卫生组织（WHO）曾经两次召开“药师在医疗卫生事业中的作用”国际会议，PC 被明确认定为药师职业的准则。“2000 年中国药师周”要求，药师应把自己的全部活动建立在为病人服务为中心的基础上。

临床药学服务是药师在整个医疗卫生保健过程中，在任何场所，在预防保健、药物治疗之前和过程中以及愈后恢复等任何时期，围绕提高生活质量这一既定目标，直接为公众提供有责任的、与药物相关的服务。药学服务以提供安全、有效、经济的药物治疗，提高病人的生活质量为目标。目的在于提高临床用药水平和卫生保健质量，预防和减少药物不良反应及药源性疾病，合理分配和利用医药资源，加强医学和药学的相互了解与协作。药学服务的开展对医院适应当代医疗体制改革、增强医院的生存和竞争能力都有积极的意义，并已成为今后医院药学发展的主要方向。

(二) 临床药学服务(PC)的主要内容

尽管 PC 的概念已提出多年，并在一些医院逐步推行，但是，PC 的模式究竟是什么仍不清楚。有的学者认为，PC 的基本内容包括：①开展有关药物使用的教育，采访病人获得用药史，编制和使用病人药历；②解释询问，核实和验证与药物有关的医嘱，提供安全和高效的发药制度；③监测药物治疗的安全性、有效性和预期的临床结果；④检查药物过敏、药物相互作用，药物与食物的相互作用，查明并报告药物过敏和不良反应；⑤建议初始的或替代的药物治疗；⑥对医生、护士和病人提供药物情报咨询；⑦帮助选择药物及用药剂量，把药物作用原理应用于选定的药物治疗；⑧开展药物使用评价，保证合理用药，并达到预期的治疗效果。由于药学服务最终落实到每个病人，因此，对于不同的病人，药学服务的内容也会有很大的不同。比如，门诊药房、社会零售药店、社区卫生所等病人仅需一般的用药指导、药物咨询服务；而另一些住院病人却需要血药浓度的监测，以达到用药个体化。

PC 工作模式的特点：药师业务工作由传统的供应保障型向技术服务型转变；由单纯的调配功能向临床专业功能转化；由以药品为中心向以病人为中心的转移。医院药学实践要求药师在病人药物治疗过程中承担起社会的责任，充分发挥自己专业特长，提供专业服务，避免用药失误，保证药物治疗的安全与有效。

(三) 实现良好临床药学服务的途径

1. 转变工作观念　药师以病人为中心，以药品为手段，提供全方位高质量的药学服务，将是医院药学工作的核心内容。安全、高效、经济、合理用药是今后药学工作的重点。随着国内外药学监护工作的开展，越来越强调药师在药学服务方面的作用，而不再仅仅强调药师的调配职能，药师要置身于药物治疗全过程，对病人用药结果负责。过去那种“重医轻药”、“药局只是处方、发药、单纯调剂”的旧观念，必须迅速转变。这不仅需要药师本身思想观念要转变，更重要的是医院领导的思想观念必须转变。要得到医院领导和各职能科室的重视和支持，再不能将药剂科仅仅看成是单纯追求经济效益的药品供应部门。PC 的实施，代表着医院药学作为一个临床专业已走向成熟。

2. 深入临床参与合理用药　临床药学与临床医学的结合是顺利开展医院药学和临床药物治疗工作的关键。医疗模式的转变使得药师工作不再局限于药房，而是要深入临床、参与药物治疗，直接面对病人和临床医务人员，提供药学情报咨询与合理用药等有关方面的药学技术服务。所以，药师深入临床实施 PC 是基本工作方式之一。通过药师下临床，认真参与用药的全部过程，才能沟通医生与药师之间的联系，做好医师合理用药的参谋，可以改变以往医生凭经验用药的习惯，帮助临床医生在对患者的治疗过程中，制定最科学的治疗方案，减少不必要的浪费。药师只有深入临床，才能正确评价药物，发现并防止药物不良反应的发生，提高护理人员用药能力和病人用药的依从性。临床药师作为药物治疗的监督管理者，可以用自己独有的专业知识和技巧来发现和解决病人的用药问题，并要求参与治疗会诊和拟订用药方案，了解和掌握每个病人的用药史，对治疗药物进行不良反应和血药浓度监测，实现个体化给药，从而保证药物使用获得满意的结果。通过深入临床，开展合理用药工作，提高临床药物治疗水平和临床合理用药意识，使药师真正成为利用所掌握的药学专业知识，解释、解决病人用药的特殊问题，指导病人安全、有效、经济、合理用药的专家。

3. 掌握必要的临床医学知识　一名合格的临床药师要面向临床参与药物治疗，除有较丰富的药学知识外，还必须掌握一定的医学知识，如病理生理学、药物治疗学、诊断学、内外科学等，以适应临床工作的需要。由于药师以往受教育背景与医师不同，使其参与临床制定合理用药方案时，彼此之间缺乏共同语言，药师就很难参与其中，也就更谈不上“指导临床合理用药”了。由此可见，调整知识结构对临床药师的迫切性和重要性，仅拥有药学知识、而不具备必要的医学知识的临床药师在开展 PC 工作中不可能适应高标准的职业素质要求，其最终结局只能是被淘汰出局。

4. 善于与医护患沟通、注意交谈技巧　PC 是药师与医生、护士及其他医技人员密切配合，共同以病人为中心实施医疗服务的全过程。药师下临床同医生的合作首先应当明确以病人为中心，医生、护士、药师之间各有所长，相互平等。为了融洽各方面的关系，药师应当首先摆正自己的位置，本着谦虚好学的态度，不可自以为是。交谈的话题应以病人为主，可以涉及药物治疗、疾病诊断、实验室数据分析等方面的内容。向医生提供药物治疗方案时，应以建议的形式提出，遇到自己不大清楚的问题时，不要冒失地回答，应在详细查阅有关资料之后，再明确答复。对于自己掌握的知识要敢于发表自己的看法和意见，但应注意方式，避免医生产生误解。

总之，PC 的实践将使药师从幕后走向前台，从只在药房配药到面对面地指导患者正确用药，这将使得患者与药师的接触越来越多。药师将成为接受保健咨询最多和最受人信赖的职业。药师在 PC 中，不但指导方便患者，取得公众信赖，同时也体现出了药师自身价值。一个优秀药师应该是临床用药的参与者、咨询者、研究者和监督者,这一重要角色的扮演将从根本上改变医院药师形象,提高医师药师的地位。

二、药物经济学

(一) 药物经济学的发展

随着人类社会卫生保健的需求日益增加,药物治疗费用的迅速增长已经成为妨碍各国医疗事业的沉重负担。因此,药物的选用原则上,除高效和安全外,药物治疗的费用问题(经济因素)也作为指导临床治疗决策和合理用药的一个方面,近年备受关注。在我国上海、青岛等地开展的"总量控制,结构调整"的改革目的就是要扼制医疗费用的过快增长。药物经济学(pharmacoeconomics,PE)是以卫生经济学为基础而发展建立的一门新型边缘学科,它是一门将经济学原理和方法应用于评价临床药物治疗过程,并以此指导临床医生制定出合理的效果处方为主要宗旨的应用科学。由此可见,PE 研究可为临床合理用药、药品资源的优化配置、新药的研制与开发、临床药学服务、药政管理和医疗保险等提供决策依据,使药物治疗达到最好的价值效应(most-cost-effective)。

(二) 药物经济学研究的主要内容

1. PE 概念 PE 是研究上市药品与诊疗工程结合后所出现的一些经济学现象的一门新兴学科,归属于药物流行病学范畴。

2. PE 研究的范畴 PE 最早是以疾病的费用(costofillness)、疾病治疗的费用—效果分析(cost-effectievness analysis, CEA)和费用—效益分析(cost-benefit analysis, CBE)等评价方式初创于 20 世纪 70 年代前后。"药物经济学"以"pharmacoceonomics"一词作专业术语见于 80 年代初。经过 20 多年的发展,PE 已初步形成一套基本理论与分析方法,并发展成为一门新兴的药学分科。它涉及的方面有:

(1) 药物疗法的经济学评价。

(2) 新药的定价。

(3) 药物利用述评。

(4) 药物处方的管理。

(5) 药品方针政策和赔偿问题。

(6) 药品和疾病的经济学评价。

(7) 药品和疾病的生活质量的评价。

(8) 药品经济学评价和研究方法。

(9) 医疗标准的评定方法。

(10) 药品评价方法。

(11) 新药的药品经济学评价。

3. PE 的学科任务 对比分析与评价不同的药物治疗方案、药物治疗与其他治疗(如手术或理疗)方案、不同的临床药学服务(如 TDM)或医疗或社会服务(如家庭病床)所产生的相对经济效果,为临床合理用药和治疗决策科学化提供客观依据。PE 的研究目的是从整个人群来考虑如何合理地分配和使用有限的卫生资源和医药费用,使全社会获得最大的收益,即努力使药物既高效又经济地直接为病人服务,以最低的药物治疗费用收到最好的医疗保健效果。

4. PE 研究步骤 PE 研究大多以"人群"为研究对象。因此 PE 评价在理论上应在随机分组的、安慰剂对照的大样本人群体中进行,但此设计要求在一些实际研究中(如药物治疗的费用效果比较)可能行不通。为此,有人提出了开展 PE 研究的十个步骤。

(1) 明确要解决的 PE 问题。

(2) 确立研究目的。

(3) 确定用于比较项目及其结果。

(4) 选用正确 PE 分析方法。

(5) 根据分析结果确定所耗费用。

(6) 鉴定资源。

(7) 建立结果事件发生概率。

(8) 应用决策分析。

(9) 进行费用折扣分析或敏感分析或费用增量分析。

(10) 发表研究结果。

5. 评价 PE 研究结果的注意事项 PE 研究中使用的参数大多数是"软指标",其研究结果的合理性将直接影响临床治疗决策的科学性。因此,专业人员在评价或应用每一篇发表的 PE 研究结果时应注意下述问题。

(1) 所提问题是否可直接通过研究解答?

(2) 对不同治疗方案的描述是否详细?

(3) 是否有足够证据评价方案有效?

(4) 是否考虑到了所有使用费用的重要项目?

(5) 费用与结果的测量是否标准? 表述两者的单位是否合理?

(6) 费用与结果的定值是否可信?

(7) 费用与结果是否需要时间参数矫正?

(8) 是否逐项列出不同方案的费用和结果的差异?

(9) 有无敏感度分析?

(10) 研究结果和讨论部分是否涉及读者在使用研究结果时应注意的全部问题?

6. PE 分析的基本方法 PE 的主要分析方法都要建立在费用分析(cost analysis, CA)的基础上,因此,常用 PE 分析方法均以货币金额(钱数)作为费用指标。根据不同分析方法所测得量的结果不同,主要分析方法可区分为:费用-效果分析(CEA)、费用-效益分析(CEA)、费用-效用分析(cost-utlliy analysis, CUA)和最低费用分析(cost-minimistaion analysis, CMA)等。

（1）费用分析（CA）：只评估投入或费用（成本）、不涉及产出或结果，如疾病的费用分析、药物的费用分析和药物不良反应的费用分析等，故CA无明显治疗学意义，只能为费用控制和资源优化配置提供参考依据。

（2）费用-效益分析（CBA）：是一种费用和结果均以货币单位进行测量与评估，并据此计算和比较钱数得失净值或费用与效益比值的经济学分析方法。其中，费用包括药物治疗的直接费用（如就诊费、检查费、药费和病床费）和因病所派生的间接费用（如陪护费等）；效益是用货币金额表示某一方案所产生的最大愿望或预期结果的价值（如药物使病人早日康复后所节省的费用和因恢复工作所创造的财富等），即效益以钱数来衡量药物治疗的结果。可见，CBA可以比较费用和效益的相对高低（两者之差或比率），药物治疗是否有价值取决于所生效益是否超过所耗费用，当效益大于费用时则可认为该方案可行。因此，CBA的优点在于它可对不同治疗方案间的效益和费用的绝对值进行直接比较，为在多种方案中选择最佳者提供科学依据。

（3）费用-效果分析（CEA）是一种结果以某一特定的临床治疗目的（如症状缓解、疾病治愈或延长生命的时间等）为衡量指标，并据此计算和比较其费用与效果比率或每单位所需费用的经济学分析方法，其目的在于选择达到某一治疗效果时所需费用最低的治疗方案。如有人比较评价了高血压病人每延长1年生命选用不同降压药时，所需费用的相对大小依序为：普萘洛尔10900美元，氢氯噻嗪16400美元，硝苯地平31600美元，哌唑嗪61900美元，卡托普利72100美元。据此可见普萘洛尔的费用效果最好。

（4）费用-效用分析（CUA）旨在评估和比较改进生命质量所需费用的相对大小或质量，调整生命年限（QALY）所需费用的多少，以此描述人们在改进健康上每花费一定费用所获得的最大满意程度。QALY是指用健康满意的生活年数来衡量病人实际的生命年数。

（5）最低费用分析（CMA）是CBA的特例，是指当两种或多种方案效益相等时从中选出费用最低方案的一种分析方法。

（三）PE研究的国内现状与展望

目前我国全社会卫生保健总费用约600亿元人民币，约占全年国民生产总值（GNP）的3%左右，公费劳保医疗费的年增长率高达23.2%，明显高于国家财政收入的年增长率（约10%），公费医疗到了不堪重负的地步。由此可见，卫生保健中的经济问题，特别是有关药物治疗的费用问题已成为全社会关注的热点之一。

PE学科被引进我国较晚，直到近年在理论和介绍上才有所进展，研究也才刚起步，在费用控制方面已开始遴选国家基本药物目录。从医药费用上涨过速的现实来看，在我国广泛开展PE的宣传和研究是医药事业发展的必然要求。有理由相信，通过改革现有公费医疗体制，普及PE基础教育与职业继续教育，积极开展药物的PE研究并推广其成果，增强用药的费用效果意识，这些将对抑制医药费用的过速增长起决定作用。

思考题

1. 试述药事管理概念的内涵及外延。
2. 论述我国药事管理组织机构及其职能。

第12章 医院医学设备管理

第一节 医学设备管理概述

现代医学不但需要医务人员的技术水平,还有赖于先进的诊断与治疗仪器设备。随着科学技术的飞速发展,医疗仪器设备在医院整个固定资产中的比重不断增加,大量现代化的高、精、尖医疗设备如CT、PET、MRI、伽玛刀等相继应用于临床,已经占有举足轻重的地位,极大地提高了医院的诊断、治疗和教学、科研水平。因此,运用科学管理方法加强医疗设备管理是医院完成医疗、教学、科研和预防任务的重要基础,也是提高医疗技术水平和医疗质量的必要条件。

医院医学设备管理是围绕设备开展的一系列组织与计划工作的总称,包括规划、计划、论证、选购、建档、安装、调试、验收、使用、维修直至报废的全过程。

一、医院医学设备的特点

医学设备又称医学装备,直接或间接应用于人体,从设计到生产制造、运用,特别是对疾病的诊断和治疗,都与人体健康有着密切关系。医院设备的管理,既是技术工作,又是经济工作,既包括自然科学领域,又包括社会科学领域。一般地,医学设备具有如下特点:医学设备技术上的综合化程度提高;医学设备结构一体化、操作自动化;医学设备的技术更新周期缩短;医学设备的性能、价格比提高。

二、医院设备管理的特点

(一) 安全性、有效性

这是必须强调的首要特征。医学装备大部分直接接触人的身体,有的甚至要植入或长期植入到人体内,因而对其安全性和有效性有极为严格的要求。必须保证医疗仪器设备的绝对有效和绝对安全,因此必须严格把关,保证质量,必须进行严格试用以保证安全无害和有效。世界各发达国家为此都制定了严格的法律法规,实行严格的市场准入制度。在欧盟,必须获得欧洲合格评定的CE证书;在美国,凡允许进入市场的医学装备必须通过美国食品和药品管理局颁发的FDA证书;在我国,必须获得国家食品药品监督管理局(SFDA)颁发的《中华人民共和国医疗器械注册证》。

(二) 经济性

医学装备的经济性即效益性,就是要按照客观经济规律,结合医疗市场的要求,对装备运行过程中的经济活动进行管理和评价,要在保证安全性和有效性的前提下,重视医疗仪器设备的效益。这里主要包括有两个方面:

(1) 在医学装备的研制、生产过程中,要在其已具有安全性和有效性的前提下,强调技术领先的原则,坚持质量第一,保障产品信誉,攀登市场制高点,积极开发市场,争取最大的经济效益。

(2) 在医学装备的使用过程中,要充分利用管理职能,尽量做到集中利用和专人管理相结合,充分提高装备的使用效率,但同时要强调对症利用,积极做好维护和保养工作。

(三) 超前性

所谓超前性就是前瞻性,就是要在思想观念上和管理工作中有超前意识和防范措施。对有可能在使用过程出现的不良后果要有预测和补救措施,尽量做到事先控制,避免医疗事故的发生。例如,在一种新的装备使用之前,管理者应结合实践经验,把有关规律性知识联系起来,认真分析,做好准备,积极解决需要预先准备的某些条件和问题。

(四) 计量严格性

医学装备的计量管理工作涉及诊断结果是否准确的问题,是维持医学装备安全性和有效性以及可靠性的关键。仪器设备计量不准就会影响正常的诊疗结果,给病人造成精神和躯体上的损害。因此,要严格执行国家有关计量工作强制检定的法律法规,保证装备计量的准确性。

(五) 医疗设备、人员、工程与医学的结合性

这是医疗仪器设备日益增多和其重要性日益提高的必然趋势,也是学科相互渗透和交融的必然结果,要求工程技术人员进入医院系统,进行医疗护理工作的实践,也要求医务人员能掌握更多的工程技术知识。学科的交融可使诊疗质量进一步提高,也可结出更多的医学科研成果。

三、医院设备管理的主要内容

医院设备管理是对仪器设备物质运动形态和价值运动形态全过程的管理,主要内容包括装备管理(中长期装备规划、平时的临时申购、年度购置计划和常规设备材料的计划管理等)、技术管理、经济管理及政策法规管理等。

第二节 医院设备装备管理

医学设备装备管理是指设备从落实资金和预算,查明需要,经过综合平衡,编制计划,再选型订货,直至设备到货为止这个全过程的管理。正确地选择和使用医学装备,实行科学管理已成为21世纪医院现代化管理工作中不可缺少的重要内容。

医学装备的购置管理包括三个阶段的工作:医学装备前期(医学装备到位以前)管理、中期(医学装备到位到使用完结全过程)管理、后期(医学装备使用完结后)管理等。

一、医学装备的购置管理

(一)购置前的论证

论证是根据医院的发展要求和需要,结合医院的经济、技术实力,对所需购置的医学设备(特别是大型设备)展开的论证工作。论证工作主要围绕必要性、可操作性、先进性和可靠性、售后服务保障性、社会性和经济性等五个方面展开。

必要性是结合临床和医技各科室业务工作的需要进行的论证。一般认为,对开展新技术、新业务有促进作用;对医学科学进步有提升作用;在需要的情况下,对提高业务工作量有帮助作用,则认为有必要,反之则否。对必要性论证一定要切合实际,切忌有意拔高。

可操作性即可行性,包括三个方面:一是医院现有的人员有能力或通过不长时间的学习能够掌握该设备的技术,设备引进后即可投入使用;二是医院现有的条件(包括病员资源、配套设施等)可容纳即将引进的设备;三是设备本身的价位在医院能够承受的范围内。

先进性和可靠性着重对设备本身的技术性能的论证。这里的先进性和可靠性是一个相对的概念,要结合医院实际情况和业务工作开展的实际需要,着重对装备类型进行横向比较,在一个相对的时间和空间范围内,选择最高点,不能盲目追求高、精、尖。

售后服务保障性是对生产厂家、品牌、供应商的信誉和服务质量的论证。即只有良好的售后服务保障才能够保证设备的正常运行。

社会性和经济性是预测设备引进后的社会效益和经济效益。社会效益的论证主要是预测对社会医疗卫生事业产生的促进作用和对医院医疗工作的提升效应;经济效益的论证要预测设备投入后的使用例数、消耗成本、维修保养成本、投入回收期等。

(二)市场调研与选型

市场调研是了解产品、掌握信息、掌握设备本身技术性能和使用效果的必要步骤。市场调研要结合医院和医疗服务对象的实际需要,有的放矢。在客观、公正的调查研究的基础上,根据医院的规模、专业水平和需要的功能、性能和先进性的要求进行选型,特别注意选型要与现有的技术水平相适应,保证购置后即可投入使用,及时发挥作用并产生效益。

应通过招标的形式购置医学设备特别是大型设备。招标的关键环节是招标文件即标书的编写。标书是医院对拟购设备和厂商的购置要求的集中体现,也是投标人应标和评标人评标的重要依据。因此,编写好标书是医学设备购置环节的重要工作。编写招标文件,要统筹考虑,在市场调研的基础上,不仅要考虑各候选机型的可参入性和公正性,而且要把握好原则,保证招标后的中标产品是医院所需要购置的理想产品。这其中的要点是对产品的技术规格、性能和配置条款的编写。要善于归各家之长,重点突出,把握要点,要有自己的针对性、选择性和合理性。对必要和重要的条款要加注“*”号,以防厂商投标时鱼目混珠。

(三)对医学设备的资质论证

资质论证是根据国务院颁布的《医疗器械监督管理条例》对拟购设备的资质审查,这里包括对设备生产厂家和代理商的资质审查。只有符合《医疗器械监督管理条例》规定的资质,才能购买和使用。

(四)认真签订购置合同

经过招标或谈判后,就要签订供货合同。合同是进行商品交换的法律契约。在签订合同时要反复推敲,明确各自的责任和义务,对每一条款都要进行细心审查,如品名、规格型号、配置、到达地、付款条件、运输方式、包装方式等,特别是设备配置清单和设备保质保修期。

二、医疗设备的装备原则

目前,我国有各种类型各种规模的医院,各医院的任务、技术状况和条件不同,仪器设备的装备也不可能有一个统一的标准,但一些基本的原则是应该共同遵守的。

(一) 有证的原则

所选购的医疗仪器设备必须具有医疗器械产品注册证。这些产品应该是经医疗器械行政管理部门审核合格准入市场的产品。不能购买无证产品。

(二) 经济的原则

主要包括确定好价位、追求高的性能价格比和低的成本消耗、首选国内产品、选择优惠的付款方式。

(三) 技术先进、产品成熟、质量上乘的原则

(四) 功能适用的原则

即做到物尽其用,充分利用和发挥仪器设备资源的作用,从临床实际工做出发选择比较适用的功能。

(五) 服务优良的原则

厂商应对操作人员和维修人员做好培训工作,以保证正常开机和日常维护;对用户选购的仪器设备提供详细的图纸资料、操作手册和维修手册,应能及时提供维修零配件,同时能提供较好的售后服务。

第三节 医学设备的技术和质量管理

医学设备是现代科学技术各领域中高、新技术的集合体,是医院开展医疗技术工作的重要物质基础,它的技术和质量的可靠性、计量的准确性,直接关系到诊断结果和治疗效果。因此,搞好医学装备的技术和质量管理,对充分发挥具利用程度和技术水准,保证医院医疗工作的正常开展,产生最优效益,具有重要意义。

一、医学设备的技术管理

技术管理贯穿于装备在医院规划、购置、应用的全过程,是协调技术各组成要素之间及内在机制的关系,保持和发挥应有的技术水平和经济效能的全部技术活动及其管理行为的总和。技术管理存在于人、机、环境等诸多方面,只有各方面协调,设备才能发挥其应有的水平。

(一) 医学设备的配置管理

医学设备的技术管理,首要任务是做好医院宏观上的资源配置工作。医学设备的配置,要把握以下几点:

1. 开展医疗工作的基本需要 对开展医疗工作基本需要的设备和材料(例如基本的影像设备、常规检验设备及常规医用材料等)必须配备,但须根据医院的工作量和医院的医疗技术水平及经济实力,适当选择合适的型号,按照成本效益原则,合理地配置和布局医院的医学装备。

2. 尽量避免功能交叉 在同一层面上的功能交叉的医学装备(例如低场强的 MRI 和 CT、X 线刀和伽玛刀)尽量不要同时配备,应遵循配置投资少、使用范围广且技术成熟的原则。

3. 提高医疗技术水平和开展特色医疗业务的需要 对能够提高医院技术水平的医学装备,一定是要在已经保证了基本需要的基础上,逐步渐进式地发展。在这个过程中,要抓住重点,也就是要抓医院的特色,对能够进一步提高医院特色水平的医学装备,重点配备,以点带面,逐步提高医院医学装备的水准。

4. 保障医疗工作安全的需要 必须配备对医疗工作起安全作用或法律法规规定必须使用的医学装备(例如避免交叉感染的一次性耗材、放射工作人员的防护装置等)。

选择设备的功能配件要适当,要以能够全面充分发挥设备功能用途为依据,根据医院的实际情况和操作技术人员的业务素质来进行选择,不要求全求高,而要少而精,以成本效益最佳为原则,确定具体装备的功能。

(二) 医学设备的技术验收、安装与调试

医学设备技术管理的第二环节是技术验收。技术验收即质量验收是以技术性能指标为基准的验收。技术验收首先要根据标准,一般是按装备生产国的标准,如生产国未有标准按国际通用标准,如果医院自身力量不够可请有关技术管理机构协助帮忙,同时,技术验收要进行临床验证,装备的各项功能指标一定要经过临床验证,特别是一些主要的功能指标要临床验证一段时间后才能定论。

设备的安装与调试是医学装备技术管理的重要环节,不仅要做好调试与校验工作,而且要满足装备本身对工作环境的技术要求。

1. 场地要求 房屋面积、高度、场型要求、防尘、防毒、消防、通风措施、承重、储存条件、温度要求等。

2. 配套要求 水、电、防护、水平处理、排污处理、接地阻抗等。

安装的准备工作不能一味迎合厂家要求,要尽力节省资金,根据装备的技术要求切实进行。安装工作以厂家为主,但医院要监督检查,医院特别要了解软件安装的全过程,并要留有备份。

调试校验要会同厂家、使用科室技术人员共同进行,调试分软件调试和硬件调试,作为医院方,软件调试则要按照规程多点、多窗口、多参数测试,亲自操作,反复进行校验;硬件调试主要检查设备的各项按钮功能,升降、移动、前后倾角是否到位,噪音如何,图

像是否清晰等。

(三) 医学设备的维护

医学设备的维护是医学设备使用阶段主要的技术工作。维护一般分为三个级别。

1. 一级维护　设备表面的清理,各项功能的检查,一般每日进行一次,由使用人员进行。

2. 二级维护　设备的常规保养,各表面部件的检查,主要包括:现运行是否正常,是否需要加注润滑、加固,一般按照装备使用说明书上规定的时间进行,由操作人员完成。

3. 三级维护　开机清洁,易损部件的检查,排除隐性故障,重新调试校验,每半年或 1 年进行一次,由专业技术人员完成。

设备的维护工作应有完整的记录,由使用科室登记保管。

(四) 医学设备的档案管理

医学设备档案是医学装备技术和质量管理的文字资料。医学设备档案管理的目的是为医院医学设备的发展提供真实、可靠的依据。因此,医学设备档案应遵循"真实、完整、动态"的原则。

医学设备档案分两部分:医学设备账目及文字档案资料。

1. 医学设备账目　分总账和分户账、分类账,由计算机统一管理,可查阅和统计医学设备的资金总额、分布情况、各专科医学设备的权重比值等。每月应有备份。

2. 文字档案资料　要求每台设备、每一种卫生材料建立一个文字档案资料,主要内容包括:

(1) 签约资料:申购报告、论证报告、订货合同、招标审计记录等。

(2) 设备随机资料:产品样本,使用维修手册、线路图及其他相关资料。

(3) 管理资料:验收记录、操作规程,保管地点、人员、应用质量检测记录、大修记录、各种证件等。

医学设备档案应有统一编号,由专门部门、专门人员来专项管理。它是医学设备使用全过程的记录。保证记录的真实完整是搞好档案工作的基本要求,医学设备的管理部门应制定合理的工作流程,让档案管理人员知晓甚至参与医院每个装备所发生的"事件"及处理过程,以使档案工作达到"真实、完整、动态"的要求。

二、医学设备的质量管理

医学设备的质量管理和技术管理是紧密相连的,设备的质量管理是医疗管理的一部分。重视医学设备质量,是医院应用医学设备最新技术,提高诊断治疗质量,实现医学科学现代化的重要保证。

质量管理贯穿于从设备计划申请到购置、使用、淘汰的全过程,其主要手段包括:

(1) 招标采购(通过招标采购、保证质量、节约经费);

(2) 计量保证(通过计量检定,保证计量准确,从而保证医疗质量);

(3) 商检或验收(通过检验,验证质量);

(4) 建立有效的测量控制体系(建立制度、确定基准、控制装备质量);

(5) 实施技术评估,合理配备医学装备(通过合理配备,保证质量)。

质量管理要根据国家和部门的有关法律法规和技术规定,不能凭空想象。涉及医学装备的法律法规主要有:

(1) 中华人民共和国计量法;

(2) 中华人民共和国标准化法;

(3) 中华人民共和国进出口商品检验法;

(4) 中华人民共和国产品质量法;

(5) 中华人民共和国招标法;

(6) 中华人民共和国合同法;

(7) 国务院关于我国统一实行法定计量单位的命令;

(8) 医疗器械监督管理条例;

(9) 国家和部门在医疗器械生产行业的有关标准;

(10) FDA 或 CE 认证书,医疗器械注册证书。

第四节　医学设备的经济管理

医学设备的经济管理是医院管理工作中产生效益的重要阶段。它是在社会主义市场经济条件下,按照客观经济规律的要求和方法,结合装备本身特点和医疗业务的活动规律,对设备寿命周期全过程的经济活动进行管理和评价,保证设备的使用率和完好率,提高经济性。

一、医学设备经济管理的内容

医学设备的经济管理是对设备寿命周期全过程的管理,按时间顺序主要是前期的市场调查和分析论证,中期的运行管理,后期的残值回收和贯穿全过程的成本效益分析等。

(一) 市场调查和分析论证

市场调查是克服盲目、重复购置,避免浪费,保障效益的重要环节。市场调查要注意两个方面,一是设备需求的调查,设备运行的层面差别,设备运行的饱和程度,以及当地群众接受程度等;二是当时当地经济发展预测，能源消耗、材料消耗，装备的收费情况及售后服务信誉等。

市场调查要客观公正，站在中性的立场上，认真地分析和论证，做出正确的决策。

（二）成本效益预测

成本效益预测是在充分考虑各种因素影响的情况下，在调查研究的基础上，对设备引进后可能产生的经济效益进行预测，以保证决策的正确性。但是医学设备不同于其他普通商品，因此在做成本效益预测时，眼光要开阔，要注意设备本身的连带效应，不能单纯地把经济的盈亏作为决策正确与否的唯一标准。

（三）中期的运行管理

设备经过前期的调查分析论证，经购置、安装调试、验收合格后，进入使用期，装备的中期运行管理工作也就开始了，在此阶段的经济管理内容有：

1. 合同管理 要仔细推敲合同内容中有关经济纠纷的条款，尽可能的保护医院的利益。合同中有关经济管理的条款有：付款条件、装备价格（要注意装备附件的覆盖面）、到货时间，付款方式、保质期、保修期和培训条件等。合同是解决装备经济纠纷的法律契约，务必认真仔细阅读填写，妥善保管，合同应纳入装备档案的管理内容。

2. 财务管理 要利用计算机建立固定资产账目的管理程序。根据全国卫生行业医疗器械、仪器设备（商品、物资）的分类与代码，并结合医院的财务管理要求，对医学装备进行编码。编码要求科学简洁，有利于医学设备本身的分类及财务管理的分类，便于计算机检索和统计。计算机管理程序一定要适合医院的实际情况，要求录入方便，操作简便，易于进行各类统计。要建立设备的财务总账、分类账、维修费用的归类账、分户账和分户总账以及各类设备折旧的明细账。设备的财务管理人员应定期清产核资，做到账账相符、账物相符，保证无差错，医院资产不流失。

（四）残值回收

设备经过使用期，其功能经维修后还不能正常使用，经严格的技术鉴定和审批程序办理了报废手续的装备价值称为设备的残值。报废后的残值应尽可能地利用：一方面拼凑再利用，即用两台或多台废旧拼装成一台“新”的设备，继续发挥“余热”；同时也可以作为配件回收再利用；另一方面可以作价处理或降级使用。总之，要做到物尽其用，尽量提高残值的回收率。

（五）成本效益分析

其工作实质是经济投入和经济效益的比较，是医疗设备经济管理工作的重要依据之一，应由使用部门来完成。医院设备管理部门应宏观控制，制定适宜的政策采取相应的措施，如成本核算等。由使用部门承担一定的装备成本并做好成本效益分析，提高效率，降低成本。

二、医学设备经济管理的方法

医学设备经济管理方法主要是指以经济思想为指导，辅以恰当的经济手段，针对医学设备使用的特点而采取一系列的经济措施。其主要方法有：

（一）尽可能的扩大融资渠道

设备的引进和运行，必须要有资金保证。因此，设备经济管理的首要任务就是融资。融资的渠道主要有：

1. 政府投资 医疗是保障人民健康的福利事业。作为政府应逐步加大投入，提高人民福利；作为医院，应努力做好自己的事业，尽量争取政府对卫生事业和科研经费的投资。

2. 医院发展基金 医院根据自身发展的需要，每年都应安排一定比例的资金用于发展医学设备。医学设备的投入，是医院扩大再生产的需要，任何一所医院，无论资金如何困难，必须保证用于医学设备基本投入的资金。

3. 各种形式的贷款 在预测医院有偿还能力和医疗设备引进后运行良好的情况下，可利用各种贷款发展医学设备。包括国内外政府贷款、商业贷款和银行贷款等。

4. 合资运作和租赁 由商业公司投资、医院运作的合作方式也是发展医学设备的一条途径。这种方式曾经试行过，但是这种融资渠道仍有待探索。

（二）坚持折旧制与专款专用

应根据不同类别的医学设备，按不同的年限提取折旧费，专款专用，使医学设备保值，以保证能重复再生产。医学设备折旧的提取年限为：

医用电子仪器	5年
光学仪器及窥镜	6年
医用超声仪器	6年
激光仪器设备	5年
医用高频仪器设备	5年
物理治疗及体疗设备	5年
高压氧舱	10年
中医仪器设备	6年
医用磁共振及X线设备	6年
高能射线设备	8年
医用核素设备	6年
生化分析及化验设备	5年
体外循环设备	5年

手术急救设备	5年
口腔设备	6年
病房护理设备	10年
消毒设备	6年
其他医用设备	6年

设备折旧费的提取年限不是一成不变的，应随着医疗科学技术的发展、要求的提高和医院经济实力的提升进行相应的变更。但变更周期不应太短，一般每5~6年变更一次比较合理。折旧费应按月提取，纳入专项账目。

合理配置资源。医学设备是经济资源，要利用合理，力求做到有限资源能够发挥最大效能。一定要科学地、严谨地、全局地、细致地制定年度计划和一定时期内的发展规划，并要保证计划和规划的严肃性，无特殊情况，严格按计划执行。计划要求细致，经费要与具体项目相结合，使用时要严格把关，节余经费不能随意挪作他用。

运用经济手段加强对医学设备的管理。

(1) 医学设备的初始投资值、使用消耗费用，应计入使用部门的成本，按月分摊，对特殊的(单机经济效益不明显)医学装备，可采用特殊政策，但不能过多。

(2) 用经济手段鼓励装备的中心化利用。中心化利用是在不增加病人负担的前提下，提高使用率、降低成本的有效方法。在医院内部，要坚持中心化利用，反对小而全。

(3) 超过折旧期的装备不再提取折旧费，鼓励延长设备的使用年限。

(4) 对闲置不用的医学装备，要用经济手段加以处罚。

医学设备的经济管理是一项综合性的管理工作。对医学设备的经济管理，要严格遵守国家的法规，合理利用国家政策，用经济的观点和手段，全面、综合地加以管理，始终围绕“一切有利于病人”这一中心，使医院的医疗工作与医学设备的良性运行能有机结合，齐头并进。

思考题

1. 医院装配配制有哪些原则？
2. 医院设备如何进行质量管理？

第13章 医院建筑管理

第一节 医院建筑的可行性分析

我国医院按业务性质分类,有综合性医院和专科医院;按规模和级别分类,有一、二、三级医院。各类医院的建设因其服务对象的一致性,建筑划分相同,如门诊部、医技部、住院部、行政后勤管理等。但各个医院因历史积累、地域条件、文化内涵、学科建设和经济状况等原因,发展速度和建设规模上存在着较大差异。

随着时代的发展,21 世纪的医院建设,已从追求单一标志性建筑到注重持续性发展的总体环境规划;从构建单纯的医疗建筑到完善整体卫生工程体系。在以人为本的服务理念下,新的医院建设不但注重高新技术医疗功能的发展,而且重视人性化服务功能的完善,医院建筑已朝着安全、节能、环保的“绿色化”方向发展。

目前,我国的医院建设已由政府单一指令性行政计划市场向多元化医疗市场发展。民营医院,社区医院的兴起,正将传统的政府计划拨款兴建医院的格局打破,许多非公立医院以其特有的资金注入、人才发掘和专科设立形式,逐渐在社会上占有一席之地。加入 WTO 使我国医疗服务向开放型和国际化方向接轨,医疗市场的激烈竞争朝着全球性方向发展。因此,要求医院的建设和发展必须紧跟医疗市场的发展需求。下面的论述以综合医院为例。

一、依法进行医院建筑的可行性分析

新医院建设的可行性分析,仍应在当地医疗卫生主管部门和政府规划部门的指导下,按国家的政策法规、所在地区的医疗状况、人口密度、医院的服务半径和服务群体确定医院的性质级别和建设规模。

选址时,应充分考虑所在地区的规划发展、道路交通、市政设施和消防通讯等条件,并适当预留医院发展所需的用地计划。要选择环境安静优美、交通方便快捷、无重大污染源、地势高、地下水位低的位置,并且要考虑建成投用后避免对周围环境产生污染。

有较长历史的医院,做建筑可行性分析时,在保存自己的历史积累和独有的文化内涵上,注意建筑的文物保护性和建筑使用的安全性。加强已有建筑的诊疗环境、智能化、数据化建设。注重规模化发展和环境园林化建设相结合;注重室内、外水平和垂直路线上的人员、物质的流向;注重新建、扩建项目的法规性、选址的合理性和配套性等,以及主院区和分院区之间的支持联系。

二、前沿学科建筑的可行性分析

随着生物工程、基因工程等前沿领域的新兴学科的深入研究,医学科学朝着多学科、多门类,更细致、更深入的方向分类和发展。同时要求具备同步完善的医院科研建筑。在知识经济时代,拥有前沿的学科,将使医院在学科范围内处于领军地位。先进的科研成果,会使医院拥有新的商机,产生新的经济效益和社会效益。

作为集科研、医疗、教学为一体的综合性医院,应该瞄准前沿学科的研究发展,根据自身条件,选择和建设与之相适应的基础设施和科研基地,做好科研建筑的可行性分析。

随着新兴学科进入临床,使相应的传统医疗分科细化,拓展为新的医疗分支。例如精细的内镜手术,代替开放性大型手术的介入治疗微创手术,需要高洁净度环境的骨髓移植手术等。这些业务技术的开展,需要医疗建筑、大型设备和基础设施的投入,医院建筑应注意新领域新学科的可行性调研。

三、优势学科建筑的可行性分析

每个医院有各自的传统专业和优势学科。把这些专业做大做强、规模化发展,是医院以强带弱牢固占领市场的有效手段。

医院的管理者、决策者在充分了解本地区医疗现状的前提下,应强力发展优势学科,做好适应这些学科发展的建筑可行性分析。这几年,许多医院根据自身特点和情况分别对住院部、医技部、手术室做了大量投入,进行了大规模改建、扩建。有的单独新建了外科楼、内科楼、口腔分院、肿瘤分院……等。目的就在于打造强势学科,有效占领医疗市场。

近年来,随着医疗改革和市场变化,涌现出许多专科医院和民营医院,有的已得到患者认可和市场份额。医院的管理者进行建筑可行性分析时,应尊重市

场规律，敢于对劣势学科有所取舍或保守发展。对市场需要的优势学科，医院应为其快速发展创造优良的硬件设施。抓住机遇，拓展空间，发展强势学科，获取市场效益，是医院建筑可行性研究值得充分注意的。

四、特殊医疗设备建筑的可行性分析

在科技飞速发展的今天，高新科技医疗设备不断进入医疗领域。如正电子计算机加速器（PET）、计算机断层扫描机（CT）、同位素断层扫描机（ECT）、血管造影机（DSA）、磁共振（MRI）、直线加速器、伽玛刀、准分子激光仪等。这些高新设备已成为医务人员快速、准确、定性、定量治疗患者疾病的有力武器。

高科技含量的医疗设备，对机房建筑有各自特殊严格的要求。如射线防护、洁净空间、射频屏蔽等。同时，这些设备对支持系统要求高，如独立电源、水源、良好的空气环境、冷却循环系统、单独的排污系统和衰减水池，以及对周围的电磁场干扰和机械震动等都有较高的限制。

引进医疗设备，要对设备所需的建筑和配套设施做好认真细致的可行性分析。这类设备对建筑要求特殊，在立项、选址、设计上有很强的法规性。施工、检测、验收时有很高的技术要求，必须抓好每一个环节。否则，最后的建筑设施难以保证设备的正常运转，造成较大的经济损失，还可能对周围环境带来污染，产生不良的社会影响。

这类特殊的医疗建筑可行性分析，除了加强医技人员、设备管理人员和设计人员之间的沟通，还要加强与本地区卫生主管部门、医政技术管理部门、卫生防疫部门、消防规划部门和环保部门的联系。在各方面专业人员的支持、指导、帮助下，取得最优可行性分析方案。

五、绿色医疗建筑的可行性分析

如今，越来越多的领域创造和追求绿色环境、绿色食品、绿色建筑等，反映了人们回归自然、以人为本的愿望。在医院的建设和发展中，做好绿色医疗建筑的可行性分析是人性化服务的需要。

论证绿色医疗建筑的可行性方案时，采用适合患者生理、心理上对空间、颜色、声音、光照等要求，营造宽敞明亮的公共空间、温馨典雅的诊疗空间、家庭宾馆式的住院空间和园林化的室外环境。以此满足患者在不同情况下的舒适感、安全感和私密性需要，缓解患者的心理压力。使患者有以人为主、回归自然的感觉，对患者的生理和心理治疗能起到积极的作用。

绿色医疗建筑的可行性分析中，应注重建筑新技术、新工艺、新材料的充分使用。绿色医疗建筑应该无污染、低能耗、节约自然资源、充分发挥空间。如绿色墙体材料可满足隔断要求，增加空间面积，节约自然资源，保护土地；环保型的地面材料便于清洁，有良好的舒适感，又减轻了噪声；中空玻璃降低能耗和噪音，绿色油漆涂料减少了空气污染等。

对于使用过程中变化较大的医技部和医疗设备用房，采用大空间，组装式墙体，当设备变化或更新换代时，可方便房间重新布局整合。使其具有可持续、可发展性功能，达到绿色医疗建筑的目的。

无论做任何建筑可行性分析时，院方应召集邀请医院的管理人员、医技人员、财务人员、后勤人员等系统的提出与医疗工艺相关的资料和要求。医院要认真分析自己在当地医疗行业的位置、需要发展的方向和期望达到的目标。结合自己的特点和基础条件，确定医院在医疗、教学科研等领域内近期、中期和远期预计发展的规模。

建筑规划人员在医院相关人员的协作下，应充分深入了解医院所需求的各项指标和医疗工艺，针对性进行建筑可行性分析。实际上，是医院管理人员、医疗技术人员所做的医疗工艺可行性分析和建筑规划专业人员的建筑可行性分析，共同构成了医疗建筑的可行性分析。

医院总体计划做好的建筑可行性分析，一旦确定，不应随意更改，并尽快获得当地卫生主管部门和政府职能部门的指导认可。近期需要落实的计划，尽快取得有关部门的立项和审批。

第二节　医院建筑规划

医疗建筑是复杂的民用建筑。它所服务的是三大主体——患者、医务人员和医疗设备。因其特殊的服务群体和特定的服务对象，医院建筑规划具有其流程性、整体性、独立性和社会性。

一、按医疗工艺规划医院街

门诊部、医技部和住院部是大中型医院的三大建筑或三大部分。这三部分间的医疗流程决定了医院人、物的主要流向，形成了类似城市主街道的状况，借喻为医院街。所谓医院街，实际上就是医院总体规划的主轴线和围绕主轴线的饮食、银行、购物、行政及后勤用房等辅助建筑。

在医院流动着患者、医务人员、探视人员、来访人员和医疗物质。整个诊疗过程中的门诊患者和住院患者形成了两个相对独立的群体。前者以门诊部和医技部为主；后者以住院部和医技部为主，医技部是联系门诊部和住院部的桥梁。其主要活动流程如图13-1，医院的主要医疗工艺也是围绕它们展开的。

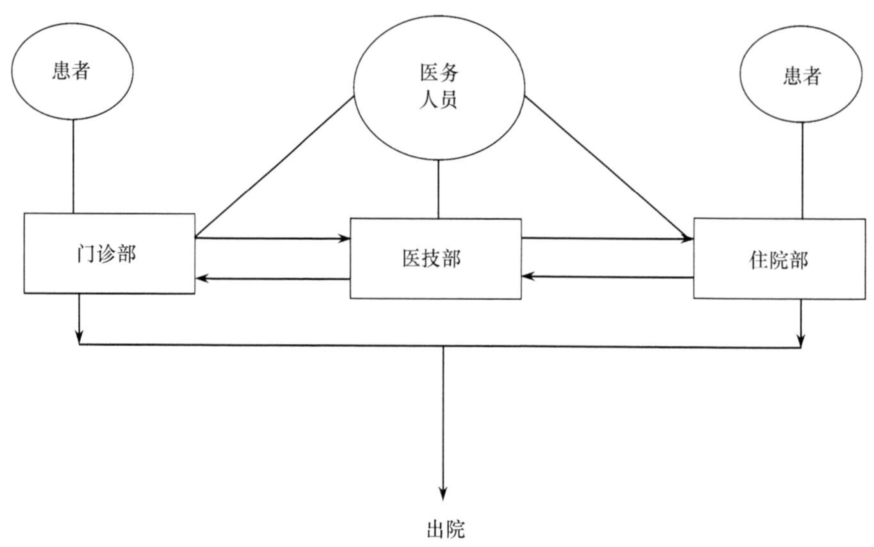

图 13-1 人员活动流程图

早期的医院建筑多以 4～6 层为主，整体规划有王字形布局、工字形等综合式平面布局。其主街明确，建筑单体间距离较近，以连廊链接。人、物流集中，交叉机会大。

有些医院规划为南丁格尔式风格，建筑体间形成园林式的空间距离，通风透光好，避免了人、物流线重复交叉的机会，减少感染。比较适合疗养性质的医院。但过大的建筑间距造成了各医疗单元间的联系较远，服务半径增大。

为了较好的利用有限面积，许多医院规划为网格式布局，以门诊、医技、住院部为主街，其他建筑布置在相辅的网格内。建筑物之间的距离，保证了室内外良好的通风采光。网格间的道路方便了相互间的联系，使人、物流线按不同的方向和道路流行。考虑到门诊部和医技部人、物流量大、流动快的特点，建筑规划采用了低层和多层的形式。人、物流量相对稳定的住院部，采用多层和小高层的建筑形式。在方便患者和医务人员的同时，节省了土地面积，营造了良好的室外空间。围绕着医院主街的轴线，把其他辅助建筑按功能规划在相应的网格内。使其既能独立发挥建筑功能，又能利用次要街道与主街方便的联系，担负起服务主街的任务。在主街和次街的建筑物间，规划园林式的外环境，给人以回归自然的感觉。

二、门诊建筑的规划设计

门诊部是医院的窗口和标志性建筑，患者对医院的第一印象是从门诊部开始的。

(一) 门诊大厅的规划设计

从发展趋势看，门诊规划应打破“医院建筑就要像医院建筑”的传统观念。门诊大厅的规划设计应趋向宾馆、商场。建造明亮宽敞的中央大厅，舒适宜人的室内环境，方便自如的滚动扶梯，清晰明确的导向标识……。使患者踏入医院的第一步就有一种熟悉感和亲切感。一楼大厅的空间、灯光和温度效果很重要。高宽明亮的视觉空间和舒适宜人的空调效果，能使患者感到温馨可亲，产生归属和满意的感觉，缓解紧张焦躁的情绪。

门诊大厅规划时，在视觉上要突出导医台的位置，使患者踏进大厅的第一步，就有方便和可依靠的感觉。挂号室面向大厅，解决挂号高峰时段拥挤排队问题。其窗口要明亮宽敞、标识简单明了，使患者在进入大厅的一瞬间，知道自己需要做什么。

一楼大厅在建筑上应考虑有能布置专科、医生介绍栏的地方或大屏幕显示屏。并多备座椅，方便患者和陪护在挂号和就诊过程中有休息等待的场所。

随着药品生产流通体制改革，规划设计门诊部时，在一楼大厅建造药品超市，让患者在医院专业药剂师的帮助指导下购买药品。既方便了就诊患者，又留住了大量门诊处方，为医院创造了市场效益。

(二) 急诊部的规划设计

任何医院的急诊部在规划设计时，都必须考虑在门诊一楼最突出的位置。它必须有独立的大门和专用通道，方便急救车辆的进出和保证通向手术部的道路畅通无阻，构成一条紧急状况下的绿色生命通道。急诊部应有足够面积的分诊厅，以备紧急状态下集中送来的患者伤员能迅速有序的分诊至相关诊室和抢救室。

通向急诊部抢救室和缝合室的走廊要宽敞，一般应 2.4m 以上。抢救室、缝合室的面积应考虑在 30～50m^2 左右，室内水、电、空调、医用气体等设施参照手术部的配置。急诊部诊室规划为大空间，因其接诊对象均为紧急状态下的伤员患者，随陪人员多，心情紧张急躁，许多伤员患者的病情靠陪伴人员叙述。

急诊部观察室占据了较大空间，其生活空间应引起规划设计人员的重视。观察室要求光线充沛，空调新风充足，充分考虑陪护人员的数量和突发事件时的人员密度。在急诊部的有限空间内，患者诊疗和生活为交叉、连续、流动式的。全年全天候处于高速运行和戒备状态。在紧张的救治工作中，应保障医务人员的值班更衣、饮食、休息；患者和陪护人员在留置时间内的吃喝洗漱等生活设施。在规划设计时，这些面积在建筑上应充分考虑。

(三) 候诊、诊室、检查、治疗室的规划

候诊室的面积应根据各科室近年来日均门诊量设计，并留有1.2~1.5倍的系数空间，供陪伴和发展空间使用。大的候诊室应配备门诊叫号系统，方便坐诊医生、护士和患者之间的联系。叫号系统显示屏可穿插播放与本科室相关的医疗科普知识供患者了解。大的候诊厅还应规划设计二次候诊的面积，一般可考虑适当加宽诊室门口走廊的宽度。该面积内为每个诊室安排两、三个座位，一旦诊室内病人就医完毕，二次候诊病人可立刻进入诊室，缩短医患之间的等候时间。

诊室、检查室和治疗室应采取独立或隔断间的形式，保证诊疗时的私密性、专业性和安静性。教学医院各科诊室留一、两间40~60m^2左右的大诊室，供进修和实习教学外，尽可能规划为12~15m^2左右的小诊室，以方便患者就诊，完善人性化服务。

(四) 感染门诊

感染门诊是综合性医院具有的特殊性门诊，规划时应与整个门诊部一并考虑，建筑上区别对待。综合性医院的感染门诊一般不考虑空气传播的烈性传染病，多以肠道和肝病等接触性感染患者为接诊对象。其门诊单独设出入口，离门诊部距离不宜太远，并且标识清晰醒目，方便患者就诊。

感染门诊大厅和候诊厅应宽敞，空调新、排风充足流畅。厅内装饰简洁明快，方便清洗消毒。候诊椅间留出足够空间。使患者候诊时有适当的间隔空间。感染门诊规划设计时要注重人、物的流向，做到不同病种的患者分别流向、分别候诊，医患人员的通道分别设置。

诊室采用单独接诊式设计，医患人员分别从各自的通道进入诊室。感染门诊化验室、注射室、卫生间均应分病种单独规划设计。药房和收费室可考虑按病种分窗口设置。

(五) 疫情门诊部

随着环境变化，基因变异，新的未被人类掌握的病种出现。如2003年SARS病毒的暴发、2004年禽流感对人类的威胁，向人类如何防治重大疫情蔓延和传播敲响了警钟。

人群繁杂、人流量大的门诊部，在有重大疫情发生和传播时，如何处理和应急，成为门诊建筑规划的新课题。疫情门诊所对应的疾病具有烈性传染性，疾病的检测治疗届时会有相关的标准和手段。但门诊的规划、布局、建立需预先考虑，一旦发现疫情，可立即投入使用。

疫情门诊部必须独立设立，最好位于普通门诊部一定距离的次干道上，即有适当的隔离空间，又便于疫情期间从普通门诊就医患者中发现的疑似患者，能快速检测，迅速隔离，使疫情传播控制在最小范围。

疫情门诊部必须设立医患专用通道，严格控制人员物质的流向，比感染门诊更严格的是医务人员穿隔离服接诊患者，患者在预检处登记后，进入诊室。经诊断检验确认为疑似患者，会立即送往单间隔离室隔离观察或等待转院。患者的行动受到根本限制，物品必须经单独严格的消毒处理。

医护人员进出诊疗区必须严格进行二次更衣、二次消毒处置。疫情门诊药房、收费、检验、拍片室自成体系。医护人员办公、饮食、休息、卫生间等隔离设置。

疫情门诊采用独立房间，独立空调机加新风、排风的空调方式。新风量大于30m^2/(人·小时)，排风量的设计大于新风量，保证房间在负压状况下运行，避免房间内气流向其他房间流动。新风口周围环境清洁，严禁新、排风口短路。疫情门诊部不允许采用循环风的空调形式。

疫情门诊在非疫情期间，医院可根据自身情况灵活使用，避免房屋及设备闲置浪费。但不可改变其建筑分隔、消毒设施和通风空调系统，并时刻保持系统的完好性。一旦疫情发生，可立即投入使用。

三、医技部建筑的规划

医技部在医院三大建筑主体中发展最快，科技含量最高，造价最昂贵。

医技部的规划建设要充分征求当地卫生主管部门和防疫部门的意见，取得其帮助支持，以获得布局上的合理性和防护上的方案优化性。医技部应选址在门诊部和住院部的中间地段，方便两方面患者就诊，发挥设备的利用率。

医技部建筑应以框剪结构，承重砼楼板形式为首选。如今，大型医疗设备迅速发展，其科技性和先进性每5~6年就可能更新换代，医技部的机房规划设计时应充分考虑便于平面重组，选取大柱网高空间，以便设备布置或更新换代时重新分隔组合。

医技部内布局，可将大型设备，如MRI、CT、X线

机、直线加速器等规划在一层。同时方便门急诊患者和住院患者的治疗，又便于建筑结构承重的设计。检验科、超声波、病理科等中小型设备置于二楼，门诊患者出入方便，病房检查及标本也容易送到。医技部三楼可规划为手术室，其层高适当，外界干扰小，前后与门诊部、住院部联系方便，上下与检验、病理等科室沟通容易。

手术部全部规划为洁净手术室，实际上进入了一个误区。洁净手术室对减少感染率起着重要的作用，但至今还无法定量统计术中和术后护理各自的感染比率。况且在洁净手术室内做污染手术，其空气洁净度对手术部位的污染无法克服，不但增加了患者的负担，而且加大了手术室的运行维护费用。因此，应正确科学地规划布置手术间的净化级别和数量。

医技部的规划设计应强调消防、安防和数据化系统的建设。大型医疗设备集中在医技部，为消防自动火灾报警、自动气体灭火系统设计提供了有利条件，保障了设备的防护和安全。同时便于数据信息系统的建立，为高科技含量医疗设备的诊疗结果的信息处理、信息传递、医疗资料共用、远程会诊传输提供了极大的方便。

四、住院部建筑规划

如今的医疗服务已由以治疗为中心转化为以服务为中心，病房功能化、人性化的要求越来越高。传统的大空间、集体宿舍式的病房设计，已被先进细化的功能要求和宾馆式的标准房间所取代。

住院部的规划围绕着两大主体——患者和医务人员，形成了医疗区、生活区和教学区。病床使用面积由6～7m^2/床上升为13～15m^2/床；病床平均建筑面积已由60m^2/床上升为100～120m^2/床。医疗区以病房、医护办公、治疗、药品、值班室为主；生活区包括仓库、配餐、污洗间等；教学区设置文娱室、小教室、会议室等，提供公共活动场所和满足医疗教学需要。

除全院设置重症监护病房(ICU)外，按各专科需要，医疗区内均设有重症监护室，如术后监护室(PICU)、心血管监护室(CCU)、早产护理室(NICU)、呼吸道监护室(RRCU)、骨髓移植病房等。这些特殊病房为大空间，病室设置在便于医疗服务的楼层和位置。需要净化的特殊病房，规划时应注意按净化面积留出合适的机房面积。

普通病房规划时，应根据医院所在地区病人经济层次的需要，以小病房(两床，25～28m^2)，大病房(六床，40～50m^2)配合规划。病房轴线间距3.8～4.0m左右，方便电视桌摆 放和推床进出。病房均带卫生间，配备冷热水、衣柜、冰箱、电视、电话、宽带网等，使其家庭化、宾馆化。小病房保证了患者的舒适性、方便性和私密性，便于休息和治疗。文娱室提供患者之间的交往场所，以此产生社会性、亲和性和互动性，对患者的心理交流和情绪调节起到积极作用。

病房的朝向以向阳为主，房间的色彩灯光配备柔和典雅，打破医院传统的白色概念，用温馨的色彩搭配。使患者有家的感觉。病房的空调设施应选用超低噪声，配足量新风；地面选用软性材料(如橡胶或PCV地板等)，将病房噪声控制在40dB左右，减轻患者紧张烦躁的情绪。

以患者为中心，以医疗服务为本，病房规划时，要认真考虑医护人员的服务半径和服务流线。对护士站、医生办公室、治疗室、值班更衣室等面积应较充分考虑，提供宽敞安静的工作休息环境，使医护人员保持轻松愉快的心情和饱满的精神状态，全身心投入到医疗工作中去。

住院部规划时，应充分考虑信息网络化、楼宇智能化、物流自动化。加强与门诊部、医技部和各专科之间、乃至社会医疗体系的网络化联系，共享医疗资源，发挥内涵，扩大外延，提高工作效率和服务半径。

五、后勤保障和交通流线规划

在以门诊、医技、住院部主轴线规划中，消毒供应中心，饮食中心规划选址应考虑距医技部和住院部方便的位置，便于人员和物质的流动。后勤用房一般选在次要偏僻的下风位置，如锅炉房、变电站、洗衣房、太平间、污水污物处理站等。

在后勤服务社会化改革中，后勤用房规划也在调整。洗衣房、焚化炉、太平间等迁出医院，交给社会企业经营，可极大减轻医院的动力供应和排污压力。节约出的建筑空间可美化室外环境、提高空气质量。

随着生活水平的提高，医院汽车进出停放矛盾日益突出，医院总体规划中，必须考虑地下式或立体式停车场，做到建筑设计规范、标准，消防设施配套齐全。

医院建筑规划中，标识牌起着指示导向和文化宣传作用。精心设计统一定制的标识牌，为医院提供良好的管理措施和有序的交通流线。同时，是医院文化和形象的宣传，是医院个性和特征的体现。

现代化大中型医院建筑规划，应满足医疗国际化、社会化、服务化的要求，前瞻性规划建设立体绿色生命通道。在院内空旷的广场或建筑物顶层规划直升机停机坪，紧急状态下实施快速、远距离的抢救工作。停机坪规划建设应在民航管理部门、技术部门和设计部门的指导配合下进行。机场指挥，飞机调动租用在民航有关部门指挥领导下实施。

现在有些医院的停机坪已建成并试飞成功(如武汉同济医院)。但目前国家暂时还无医院停机坪验收及运行规程、规范，阻碍和制约了停机坪的建设和使用。相信在不远的将来，这个问题会得到解决。

第三节 医院建筑的供排系统

医院建筑供排系统包括强弱电、供排水、医用气体、洁净系统、物流传输、污水污物处理、焚化炉、洗衣房、太平间等。由于它所服务的性质和对象的特殊性，要求该系统具备高度可靠性、完备性、应急性和调整性。

一、强弱电供应系统

医院建筑必须具有完备可靠的电力供应系统，俗称强电系统。以保障医院的动力、照明供应和各种建筑设备、医疗设备的正常运转。除此之外，现代化医院建筑朝着高度智能化、高速信息化、高效自动化方向发展。运用计算机技术及网络形成了各专业范围内的数据传递和信息控制系统，俗称弱电系统。

医院供配电系统保证着各种能量的生产、传递、运行和使用，起着支持医院系统运行的核心作用。综合医院变压器安装容量一般在每平方米65～80VA，系统采用双回路电源供电。重要部位的供电加装自备电源，其容量一般应按变压器总容量的15%～20%配置。

医院建筑中最特殊的供电对象是高新科技含量的大中型医疗设备，特别是大型进口医疗设备，要求独立供电回路，甚至单独变压器。设备对供电的电压、频率、线路阻抗和接地电阻等都有很高的要求。在变电所的预留容量中，大中型医疗设备发展更新所需的容量是较难预测的。在设备购置议项的初期，其变配电规划应同期展开，并要获取其详细的电气资料。

医院建筑中耗电量最大的是电制冷空调系统，其电耗约占医院用电量的45%～55%。系统中最大耗电设备冷冻主机的选型配置和运行管理，是节能的重要途径。整个系统应选择高效低能耗的主机和末端设备，实行计算机控制操作和调整系统运行。

弱电系统是医院建筑管理的灵魂。医院医疗工作的无纸化、检查诊疗结果的高效化、病房设施的家庭化、消防安全的自动化等，要求医院建筑弱电系统向完备、可靠、网络化方向发展。现代医院建筑应充分考虑综合布线，有线电视、安防监控，火灾报警、医护对讲楼宇自动化等系统。

目前，国内医院的弱电系统设计和运行管理，大多还处于系统各自独立的状况，未发挥出系统的集成优势。将医疗、后勤管理工作融合在一起，共同建立社会性数据化、信息化的网络系统，要做的工作还很多。

二、医院建筑给排水系统

水是生命之源。我国是水资源紧缺的国家，医院是用水大户，也是特殊污水排放单位。如何有效管理和利用好水资源，是医院建筑供排系统的重点。

医院给水分冷、热系统。作为特殊民用建筑的医院供水系统，采用铜管供水应是发展方向。铜管坚固耐用、寿命长，不易腐蚀结垢。铜管内的铜元素在水中析出对大肠杆菌等病菌的生存有较强的抑制作用。铜管多采用焊接工艺，维修费远低于其他管材，其使用寿命与建筑本体几乎相同，拆除时具有很高的回收价值。

据有关资料统计，铜管的造价是钢管的2～2.5倍，是PPR管的1.5～2倍，但在整个建筑造价中仅占1.2%～1.3%，是医院建筑供水系统安全、卫生、可靠的绿色环保型材料。

医院供水系统的规划设计应本着节约用水的概念，与各部门经济利益挂钩。按各使用单位的布局安装冷热水表，分时段供应热水，住院部试用IC卡打表用水等，从硬件设计上考虑节约，有效地利用水资源。

医院的排水分医疗污水与生活污水。医院的门诊、医技、病房、洗衣房与患者活动和诊疗工作相关的排水管网应单独设计，通向污水处理站。与医疗无关的生活污水、雨水可直接排向市政管网。医疗污水中含有大量的病菌、病毒、寄生虫卵等病原体，是医院污物中危害最大的污染源。其排污管网应采用坚固耐用、无渗漏的材料，避免因污管破裂而对供水系统、周围环境和地下水质造成污染。

污水处理站是医院排放系统中必不可少的重要环节。污水站的建设，处理工艺要按国家规定和当地环保部门的要求实施，并根据医院业务量的发展，预留足够的容量，污水站每年的运行维持费用是一项很大的开支，从用水源头节约到单独设计排污管网，都能有效减少进入污水站的水量，降低处理消耗，提高经济效益。含放射源的特殊污水，应单独进入衰减池，达到留置时间后，再行去污处理。

三、空气调节系统

医院空气调节系统在保证舒适感的前提下，要十分重视交叉感染问题。尤其是保证空调系统的新风运行。日常生活中人们往往注重温湿度变化，对新风的补充重视程度不够。许多医院的新风机组长期闲置，或使用中无人清洁维护。防治SARS期间曾受到重视的空气质量，现又被忽视。空调新风的运行在设计上要强化自控保障能力，在管理上要加强措施落实。盘管风机在无冷热源时应停止使用，既可减少机电损耗，又可降低二次污染。

医院净化空调系统的运行,要有专人定期检测洁净度、风压、菌群数等参数。洁净空气系统的独立性、封闭性和专业性,容易被使用者和维护人员遗忘,其运行状况直接关系到治疗效果。

大型医疗设备的空调系统应按设备要求,分别做独立小系统设计。特别要注意冬天也需要制冷的设备机房。如血管造影室、磁共振室等,应按地域环境温度选择相应的空调方式。

中央空调主机及管网是高耗能系统,选择高质量高效率、优化机组容量配置、优化管网设计是根本。机组选用电制冷、燃气制冷还是冰蓄能根据医院所处地域条件综合考虑。手术室、急诊部、产房、洁净病房等管网单独设计敷设,方便随时供应。

四、医用气体系统的规划

医用气体系统主要有氧气、笑气、负压吸引和压缩空气系统。系统的规划建设应根据医院的专业特点确定。氧气和负压系统广泛使用于医院的病房、治疗室、手术室、产房、门诊部等地方。氧气来源可根据本地区情况和医院用氧量大小,选择液态氧、制氧机氧和瓶氧。各用氧单位应装配氧气计量表,方便成本核算。负压机房可根据用气终端量和辐射面积大小,确定规划中心机房或分散机房系统。无论哪种系统,最好将监控信号馈送至供氧值班室。

压缩空气主要用于呼吸机、麻醉机、口腔治疗椅等医疗设备。规划时应根据使用范围、使用量和专科专业,确定采用中心机房式或分散式形式。病房一般可不考虑压缩空气,使用呼吸机时,可用中心供氧气体代之。

笑气作为麻醉气体主要用于手术室,是否建立笑气系统,医院可根据自身情况、气源情况、管理运行情况与麻醉科达成共识。笑气机房的管理必须安全可靠。

五、中心消毒室、洗衣房、锅炉房、物流传输及电梯的规划

规划时应注意医院消毒供应中心、洗衣房、锅炉房的距离,充分考虑三者间能量生产、传输和消耗的关系。过长的输送距离不但使一次性工程投资增加,而且使日常能耗加大、维保费用提高,直接增加了经济成本。

根据医院规模,锅炉选配应兼顾蒸汽和热水两方面的供应。蒸汽主要用于洗衣房、消毒中心的烘干和消毒。根据热水和采暖用量选择合适的热水锅炉,可减少蒸汽产量和水-汽-水交换时的能量损耗。大中型医院一般采用容积式交换器集中换热供应热水,热水温度控制在60℃左右。过高的水温会使水中氧分子大量析出,增加对管道的腐蚀结垢。对于水温要求较高的洗衣房、消毒中心等可采取局部加热的方式满足要求。有条件的地区,可将洗衣房交给社会企业经营,减轻锅炉房和污水处理站的压力。采暖系统采用板式换热器,可提高热效率,节约建筑面积。锅炉的选择应根据医院所处的地理位置、经济条件和当地环保部门的要求,选择燃气、燃煤、燃油或电锅炉。要设置蒸汽、热水计量表,为成本核算创造条件。

物流传输是现代医院发展较快的系统。物流传输分气动传输和机械传输系统,在相应的传输形式下,运用计算机控制程序,可准确快速地把物质送到所选择的地方。气动物流传输以密封、干燥、小型的物品为对象,如药品、资料、检验报告等。箱式机械物流传输系统可传送较大较重的物品,如药品、衣物、食物等。物流传输系统方便快捷地接通了各部门之间的联系,扩大了科室间的服务半径,降低了劳动强度,减轻了人流和物流的交叉和流线压力。

随着医院高层建筑增多,电梯的使用范围越来越大。医梯、客梯、杂物梯、手扶梯等在垂直流向的医院主街中起着巨大的作用。建筑规划对电梯数量、用途、安装部位的论证时,要充分考虑医院电梯使用对象的集中性和特殊性。大量的推车、推床、人员物质依靠电梯不停流动,很多情况下大体积运输造成重量运输的积压。要充分考虑到医护人员和抢救物质的快速运输。杂物梯应按平面楼层的洁污流线单独设置,及时消毒,避免交叉感染。

第四节　医院建筑维修

医院建筑随着使用时间和医疗功能的改变,日常维修和大中型改建经常性、阶段性地发生。

一、日常维修

日常维修以泥木水电油、空调暖通、电梯通讯、锅炉房、污水站等最为常见。这些维修要求响应及时、排查迅速、处理有效,确保不影响医疗工作的进行和患者的使用。

人员素质和材料质量是日常维修工作的两大要素。维修人员应相对固定,熟悉工作范围内的系统情况、使用年限、薄弱环节、故障原因。所需要的材料应该供应及时、质量可靠、型号一致。以保证短时间内获得可靠的维修效果。

二、维修的薄弱环节

医院建筑维修有两大薄弱环节。第一,结构维保和屋面、地下、公共场所的维修。建筑结构的设计能力和使用年限往往被人遗忘和忽略。一栋楼房的

结构荷载在设计初期便已确定，随着使用时间的增加和维保不力，其承载能力逐渐下降。使用过程中因功能改变和乱打乱敲，直接对结构安全造成隐患。屋面、地下和公共部分出现问题不易被人发觉重视。第二，非日常使用的系统少人关心。如消防系统的火灾自动报警喷淋、防排烟、应急照明、消火栓、人防系统等。

这些系统投资高昂、技术性强、管线复杂、设备功率大、布置范围广，在高层建筑中，情况更为突出，这些系统中大量的设备常年处于待命状态，紧急情况下启动运行。平时如果不定期启动检查，时间一长，整个系统机电设备锈蚀氧化，甚至报废，一旦出现情况，不能正常工作，后果不堪设想。

三、维修工作的管理

医院建筑的维修工作必须由被动服务转向主动服务，把故障和问题消灭在萌芽状态。

(一) 建立维修档案

按单位工程建立房屋维修和建筑设备档案，分时段明确小修、中修和大修时间。维修班组建立各自范围内的分部分项工程维修档案，做到分工协作、责任到人。

(二) 制定目标管理制度

在维保范围内，明确维修人员应该达到完好率和努力达到的完好率指标，量化管理，与工资奖金挂钩，提高维修人员主动巡查维修的服务意识。

(三) 强化管理制度

建立维修工作的各项规章制度，包括行政管理制度、技术标准、质量法规、节约措施等。用制度、法规和措施管理完善维修工作。

四、医院建筑的改建

因医院发展需要，会有一些较大项目的改建工作。这些工程投资大、工期长、影响面宽，涉及医院的诊疗工作和经济效益。

(一) 改建工作要规范化

改建工程应视同新扩建工程。工程前期做好可行性分析、规划设计、预算造价和选择施工单位。施工过程中强化质量意识，抓紧工期落实。安排好施工作业面和作业时段，避开医疗高峰和病人休息时间。改建工程要注重新老项目的衔接过渡，做好隐蔽工程记录、工程监理和跟踪审计工作。

(二) 改造工程要功能化

改建工作对医院发展和市场再定位意义重大。因历史原因，较老医院的建筑功能、交通流线、房间隔局较差，滞后于现代医学的发展和患者就医的要求。大的改建工程，应该对房屋的结构寿命进行论证，确定改造后的时效性和经济性。

改建工作要根据医疗工艺的要求，针对建筑结构的现状，对现有面积和空间进行分配和重组。要从全局利益出发，勇于取舍，拆除历史上违章搭盖的建筑。疏通道路，解决流线交叉，还公共面积给患者。

改建应完善建筑功能。如增加中央空调、电梯通讯、医用气体、物流传输、消防安防等功能，建立智能化楼宇系统。

大型医疗设备的引进、更新换代，要求机房条件重新提高。改建时要从结构负荷、建筑面积、水电供应、防护屏蔽、数据传输、空气处理等方面综合考虑。

(三) 改建工程要人文化

改建工作应该以患者为中心，以就医环境为本。医院建设已由20世纪90年代规模化竞争理念，转移到专业化、效益化竞争立场上来。建筑规模一再扩大，病床数量不断增加不再是主要战略思路，而是以医院建筑内外环境品质的整体性改善、人性化服务、工作效率提高上升为重点。吸引和留住患者成为医院服务工作的重点和各医院竞争的焦点。

针对医院老建筑公共性强的问题，改建时应加强诊室、病房、检查室的私密性和功能性。如改建小诊室、小病房，让患者有独立的空间，降低环境噪声选用新型天花、墙地面材料，安装中空玻璃。合理配备室内照明，搭配装饰色彩，完善生活设施等。尽可能改善医护人员工作休息的环境。

建筑外环境的改建，应以塑造医院个性文化为目的。用园林化、亭园化方式，创造充满文化和绿色生机的环境。给患者以回归大自然的渴望，给医护人员激昂奋进的信心。

思考题

1. 如何进行医院建筑设计的可行性分析？
2. 影响住院部建筑规划的因素有哪些？

第14章 医院后勤管理

第一节 医院后勤管理的目标和方法

医院后勤管理,是现代化医院管理的重要组成部分,在医疗、教学、科研、医院行政工作和服务工作之间,后勤管理工作起着重要的桥梁作用。医院建设的快速发展和医院后勤体制改革的深化,对医院后勤管理的科学性、服务性、保障性等提出了新的要求。

医院后勤管理工作一般认为由两部分组成。一部分是医院的财务管理体系,许多医院把其归类为医院行政管理,即医院行政机关的相关科室。另一部分则是通常意义上的后勤管理体系,包括基建房产管理、器材设备管理、动力能源管理、总务管理等。医院后勤体制改革,也主要是针对后者展开讨论和实施的,以下的论述以此为主。

一、后勤管理工作的特点

(一) 后勤工作的全局性、支持性和保障性

后勤工作涉及面广,千丝万缕,服务于医疗、教学、科研、行政、职工生活福利等。可以说,医院任何一项工作业务的开展和进行都离不开后勤工作的支持和保障。可谓牵连甚广、影响很大的部门体系。

(二) 后勤工作的计划性、基础性和多面性

医院基本建设和基础设施的规划投入、医疗设备器材采购、动力能源供应、日常维修运行等工作,需要后勤管理按医院的发展要求和工作重点提出近期和中远期规划、计划和安排。计划的科学性、合理性、准确性也将直接会直接影响医院的资金运作、工作重点转移等等。计划的落实和调整还涉及医院各个方面工作的正常进行。

(三) 后勤工作先行性、应急性和安全性

医院后勤工作在直接面对医疗服务提供工作支持的时候,必须在人力、物力、财力上做到未雨绸缪、充分准备,做到"兵马未到,粮草先行",保障医疗服务的稳定。

医院后勤工作也必须具备非常情况下的应急能力,随时应对医院中各个方面的突发事件,并保证在任何情况下的服务工作、支持工作、保障工作的安全性和可靠性。

随着我国卫生市场的发展和WTO的加入,我国医疗卫生行业结构也在发生重大的变化。由计划经济时期单一的公立医院发展到市场经济条件下的公立医院、个体医院、民营医院并存。国有综合性医院在市场经济体制下受到巨大的市场冲击,后勤管理工作随之也面临着新的机遇和挑战。只有使后勤管理在新形式下具有科学性、合理性;使后勤服务体系不断完善,且更具人性化,更有竞争力,才能在做好服务工作获取社会效益的同时,使医院获得合理的市场经济效益,为促进医院自身的不断发展提供物质资源。

二、医院后勤管理的目标

医院后勤管理的目标,在于提高医院的社会效益和经济效益。

后勤工作分为两大类,后勤服务工作和后勤管理工作。相应的后勤服务部门也就是指直接提供劳务生产服务和劳动产品的单位,如医院的维修运行、生活和物质保障等单位。同时后勤管理部门则是实现后勤服务计划编制、调控,人力、物力、财力的组织和指挥,对后勤服务工作监督和落实的管理单位。

后勤管理是为了实现后勤的服务目标,从而进行的有计划、有组织的全面调控和局部调配工作。这样的管理是运用科学的管理方法和管理手段,把服务工作中所需的人、财、物有机的组合利用起来,发挥资源的高效率,有目标的指挥协调的工作,实现组织目标。

后勤管理部门因此必须以先进的管理理念和管理体系从事管理、协调、指导、调配医院中各个服务部门的工作。医院后勤是为医院服务的,而医院则是社会公益事业中一个特殊的服务行业,因此要维护好这一特殊服务行业的有效运行,保障服务提供者和服务接受者的共同利益,体现医院的社会效益和经济效益,必须将建立科学的医院后勤管理体系作为一项重要的工作来抓。

(一) 服务出效益

在目前医疗市场激烈竞争中,医疗品质,医护

服务和成本核算是医院可持续发展的三大要素，其中后勤管理则与这三者都息息相关。医疗品质中医技力量的发展、医疗设备采购更新、医疗用房规划建设、动力能源配套供应等需要后勤管理工作。医护服务工作中，直接包含后勤的保障服务，如水电气检修、洗涤、通讯电梯、伙食保洁服务等工作。经后勤发放用于医教研的直接投入和后勤提供的基础设施、基本保障的间接费用都关系着医院的成本核算管理。

因此后勤工作产生的市场效益相对于医疗一线而言是间接的，且是伴随着整个服务过程而产生。后勤工作范围内的基建、器材、动力、总务等部门的工作，直接为医疗、教学、科研工作提供保障和支持。改变就医环境，保障诊疗服务，提升工作条件，改善职工生活设施等，后勤管理的市场效益在这些服务工作中产生。所以医院后勤管理应首先着眼于遵循社会效益第一的原则，以良好的社会效益带动经济效益。

(二) 管理出效益

后勤管理对医院内部主要辅助和协调各职能部门的要求和联系，其所做出的贡献相对于医疗工作的产出，后勤大量的工作是投入，如：医院的基本建设，医疗设备的购置，日常医疗物质的保障，运行维保费用开支等。医院多数的财力物力经后勤有关部门进行投入，用于医院的建设和医疗服务。这些财物的管理和使用将直接关系医院的效益。

为此后勤管理部门应做好基本建设、环境维护等职责范围内关于资源投入的近期、中期、远期的具体目标和规划。因为这方面的资金投入十分巨大，且具有持续性、广泛性和政策性。一旦确定便对医院的发展定位、财务计划产生重要影响。医疗物质的供应、设施的维保更新、职工的福利等，应根据市场变化和年度计划的执行情况，认真分析编制年度计划预算。大型设备购置、设备建筑用房等应做好专题调研论证工作，组织专班人员落实立项、报审、招标、采购和安装调试工作，专款专用，计划单列。在后勤的职责范围内为医院的整体规划提供可靠有效的资料保障。

后勤管理的社会效益以服务为前提，经济效益以成本核算为基础。在工作方式上对内以制度化形式落实，对外以合约化的方式执行，双方共同遵守。成本核算应以内部科室和外部企业为单位定期进行。对每一项投资认真筹划，每一笔资金按制度和合同使用管理，落实到位，保证医院资产在良性状况下正常运行。

三、后勤管理的方法——目标管理法

随着社会科技水平的提高，医疗、教学、科研领域的现代化程度越来越高，后勤服务和后勤管理工作的内容变得更加多样化和复杂化。后勤管理必须由传统的经验型向科技型方向转化。

现代化医院的后勤管理不再只是局限于对医院内部服务体系的管理。医院新技术、新业务的开展及设备的引进，意味着仅靠医院内部的后勤服务已无法保障现代化医院的正常运营，因此就必须适应形势走上引进市场机制的道路。事实上，医院后勤管理已经可以扩大到社会化范围，引入企业化的管理理念和运作模式，采取目标管理法。

(一) 目标的客观性

医院后勤的目标管理法，要求后勤管理目标的建立应以本院的总体规划、年度计划和医院的工作重点为依据，客观的体现医、教、研和职工生活对后勤服务的需要。然后按照需要建立相应的后勤工作指标，如时间指标、进度指标、质量指标、人、财、物指标等。

(二) 目标的可行性

医院后勤管理的目标应尽可能将之量化和实质化，以便于指标下达给各服务单位后，各个部门单位能够切实的按照目标进行工作，同时也有利于管理者指导、检查、监督、落实服务工作。在目标量化的过程中如果遇到不宜量化的目标，则应有明确的目标分值，以此来达到方便考察、考核、评判的目的。使建立的目标即便于实施，又便于目标考评与服务体系的经济利益挂钩。

(三) 目标的保证性

目标建立后，后勤管理体系应注重了解和把握各服务单位在组织上、技术上完成相应目标的措施和响应时间。服务单位的人力、财力、物力是能否完成目标的资源基础，同时其所具有的技术措施和专业水平是完成目标的前提条件。

在目标管理法的过程中，医院后勤管理部门一方面要检查、监督、控制服务单位的工作，目标完成的情况；另一方面要认真协调、指导、调整各服务单位之间的关系，因为医院后勤服务中许多工作仅靠某一个单位部门是无法完成的。只有在后勤管理体系和后勤服务体系的共同努力下，相互协调，共同协作才能真正实现后勤工作的目标管理。

四、医院后勤改革的方向

因历史原因,多年以来很多综合性医院在内部结构上形成了“小而全”的模式。在正常的医疗、教学、科研工作范围外,医院还承担着维修、保洁、车队、幼儿园、洗衣房、焚化炉、垃圾场、宿舍物业管理等工作,形成了医院办社会的体制。这样一方面形成了一支庞大的后勤队伍,虽然功能全面,但却使得机构臃肿,管理多层,工作推诿拖拉。第二方面“大锅饭”的运作模式,使得部分人员工作懒散松垮服务意识薄弱。不具备高素质的技术业务能力和管理水平,浪费医院的资源。三方面后勤队伍年龄老化,年龄结构十分单一,同时缺少新观念、新知识的灌输,导致知识结构落后、工作能力下降,已呈现阻碍医院快速发展的趋势。

在这样的背景下,国务院《医疗卫生体制改革的指导意见》明确提出了“医疗卫生机构后勤服务社会化改革”的要求,就是要把后勤服务从医疗事业单位剥离开,形成医院后勤企业化、自负盈亏、自我生存。后勤服务社会化不是取消后勤服务,而是在改革的推动下,完成后勤服务体制由计划经济向市场经济转变,把服务工作推向市场,从而引进竞争机制,激活服务体系。在提升服务意识和服务能力的基础上,更好为医疗工作服务。医院后勤服务社会化,本质上应该是服务体系社会化、管理体系科学化。

(一) 目标管理

后勤服务社会化后,形成多单位多团体参与到医院服务保障工作中来。这些单位和团体彼此独立,单独核算,各具法人。要求后勤在相关性、多面性和综合性上加强协调管理。应充分利用网络技术的建立和规范后勤管理体系。对医院内部各科室供应保障的需求数据化,维修养护的需求条文化。对外部各服务性单位的服务时间、服务程序、服务配合等指标量化、格式化、流程标准化。使后勤对内对外管理工作均实行目标化管理。

后勤服务工作具有突发性和应急性。服务的响应时间和工作效率直接影响服务结果。后勤管理要特别强调服务的响应时间,以时间为标准,制定服务目标管理措施,衡量这些目标措施的具体量化标准,以便检查落实。再者将服务单位的总体目标管理落实到每个工种、工序的个体目标管理之中,提升服务理念,熟悉服务程序,掌握服务技能。注意服务机构之间的协同配合,提高工作效率。

(二) 协同管理

后勤管理部门在学习引进企业化管理模式的同时,作为社会化服务,还应该认识到管理部门和服务单位之间的关系是供需关系、合同关系。双方对合同内容的约定、履行、检查、验收和结算都需要相关的部门和专业人员。后勤服务社会化,后勤管理要紧密联系依靠医院审计部门和财务部门。后勤工作为医院提供全面的支持保障和硬件建设,对内对外的每项工作都涉及财物支配和核算。后勤管理应在工作过程中,自觉配合并约束服务单位接受预算审计、跟踪审计和结算审计。在财务部门的指导和要求下合理使用每一项资金。本着增产节支、降低成本的原则,做好医院的内部核算和外部结算工作,使医院在后勤工作中投入的资金运作良好,创造出满意的市场效益。这些例证都体现了在后勤管理中需要进行多部门协同管理,否则将难以把后勤管理功能较好的发挥出来。管理者需要具有全面系统的管理知识和较强的综合协调能力,以应对和处理医院内外的各项工作。

第二节 医院后勤服务保障管理

医院后勤服务保障承担着向全院提供供应保障和维护保障服务的任务,隶属于医院后勤管理工作。保障任务对医院的医疗、教学、科研、行政和职工生活起着支持作用,保证医院各项工作的正常运行。医院后勤服务保障工作,应努力实现主动服务,完美保障,科学管理,勤俭节约。

一、服务保障的内容

医院服务保障工作涉及面广,基础性强,应急性和安全性要求高。大量的服务保障工作是医院后勤服务机构的日常工作。从保障对象的不同,可以将其分为以下两个类别。

(一) 供应服务保障

医院的供应服务保障内容,主要有医疗物质供应,生活行政物质供应,动力能源供应,给水、供电、蒸汽供应,空调采暖供应,医用气体供应,交通、通讯供应等。供应的及时性、连续性、完整性,将直接关系着医院工作的正常运转,是后勤日常工作的基本职能,也是最为重要的职能。

(二) 维护服务保障

维护服务工作以水、电、气、空调采暖、医用气体、洁净系统、交通通讯等运行项目的维修保养为重点。维护服务工作有突发性和不可预见性的特点,同时也具有较强的技术性和专业性。维护服务保障的响应速度和服务质量是关键,关系到医院工作的正常运行。

绿化服务、污水污物处理、保洁、物业、餐饮等服务保障强调的是日常性和持续性。

随着医院的建设和发展,后勤服务保障内容向深度和广度发展。如今的综合性医院建筑楼层高,面积大,设施齐全,工艺复杂,流线立体,智能化程度高(3A系统)。高新医疗设备的迅速发展,要求机房建筑完善,动力保障完备。特殊设备的维护保养要求更高的技术性和专业性。

现代化医院的发展,要求医院后勤服务保障工作,由个体服务向团队服务转化,形成结构合理、效率高效的服务保障供应体系。

二、后勤服务保障体系的模式

随着改革和市场经济的发展,医院后勤服务保障体系也在发生变化。医院应根据当地医疗市场情况和医院的自身位置,确定适合医院特点的服务保障体系模式。

(一)行业集团型

由当地医疗卫生行政部门采取行政手段,成立区域性医院后勤服务集团,把各医院分散的后勤人员、设备集中起来,形成专业优势力量,并申请注册具有独立法人的服务公司,自主经营,独立核算。在后勤管理上与所服务的医院建立合同关系,确定双方的责权利范围。严格履行合同,提供高效的后勤服务保障。同时可扩大经营范围,在医疗器械设备、医用耗材、药品等范围开拓新的服务市场,形成服务经营的地区性医疗服务后勤集团。

(二)社会服务保障型

对具有高新科技含量,技术水平,专业性强的服务项目的运行维修。可依托相关的企业或者社会力量以合约的形式对保障任务提供技术支持。对可承包的服务内容,可直接承包给相应的专业公司。日常的泥木、水电维修服务可用总额承包或分部分项定额结算的形式。

(三)服务经营型

在有能力的大型综合性医院,后勤服务机构可采取以岗定编,以岗定酬的服务模式,转变为独立核算的服务机构。对内实行成本核算,有偿服务。并申办营业执照,具备二级法人资质,对外经营性服务,利润与医院分成。

(四)管理服务型

将社会保障型和服务经营型结合起来。对服务体系优化重组,节省服务保障的资金。这种方式在医疗设备维保中十分突出。高科技设备要求维保人员技术水平高、专业能力强、外语好。医院自身所具有的维修力量难以完全应对。但全部依靠社会力量,医院又要承担巨额的维修经费。采用社会力量保障和自我服务相结合的形式,提高自我能力和专业素质,并可节省服务保障资金。

三、后勤服务保障管理

(一)目标化管理

后勤服务机构必须引入目标化管理,是现代医院管理的一个必要的重点。多年来,医院后勤服务已经积累了宝贵经验和大量资料、数据。后勤服务机构可以根据这些资料,详细制定企业的服务目标。通过认真分析数据、制定目标的过程,认真论证这些目标的投入产出值,并设法建立服务质量等级制度,明确各项工作需要完成的数量,期望达到的经济效益等。同时制定个人应完成的目标和努力完成的目标,将量化指标与服务人员的责权利紧密挂钩,从个人的任务和目标来综合体现组织应该完成的目标和任务,也便于以完成目标的方式制定计划、措施和方法,认真检查落实。

(二)制度化管理

后勤服务保障必须制度化管理。服务机构内部建立严格的人财物管理制度,在国家和政府有关部门的规范规程基础上完善各项规章制度。在熟悉服务对象,服务内容,服务程序的基础上,明确各个岗位的责权利,实行岗位责任制。对每个目标管理的服务内容,制定具体的服务规章制度,明确响应时间、服务态度、服务质量等数值。

(三)服务人员管理

后勤服务人员是服务保障体系中的个体,而良好素质的个体是组成医院服务保障体系的基础。因此医院后勤服务保障管理必须重视加强对服务人员的管理。服务人员的服务意识和服务技能在后勤服务保障管理中是至关重要的“软件”。但实际医院后勤服务人员的思想品格、专业技能等素质差异很大。为保证医院后勤服务的质量,医院后勤服务人员必须建立以患者为中心、以医疗为根本的服务意识,努力提高专业文化知识。

提高后勤服务技能,对于人员个体的服务技能和知识应采取分类管理的办法。对于有知识、专业能力强的人员,深入强化更新知识,培养成为高层次技术人才。对于有基础、有一定技术能力的人员,抓紧强化业务能力,培养成为普通技术人员。业务能力差、不学无术的人员调整出来,加强服务态度和劳动纪律的教育,作为一般劳动人员使用。在加强专业知识学习的同时,注意服务经验的传授。

另一方面引进或聘请专业技术人才,加强和充实高新专业技术的服务保障,提升整体技术档次。提高后勤服务机构员工的服务技能,同时可对员工进行不定期的考核。考核指标要量化,内容要细化。对客观问题按专业规程规范定量考核,主观问题定性考核。考核成绩作为职称评定、晋级的参考。

优化服务保障体系的管理,还应抓好用工管理。聘用合同制人员是医院后勤服务保障体系的发展趋势。吸纳和招聘社会技术和管理人才,引进竞争机制,改变高工资低素质人员结构。强化管理制度,引进竞争机制,抓好用人管理,能激发后勤服务保障体系活力,适应医疗市场发展需求。

第三节　医院后勤物质管理

医院后勤物质供应系统支持和提供医教研工作、职工生活服务的物质需求,是医院后勤保障工作重要的组成部分,具有很强的先行性。

一、后勤物质供应类型

医院物质供应主要集中在器材设备部门、生活物资部门和动力部门,为医院日常运转提供供应物质,这其中包括医疗物质、生活物质和其他物质。医疗物质有医疗设备、仪器、器械、康复健身用品、试剂等;生活物质供应提供餐饮、保洁等物质;其他物质包括办公设备、文具用品、交通工具、维修需要的机具、设备、材料等。动力部门提供的能源物质,如水、电、气、采暖空调。而医用气体等则是另一类不为人重视、却耗资巨大的无形物质。

医院的物资门类繁多、品种复杂、要求特殊、专业性强,其供应程度好坏、管理水平高低,直接关系着医院医疗生活的正常秩序和医院的经济效益。

二、后勤物质供应状况和管理目标

计划经济时期,后勤物质供应系统形成了"社会仓库"的运行模式。很多社会功能由医院被动承担下来,物质采购渠道多,库存品种繁杂量多,行政管理多级分散。医院里各个后勤分支部门都设立自身仓库,各自组织物质的采购、保管、发放和使用。这种管理模式唯一的优点在于各部门熟悉自身业务,对物质的质量、性能、价格和市场情况比较了解,管理人员有相应的专业、技术能力,管理起来方便。但这样的管理缺乏计划性、无统筹性,管理制度较薄弱。各部门物质采购、储备不统一,互不知晓,许多共用性物质重复采购。造成积压,库存加重,使物质过期变质或积压不用,最后报废处理。这样的管理模式已经日趋发展到了无以为继的局面。

医疗改革和医疗市场的激烈竞争,要求后勤物质供应管理不断适应市场经济变化,适应后勤社会化服务的需要。后勤物质应该审时度势,力求供应管理达到科学管理,完美保障。

(一) 组织结构管理目标

市场经济条件下,医院之间的竞争核心之一就是成本核算。而其中物质供应管理则在成本核算中起着举足轻重的作用。物质供应直接影响着医院的资金运转和财政收支情况。在继承传统优秀的管理方法上,更新发展管理理念,变物质分散管理为集中管理、变部门管理为统一管理等。从组织结构上改革模式,奠定成本控制基础。

(二) 技术结构管理目标

医院后勤物质供应体系应在技术结构上融入当代的信息技术。

运用计算机技术和网络模式,实现由传统的物质管理体系向科学现代管理体系的转化。在技术构架上,对外利用网络信息获取、调研、掌握市场行情、市场规律和市场动态;对内开发符合本院特点的后勤供应管理软件。利用计算机网络化来完成物质供应工作的采购、保管、发放、回收、核算等各个工作环节。在技术结构的支持下,实现物质供应管理的市场化、规范化、效益化。

(三) 人员结构管理目标

为了实现良好的物质管理目标,也应该注重物质供应管理人员的结构状况。物质采购、保管和配送人员应具备相应较强的市场洞察力、内外贸易工作经验和业务能力、认真负责的工作态度和法律法规意识。

同时物质管理人员的知识结构、年龄结构和思想状况也需要得到重视,不断培养、提高物质管理人员的思想素质和业务能力,以适应现代化医院物质供应管理工作的需要。

三、物质供应管理

(一) 供应计划的管理

随着科技飞速发展,医疗领域的高新设备和材料不断更新,要求医院物质供应具有计划性、保障性、可靠性。医院物质供应所涉及的品种多达数千,尤其是医疗物质的供应涉及全社会多领域方面。这些物质专业性强,要求特殊,且很多情况下具有时限性。管理的基本目标是保证物质的供应能够及时更换、调整、补充。

由计划经济时期的指标分配供应方式到市场经济自我需求的供应方式,模式已经发生了巨大变化。物质的多样化、供应的多渠道化、市场价格的多变化,即以市场为资源分配的调控基础这样的形势下，要求医院物质供应计划和管理程序与之相适应。医院物质供应随着医院发展和业务需要而调整变动。医院的物质管理部门要时刻根据市场供需情况、库存情况、医院年度工作重点等内容，做好物质供应计划书。计划书应依据医院实际情况，做到详尽、准确，并作为向院方和医院财务做出采购计划和决策的重要依据。

计划书同时也需要注意医院新业务、新技术的开展，及时与相关的职能部门联系，听取需要，掌握与之配套的物质供应情况。编制计划书的同时要注意市场因素，面向内部需要做好调研工作，落实供应物质的质量因数、数量因数、价格因数。其他方面如大型医疗设备采购更新计划和设备升级维保计划，由于资金投入大、政策性强、牵涉面广，对医院的财政收支影响大，因此也需要在计划书里面重点体现出来。

医院物质供应应该树立社会化服务观念，主张依靠社会力量，利用多种现代渠道，与相关的社会团体、企事业单位、商贸部门密切联系，建立诚信的供需关系，采购、调集社会物力资源，可靠保障医院物质供应。在这一点上明显的区别于计划经济体制条件下医院后勤办社会的现象，有助于医院后勤供应管理的现代化。

医院的物质供应部门、审计部门、采购领导小组要树立尊重市场规律的意识，利用买方市场优势，处理好供需双方对立统一的服务关系，建立良好的社会化服务渠道，保证医院物质供应。

（二）设备采购论证管理

医院大型设备采购前，应进行充分论证选型。医疗设备、仪器等购置由使用部门提出申请，物质供应部门和申请单位共同就申请项目做出详尽的可行性论证报告、报告应包含医疗、设备、建筑、动力、防护、财务等多方面专家的意见。对设备的质量、性能、适用范围、场地需求、支持条件、对周围环境的影响、投入产出比、预期的市场效益等。报医院立项。

可行性论证通过后，应根据国家相关规定报当地医疗行政机构审批，卫生防疫部门核查。

大型医疗设备引进的论证工作，关联到设备及以外的大量工作。论证工作的优劣关系到引进设备本身的科技含量和先进性，也同时关系到医院在医疗市场的定位和高昂资金投入产出，一定要科学论证，严格把关。

（三）物质供应的招标管理

一般医院物质采购招标模式可分为面向社会公开招标、由当地政府或主管部门主持集中采购招标、由医院采购领导小组院内招标等形式。无论采取何种形式，都应该本着公开、公平、公正的原则，在审计、监察等部门的配合监督下，依法招标。无招标能力的医院可委托具有资质的中介机构代理招标。

在灵活的市场经济形势下，医院的后勤供应部门做好物质供应采购的招标管理十分重要。通过招标过程，一方面可以多方了解，比较欲购物质设备的质量、性能、价格、货源、安装、调试、维保等情况，采购到货真价实的产品；另一方面，通过招标程序，克服拉关系、走后门等不良倾向，为反腐倡廉提供保障。

招标管理中，招标人应详细编写招标文件，明确招标项目的范围和要求，严肃招标纪律，防止投标人串标、围标、哄抬标价。有些零星、特殊应急的物质，可经审计部门审定价格后，直接向厂家、商家采购加工，或函购。

做好招标工作外，要重视采购人员的教育培养。除了思想上进行遵纪守法、廉政勤绩的教育，业务上要加强培训，提高和更新专业知识。组织形式上，对采购人员实行定期轮岗的方式，如与保管员调换岗位，既熟悉提高了相关业务水平，又限制了关系网的形成，保证采购工作正常进行。

（四）利用计算机系统，加强物质供应管理

现代化医院中的物质供应，不再只是账物相符、保管负责、发放准确的含义。而是直接成为物质调控、成本核算、库存合理的现代化经济管理工作的重要组成部分。计算机管理系统为物质供应的科学化、标准化、信息化提供了服务。

计算机的存贮能力、运算能力、信息处理能力，可以准确的为物质供应提供账物核对，以及及时的进行成本核算，同时可以实现网上查询。不但便于医院内部各科室的二级核算，而且有利于盘活仓库存量，控制仓库增量。利用计算机程序测算各种物质合理的库存量，指导货源进出，减少物质积压，加快资金周转，节省库存成本。

利用计算机管理，可以方便的分析已经积累的历年的物质供应资料，分门别类的细化分析物质的使用情况。这将对制定物质供应计划书和报表提供准确的数据和可靠的依据。

利用计算机管理，使物质供应条码化、仓储化。使物质进库保管、统计和发放工作在条码化的操作流程中准确规范，有助于医院后勤供应管理的标准化和程序化，减少中间环节。

利用计算机网络系统，也有利于社会产品的调研，节省人力、物力，提高物质供应管理的工作效率，为采购工作提供了极大方便。

（五）物质折旧回收管理

医院物质、设备等资产，科技含量高，价格昂贵，性能特殊。因此在后勤管理工作中必须重视加强固定资产的折旧、回收工作，保证医疗设备的完好率。督促使用单位提高设备的利用率，提高设备的价值

观。从而减少设备闲置现象，维护设备的完好率。

对于长期闲置不用的医疗科研设备，应及时回收，重新分配，发挥其功效。对回收后无使用价值和维修价值的设备，应及时请审计部门和固定资产办公室清查审核，及时处理。使资产更新和成本核算进入良性循环。

(六) 医院其他物质的供应管理

医院其他物质，其内容为冷热水、蒸气、空调采暖、电力电源、医用气体等。

这类物质供应长时间作为后勤保障服务的一部分，但是其经济价值没有引起足够的重视。且这类物质的供应具有日常性、系统性、连续性。物质供应的范围涵盖了全院。物质的使用无需填写领料单，无需记入各单位财产账，但它们每时每刻需要消耗，需要再生，需要成本支出。物质的使用者是医院职工、患者及家属、探视来访人员和社会流动人员。这类物质的采购、供应、消耗发生在每一瞬间，以累计的形式最后进入成本。

这类物质的采购价格具有很强的政策性，如水电气；具有市场的波动性，如燃油、燃煤、燃气等，基本上不受买方支配。因此在管理这类物质的供应时，首先就应该在技术措施上进行相应的强化。如，配置自动化程度高的检测仪表、自控仪表和计量仪表等。利用微机网络，分区域、分系统、分单位进行消耗计量，进入各自成本核算，方便后期的详细统计和分析。

其次，选用更换节能环保型的设备材料，定时定量控制使用。另外，要加强管理措施、加大管理力度，用经济杠杆管理这类物质的使用情况。

医院职工要有主人翁精神，树立人人都是管理者的意识。以身作则，引导患者及家属共同参与到医院物质供应管理工作中。举社会之力，勤俭节约，开源节流，不断提高医院后勤物质供应管理水平。

思考题

试述医院后勤保障改革的方向。

第15章 医院的数字化管理

医疗信息化是行业信息化的重要组成部分，医疗行业作为与人民生活息息相关的行业，在计算机技术高速发展的今天，它的信息化就显得尤为重要。有关数据显示，西方发达国家的信息化投入占整个医疗卫生总费用的2%~6%，而我国还远远没达到这个比例。目前我国每年的医疗卫生总投入约为4000亿元，其中信息化投入仅仅是4~5亿元左右的标准。即使是按照国际标准，仅仅按照1%的信息化投入比例来算，我国医疗行业信息化未来每年都将有至少40亿元的市场容量。卫生部曾强调"国内三甲以上的医院都需要实行信息化管理"。全国各医院的信息化投入也在逐步增加。

根据国际统一的医疗系统信息化水平划分，医院信息化发展要经历三个阶段：医院管理信息化阶段、临床管理信息化阶段和区域医疗卫生服务信息化阶段。

近年来，随着科技的发展，许多医院管理层在引进医疗设备同时也往往关注设备是否是数字的、是否具有计算机网络接口，数字化医院的建设愈来愈受到医院管理者的普遍认同。数字化医院是我国现代医疗发展的新趋势，但目前仍处于初级阶段。

数字化医院系统是医院业务软件、数字化医疗设备、计算机网络平台所组成的三位一体的综合信息系统，数字化医院工程有助于医院实现资源整合、流程优化，降低运行成本，提高服务质量、工作效率和管理水平。

数字化医院的业务软件通常由以下几部分组成（表15-1）：

表15-1 数字化医院的业务软件组成

系统	分系统	子系统/模块名	备注
医院信息管理系统(HMIS)	病人管理	病人身份建立	提供基于系统的统一病人管理手段如建卡等方式建立病人基本信息档案
	门急诊管理	门急诊挂号	医院信息管理系统(Hospital Management Information System)，常常被称为HIS
		门诊护士分诊站	
		门诊医生站	
		门诊护士处置站	
	住院管理	入院管理	
		病区护士站	
		病区医生站	
	药品系统	中西药库管理	
		住院药房管理	
		住院摆药管理	
		住院处方管理	
	经济管理	医疗服务价格管理	
		门诊收费	
		住院收费	
	物质管理	高低值耗材管理	
		固定资产管理	
	病案管理	病案编目管理	
		病案借阅管理	
		病案影像(存储、浏览)系统	

续表

系统	分系统	子系统/模块名	备注
医院信息管理系统（HMIS）	综合查询与统计、咨询系统	门诊住院病人费用、医疗服务价格查询	
		综合查询与统计	
	系统维护	系统数据字典维护管理	
		用户及权限管理	
	对外接口部分	医保、银联、语音等接口	
		医疗统计数据上报	
	体检信息系统	体检预约登记、费用处理	
		分科检查	
		主检审核	
		体检报告处理及查询发布	
	医院运营系统	内部服务价表管理	也常称全成本核算系统
		服务计价系统	
		科室收入、成本归集	
		劳务费管理（核算）	
		水电气管理	
		与 HIS 的接口； 嵌入到各系统的成本（支出）数据生成功能	
临床信息系统（CIS）	实验室信息系统（LIS）	申请开单	归为非护理现场临床信息系统
		采血工作站	
		标本签收	
		标本排样	
		检验报告处理	
		检验仪器联机数据采集	
		检验质控	
	检查报告信息系统（RIS）	检查预约划价	放射科信息系统（Radiology Information System），实现了检查申请、预约登记到报告书写、浏览全过程的信息处理
		检查报告处理（文字）	
	图像存档和通信系统（PACS；Picture Archiving and Communicati ons System）	DICOM 采集	
		DICOM 服务器	
		DICOM 打印服务器	
		WEB 服务器	
		存储归档系统	
		PACS 管理工具	
		HIS/RIS 接口	
	麻醉临床信息系统（ANEs）	麻醉医生工作站	归为护理现场临床信息系统
		监护仪数据采集	
		麻醉机数据采集	
		呼吸机数据采集	

续表

系统	分系统	子系统/模块名	备注
临床信息系统(CIS)	血液净化(透析)	临检(预约)登记	
		血透排班	
		临床业务(医嘱、处方、费用)处理	
	数字化手术室系统(Digital Operation Room System)	手术室医生站	数字化手术室及手术示教/网播系统
		手术示教观摩系统	
	病理信息系统(PIS,Pathology Information System)	检查申请预约登记、费用管理	病理信息系统
		取材登记	
		诊断报告	
		影像存储和归档	
办公网络系统	办公自动化	办公自动化(OA)	也常常称外网系统,与医院内部业务网络相区别的网络系统
	内部网站	内部网站	
	医院网站	医院网站	

此外还涉及计算机辅助教学系统 CAI 、计算机辅助诊断系统 CAD 、计算机辅助治疗系统 CAT、计算机辅助外科系统 CAS、放射治疗系统 RTIS 等。

第一节　医院信息系统(HIS)

一、医院信息系统概述

对于医院信息系统(hospital information system, HIS),美国该领域的著名教授 Morris. Collen 曾作如下定义:利用电子计算机和通讯设备,为医院所属各部门提供对病人诊疗信息和行政管理信息的收集、存储、处理、提取及数据交换的能力,并满足所有授权用户的功能需求。实施 HIS 的最终目的是促进医院管理制度的完善,提高医院的医疗、服务质量,提高医院的科学管理水平,还可以为医院的教学科研提供强大的信息支持,从而产生巨大的经济效益和社会效益。

为了方便病人的医疗信息在各医疗机构之间实现共享,HL7(health level seven)是当今 HIS 应该执行的较为流行的标准。HL7 是基于国际标准化组织(ISO)所公布的网络开放系统互连模型(OSI)第 7 层(应用层)的医学信息交换协议,目前已经发展到 3.0 版。

归纳来讲,一个完整的 HIS 以病人信息和医疗收费为主线,以医疗物资管理和运营管理为支撑,并在此基础上衍生出综合信息统计系统和领导查询系统,同时还必须具有可靠的信息安全保障体系,另外也包含医院门急诊系统和住院系统,它们彼此之间关系可用图 15-1 表示。

二、医院信息系统的流程及功能组成

完整的 HIS 系统实现了医院信息的完整采集、跟踪和对医疗活动的动态管理,更好地突出“一切以病人为中心”的服务理念,解决医院存在的“三长一短”的问题。病人信息、费用信息、医疗物资信息、运营信息这四条主线缺一不可,它们是 HIS 的基石。

(一) 病人信息的管理

病人涉及的数据信息及索引分布如图 15-2 所示。

1. 门急诊病人信息管理　门急诊信息管理系统是医院信息系统四大部分——门急诊管理、住院管理、医技管理和医疗物资管理的第一部分,是医院对外服务的窗口,病人将从这里得到对医院的第一印象。门急诊信息管理系统既要满足自身业务管理的需要,又要为其他系统应用提供基础数据。

从门急诊系统本身的管理看,门急诊信息管理系统服务于门急诊医疗业务,对门急诊病人的数据进行较为完整的采集和管理。针对病人在门急诊就诊的医疗活动而言,采集和管理的数据包括病人的基础信息、挂号信息、门急诊病历信息、检查(检验)结果(包括图形、图像)信息、门急诊处置和手术信息等。

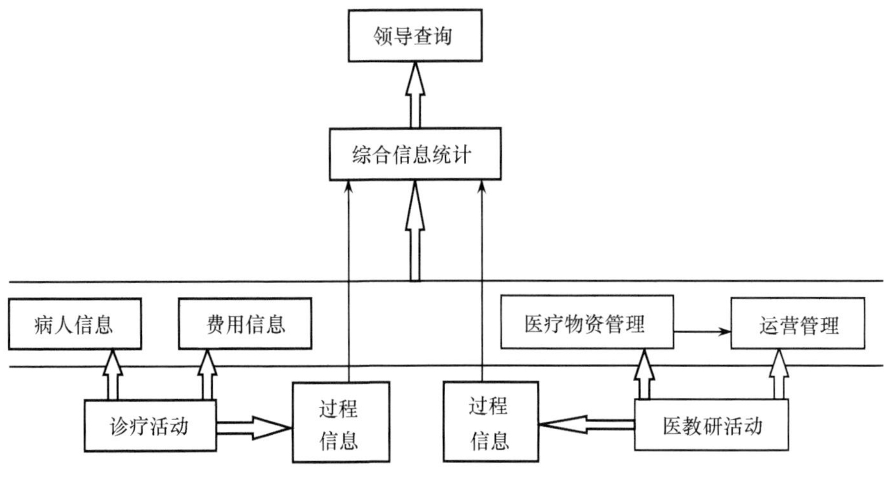

图 15-1　信息安全保障体系

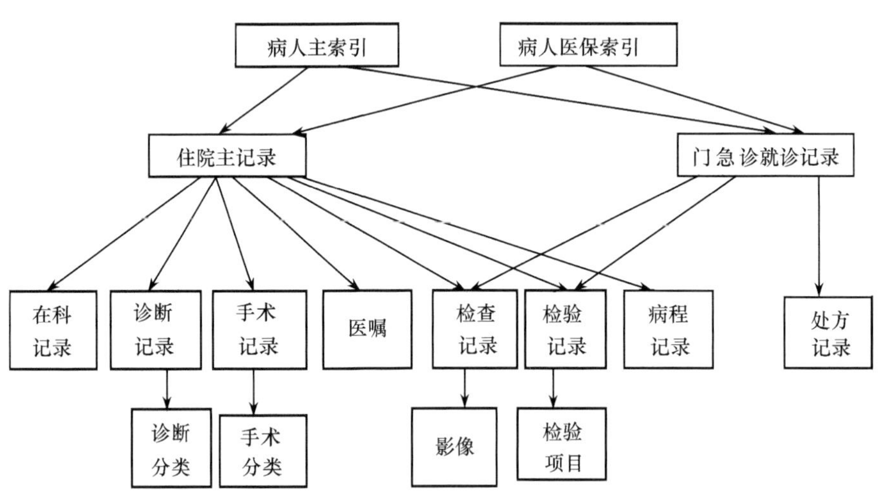

图 15-2　病人信息结构

在整个医院信息系统中,门急诊管理系统作为一个重要组成部分,负责向其他系统提供必需的病人信息和准确详实的临床信息,为医院管理部门服务,并协助管理部门进行管理,如规范医疗行为、调整门诊业务流程等。

门急诊管理系统的主要目标是:

(1) 为门急诊医疗业务服务,快速准确处理病人信息,加快医疗信息传送,对病人进行及时诊治,提供病人门急诊就诊的完整信息,并最终形成门急诊电子病历,为各种决策提供相应的信息支持。

(2) 为经济管理服务,使门急诊病人费用实现自动划价收费,为病人和医疗保险部门提供准确详实的清单,方便医院进行成本核算。

(3) 为管理服务,实现门急诊病人的信息共享,有利于过程监督和管理。避免或减少门急诊医疗事故与差错的发生,真正实现医疗质量和管理质量的提升。

门急诊管理系统主要有挂号预约、身份登记、医保账户、急诊管理、门诊医生工作站、门诊收费、门诊药房、病案流通等子系统(图 15-3)。

(1) 身份登记子系统。登记病人的自然信息、建立病人主索引,包括:病人 ID 号、姓名、性别、出生日期、费别等内容;修改和合并主索引信息,对于一个病人出现多条主索引信息时,应能合并 ID 号、住院号。

(2) 病案流通子系统。管理门急诊病案,办理门急诊病案的借阅和归档,登记借阅者、借阅时间、归还日期等信息。

(3) 医保账户子系统。维护病人的医疗保险账户,包括新建、挂起暂停使用和注销。

(4) 挂号预约子系统。管理门急诊挂号工作,处理病人就诊的基本信息,包括:初复诊、就诊科室、挂号费用等,可以在挂号的同时建立病人的主索引信息,实现挂号窗口的预约、挂号、退号业务,对就诊病人进行分诊,减少病人排队现象。

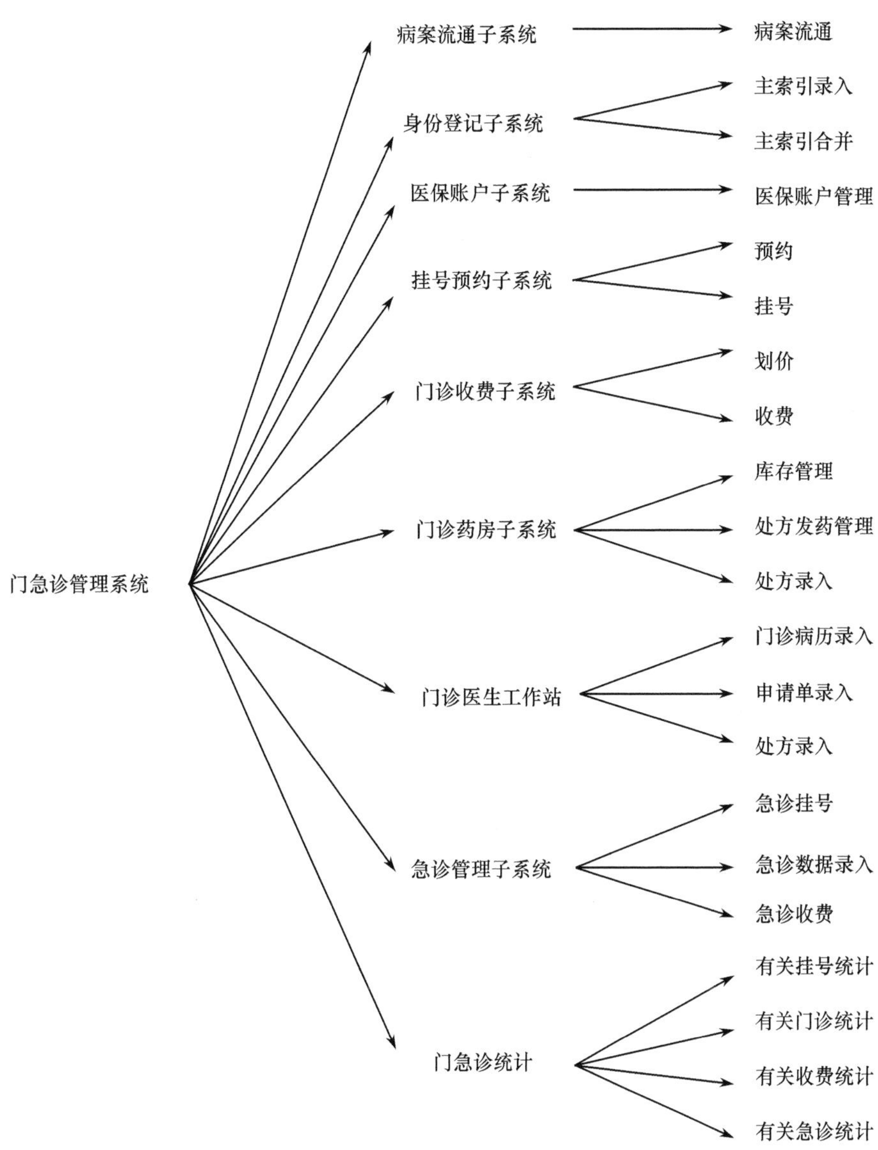

图 15-3　门急诊管理系统功能结构图

(5) 急诊管理子系统。登记急诊病人的基本信息、主要诊治,快速准确采集病人信息;实现急诊挂号、急诊收费、急诊记账的管理;对病人的紧急程度进行管理;查询急诊病历和登记表,统计急诊收治病人情况,分析汇总表等。

(6) 门诊医生工作站子系统。处理病人就诊的详细信息,包括:建立并书写门诊病历、开检查/检验申请单,开处方等,对医生在诊室的业务行为进行管理。

(7) 门诊收费子系统。对在门诊进行的诊治等业务进行划价、收费管理。

(8) 门诊药房子系统。完成库存初始化、出入库处理、对由门诊收费处发送过来的处方进行确认并做出库处理、负责未经门诊收费处理的其他处方录入和出库处理,包括:领导批药、出院带药和门诊退药等。

(9) 门急诊导医子系统。提供病人就诊指南,采用触摸屏或电子滚动屏的方式对医院概况、科室设置、出诊专家和收费标准等提供咨询,方便病人对相关信息的获取。

除上述子系统外,很多医院信息系统还对门急诊检验、特殊检查、特殊治疗、门急诊手术和急诊观察等业务提供了支持。

2. 住院信息管理　住院信息管理系统是医院信息系统四大部分的核心部分,是医院信息系统为临床服务的最集中体现。住院信息管理系统既属于业务管理信息系统,也属于临床信息系统。

住院信息管理系统主要服务于医护人员,辅助规范医疗行为,对住院病人的数据进行较为完整的采集和管理。针对住院病人在院的医疗活动,采集和管理的数据包括:病人的基础信息、医嘱信息、病程描述信息、检查/检验(检查检验报告及医学图形图像等)信息和护理信息等;住院信息系统还负责向其他系统提供病人信息和准确详尽的临床信息,辅助管理部门进行医疗管理。

住院信息系统将病人住院期间的所有临床医疗信息应用计算机管理,住院病人从入院、入科室、病房诊治、摆药室摆药、转科室、诊疗医嘱、医技科室辅助诊疗、收费处划价、结算、病案编目、出院和病历归档,每个环节都设置了相应的功能模块,实现对病人住院期间全过程的计算机管理。住院信息管理系统的主要功能组成如图 15-4 所示。

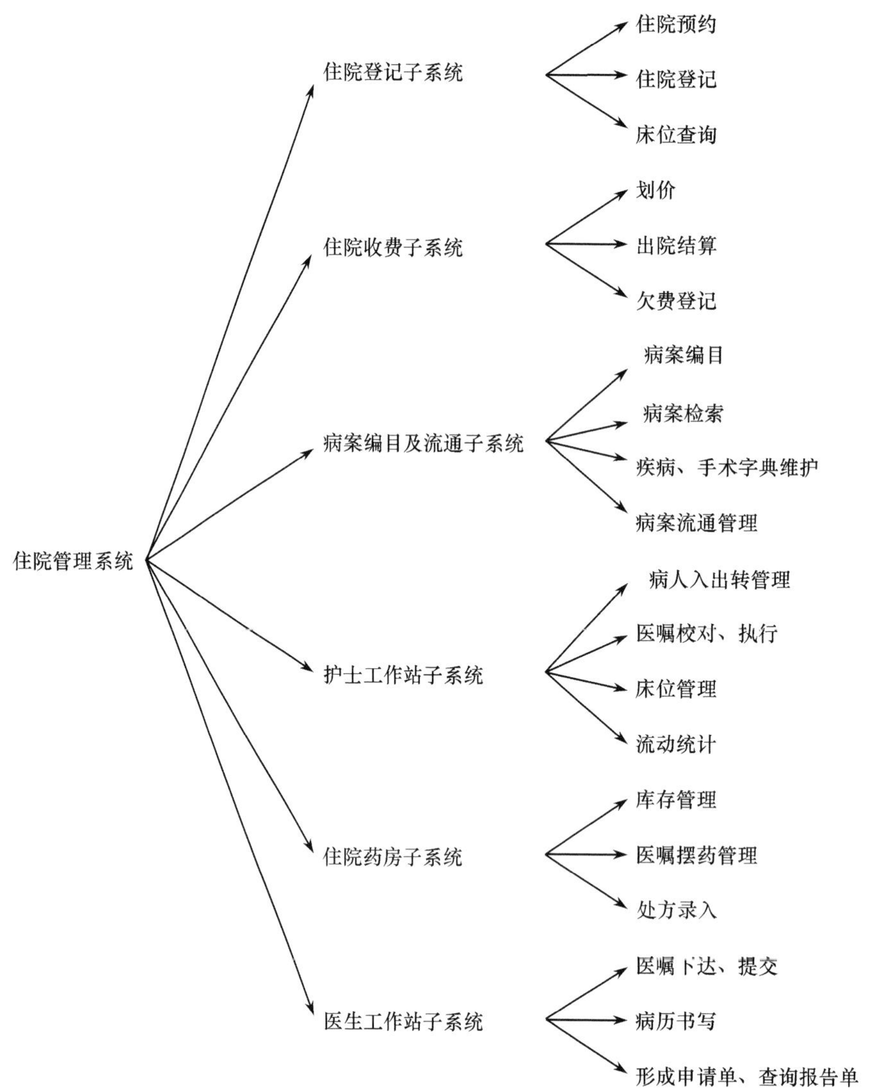

图 15-4　住院管理系统功能结构图

一般说来,住院信息管理系统主要由住院登记、护士工作站、医生工作站、住院药房、住院收费和病案编目等子系统组成,每个子系统又分为若干个功能模块。为满足医院对住院病人信息全面管理的需要,有的医院信息系统还提供了监护、护理和营养膳食等子系统。

(1) 住院登记子系统。主要提供住院预约、等床队列维护、空床信息查询、病人入院登记(身份登记)等功能。

(2) 护士工作站子系统。主要完成病人的入、出、转管理,自动生成病人流动统计,床位和护士文档的管理,医嘱的转抄、校对与执行。

(3) 医生工作站子系统。主要提供下达医嘱、书写与打印病历、开检验/检查申请单并查询报告结果、检索和调阅病历、调阅医学影像、手术申请和术后登记、填写病案首页和提交病历等功能。

(4) 住院收费子系统。对病人在住院期间预交金及所发生的费用进行划价、结算管理。

(5) 住院药房子系统。包括库存、摆药处理和处方录入等功能,完成库存初始化、出入库处理、接收由病房发送过来的医嘱进行摆药出库处理、负责其他处方录入和出库处理,包括领导批药、出院带药和住院退药等。

(6) 病案编目及病案流通子系统。主要完成对疾病和手术的分类、编码填写,并提供病案检索和相关管理;办理住院病案的借阅和归档工作,登记借阅者、借阅时间、归还日期等信息。

(7) 膳食管理系统。主要完成医院膳食科的日常管理工作，查询医嘱、对膳食医嘱审核，入账、自动或手工进行营养配餐，打印配餐报表，生成膳食医嘱报表、月报和年报等。

在具体应用时，各医院根据自身情况和管理需要选择不同的功能组合模式。如有的医院只要求对病人流动和收费进行计算机管理，可采用最基本的模式，即只包含住院登记、集中入出转、住院收费和病案编目系统；有些医院希望对医嘱进行计算机管理，则在基本模式的基础上加入护士工作站，由护士对医嘱进行录入，并在此基础上，加强对药品的管理，加入了住院药房子系统；越来越多的医院则采用了较为全面的管理，加入了医生工作站，由医生直接在计算机上下达医嘱、护士通过计算机转抄执行，从而彻底改变了传统的手工模式。

3. 医生工作站(门诊、住院)信息管理　门诊医生工作站是医院信息管理系统的一个重要组成部分，是供门诊医生使用的工作站，除了接收身份登记及挂号系统录入的信息外，还要由医生规范地采集病人的门诊病案信息，书写门诊病历，包括病人的过敏史、主诉、检查、结果、处置等，并给病人开据检验单、检查单，产生收费项目，同时医生也可以浏览病人的化验单结果和检查单结果。主要功能模块是处方模块、化验单模块(包含查看检验结果)、检查单模块(包含查看检查结果)、手术单模块、治疗单模块和病历书写模块等。

住院医生工作站面向病房临床医生，满足医生日常工作的各种需求，提供下达医嘱、书写病历、病历检索、用药咨询、处方审查等功能，它将病人在院期间的所有临床医疗信息通过计算机管理。住院医生工作站接收到身份登记及入院登记的信息后，通过医生的一系列操作采集到病人的住院病案信息，包括病案首页信息、首次病程、转科记录、日常病程、上级医师查房记录、医嘱、交接班记录、会诊记录、术前讨论、手术同意书、手术麻醉信息(麻醉信息由麻醉医生站采集)、抢救记录、出院记录、死亡通知单等。住院医生工作站还具有病人入出转管理、检验检查开单、检验检查报告浏览(包括 PACS 影像浏览)、催缴预交金、权限控制下的病历阅改、病历质量控制等功能模块。

4. 护士站信息管理　护士通过对医生站产生的医嘱的转抄和执行，进一步完善病人的治疗信息，并完成病人的体温单。包括病人检验标本匹配管理、检查预约信息接收、记价录入、执行单和膳食单打印以及灵活的相关查询功能。

5. 手术、麻醉信息管理　手术信息管理和麻醉信息管理紧密联系，完成对病人手术过程信息的记录，是电子病历不可或缺的组成部分。手术信息管理完成手术申请的预约/安排、取消安排、术后信息的登记、术后划价计费、无菌管理、器械准备与清点，手术麻醉工作量统计等工作。麻醉信息管理根据术前病人的临床信息，完成麻醉同意书、谈话记录、术中(用药)记录、患者生命体征等信息的记录。通过与设备的连接，可以实时生成术中数据采集，术后医嘱下达，查询术中记录数据，进行麻醉总结和报告。

6. 病案系统　通过对病案的归档，完成对医院病案的质量分析，生成对院内院外上报的各类报表，如卫生统计系列报表、科室工作量统计报表及其他各种常规报表。病案系统还能提供灵活的查询功能及完善的病案借阅管理功能。

(二) 医疗费用的管理

医疗费用的管理是医院领导最为关心的事情，严防跑费、防止财务人员出错是一个严谨的 HIS 系统必须保证的，尤其是对退费、收据、交账(现金及支票、收费收据、退费收据、废收据及交账单一起上交)、退费记录的跟踪实行严格管理是实现这一目标的关键所在，另外与社保局适时准确地结算也是费用管理的重要部分。医疗费用管理是医院信息系统四条主线之一，医院费用信息的结构如图 15-5 所示。

1. 挂号费管理　挂号费的管理隶属于门诊挂号系统，通过挂号收费、退号、收据管理及交账等功能严格控制门诊挂号收入的跑冒滴漏，堵塞可能的漏洞。

2. 门诊收费管理　门诊收费也是通过收费、退费冲负、交账管理、收据管理等保障日常工作的进行，堵塞漏洞。

3. 住院收费管理　住院收费包含预交金管理(预交金收、退)、担保及透支管理、住院费用录入、退费冲负、病人账目审核(审核重点为退费项目)、收据管理、交账管理等功能，通过严格执行财务日交账和月查账制度，堵塞财务漏洞。

4. 药品费管理　住院病人的药品费直接产生于医嘱摆药系统和处方发药系统，退药品费通过摆退药或发退药处方记入病人的费用明细账。对于欠费病人(预交金不足全额医疗费的自费病人和预交金不足自负部分医疗费的医保病人)可不予摆(发)药。毒麻限制类药品须凭受权医生签字的手写处方来执行电子处方的确认发放工作。门诊药费由门诊医生工作站发送电子处方到门诊收费处收费。

5. 治疗费管理　治疗费产生于护士站对医嘱的执行或治疗科室对治疗的完成，并且各科室只能对本科室产生的费用进行记入和冲负，即退费由相应科室自己完成，减少其收入，对于已完成的治疗项目不允许退费。

6. 检查、检验、手术、麻醉、输血等费用管理　这些费用均由相应科室通过自己的管理系统(如 LIS、PACS 等)记入，严格控制，已做项目不允许退费，所有退费记录都可追踪。

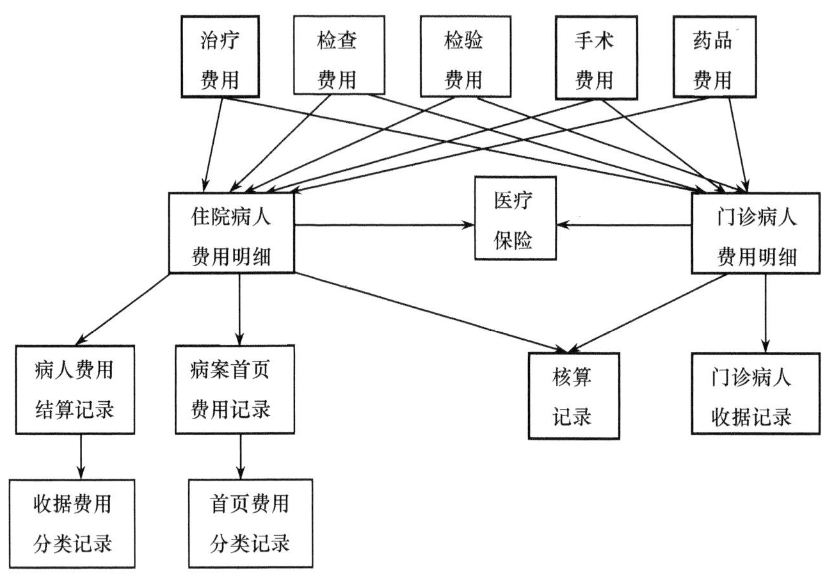

图 15-5 费用信息结构

(三) 医疗物资的管理

医疗物资的管理,包括医院器材耗材、药品、固定资产等管理,它是医院信息系统的四大核心之一。

1. 医院器材耗材管理 医院器材耗材管理包括制定采购计划、入库管理、出库管理、固定资产分账、科室网上请领、器材品种维护、调价、统计查询等功能,完成医疗器材对全院的供应。

2. 医院药品管理 医院药品管理可分为药库管理系统(一级库管)、药房管理系统(二级库管)和临床药柜管理系统(三级库管)。药库管理系统的功能包括药品基本信息维护、采购计划制定、入库管理、出库管理、库存管理、药品调价、效期管理、统计查询等功能,主要完成医院药品的采购及向各药房及其他科室的调拨任务。药房管理系统包括药品请领开单、入库管理、出库管理、库存管理、效期管理、统计查询等功能,医嘱摆药和处方发药系统也为药房所用,处方发药系统包括门诊(住院)电子处方确认、门诊药处方后台打印、门诊药房前台核对发药等;医嘱摆药包括单日摆药、多日摆药、摆药单查询打印、输液配送单打印等。药房通过药房管理系统来管理自己的药品实物,通过医嘱摆药系统和处方发药系统为病人提供治疗用药。临床药柜管理系统包含药品请领、补药上账、基数清点、配药出库等功能,完成对临床药柜的库存管理。这三级库管以数量管理为主,金额管理由药品会计系统完成。药品会计系统主要包括药库药品收支平衡管理、药品款支付管理、药房药品收支平衡管理、药柜药品收支平衡管理等功能,实现对全院药品使用情况的监督功能,杜绝医院药品的流失。

3. 固定资产管理 固定资产管理包括购买合同管理、入出库管理、维修管理、设备折旧管理、报废管理、房产使用登记、房屋折旧、房产调整等,完成对全院固定资产的分配、流转、报废、维修、折旧记账等的管理任务。

4. 检验试剂管理系统 功能类似药库管理系统,主要完成检验部门对检验试剂的库存管理。

(四) 医院运营管理

医院运营管理系统是医院信息管理系统的四大核心之一,它借鉴医院成熟的企业化管理经验,结合先进的 IT 技术,实现医院财务收入支出结算的电子化,建立健全成本核算和成本分析控制机制,加强医院的财务管理,推动后勤服务的社会化,最大可能地调动医院员工的积极性,增强医院的市场竞争能力。

系统以科室或小组作为核算对象,建立相应的电子账户,发放条码或磁卡,并对医疗、行政、科研、教学等不同用途进行分类,通过刷卡消费的方式实现医院内部科室结算的电子化,并产生支出明细记录,同时监控账户的使用情况。医院运营管理系统包含支出采集、收入采集及劳务核算系统,其信息结构如图 15-6。

1. 支出采集 采集来自于药品管理系统、器材管理系统、服务计价系统、水电管理系统、固定资产管理系统产生的科室支出数据。其中服务计价系统结合服务科室实际业务,在数据发生地进行数据采集,让财务、后勤、辅助医技等服务单位,按照以制定好的内部服务价格体系,将服务费用记入核算单位账户。水电管理系统在针对核算单位安装独立的水表、电表、气表等量具的前提下,进行抄表录入,由后勤部门将各项费用记入核算单位账户。

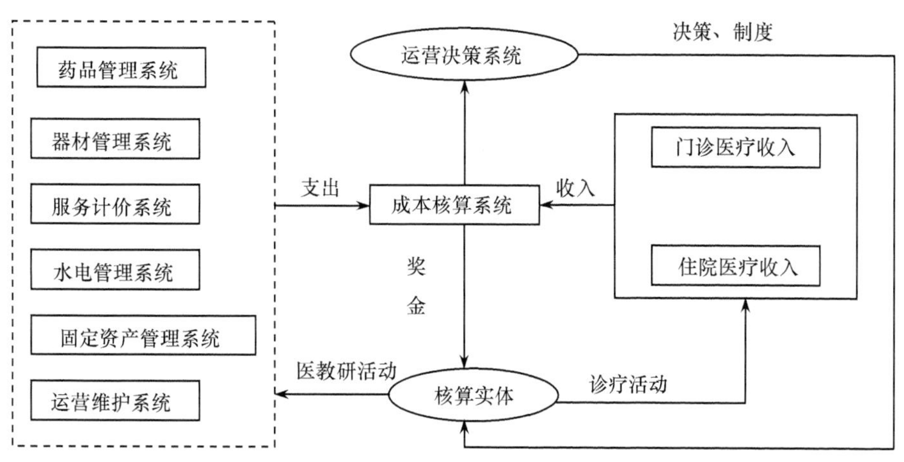

图 15-6 医院运营管理体系

2. 收入采集 直接采集来自于门诊收费管理系统与住院收费管理系统的科室收入数据。

3. 运营维护系统 用于维护账户记录、内部服务价表及标准成本分配。

4. 成本核算系统 由劳务核算部门根据医院的政策,以采集的收入支出数据为基础,一方面通过对收入核算类别、分配比例、支出核算类别等系数的维护功能,计算各科室奖金;另一方面对核算单位的成本支出和标准成本,在成本定量分析的基础上,从价格差异、数量差异入手,建立价差、量差的数学模型,进行成本差异分析,并通过核算类别、核算单位、发生时间、发生金额进行四维分析。对核算类别、核算单位提供各自对时间的纵向比较分析,并可任意选择多个其他核算类别进行横向比较,也可对核算单位做横向比较。

(五) 医务统计系统

该系统的最终服务对象有两类:一是医院的各级管理者,如医院领导,医疗、护理、药品等管理部门的管理者,他们可直接从该分系统中获得本分系统能够提供的有关信息;二是上级卫生领导机关(如卫生部),该分系统提供上级机关要求的常规统计项目。

其内容通常包括日医疗统计(情况概览,门诊信息,急诊信息,病人流动,手术信息,医技工作,当前危重,床位信息,候床信息,医疗收入)、月医疗统计(情况概览,门急诊量,病人流动等)、医疗数据统计(门急诊量,病人流动,医疗效率,医疗质量,诊断质量,医疗负荷,手术信息,管理质量)、医疗经济(病人住院费用,病人平均住院费用,医疗收入)、病人信息(在院病人列表,当前危重病人列表,本院住院病人列表,病人信息查询)、医疗计划完成概况、等级指标完成概况、事故差错查询、病种分析(单病种工作效率,单病种诊断质量,单病种医疗质量,单病种治疗经费,单病种病人查询)、综合报表(病人流动日报表,收治病人情况统计表,医疗事故情况统计表)、病案质量查询、药品会计账目查询等。

(六) 领导查询系统

通过对统计部门所做医务统计结果的浏览,掌握医院医疗情况的最新动态,了解全院或全科工作的进展情况和不足之处,为各级领导的决策提供科学、准确的数字依据。

(七) 信息安全管理

医院的信息化建设过程不可避免地要对信息的安全引起足够的重视,一旦机密数据泄密或系统数据丢失,其后果不堪设想。一方面,所有用户必须严格遵守国家信息安全法,系统严格分配使用权限;另一方面,信息中心必须建立健全数据的备份和恢复机制,过期数据的保存和查询机制,确保医院的数据安全,做到数据库的各级密码专人保管,并通过用户管理模块严格控制各个用户的操作权限,针对数据库的每一个操作均在系统中保存操作员的标识备查。

三、医院信息系统的实施规划

医院的信息化,首先是思想观念上的问题,要明确这是一个对先进的管理理念的理解与运用的过程,其最终目的是通过计算机网络达到高效的医疗质量服务,为现代化的医疗卫生管理提供决策分析。卫生部出台的《医院信息系统基本功能规范》明确指出整个系统不是简单地模拟现行手工管理方法,优化、合理化现有的工作流程和业务流程是关键。这要求各科室相关管理人员共同积极参与,树立全局观念。作为一个长远的过程,从购买系统到维护需要不断地投入,同时要求对信息化的目标、内容和实现情况整体把握。另外,由于我国现行医保政策的复杂性,国家、各部门各地区的政策不统一,标准化难以形成,所以给 HIS 的实施和通用带来了一定的难度。

(一) 领导的重视是关键

医院的信息化不能认为仅仅是将手工工作改成网络模式,不是简单地用计算机取代人工操作,尤为重要的是通过有形的计算机网络来实现更科学、更现代化的管理。因此,旧的管理方法和工作模式,以及人们的工作习惯必将受到严重挑战。这就涉及人员的培训、各职能科室之间的协调等许多现实问题,特别是在系统运行的初期矛盾比较多、问题比较大的时候,尤其需要领导出面协调好各部门之间的关系,使整个系统在最短的时间内运行起来。

(二) 选择合适的公司及产品

一般医院不具备独立开发 HIS 的能力,因此,在市场上选择一种 HIS 产品是必然的。所选择的公司首先应专业化,是专门从事 HIS 工程的公司;另外公司还需有 HIS 软件的版权或集成授权,有能力开发和修改 HIS 软件;软件具有良好的开放性、可扩展性和稳定性,可以方便地与其他系统(如 LIS、PACS 等)连接,能够针对医院进行二次开发,并且经过足够时间的使用和若干医院的实践检验。总之,系统要满足“实用、可靠、开放、集成、先进”的原则设计,能够适应“医保制度改革”的需求,并进一步考虑与国家“医保制度改革方案”接轨。

(三) 系统地规划实施

HIS 实施的总体原则是“整体规划,分步实施”。首先成立完善的组织机构,保证合适的人员能配合集成商完成任务;其次,各职能部门的工作人员与信息中心的工程帅及公司的实施工程师之间要有充分的沟通交流,做出整体的规划方案和分步行动计划;再次,重视对工作人员的培训工作,让他们充分了解所使用模块的工作流程及注意事项。

(四) 系统管理员的重要性

HIS 一旦运行,整个医院就会对它形成强烈的依赖,为了保证系统的 7×24 小时不间断运行,HIS 的系统管理员不仅要保障整个系统软硬件的正常运转,还要保障系统的数据安全,防止对系统数据的恶意破坏,并执行灾难备份和对过期数据的转储任务,制定对系统的体检制度,定期对系统的软硬件的运行状况进行巡检。

四、医院信息系统的发展趋势

HIS 作为一个年轻的话题,在我国的大规模应用也只有十年的时间,还有许多的功能需要完善,从大的方面来讲,它具有如下的发展趋势。

(1)与麻醉、监护等医疗设备联网,直接将数据采集到临床信息系统(clinic information system,CIS),可进一步完善电子病历系统。

(2)运用广域网技术,使管理者可以在异地对医院进行各种管理,使医生在医院以外的地方也可对其住院病人进行了解,甚至下达医嘱,使信息的共享、管理模式产生质的飞跃。

(3)运用多媒体技术在医院中将医学图像信息(如 X 线片、CT、磁共振、病理切片、心电图、脑电图等)进行管理,生成多媒体的电子病历;利用多媒体技术进行远程医疗,结合数据挖掘技术(data mining)开发出具有一定智能的辅助治疗、辅助手术和辅助管理的决策支持系统,提高医疗水平和医院管理水平,进行多媒体基础和临床教学。

第二节 检验信息系统(LIS)

一、医院检验信息系统概述

医院检验信息系统(laboratory information system)简称为 LIS,是一个能实现临床检验信息化、检验信息管理自动化的网络系统。其主要功能是将检验的实验仪器传出的检验数据经分析后,自动生成打印报告,通过网络存储在数据库中,使医生能够通过医生工作站方便、及时的看到患者的检验结果,从现在的应用来看,LIS 已经成为医院数字化管理中必不可少的一部分。

二、业务流程及功能介绍

(一) 主要模块功能描述

1. 检验申请模块 数字化检验项目申请单,通常由医生工作站传递给护士站或检验科,并产生检验申请单条码,申请单包括病人基本情况、申请项目明细和申请事由。

2. 标本采集布置模块 此过程在护士工作站完成,根据检验申请采集标本,并借助标识号(条形码)将其与病人的唯一 ID 号和检验项目关联。

3. 标本检测模块 临床化学、血液学、微生物学等检验设备加装条码阅读器,样本检测完成后由仪器传回电脑,并对应检验申请单的条码形成初步检验报告,对于一些图像报告和手工编辑的报告也在这里完成。

4. 报告浏览查询 对初步报告结果进行审核并确认,形成最终检测报告,系统通常提供对检验结果的自动判断,病人当前与历史结果的对比分析等功能,检测结果确认后医生站和护士站能直接浏览、打印。

5. 质控管理模块 此模块主要是对仪器进行精

度检测时，做测试数据的采集、记录、处理并传输质量控制信息，可有效地防止系统误差。

6. 财务计费功能组件　个性化设置计费时机，在计费或退费时，判断该病人的结算状态和资金余额。提供对已完成检验项目与检验费用计费对照查询功能。

7. 实验室管理　实验室的试剂管理、考勤管理、值班排班、员工工作量统计、实验室差错管理等功能模块。其中试剂管理模块包括试剂的入库、出库，库存量管理，试剂相关查询、报表功能。

8. 数据字典维护　维护与临床检验相关的检验申请、标本检测、财务计费等功能的基础数据，提供基础数据快速、准确初始化的方法和工具。

(二) 业务流程

医院临床检验信息管理系统的业务流程分以下几个步骤：医生申请、标本采集及处理、标本检测、结果确认、报告浏览、打印报告单。

病人的化验申请可以有两条途径，手工申请和医生工作站电子申请。由护士或实验室人员执行标本采集，在实验室进行标本检测(包括手工和仪器)。检测结果通过手工或仪器自动入库，形成初步报告，经过审核确认后，打印出检验报告，在医生工作站也可以直接浏览或打印检验报告单，主要工作流程如图 15-7 所示。

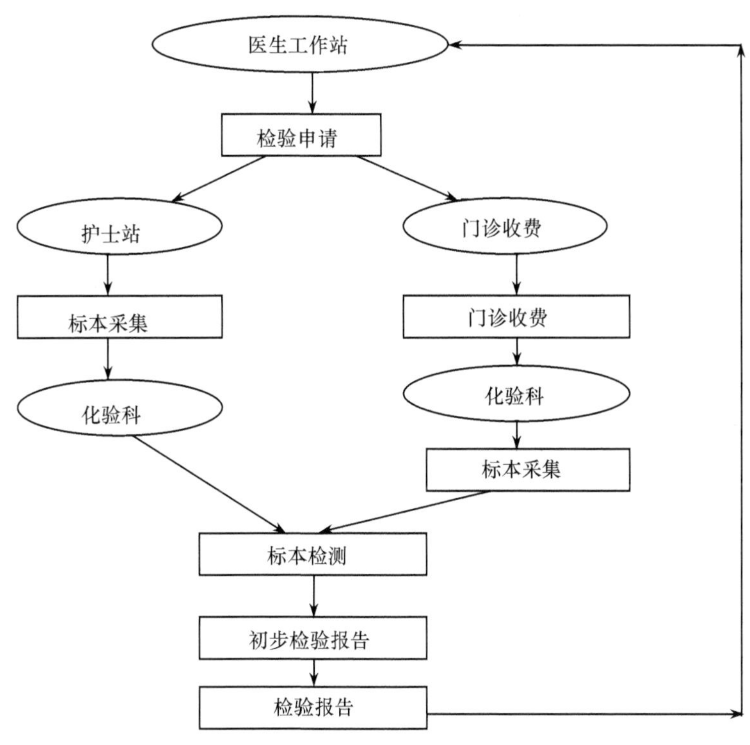

图 15-7　检验信息系统业务流程

三、实施 LIS 的目的及实施方法

LIS 的主要目标是为检验科开展检验工作提供更加有效的现代化支持。LIS 将尽量减少人工操作可能出现的人为误差，为检验结果查询提供更有效的方法，提高工作效率，缩短报告时间。

当医院确定了 LIS 系统建设的方向与目标、购买或自行开发完成 LIS 软件后，应根据医院的实际情况制定确实可行的实施计划，实施规划主要包括以下几个方面。

(一) 数据字典的维护

数据字典的内容和质量，直接影响整个 LIS 系统的运行质量和工作效率，医生申请、标本采集、标本检测、检验报告等模块都依赖于字典中的数据。如果一条检验项目的相关数据(项目名和价格)没有包含在相应的字典中，医生就无法申请这个检验项目，更不能正确收费，正确、完整的数据字典是 LIS 系统能正常运行的前提。

(二) 实验室检验系统的建立

实验室检验包括常规、生化、免疫、微生物等方面，内容很多，从工作性质来分，大体上可分为两类。一类是用显微镜等设备靠人眼来观察或用仪器(未联机)检测给出结果的,或者是申请数量比较少的项目,一般用手工检测,检测结果人工入库。另外一类是联机检测,联机采集主要是针对检测数量比较多的、且支持联机检测的设备,如生化分析仪、血细胞分析仪、尿液分析仪等可以检测的项目,采用联机检测,检测结果自动入库。

(三) 医生站、护士站的上线

在检验数据字典维护完成,实验室检验系统已建立后,医生站、护士站就可以上线。医院可根据自己的实际情况,全院同时上线或临床科室的分步上线。

第三节 PACS/RIS 系统建设

一、PACS/RIS 系统概述

自 20 世纪 70 年代计算机 X 线断层造影术(X-CT)之后,医学影像技术得到快速发展,出现了各种医学成像的方法和设备,医学影像设备成了各大医院不可或缺的一个组成部分,如传统的 X 线透视和摄影、核医学、超声成像,近年来,计算机在医学影像方面的应用得到迅猛的发展,为我们提供了许多数字化医疗设备如磁共振(MRI)、CR/DR、数字减影(DSA)、正电子发射型计算机断层(PET)。这些设备产生的医学影像已成为医生诊断的重要依据,但同时也面临着新问题的产生——如何处理/存档这些堆积如山的有价值的信息?影像信息在医院内部科室之间、医院之间、甚至地区之间的广泛传递/通信,满足医疗诊断、治疗、远程会诊和教学研究的需要等问题。

不同的制造商制造的设备之间也需要传输图像和联合信息,新一代的影像设备厂家们已经逐渐放弃自己特有的图像格式和通讯协议,在通讯方面已采纳了 DICOM 3.0 标准。DICOM 3.0 标准是通过美国放射学院(ACR—— American College of Radiology)和国家电子制造商协会(NEMA—— National Electrical Manufacturers Association)组织及其成员近 10 年的努力在 1993 年定形,1994~1995 年核医学和超声波部分重新定稿后该标准渐趋完善,后来又新加了 PET 和 RT、DICOM 移动介质,工作流方面的 DICOM Modality Worklist、Performed Procedure Step 等。

今天,计算机与网络技术已广泛应用与影像医学领域,研制出图像存档和通信系统(PACS——picture archiving and communications system)这一新的系统。它是专门为图像管理而设计的,包含存档、检索、传送、显示、处理、打印等功能。

具体而言,PACS 主要目标/用途包括:

1. 数字影像数据库(image archival and managent/image server) 将图像归档。

2. 医学数字影像和通讯 将全院各科室临床主治医师、放射科医师和专科医师以及各种影像、医嘱和诊断报告联成一网(image communications)。

3. 医生诊断工作站(review station) 取代传统胶片与胶片灯浏览影像。

4. 数字影像共享(image distribution) 通过 Web 或 Email 的方式传递共享。

5. 专业的二维、三维影像分析软件(image processing and computer aided diagnoses) 辅助诊断。

比 PACS 要早一些的 RIS(radiology information system)即放射信息系统,简单来说主要有登记预约(输入保存病人的基本信息、临床资料数据和部分检查信息);报告书写确认;放射科的日常工作管理;病例的统计和科研的需要等功能。它是作为与医院 HIS、PACS 沟通的桥梁。

RIS 的主要功能和应用包括:病人检查预约登记、病人检查预约的确认、影像设备管理和工作人员的预约/排班、医嘱的输入与管理、影像诊断报告生成与管理、划价与收费。

PACS/RIS 系统的建设和建立对医学影像的管理和疾病诊断具有重要的意义,不仅仅是在医院数字化信息建设方面,而更重要的意义在于疏通工作流程(HIS→RIS→PACS),提高设备与工作效率和增加收入;省去与胶片相关的费用,降低医院成本;减少重拍的几率,实现医疗资源的共享;更新技术来提高竞争力;吸引优质人才,提高服务质量;健全病人资料的自动化管理。

在国外,PACS 与 RIS 是分开的独立系统,但在国内目前它们两个却是不可分割的整体。从国内的实践来看,RIS 的定义已扩大到所有涉及影像的检查科室,而不仅仅是单纯的放射科内部业务的计算机管理,如在内科胃肠镜等科室的预约登记、图像及报告处理等应用需求。在 HIS/RIS/PACS 的关系上学术界一直存在争论,考虑到 HIS 和 RIS 同属文字系统,PACS 的主体是图像,而应用的核心是工作流和数据流,只要将工作流/数据流进行合理划分,RIS 分别归入 HIS(作为 HIS 的一个子系统存在)和 PACS(作为其功能组成部分),这样就形成了两个独立的系统。

二、PACS 的分类、组成与业务流程

PACS 一般分三类:mini PACS、PACS 和 Full PACS(enterprise PACS)。

1. mini PACS 指单一科室或单一影像模式用的,比如说超声波 mini PACS。

2. PACS 指放射科用的 PACS,一般只含 CT、MRI、CR/DR,有时包括普通超声波。用于高分辨率组织性灰阶图像成像、简单测量(线性、角度、面积等)和分析(区域最大、最小、平均值、均方差等)。

3. Full PACS(enterprise PACS) 是全院、全企业

(包括所有院区和分支)的PACS。支持的模式包括五大类:CT、MR、超声波、核医学与正电子、所有X线类(如胸、普通、乳腺、DSA、骨质等)。在国内和亚洲一些地区还可能包括各种内镜、显微镜、心电图等。

世界上目前最普及的是放射科灰阶PACS。在这方面有许多厂家产品相对成熟,也趋于统一的DICOM标准。

Mini PACS有超声波mini PACS、心脏mini PACS(大都指的是心导管),核医学PET。

Full PACS是把放射科PACS、各科mini PACS和多院区远程PACS整合加在一起就成了Full PACS。院级PACS系统应能实现医院影像从检查申请、预约、划价(计费)、数据采集、传输、存档、处理、检查报告输出等全过程无胶片化的计算机管理。

PACS组成包含:①DICOM图像服务器(image server)——用来接收、提供和管理医疗影像;②医生诊断工作站(review station)——医师用来阅片和书写报告;③DICOM网关(image gateway)——将非DICOM图像通过数字或视频方式转换成DICOM;④Exam Appoint——RIS用于检查预约登记、医疗费用划价、收费处理,也可以是HIS的外延拓展部分;⑤技师工作站(tech-station)——与医疗设备相连的操作终端;⑥报告终端——用于住院临床或门诊医生以图文方式浏览检查结果;⑦远程诊断服务器(teleradiology server)——让医师远程用Web浏览器或其他软件看图诊断;⑧高级专用影像处理工作站——如三维图像工作站、核医学/PET工作站(可能包括CT/MR-PET/SPECT图像融合功能)。

PACS业务流程如图15-8。

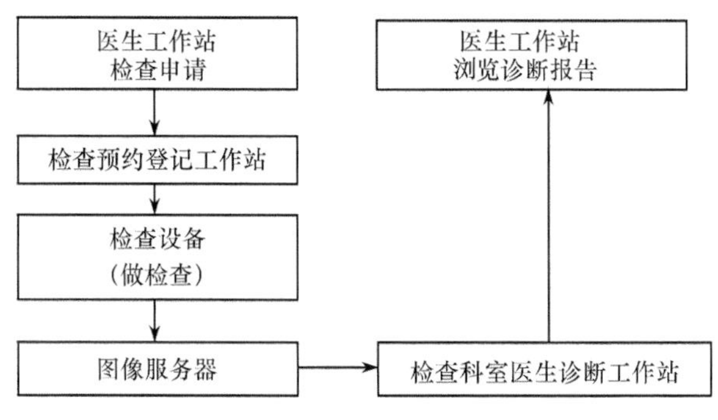

图15-8 PACS业务流程

三、PACS实施上线

虽然医学影像领域的数字、信息化是医学影像管理发展的必然趋势,但是因为PACS的建设不仅涉及多学科,同时PACS/RIS自身发展也是日新月异,相关标准也在不断进化,DICOM 3.0标准自1993年第一版本开始每隔一两年修订一次。因此,医院在考虑自己的PACS发展规划时,必须对现有的设备现状、网络条件、经济情况等因素做全面的论证和研究。

(一) PACS的筹划与评估

因为PACS本身不产生图像,图像必须从影像设备而来,如何无损采集符合诊断要求的医学影像数据,按照统一的DICOM3.0标准存放和读取,这就要求医院对现有的设备数据接口和网络条件做一些考虑:

(1) 调研现有设备和计划中设备情况:掌握设备的基本情况,如厂家、模式、型号、有无DICOM、能否配到DICOM及设备的数字化程度;掌握院内设备的年使用情况,如有几类检查、每类检查病人数量、年打印胶片量、医师诊断所需诊断工作站数量等,综合设计技术方案和经济投入。

(2) 成立专案组制定目标、预算、预期效果;调研他家PACS应用经验;内部与各级管理与医务人员沟通、统一认识。

(3) 撰写评估计划,其中包括评估准则;如果选择招标方式,还需撰写招标书。

(4) 调研医院网络现状,决定是否需要进行网络升级。

图像服务器和存储归档是PACS的一个重要组成,存储方案可以考虑使用三级储存模式(在线、近线和离线)。当然,因硬盘技术的飞速发展,如Tb级的硬盘RAID已开始广泛应用,也可以考虑两级模式(在线和备份)。

(二) PACS与HIS/RIS的融合

如果没有做HIS/RIS和PACS的整合,很多资料将分别存在于互不相联的HIS/RIS和PACS系统里面,许多信息要需重复输入,不能充分共享信息和利用资源,更重要的是无法保证数据的一致性。

所以,医院应根据自身条件,考虑PACS与HIS/RIS是融合还是独立。

(三) 与PACS厂家建立稳定的合作开发伙伴关系

医院根据实际和长远考虑对于PACS系统的完善不断有需求,但是作为厂家而言就可能面临一个没有很好的项目验收方式,一套PACS无论大小都可能陷入一个长期的工程中。因此,合理计划与PACS厂家建立稳定合作伙伴关系将非常重要,每期工程都要有具体的目标和经费预算。

第四节 医院数字化管理的发展

信息在医院管理各项职能中发挥着重要的作用。随着医疗行业信息化进程的不断加速,未来中国医院内部信息管理呈现如下发展趋势：电子病历；临床信息系统；大规模一体化医院信息系统等。未来医院在与外部衔接的过程中信息管理呈现如下发展趋势：与医疗保险的衔接；医疗急救信息管理；远程医疗中的信息管理；社区卫生信息管理平台；双向转诊。与此同时，医院信息管理的模式也在发生转变，逐步由自管型、半自管型向托管型模式发展。

一、医院内部信息管理的发展

(一) 电子病历

传统的病历模式受到了现代电子科技的挑战，电子病历是医院信息管理的发展趋势，电子病历(Computer-Based Record，CPR)是实现病历记录计算机化，是目前医院信息管理发展的重要目标之一。电子病历并不是我们通常想象的对病人信息进行简单的WORD文档处理，它不仅包括了患者纸张病历的原有内容，而且反映了患者整个的医疗过程，储存了患者全部的医疗信息，包括病史、各种检查检验和影像资料，是对个人医疗信息及其相关处理过程综合化的体现。它不仅仅是对病人医疗信息综合性的集成，更重要的是其具有可再利用性，为医务人员提供及时准确的信息，更好地服务于患者，同时也服务于临床科学研究、医院的现代化管理、远程医疗会诊等，可成为教学、科学研究的资料，适应循证医学成为电子病历的必然发展方向。

(二) 临床信息系统

医院信息系统包括医院管理系统、医疗信息系统和满足两者的信息服务系统。当一家医院具备了完整的医院管理系统后，临床信息系统就成为医院信息系统建设的重点。许多专家认为，管理信息系统与临床信息系统的分水岭是医嘱处理系统，如果一个医院信息系统包括了面向医疗的医嘱处理系统，就认为它已经进入了临床信息系统的门槛。按照专家这一意见，医院里除了医疗收费和药品物资管理外，所有与病人相关的信息系统都属于临床信息系统的范畴。

总体上，医院临床信息系统有以下几个主要发展方向。

1. 独具特色的专业化系统 因为医疗各专科既有共性，又有很大的区别。如在门诊医生站，急诊与内分泌科就有很大的区别，生殖助孕中心更有特殊的要求。但目前软件还很难适应这些特殊科室的需求。因此将来的临床信息系统一定是在满足共性的前提下，发展各具特色的专用软件。

2. 信息系统集成平台 由于软件开发分工专业化，像过去那样由一个厂家单打独斗的情况会越来越少。根据医院的实际需要，整合不同厂商有特色的专业系统从而形成统一的大系统是临床信息系统的发展趋势。

3. 具有完整临床信息的电子病历 临床信息系统是电子病历的直接信息源，电子病历建设需要完善的临床信息系统作为基础，而临床信息系统发展的最高阶段是实现具有完整临床信息的电子病历。

(三) 大规模一体化医院信息系统

根据卫生部统计信息中心2001年统计，我国应用信息管理系统的医院已达到医院总数的31%。但如果用一体化信息系统的标准来衡量，真正实现信息系统的还很少。因此，普及医院信息系统，并扩大其运营功能，提供智能化服务来分析医患数据，并为医疗诊断和医院管理提供决策支持功能，以达到医院优质、高效运营的目标是未来医院信息管理发展的一大趋势。

据卫生部对全国医院信息化的调查分析，我国医院虽然在计算机管理信息系统的开发和应用方面作了大量工作，花费了不少的资金，在单项应用上取得了一定成效，但是大部分医院特别是专科医院的信息化建设较多停留在门诊挂号收费、药房和住院费用管理等应用层次上，没有深入到医院管理的各个环节。不少医疗机构忽视了医院信息系统一体化的建设，使信息化很难真正地发挥它应有的作用。

(四) 无线化

无线化在医疗上的新应用对于提高医护人员的工作效率，提高救治生命质量，推动数字化医院建设必将发挥着越来越重要的作用。我国无线医疗技术应用近年来十分活跃，但比起欧美来还是存在一定的差距，仍然处于一种起步阶段。如果不加快应用无线技术，我国医院的技术水平将会远远落后于欧美。

1. 无线网络在医院信息管理中的新应用

在医院随着HIS应用的不断深入和应用需求的不断增加，特别是我国经历SARS之后，传统有线局域网的不足已显现出来。在有线网络中，终端不可能布放到每一间病房、每一个药品库房。医生查房，护士记录护理数据、药师盘库还是离不开纸质文档，这不仅手段落后，效率低下，而且更重要的是容易引起差错，甚至造成医疗纠纷。作为医院有线局域网的补充，无线局域网有效地克服了有线网络的弊端，利用PDA或平板无线电脑随时随地进行生命体征数据、医护数据的查询与录入，医生查房、床边护理、呼叫通信、护理监控、药物配送和病人标识码识别、无线局域网络手机应用等等，无线局域网络发挥了难以替代的作用。

2. 无线通信在医院信息管理中的新应用

无线通信技术在医院信息管理中的新应用包括跟踪治疗、移动观察、手机求救、病人数据收集、医疗垃圾跟踪和短信沟通等方面。

医院的信息管理目前正朝着“三无”方向发展，即：“无纸化”、“无胶片化”和“无线化”。无线化在医疗领域得到了新的应用，“无纸化”、“无胶片化”正在探讨应用中。

二、医院内外信息衔接的发展

(一) 医疗保险对医院信息管理发展的要求

随着我国医疗保险制度的改革，原有的简单医患双边关系转变为医院、患者、医保部门等复杂的多边关系，医保改革对医院管理是一个严峻的挑战。医院应该通过分析医保市场特点，加强管理，达到增收节支，良性发展的目的，信息交换也应实行系统化、规范化、自动化以及管理决策的信息化与科学化。医院作为医疗信息的拥有者，及时、准确的提供合格、合法的病人结算报表及有关临床信息，对于防止医疗纠纷、保护医患双方合法利益、规范医疗市场是很重要的。医疗保险对医院信息管理发展提出了如下要求。

(1)需要在医院设置本地服务器和集线器等设备，一方面可以通过局域网在本地进行业务处理；另一方面可以通过广域网连接到医保中心，进行数据存储和检索，保护整个系统数据的安全性和一致性。

(2)对于门诊病人，因为就诊需要使用 IC 卡，所以要求医院门诊要拥有 IC 卡读写设备。医院与医保中心应建立实时联网的收费系统，上报就诊病人的费用细目，使医保中心及时了解患者保险费交纳情况、就诊资格、费用超支情况，便于医保部门审查和利总分析，可防止假冒用户就诊。为此医院需要建设功能比较完整的门诊收费系统并培养一批熟练使用计算机收费的操作人员。

(3)对于住院病人，医院需要分别计算自费部分和医保费用，向医保部门上报病人费用细目。

(4)对病种费用进行控制。就医疗保险的发展趋势而言，未来患者更多的是与保险机构发生费用关系而不是在医院，医院只是向患者提供医疗服务，医院和患者面对共同的第三方——保险机构发生费用关系，而且支付的对象和手段上也面临多元化的方式。保险机构不仅仅对医院的费用关注，也对患者的诊疗情况进行了解、监督。此时，医院在向保险机构提供相关的医疗费用信息同时必须提供患者的临床信息，而这种医疗信息是符合保险运作要求的信息。

(二) 医院急救信息化体系

急救医疗服务体系包括紧急医疗救治指挥调度中心，院前急救部、急诊抢救室、急诊手术室、急诊重症监护室和各急救分站。其信息管理方式如下：

(1) 紧急医疗救治指挥调度中心

(2) 院前急救信息管理

(3) 分站院内急救信息管理

(三) 远程医疗

远程医疗从广义上讲是使用远程通信技术和计算机技术来实现远距离的疾病诊断、治疗和健康护理等多种医学功能的医疗模式。它包括远程诊断、远程会诊咨询及护理、远程教育、远程医疗信息服务等所有医学活动。从狭义上讲，是指远程医疗，包括远程影像学、远程诊断及会诊、远程护理等医疗活动。

目前国内很多医院的远程医疗会诊项目已走向了实用化阶段，正是因为远程医疗广阔的前景，有人预测其为 21 世纪暴利产业之一。随着科技的发展，建设远程医疗网络也是发展趋势。

(四) 医院社区间的双向转诊

随着中国逐渐进入老年社会，慢性非传染性疾病的危害日趋严重，由于社区卫生服务技术水平低，得不到居民的认可，患者无论大病、小病、急性病、慢性病，都到三级医院就诊，这样的盲目就医不仅增加了三级医院的医疗负担，而且还造成医疗资源浪费、医疗费用增加，更重要的是不利于对患者病情的连续服务。医院应及时转变服务模式，积极与周边社区及社区卫生服务中心合作，充分发挥其人力、设备、技术及管理优势，建立社区卫生服务管理平台，并利用平台开展了健康教育、双向转诊、慢病监控、妇幼保健、社区科研等社区卫生服务工作，有效缓解社区卫生服务供给与需求的矛盾。

建立畅通的计算机信息网络系统，转诊各方及时掌握上转或下转病人信息，使转诊医生了解上下级医疗机构的业务范围、技术能力等情况。

三、医院信息管理模式的发展

伴随着信息技术本身和医院管理者观念的发展，医院信息管理模式大致经历了自管型、半自管型和托管型三个阶段，由于国内各个地区医院经济、管理水平的不一致，目前这三种模式的应用并存。托管型信息化管理模式是当前医院信息化建设比较好的一种模式，在今后的几年内，国内医疗机构会朝这个方向发展。

(一) 自管型模式

医院在信息化建设方面集自主开发、自主应用及自主维护为一体，这种模式的优势是自主能力强，对个性化要求可以尽快地给予满足。特别是由于 HIS 系统由医院信息中心技术人员自主开发完成，对整个系统的了解非常充分，对以后系统的拓展有较好的自主基础,不足的是当主要开发人员如果出现跳槽情况时,对整个系统的开发、应用与保留就存在一定的难度。

(二)半自管型模式

半自管型模式有以下若干特点:①以科研带发展,医院在信息化建设上科研项目不断。②投资构建信息网络基础设施,形成以计算机房为中心,连接各临床、医技、财务、管理等部门的内部信息网,连接各医保中心、外部网的网络体系、形成信息交换、信息共享的模式。③医院信息系统实现对医疗等部门人流、物流、财流的综合管理,为医院的运行提供智能化的管理和服务,同时医学图像存储传输系统和检验信息系统的有效利用,使 HIS 从初期的以财务为中心的管理系统逐步走向以病人为中心的临床信息系统。④医院网站平台建设。医院行政网每天发布医院的重要信息,是院内沟通和传达各种信息的重要平台。丰富的文献资源和信息资源,电话语音系统的开通,使普通百姓更方便地查询该院名医门诊、专家门诊、专科门诊医生的出诊信息。

但这样的模式并不适用于所有医院,该模式也存在着一定的不足,当出现紧急情况时,公司的支持如果稍稍缓慢就可导致临床的混乱。因此,半自管型管理模式的完善还有待深入探讨。

(三)托管型模式

信息技术的飞速发展和管理模式的不断更新,使得医疗机构信息化建设面临一个难题,即主要依靠自身力量还是谋求社会化、专业化资源的问题。

医院信息化建设托管模式是继自主开发、自主维护向半自主型转变后的又一个转型,这一方式的医院用户需求特征明显,需求内容不断拓展,需求力度不断加大,为市场发展提供了新的契机,呈现出从基础设施服务向帮助客户实现业务转型服务延伸的趋势。医院从对系统完善、服务全面等基础要求逐渐向网络安全和环境安全方面提出了更高的要求,而公司需要提供的主机托管、数据存储、远程监测等网络服务以及发展到人员托管、软硬件维护托管及需求开发的托管,托管的内容已经涵盖了信息化发展的各个层面。

医院信息化建设的托管,是医院信息管理模式发展的较高阶段,针对目前信息化建设已经具备一定规模的医院,这种模式的优势更能体现,能够通过专业企业的专业资源和技术平台,把医院信息化推向一个新的高度。医院信息化建设托管刚起步不久,还需要不断的总结经验和探索,以便寻找出一条适合中国国情与医院特殊情况的信息化建设之路,应该清楚地认识到,专业公司的选择非常重要,同时有效结合医院自身资源与专业企业技术优势,才能真正达到医院与企业之间的“双赢”局面。

第16章 医院营销

第一节 医院营销观念的发展

一、正确理解医院营销

美国著名市场营销学家菲利普·科特勒在其名著《市场营销管理》一书中把市场营销概括地定义为："市场营销是指个人和集体通过创造、提供、与他人交换有价值的产品而满足自身需要和欲望的一种社会管理过程。"而医院营销(hospital marketing)就是指医院通过创造并提供医疗、保健、康复、健康咨询及其相关服务,用以满足人们健康需要和欲望的一种管理过程。

医院营销的概念,体现出几个核心思想:需要、欲望和需求,产品和服务,效用价值和满意度。

需要是指人类在生理上和心理上的基本要求,可以分为五个层次,即生理需要、安全需要、社交需要、尊重需要和自我实现的需要。欲望是指人们想通过什么途径和什么方法来满足他们的需要。需求是指人对能满足其需要和期望的特定产品的购买意愿和购买能力,即当某种欲望使人愿意为此付出金钱的代价,并当其也有能力支付时,这种欲望就变成了需求。

医院提供的医疗服务是一种特殊商品,它以设施、设备及无形的技术劳动向病人提供各种医疗保健服务,广义的医疗服务作为产品应当包含三个层次:核心医疗服务、形式医疗服务、附加医疗服务(图16-1)。

(一) 核心医疗服务

核心医疗服务是病人到医院求医最需要得到的物质和服务的利益。例如患者到医院看病是为了诊断病情,寻找治疗方法,得到治疗,获得康复。这是医疗服务最本质的效用和利益。

(二) 形式医疗服务

形式医疗服务是病人需求的医疗服务实体和外在质量。向人们展示的是核心医疗服务的外在质量,能满足同类患者的不同需求。这包括了医疗服务的项目、技术水平、设备新旧、治疗质量与效果。

(三) 附加医疗服务

医疗服务是各种附加利益的总和,是医院除核心医疗服务外附加上去的内容,它能给病人带来更多的利益和更大的满足,也就是病人需求的医疗服务延伸部分与更广泛的医疗服务。如医学知识的介绍、病情咨询、服务承诺、就医环境、生活方便舒适度等等。

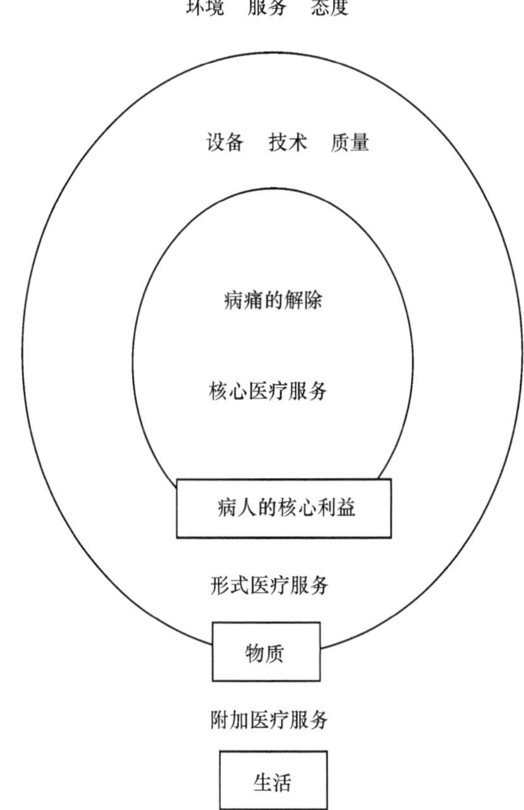

图16-1 广义医疗服务产品的层次

二、我国医院营销现状及其发展

在发达国家,医院早已经与企业一样引入了体系不同的营销管理。而在我国,医院在市场营销方面远远落后于企业。随着医疗服务市场化的不断推进,医院已经不可避免的被卷入到激烈的市场竞争之中。市场营销知识和技能的缺乏使一些医院提供的医疗服务产品千篇一律,这样的医院已经越来越不能满多样化的病人需求。结果一方面造成医院资源不能被充分的利用,另一方面又使一部分病人得不到所需要的医疗服务。

医院营销的发展,基本上经历了五个阶段。

第一个阶段,营销就是广告、推销。在这个阶段,医院并没有仔细研究人群的需求,工作的重点是通过广告,漫无目标地吸引病人来医院就诊;而对于谁应是医院服务的重点顾客群以及这些顾客的需求并不是十分清楚。

第二个阶段,营销就是良好的服务态度。随着竞争的加剧,医院逐渐认识到一个良好的服务态度和对病人的尊重是吸引病人来医院就诊以及建立长期关系的重要因素。在这个阶段,医院开始努力改善其服务。在此之前,医院由于其垄断性,医务人员与病人之间信息和地位的不对称性,导致服务态度恶劣,冷落、甚至训斥病人的情况时有发生。因此,医院的服务态度成为病人经常投诉的焦点。

第三个阶段,营销是市场细分和创新。在这个阶段,医院认识到它所服务的人群是由很多类不同的人群组成的。这些人所在的地域不同、教育背景不同、收入不同、居住的环境不同、最重要的是他们对服务质量的要求不同。医院根据自身的特点,选择一定的人群作为目标,并针对目标人群设计创新的医疗服务产品。这一营销行为已经被医院认为是对医院有利的一个重要活动。

第四个阶段是对医院进行定位。在这个阶段医院经营者开始考虑医院做什么和不做什么的问题。医院要根据自己的核心竞争力、病人需求和环境的发展来决定医院自身最擅长提供什么样的“产品”。资源总是稀缺的,这样做可以使医院集中最优势的资源向病人提供比竞争对手产品更有价值的医疗服务产品。同时,为了使医院在目标人群当中形成一个与众不同的、与竞争对手有差别的独特印象,加大医院的吸引力,医院经营者也开始注意到把这种定位向公众和目标人群进行传播。

第五个阶段是营销的计划、实施和控制。一旦医院有了自身明确的市场细分和定位之后,医院经营者开始考虑如何对市场进行进一步的研究、进一步挖掘商机,以及配以营销计划、实施和控制的问题。这个阶段的医院营销已经达到了一个比较高的层次。这个时候的医院就需要有一个完善的营销体系作为基础来负责医院营销的整个运作。这个营销体系包括营销的职能部门、具有系统知识和技能的营销管理人员、与营销管理相关的激励机制、营销任务管理、业绩评估方法等管理系统。医院通过研究病人、研究疾病来确定目标市场,确定目标市场中的人群的需要,设计符合这种需求的医疗服务产品。期望通过一系列包括广告、销售及市场销售渠道的建立等活动,达到提高医院的收入及与竞争对手抗衡的目的。

中国的医疗服务市场将会变得愈加开放,竞争会变的越来越激烈。迎接医疗市场竞争的最好方法就是尽早引入营销管理的理念,把营销管理作为医院管理的一个重要组成部分,建立适应市场营销机制的营销组织结构,招募营销管理人才,学习营销管理知识,在组织中建立营销导向的理念,使医院的所有的活动都与满足病人的需求联系起来,设计与之相配套的业绩目标设定、业绩评估机制,努力提高医院提供服务的整体水平。营销管理体系的引进最重要的是对医院所有人员的思维方式产生影响。这种影响的结果最终会导致医院提供更优质的医疗服务,使病人得到医疗服务的最大价值。

第二节　我国医院营销环境分析

一、宏观环境分析

(一) 人口环境分析

我国是世界人口最多的国家,同时也是人口老化速度最快的国家之一。从现在起到21世纪30年代,老年人口每年将以3%的速度递增;到达2025年,我国老年人口系数将为17.63%,成为超老年化国家,老年人口是医疗保健服务需求量最大的人群;改革开放后,我国的三大人群数量增多:城市化人口增多,流动人口增多,外国人增多。这些趋势给医院营销创造了有利的宏观环境,并且随着中国的继续发展,这样的趋势还将继续增强。

(二) 经济环境分析

我国仍属于发展中国家,国家虽然用于卫生事业的经费逐年增加,但仍低于世界卫生组织规定的平均水平。人们能向医院投入的资金,对多数人来说已经是心有余而力不足,他们只能在不得不投入时才开支。显然,此时的资金是极有限的。

我国社会医疗保险覆盖面小,特别是农村,富余劳动力达1.5~1.6亿,加上城市中下岗人口不断增加,社会分配的差距日趋加大。城乡中有相当一部分人缺少资金,这也会大大制约在医疗方面的支出。

(三) 技术环境分析

随着中国加入WTO,先进的医疗技术将得到进一步提高,国内及国外的科研成果将得到更进一步广泛地应用;伴随竞争的加剧,各医院将大胆进行技术改造;依托高精尖设备开展技术创新,在知识密集性医疗行业,医疗技术的不断创新是医院今后业务发展的核心。

(四) 政治、文化、社会环境分析

随着卫生体制改革的不断深入,对医院组织的注

册、经营、税收、管理将出台一系列的法律文件,以此来规范医疗组织的行为。同时国外医疗服务行业的进入也将对中国医院产生强烈的冲击。在国外,医疗服务行业已经是具有较高利润的产业,国内及国外医疗组织的竞争必然加剧,有限的医疗服务市场的争夺必将白热化,尤其是争夺高收入阶层的消费者等。

二、微观环境分析

(一) 供应商、营销中间商分析

医院属于服务性行业,其产品主要以医疗服务为主,体现在医疗技术和服务上,因此对物质资源需求的依赖性不是很强;同时医院的物资供应商(药品、医疗器械、耗材供应商及其他物资设备供应商等)较早就进入了市场,目前均已变成买方市场,它们对医院的发展起着推动和促进作用。在现阶段,我国医院未形成医疗集团,医疗服务直接面对病人,因此不存在营销中间商。

(二) 医疗服务对象分析

新中国成立以来,特别是改革开放以来,中国的卫生事业有了很大发展。但是目前卫生医疗保健市场供求仍不平衡,在供给结构、供给方式、供给质量等方面仍存在缺陷,卫生保健的消费需求严重滞后。

从供给层面来看,由于长期计划经济体制形成的固有模式,卫生被理所当然地认为应由政府提供,造成投资渠道单一、供给不足。而且由于我国地区间经济发展水平不平衡,卫生投入在城乡之间、地区之间分布不均衡,特别是贫困地区、偏远山区和"老少边地区",卫生供给不足更为突出。

从需求层面来看,对卫生保健最直接、最基本的需求来自居民家族。目前全国居民储蓄已超过5万亿元,据调查,居民储蓄准备用于卫生保健的支出占8%。特别是一些富裕家庭的医疗卫生保健服务已不单单是生存资料,而已成为延年益寿、健康幸福的发展及享受资料了。医院应当抓住机遇占领市场份额,从市场营销角度多层次、多方位开发,引导、满足潜在的需求。可见,我国卫生保健依然是"卖方市场",这是推动卫生市场化、产业化、社会化的重要依据,也是医院积极拓展卫生市场的最佳契机。

(三) 竞争分析

改革开放以来,我国卫生事业得到了快速发展。目前公立医疗机构已初具规模,卫生服务体系基本形成。虽然允许私立医院的存在,但由于受计划经济的影响,医疗卫生行业仍实行国家总体控制政策,公立医院仍然占绝对优势,营利性医院的发展具有广阔的空间。

(四) 公众分析

由于医疗服务业长期以来是作为公益事业发展,福利性已经在老百姓的心目中根深蒂固。一旦医疗服务业实行市场化经营,很多人在思想上必然不能接受。但是,随着医疗产业化的不断深入、营利性医院"以病人为中心"的营销模式的建立、营利性医院全方位服务体系的建立,在不久的将来,医疗行业市场化经营将受到公众的欢迎。

第三节 医院市场营销计划

正确制定和实施市场营销战略计划,是医院营销管理部门的主要职能。在战略分析的基础上,应用市场细分选择目标市场,从竞争角度确定市场定位,进而制定市场营销组合,这是市场营销战略计划的核心内容。

一、战略的计划

此步骤的主要任务是确定医院的目标及方式,而完成这一任务的关键是信息的收集与利用。一方面,医院要对外部环境进行持续不断的扫描与监视,以分析识别环境中蕴涵的机会与威胁。另一方面,医院还应充分挖掘与利用各种各样的信息来源,以获取足够多相关的信息。顾客调查、员工反馈、交易信息、投诉记录与竞争分析等,皆能指导管理人员从中发现问题与识别机会。

二、战略的实施

任何医院在形成一项营销战略时,最困难的一步是战略的实施。欲将选中的方案付诸实施,就必须制定一个详细的实施计划。实施计划应包括活动发生所遵循的逻辑顺序及详细的时间进度表。另外,还应对实施过程中所需要的短期与长期成本进行分列预算。在方案实施过程中,难免会出现一些偏差,故制定一些应急计划以应对意外事故,也对战略的有效实施具有指导意义。医院营销战略实施中的一个关键环节是监控那些偏离预算的费用。需要注意的是在医院营销战略的实施过程中,允许犯错误的空间极小,这是因为医疗服务的生产与消费同时进行。

三、战略的控制

要保证一项战略的成功,企业需时时对其进行评价与调整,这就是战略的控制。一旦发现一些阻碍战略成功的障碍,企业就有必要为克服之而采取一些相应的策略。只有认真审视战略,企业才有可能知晓它们的策略是否行之有效。事实上,把战略的计划、设计与实施作为一个整体加以考虑相当重要。在评价一项营销战略的收益时,应采用多种衡量指标,通常应包括服务的利润与质量等指标。

第四节 医院营销战略

现代市场营销的核心可称为STP营销,即细分市场(segmenting)、选择目标市场(targeting)和市场定位(positioning)。医院首先需要从整体市场中找出主要的细分市场,选定其中的一个或几个作为目标市场,并制定相应的产品计划和营销计划,使之适合每个选定细分市场的需要。

一、市场细分

(一)医疗市场细分概念

医疗市场细分是指根据医疗市场中不同消费者(病人)群体的需求特点、消费行为和消费习惯等,按照一定的标准,将市场分割为若干不同的消费者群(病人群)。其中,每一个消费者群(病人群)就是一个子市场,或称为一个细分市场,这样一种寻求细分市场的方法,实际上是一种求大同存小异的市场分类方法。它不是对医疗服务产品进行分类,而是对需求各异的消费者进行分类。

任何医院和任何医疗服务产品,都满足不了所有消费者群(病人群)的全部需求。一个医院或一种医疗服务产品,只能占领部分市场,满足部分类别消费者群(病人群)的医疗消费需求。受医院自身条件的限制,医院只有在针对消费者群(病人群)进行细分的基础上,才能满足消费者(病人)的需求。值得注意的是,这里所谓的市场细分并非意味着把一个医疗大市场加以分解成若干部门。相反实际上它通常是一个聚集的过程,就是把对某种医疗服务最易做出反应(敏感)的消费者(病人)集合成群。聚集的过程和离别可以依据各种变量进行连续细分,直到鉴别出规模足以实现医院利润的一个消费者群(病人群)。

(二)医疗市场细分作用

医疗市场细分是医院制定正确营销策略和选择适当目标市场的重要依据,也是顺利实现经营目标的保证。具体地说,具有以下作用:

1. 有利于分析市场时机,发现新的市场机会。

2. 有利于提高自身的应变能力,便于医院根据市场情况调整医疗服务经营策略。

3. 有利于集中人力、物力等资源投入目标市场,取得较佳的经济效益。

4. 有利于分配市场经营预算,避免医院资源的浪费,将资源用于适当的地方。

5. 避免单纯采用价格竞争。

医疗市场细分作为一种策略,蕴含着这样的思想:医院不是满足于在整体市场中占据一席之地,而是追求在较小的细分市场中占据较大的市场份额。目前医院由于规模偏小、技术实力不够雄厚,在整体市场或较大的细分市场上缺乏竞争能力。而通过比较系统的市场细分,则往往能够发现在这些力所能及的较小或很小的细分市场上,推出与医院情况以及市场需求相应医疗服务项目,取得较好的经济效益,甚至在某一方面独占鳌头,而这正是运用市场细分策略的表现。

(三)医疗市场细分原则和依据

1. 医疗市场细分原则 在市场细分时,应遵循下列原则,才能使细分市场具有真正的实用价值,保证细分市场能为医院制定有效的营销战略和策略服务。

(1) 可衡量性:它是指用来细分市场的标志,必须可以被衡量。应把握三方面的内容:

1) 医院必须能够获取有关消费者(病人)的准确情报。

2) 消费者(病人)对医疗服务产品有不同的偏好,对医院的营销策略具有明显的不同反应。

3) 对于已经细分出的市场进行可行性研究,使医院选择效益好的目标市场。

(2) 可进入性:它是指医院经过对市场的细分以后挑选出来的细分市场,医院必须有能力去开发和挤占。市场细分的目的是医院能够利用自己的资源与力量进入目标市场,并得到相应的社会和经济效益。因此,细分时,要注意结合医院的具体条件,充分利用医院现有的人力、物力、财力和技术能力等资源,发挥医院市场营销策略管理的作用,使医院顺利地进入目标市场并能有效地经营。

(3) 相对稳定性:相对稳定性是指在一定时间和条件下,市场细分的标志及有用的细分市场能够保持相对不变。医院在占领某一目标市场后,在一定时期内可以不必改变自己的目标市场,这样有利于医院制定稳定的市场经营战略与策略。然而,这种稳定性是相对的、暂时的,医院应根据现实的客观条件的变化相应地来不断调整自己的市场经营策略,达到和市场同步的目的。

(4) 盈利性:是指医院进入目标市场后,能够获得预期利润。医院选择目标市场的首要目的,就是要有一定的利益。这就要求目标市场应当具备适当的规模、有现实与潜在的需求、有一定市场容量和购买承受力,使医院保证适量的收益和有一定的发展空间。

2. 医疗市场细分依据 市场细分依据是客观存

在的需求差异性，而需求差异有很多，常见的影响医院消费者需求的因素可以概括为四大类：即地理因素、年龄因素、消费水平和购买行为因素。

(1) 按地理因素细分市场。是指医院根据消费者(病人)所在的地理社区位置、交通线路等因素来细分市场，然后选择其中一个或几个市场作为目标市场。

(2) 按病人年龄、性别人群因素细分市场。健康需求和消费能力随年龄的增长而不断变化。不同年龄性别人群的消费行为会有很大差别。根据年龄、性别的健康或疾病谱的变化，将医疗市场细分为老年人市场、妇女儿童市场和青壮年劳动人群市场等，则体现了按年龄性别这一要素作为划分市场的依据。

(3) 消费水平因素细分市场。医院以往不大注意消费者的消费水平高低、多采取基本一致的服务水准。实际上，病人的消费水平的差别已形成不同的目标市场，应把市场细分为高档市场、中档市场和低档市场。

(4) 按购买行为因素细分市场。是指以消费者对医疗服务产品的认识态度和利用情况等作为划分市场基本依据。具体包括：①利用动机。根据消费者对医疗服务产品需要和利用动机加以区别。比如可以将市场细分为体检市场、美容市场、预防市场、医疗市场等。②追求利益。根据消费者对医疗服务产品追求的不同利益来加以区别。医院经营者应该认识到一个普遍的现象，即来医院就诊的病人，常常希望选择自己认为最好的医生看病，而不情愿由护士安排的医生接诊。因此，管理者应该把人们的追求利益与其他一些因素结合起来，更深入地细分各种市场，如快诊市场、便民市场、专家门诊市场等。③偏爱程度。根据消费者对医疗服务产品的偏爱程度可将市场细分为：忠诚病人、中等偏爱者、偏爱移情者、无偏爱者。

医院在市场细分时，可以使用一种依据细分市场，也可以使用两种或两种以上的依据综合地、系列地细分市场。

二、目标市场

市场细分的目的就是要确定目标市场。在市场细分的基础上，医院根据自身的资源和实力，结合其经营目标，确定医疗服务产品投放市场的活动，也就是确定目标市场。只有正确无误地确定了目标市场，医院方能制定并施展它的经营战略和策略。

(一) 医院目标市场的选择

一个医院不可能进入每个细分市场。它首先必须对各细分市场进行评估。在分析判断的基础上，决定选择最有利于本医院的细分市场作为服务对象，这样确定下来的被服务对象——消费者群(病人群)，称为目标市场。通常目标市场选择的条件有如下几方面内容。

(1) 有适当的规模和需求。

(2) 具有一定的购买力或承受能力。

(3) 竞争者未完全垄断的市场。

(4) 医院有能力经营的市场。

(5) 有较稳定的社会环境。

图 16-2 中的程序并不是固定不变的模式，医院可根据具体情况加以简化或丰富。

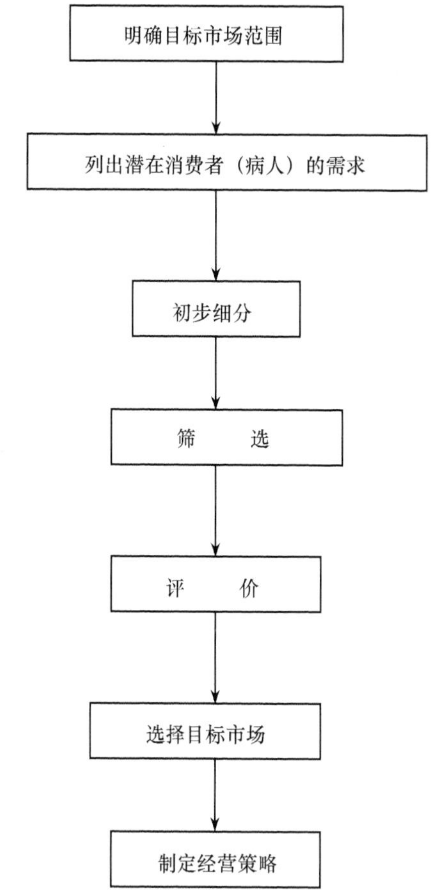

图 16-2 选择目标市场程序图

(二) 医院目标市场策略

医院在细分市场基础上选择目标市场，如果目标市场不同，所在市场中进行的市场经营策略也不一样，一般可应用以下目标市场策略。

1. 无差异性策略 这是指将整个市场作为医院的目标市场。即医院认为病人对医院的医疗服务具有共同需要，只要有一种服务产品，因此，单经营组合就能满足整个市场需要。这一策略的优点是可以大规模地提供基本一致的服务；可以节省市场调研和广告开支，成本低；对有技术垄断性的医疗服务产品，一旦创出牌子取得信誉，可以长期占领市场。这一策略的缺点：不适应市场需求多样化的趋势。

2. 差异性市场策略 这是根据不同消费者(病人)的需求特点,对整体市场进行细分,然后针对每个细分市场的特点,分别设计不同的医疗服务产品,采用不同经营手段和策略,以满足每个消费者群(病人群)的具体需要。这一策略的优点是该策略比无差异性市场策略更能适应病人的需要;扩大医院声誉,增强病人对医院的信任感;医院提供不同的医疗服务产品,可满足不同病人的需求,从而在竞争激烈的市场环境中处于竞争优势。这一策略的缺点是会导致投资增加,加大成本;由于品种多,数量少,服务繁杂,难以实现规模经济效益;同时也给医院经营管理带来困难,一旦不能满足病人群的需要,医院损失大。

3. 密集性市场策略 又称集中性市场策略,即在市场细分的基础上,医院选择一个或几个细分市场,作为自己的目标市场,然后集中全部人力、物力、财力、技术能力,以几种营销组合手段服务于目标市场。

这种策略适用于在较大的市场上缺乏竞争力的中小型医院,寻求在较大的细分市场进行渗透。这样做比较容易在某一特定市场上拥有较高市场占有率,在竞争中取得有利地位,获得较好的经济效益。这一策略的优点是有助于医院集中精力打攻坚战,在特定的市场上占优势。这一策略的缺点是医院经营具有较大的风险性,由于市场面宽,一旦需求发生变化,医院易陷于被动局面。

(三) 医院选择目标市场策略影响因素

从前述的三种目标市场策略可以看出各种策略上各有利弊,现代医院不可能随心所欲地选择自己的经营策略,而应根据自身医院的资源特点、医疗服务产品特点和市场的具体情况而定。一般说来,选择目标市场策略,应考虑以下几个主要因素:

1. 医院资源特点 医院资源又称医院实力。它是指医院的医疗技术能力、销售能力、服务能力和管理能力等。如果医院资源丰富、实力强,就可以采用差异性市场策略;如果实力不足、医院又小,宜采用密集性市场策略;如果医院医疗服务产品和市场需求大致相同,则可采用无差异市场策略。

2. 医疗服务产品的特点 医院可根据所开展的医疗服务项目特性而采取不同的市场策略。如果一个地方有几家医院就要根据本医院的特长,采用差异性和密集性市场策略。各市县区的医院都是为本地提供基本医疗卫生服务,经营中宜采取无差异性和密集性市场策略。

3. 市场特点 病人的需求比较接近,市场类似程度高,可采用无差异市场策略。反之宜采用差异性或密集性市场策略。

4. 竞争者市场策略 医院采取哪种市场策略,往往视竞争者的策略而定,一般采取与之相抗衡的策略。如竞争对手实行无差异性市场策略,就应当针对有关细分市场采取差异性市场策略或密集性市场策略去占领几个有利的目标市场。这是一个博弈的过程,竞争对手的情况十分复杂,因此采取策略也必须慎重考虑,以免竞争对手转变策略时,使本医院陷入被动状态。

三、市场定位

(一) 医院市场定位的概念

目前市场学中通常说的定位策略,都是指产品定位策略。所谓产品定位就是赋予产品一定的特色,树立一定的市场形象,以满足顾客某种需要和偏爱。这种特色有的可以从产品本身实体上表现出来,如医院的设施、专科技术等;有的可以从消费者心理上表现出来,如医院医务人员的微笑服务等。但产品定位只是市场定位的内容之一。市场定位除了产品定位外,还应包括医院定位,即所谓的医院整体形象市场定位。

从市场营销的观点来观察现代市场营销活动,在医院营销管理中间,医院定位越来越重要。因为在现代竞争激烈的市场经营环境中,只有建立良好的医院形象,医院才能解决营销系统中的各种矛盾,为医院开拓市场。所谓医院定位,就是确定医院整体形象在市场上的位置,或者说是确定医院总体形象在病人心目中的位置。产品定位是医院功能的形象位置;医院定位是医院整体形象的综合体现,既包括产品形象,还包括医院的技术经济实力、服务质量、信誉素质(医院精神、医院文化)、社会奉献等全方位的形象在病人心目中的位置。如果只有好的产品形象,没有良好的医院形象,那在现代激烈的市场竞争中就会败下阵来。这种情况在现代市场经营中不乏其例。所以,现代医院应该越来越注重医院的形象策划。当然,如果只有好的医院形象而没有好的医疗服务产品形象,也是不能够在市场竞争中取胜的。

综上所述,医疗市场定位的含义应该是:医疗市场定位应包括产品定位和医院定位。确定医疗服务产品形象和医院整体形象在医疗服务市场上的地位。

(二) 医疗市场定位的依据

医院市场定位是否合理,主要看这种定位是否有利于市场定位发挥应有的基本作用,包括将本医院与其他医院区别开来、能集中并建立和发挥自己的竞争优势、有效地吸引目标顾客等。由此出发,我们可以从以下几个方面来对医院的市场定位做出判断和评估。

(1) 医院市场定位是否抓住了目标顾客需求的最重要特征,是否符合目标顾客的购买要求或服务需求。只有符合目标顾客购买要求或服务需求的市场定位,才能使自己的产品或服务贴近目标顾客,并获得顾客的认同,从而吸引和拥有目标顾客,获得稳固的市场定位和较高的产品(服务)市场占有率,并在顾客心目中树立起良好的医院形象。

(2) 医院市场定位是否能充分显示和发挥自己的竞争优势,包括体现自己对竞争对手的相对优势和反映独特性的竞争优势。医院为服务产品和医院形象确定和塑造特定的市场形象,要能够实际地吸引目标顾客,还必须以自身的竞争力为基础,能将自己的种种竞争优势、与众不同的地方和特点通过市场地位反映出来。只有这样才能引起顾客的注意和兴趣,获得他们的认同和偏爱。

(3) 医院市场定位是否符合自身的竞争策略和实力。从医院的竞争策略看,一般有直接竞争、部分直接竞争、避开竞争对手和部分避开竞争对手的服务产品等定位策略。医院正确的市场定位,应体现竞争策略和定位策略的一致性,同时,要与自身的竞争实力和条件相适应。例如,靠近竞争对手的服务产品定位,就需要自身有较强的实力和目标市场有足够的市场容量,反之,则应采用避开竞争对手的服务产品定位。在部分因素上拥有独特的竞争优势,而整体实力上不足以直接与竞争对手全面对抗,则可采用部分避开对手的服务产品定位,而在其相对优势的方面采取与对方相似的产品定位,与对手直接开展竞争。

(三) 市场定位基本程序和策略

1. 市场定位基本程序 市场定位这一过程可分为三个步骤:第一步对目标市场做更进一步的调查分析,把握每一部分目标顾客对服务产品的要求及其满足程度;第二步对该市场的所有经营者做出客观的分析,在更窄的市场面中评价主要的竞争对手,确定自己的重点经营特色;第三步根据上述分析,制定具有特色的市场定位方案。

下面以一个服务产品定位的例子来说明这个过程:

假定某市中小型医院经过市场细分,选择了以中等消费水平的消费者为主,以创伤外科医疗服务为目标市场。接着,他们就应做如下的工作。

首先了解目标市场的消费者对创伤外科诊疗的要求如何?目前满足程度?通过调查,了解病人的三方面要求是:

(1) 医院所处地理位置和交通路线应满足就医方便,能及时把创伤病人送到医院就医。

(2) 医院要具有治疗创伤外科病人的技术条件和提供优质服务。

(3) 收费要合理。住院医疗费在2000元~3000元之间,另外,必须对目标市场中的竞争者做出客观的分析。例如现有治疗创伤外科的医院四家,分别称A、B、C、D医院。通过调查分析,了解到A与B的位置交通较好,又是三级甲等医院,技术水平较高,但费用(包括红包)也较高;C医院技术服务较好,但地理位置较偏;D医院费用较低,但技术服务一般。可以说没有一家医院能同时满足上述三方面要求。

该医院通过上述分析,认为将服务产品定位于“医疗费用适中合理”的位置上较为有利,但将面临D医院这个主要竞争对手。因此,必须进一步分析D医院的服务产品定位,尽可能使自己的服务产品除“医疗费用适中合理”之外,还具有区别于D医院的经营特色,如同时推出优质服务等。另外,还必须注意病人追求的一切利益,尽可能地使自己的产品能牢固地占领目标市场。最后,可根据以上分析,设计,制定可行的服务产品定位方案。

服务产品一经到位,医院就应通过一系列促销活动,为本医院树立某种市场形象,使病人相信医院的技术、服务产品质量。通过宣传本医院与其他医院的区别,使病人了解为什么要选择本医院,医院能为病人带来什么实际利益,使他们相信本医院能满足他们的三种要求。只有达到这样的效果,医院才能在目标市场竞争中取胜。

2. 医院市场定位策略

(1) 医院服务产品定位策略

1) 根据服务产品的属性和利益定位。

2) 根据价格和质量定位。

3) 根据服务产品的用途定位。

4) 根据使用者定位。

5) 根据服务产品档次定位。

6) 根据竞争定位。

(2) 医院整体形象的定位策略:医院整体形象的定位有多种定位策略,能定出许多市场位置。通常有四类,即市场领导者、市场挑战者、市场追随者和市场间隙者。不同类型、地位的医院采取的策略不同。

1) 市场领导者定位策略:市场领导者是指拥有最大市场占有率,最受消费者偏爱的一类医院。这类医院为了占有或保住其在同行业中市场的领导地位,往往把本医院的整体形象定在消费者偏爱圈的中心,尽可能使消费者对医院、医院的形象和服务产品感兴趣,相信并忠诚本医院及其服务产品。

实行这种策略,应该尽可能保持本医院的特色,扩大本医院与其他医院的差异,以便在消费者(病人)心目中树立良好的独特形象。

2) 市场挑战者定位策略:市场挑战者是指在医院市场上处于第二、第三位置的一类医院。这类医院为了争取市场上的领导地位,不惜采用各种攻击性策略,向市场领导者发起挑战,它们的最大希望是从市场领导者的手中争夺大的市场占有率,获得更高的利润额。

市场挑战者的定位策略,就是尽可能地缩小本医院和市场领导者形象的差异，缩小与市场领导者市场位置的距离，扩大市场空间区域，并尽可能地从正面、侧面、背面围攻市场领导者，以图取而代之的市场定位策略。所谓从正面、侧面、背面围攻，就是医院经营策略上全方位进行挑战，如价格上制定比市场领导者有竞争优势价位策略；在服务产品质量上制定出比市场领导者相同服务产品质量高的、相近的高级质量标准；在服务质量上扩大服务范围、提高服务质量；在信誉上，注意消费者的忠诚度和中间商的公平、公正和诚实，努力提高医院的知名度和美誉度等。以此形成对市场领导者四面围攻之势。

3）市场追随者定位策略：市场追随者是指在市场上处于第四、五位置的一类医院。这类医院从自身利润观点出发，不会向市场领导者挑战，愿意屈居次位。它们追随着领导者开拓市场，模仿市场领导者的服务产品和策略，避免与之发生冲突。因此，市场追随者的定位策略也相对比较简单，就是同市场领导者保持类似的特色，又随时根据市场领导者的策略变化调整自身的特色，以期追随市场领导者变化。

4）市场间隙者定位策略：市场间隙者定位策略是指那些被大医院占领后余下的小部分市场的份额，医院将寻找并占领这部分市场。因为这些小部分市场不太适合大医院经营，从而剩下来给小医院或诊所来经营。

市场间隙者定位策略，就是在市场寻找有发展潜力的间隙，把医院的整体形象确定在一个恰当的间隙上。采用这种策略，应量体裁衣，在小市场上求得较大份额和影响。

四、营销组合

（一）产品策略

由于服务的无形性，一般情况下我们很难具体的识别服务的产品是什么，为了更好地理解医院服务的含义，在这里提出服务包的概念，它告诉我们医院所提供的服务产品的组成，顾客是从哪些方面感知医院服务质量的。

医院服务包是指医院所提供的服务组合，该组合含以下四个方面。

1. 支持性设备 在提供服务前必须到位的物质产品。如医院大楼及医疗设备等。体现在地点是否易于辨认，装修格调是否高雅舒适，布局是否合理，医疗设备是否先进、完备、没有障碍等。

2. 辅助物品 顾客购买或消费的药品、食物等。体现在充足、档次等方面。

3. 显性服务 顾客用感官察觉到的和构成服务本质特征的利益，指医疗服务产出（例如治疗龋齿后使疼痛消失）以及提供服务的全面性、稳定性和便利性等方面。

4. 隐性服务 顾客能模糊感到服务带来的精神上的收获，是服务的非本质特性或非物质形态的服务。例如服务态度、服务气氛、等候感觉、安全性、方便性、合适感、地位象征等。

以上被顾客感知的四个方面共同组合成顾客所购买的服务产品，并形成他们对医院服务的感知。

医院在设计服务产品的时候要注意包括以上四方面的内容，更重要的是医院要为顾客提供与他们所期望的服务包一致的整个服务过程。一家提供高档次医疗服务的医院，服务包四个方面的提供都应是围绕“高档次”来相互协调的，例如医院位置适中、周围环境优美、医院建筑装修气派、医疗科室齐全、名医专家手到病除，医务人员的服务无微不至等，任何一方面都应达到顾客的期望，如果降低了其中一方面的档次，都不会得到顾客的满意。反之，如果是一家提供基本医疗服务的医院，支持性设施是混凝土大楼，简单的诊室、病房；辅助物品少；显性服务是为顾客解除了病痛；隐性服务是和蔼可亲的医务人员。偏离这个服务包，将会破坏廉价医院的概念。抬高任何一方面的投入都会引起病人的疑虑，是不是还要付钱呢？总之，在设计医院服务包时，要根据医院定位的目标市场，要让目标顾客感到“物有所值”。服务包四方面的相互一致能带来医院的最大服务效益，任何一方面的不足或过度都会使服务得不到顾客满意或是浪费医院资源。

（二）价格策略

定价策略是营销策略组合的一个重要方面，价格竞争也是个最为常用的竞争手段。但由于医疗服务的公益性、福利性，它的价格一直受到政府的严格管制。

价格策略涉及医疗服务成本，在这里我们应该注意的是另一个成本问题，即病人接受服务的成本问题。患者的成本除了所付费用外还有时间成本、体力成本、心理成本、感官成本等。我们提供的服务利益组合必须和患者的成本相适合，这无疑是在运用价格策略的时候应该关注的重点。当然，低成本竞争一直是最常用的竞争手段，也是最为有效的手段。所以在降低病人就医综合成本的同时，医院也要注意切实降低自身的运营成本，努力做到“适宜技术、合理收费”或“优质低价”。现在政府对医疗价格进行了最高限价，但并不反对降低价格。因此，在切实降低医院运营成本的同时，可以在政府指令价格的基础上适当下浮，增强对病人的吸引力。

（三）营销渠道策略

由于医院服务半径有限，因此其分销渠道策略非常重要。例如可将医疗保险作为医院的分销渠道;通过对下级医院进行技术指导、技术援助、双向转诊等延长分销渠道;工会组织、计划生育等组织和部门由于肩负职工、女工保健职能是有效的分销渠道;意外事故处理部门、需要寿险鉴定的保险公司、需要代理法医鉴定的法院等部门和单位也是一个分销渠道。分销渠道的概念在医疗服务业几乎是一个空白,但在现今的市场竞争中,毫无疑问需要给予充分的重视。所有能够有效扩展医院医疗服务覆盖范围的广度和深度的组织、单位都是潜在的渠道,都应该着力去开发和利用。

(四) 促销组合策略

促销的本意是促进销售,但现在它的含义已远远超出了其促进销售的本身含义。现代营销学认为:促销就通过广告、人员推销、公共关系、营业推广等促销手段的综合运用来和现实的消费者以及潜在的消费者进行广泛的相互沟通,培养品牌知名度和忠诚度,以达到实现长期的高市场占有率,利于组织的长远发展。对医院来说,医院整体形象的树立就是一个闯品牌、树品牌的过程,而这一工作的最终目标,则是实现培养长期忠诚的客户群,以期取得长期的利益。

促销手段或称促销工具主要是四种:广告、人员推销、公共关系、营业推广。

1. 广告策略 由于医疗服务的公益性、福利性,所以医疗服务广告应是针对大众健康的,而不应是直接针对医院的。因此医院广告策略要讲究艺术性,避免对医院直接的宣传,形式上应丰富多样,如有奖征询意见活动、新闻报道性广告等。要让人们看着广告,而又不是单纯的广告,而且起到了广告的作用。

2. 人员推销 由于医疗服务的特殊性,其极易受口传信息的影响,患者的决定权有时候在于其周围的亲戚朋友甚至不相干的人。因此,人员推销是最应该受到医院重视的一种促销工具。但它不是指医院派出人员去专事推销业务,而是指力求让所有来过医院接受服务的患者都成为一个不拿工资的兼职推销人员,这也从另一个方面说明搞好来院病人的医疗服务对医院是多么的重要。

3. 公共关系 搞好公共关系,对医院来说也是一个理想的促销手段。医院是社会道德的载体,是体现大众利益的,因此它必须满足大多数人的利益,不能与周围的环境对立起来,而是必须和周围的人文环境有一个融洽的关系,让大家切切实实感到医院是可以信赖的。通常进行公共关系宣传的办法有:社区服务、义诊、巡回医疗、参加各种医疗宣传活动等。医院应该不放过任何可以展示自身的机会,拉近和周围人群的距离,形成一个良好的稳定的公共关系。

4. 营业推广 这指的是短期性的重点促销活动,如展览会、优惠服务等。

总之,医院应该根据内、外环境的实际情况综合运用多种促销策略,协同作战,以达到自己的营销目标。

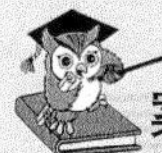

案例:某医院推出医疗服务新举措

某医院推出"四优"服务活动,即为病人提供优良的技术、优质的服务、优惠的价格、优惠的环境。

围绕"四优"服务活动,医院把切实提高医疗技术水平和医疗服务质量当作重要环节来抓:坚持每天派100多名教授到门诊一线坐诊,让病人找得到专家、看得上病;坚持急诊副教授以上医师带班制度,将来院急诊病人的开始处置时间缩短至3分钟以内;坚持教授查房制度,提升准确诊治水准。该院还开展"文明优质服务奖"活动:对全院工作人员规范着装,规范职业行为,改善服务态度,把温馨的医疗服务送给患者。同时,医院采取措施降低医疗费用:对部分医院项目实行限价,对部分手术实行降价,对部分药品及时按药品下调价格收费,取消加床费等多个收费项目,降低药品收入比例,缩短病人平均住院日,减少病人住院时间和开支。另外,为使病人有一个优美的就医环境,医院改造了住院病区,病房增设了卫生间,全部医疗区均安装了中央空调。尤其值得关注的是,医院还在武汉火车站的显著位置树立起了高大的广告牌。

案例思考题:

该医院此次推出的医疗服务举措包含了哪些医疗服务产品?采取了哪些营销策略?

第17章 医院科教管理

第一节 科研管理

一、医院科研管理概述

(一) 医院科研管理的基本概念

医院科研管理是在科学、管理学的基本原理指导下,用科学的管理方法和技术手段对医学科学研究活动中的目标、人、财、物、时间、信息和效果进行计划、实施、反馈、控制、总结,以达到最佳科研目标的一种组织协调活动,是医院总体管理中的重要组成部分。医院科研管理工作的基本目标是出成果、出人才、出效益,促进医学科学事业的不断发展和医疗技术、医疗质量的不断提高。

(二) 科学研究在医院的地位

在市场经济条件下,随着医疗体制改革的不断深入,医院面临着激烈的竞争,在这种形势下医院不能因循守旧、墨守成规、坐以待毙,而应解放思想、更新观念、采取措施、适应新的改革形势,在竞争中求生存、求发展。其中,最有效的措施就是在完成医疗任务的前提下,大力开展科学研究,有所发明,有所创新,逐步形成自己的特色和优势。只有这样,才能提高医护质量和诊治水平,提高医院知名度,吸引患者,从数量、质量两方面满足群众对医疗服务不断增长的需求,获取较大的社会、经济效益。实施“科技兴院”战略,通过科学研究培养一批业务熟、技术精的医疗科技人才;通过探索掌握疾病的发生发展规律,建立最有效的诊治方法;通过引进和创造最新的诊治技术,提高临床诊治水平,解决临床疑难问题;通过获取高水平科研成果提高医院知名度;逐步形成医疗特色、优势,确立某些学科在国内临床医学界的领先地位。加强医院的科学研究工作,是保证多出人才、多出成果的重要一环,是提高医疗质量、满足人民对医疗需求的重要战略措施。

(三) 科学研究在医院中的作用

1. 科研是提高医疗质量的重要保证 医院能否最大限度地满足人民防病治病的要求,关键取决于医疗质量和医疗技术水平的高低;而医疗质量高或低,又取决于接受、掌握和运用现代科技理论和技术能力的大或小。特别是近年来,随着医学模式的转变和疾病谱的变化,开展医学研究,可以深入系统地总结经验,加深对人的生命和疾病现象本身及其发生、发展规律的认识,开拓新理论,攻克新难关,不断寻求维护人类健康和防治疾病的最佳途径和方法。

2. 科研是造就医学人才的基本途径 进行科学研究的过程,就是培养造就优秀人才的过程。通过临床科学研究工作的锻炼,不仅增长了知识,还掌握了先进理论和技术,而且培养了医务人员严谨的工作作风,提高了战胜疾病的能力。由此可见,一个医院科技人员的数量和质量,是衡量医院医疗水平高低和潜力大小的重要标志。医院为了加快现代化建设的步伐,需要培养造就一支具有现代医学科学知识的科技骨干队伍,更需要大力开展科学研究工作。

(四) 科研与医疗、教学的关系

医院承担着医疗、教学、科研三大任务。医疗的本质在于应用知识;教学的任务在于传授知识;科研的本质在于发展与创新知识。如何认识三大职能的重要性,正确处理好三者之间的关系,是医院管理工作者和临床医务工作者必须首先解决的一个重要问题。在临床工作中要克服两种倾向:一是重临床轻科研的倾向,认为临床就是单纯医疗工作,只要在临床能够开好刀、会看病就行了,科研工作可有可无,结果导致医疗工作尚能维持,但缺乏特色与创新,学科和学科带头人在学术界缺乏竞争力和影响力,难以形成学科优势。二是轻临床重科研的倾向,临床医生脱离临床工作,在没有掌握过硬的临床诊治技术的情况下,热衷于科研工作。轻临床重科研的现象在一些刚毕业的临床硕士、博士生身上表现比较突出,高职低能,科研论文多、成果多,但临床诊治技能薄弱,不能很好地承担相应的医疗工作。这两种倾向都是片面的、错误的,必须加以纠正。为此,不论是医院管理者还是临床医务工作者都必须明确以下两点:

一是必须明白熟练掌握临床诊治技术是作为临床医生的基本要求。这是由临床的工作性质决定的,开展临床科研工作是对临床诊治技能的深化和提高,临床科研必须建立在熟练掌握临床诊治技术的基础之上。脱离临床医疗工作搞科研,临床科研就失去了存在的意义,丢掉临床的基本技能去搞科研是本末倒置、好高骛远,亦不可取。

二是必须认识到学习和掌握临床的诊治技术并不等于临床科研。这是因为技术与研究的内涵特征有较大的区别，技术的内涵是人类在认识和改造自然的反复实践中积累的有关生产劳动的经验和知识，其基本特征体现为“有”（已存在）和“用”（应用）。而科研的内涵特征是：探索未知、探索事物的真理、性质和规律，其本质特征在于创新。所以，一个技术熟练的临床医生，只是一个技术的继承者和应用者，而不是技术知识的创新者。学习技术固然重要，但只能永远跟在别人后面爬行，这对于一个处在科技创新时代的临床工作者来说也是有欠缺的、不称职的。

（五）医院科研的类型

1. 按任务来源分类

（1）纵向科研任务：是指各级政府主管部门下达的课题、项目。包括国家、部门和专业发展规划中确定的科研任务，或主管部门根据医药卫生事业发展的要求和在防病治病工作中遇到的一些技术难点提出的科研课题。如国家科技攻关项目“863”、“973”课题，国家自然科学基金课题，各部、省、委、局基金课题等。一般通过择优或招标方式落实到承担单位。对医院而言，这部分任务是科研的主要任务，积极创造条件争取纵向课题，并在人、财、物上加以支持与保证。

（2）横向科研任务：这类研究与开发课题是以横向科技合同为依据的，它主要由企、事业单位委托进行，研究经费一般由委托单位提供。

（3）自由选题：根据学科发展和科技人员的专长，结合医疗卫生工作的实际需要，由科技人员自己提出的研究课题。由所在单位给予资助立题，如院、所基金等。自选课题目的在于鼓励有创新的思路和设想，先给予启动，为以后申报大课题做准备。因此，应充分重视自选课题，并积极创造条件给予支持和扶持。

2. 按科技活动类型分类

（1）基础研究：是以认识自然现象、探索自然规律为目的。此类研究探索性强，研究周期长，对研究手段要求高，研究结果常是一些科学发现。医学基础研究是为了探索和认识生命活动的基本规律，探索和揭示疾病发生、发展和转归的一般规律，从而对医疗、预防提供科学理论依据，指导医学科学实践。

（2）应用研究：主要是针对某个特定的有实际应用价值的目标开展的研究。一般来说，通过应用研究可以把理论发展到应用形式。应用研究是应用已知的规律去变革现实，包括治疗方法研究、诊断方法研究以及医疗技术装备的研究等。在应用研究中，有时又有基础研究，这种研究又称“应用基础研究”，这种研究与纯基础研究的区别在于它有一定的应用价值。

（3）开发研究：是运用基础研究和应用研究的知识，推广新材料、新产品、新设计、新流程和新方法，或对之进行重大的、实质性改进的创造活动。它和前两种研究的区别在于：基础研究和应用研究都主要是为了增加和扩大科学技术知识，而开发研究主要是为了推广和开辟新的应用。

以上三类研究互相补充，互相促进并可互相转化。基础研究是应用研究的基础，应用研究是基础研究的应用。应用、开发研究不仅是对基础研究成果的进一步延续和证实，而且反过来又促进基础研究的发展。

（六）医院科研的发展趋势

1. 向更注重辩证思维的发展　现代医学中，理论对实践的指导作用大大加强。在临床医学的研究中，不仅需要仔细观察、实验和记录，还需要从多角度来进行合理的推理和分析，运用科学的辩证思维。

2. 向综合性更强的方向发展　随着医学模式向“生物-心理-社会”模式的转变，医学研究必须和其他学科相结合、相渗透，要揭示疾病的内在机制，必须综合应用各门自然科学的最新研究成果。

3. 向动态和定量研究转变　在临床医学中，可以使用各种先进的仪器设备、技术条件对生命现象进行更加精确、微量的分析，甚至可以应用量子力学来研究复杂生物分子价电子的运动规律。现代科学技术的发展，已经为动态的定量研究提供了必要的手段。

4. 研究方法不断改进　医学实验仪器正向高、精、尖方向发展，实验技术不断改进，电子显微镜、放射性同位素、计算机和网络的广泛应用，使医院可以开展更加精密、更加复杂的研究。

二、医院科研管理的内容与科学化管理

（一）医院科研管理的内容

1. 科研计划管理　医院在编制科研规划或计划时应根据国家和卫生主管部门的科技发展目标、方针和政策，结合医院的实际情况，发挥优势和特点，确定医院的发展方向和重点学科，采取必要的保证措施，统筹兼顾，合理安排。

2. 科研课题和项目的管理　主要抓好科研课题的选题、开题论证、同行评议、督促检查、组织协调、及时申报。核心是抓科研课题设计。

3. 科研成果的管理　根据课题完成水平和情况，确定是否具备科技成果的条件，审定和组织科技成果鉴定或评审，及时上报有关成果管理部门登记和申请奖励，积极组织成果的使用和推广，争取最佳的社会效益、经济效益和学术效益。

4. 科研档案的管理　以科研项目或课题为中心，进行立卷建档，确定科研建档内容、要求，设专职或兼职人员负责收集、整理和建档工作，制定档案管理制度。

5. 科研开发工作　抓好科研横向协作，联合组

织开发研究项目,审查和鉴定合作协议书或合同书,检查督促实施情况。

6. 科研机构的管理 根据医院具体情况,确定是否成立研究所、室,组织论证和上报审批,明确管理体制,制定管理条例或办法,定期组织评估,总结交流经验,使研究所、室成为医院科研的主力。

7. 科研经费的管理 坚持专款专用,精打细算、合理开支、专人管理的原则。按财务规定办事,制定经费管理条例,每年两次检查经费使用情况,明确科研经费开支范围和使用办法。

8. 组织学术交流活动 根据知识补缺和更新的原则,结合医务人员的知识结构和医院卫生科技发展的新成就,组织举办各种学术讲座或学习,制定继续教育计划,创办学术期刊,扩大学术交流。科研部门负责制定学术交流计划和考核科技人员参加学术活动的情况。

9. 科研条件的管理 主要抓好科研仪器设备、科研资料、影像资料、实验室、实验动物等管理。重点是负责组织协调、创造条件,为科研工作提供必要的方便和保证。

(二) 医院科研科学化管理

医院科研工作内容繁多,实行科学化的管理将极大提高管理效率,促进科研工作的有序、快速发展。医院科研科学化管理将包括以下几方面内容:

(1) 医院的科研管理部门,对科研计划的制定、医院科研机构的设置、科研课题的管理和科研人员梯队的建设和配备,要遵循系统化的原则。只有做到全面管理、合理布局、突出重点、改进方法,才能充分发挥人力、物力的效益。

(2) 在科研管理工作中,在人、财、物、经费等的安排和协调上,要遵循最优化的原则。

(3) 在科研人员的使用上,要遵循充分激励其积极性和创造性的原则。

(4) 在学术问题上,要遵循学术民主、注重工作成效以及人人平等的原则。

(5) 在科研经费、设备使用等问题上,要按照经济规律办事,把长远的利益和现实的利益结合起来考虑。

(6) 要建立良好的科技情报工作体系,建立能及时反馈自身科研工作包括科研管理、科研状况的系统。

三、医院科研管理的组织制度

(一) 医院科研管理的组织形式

组织是进行有效管理的前提。根据医院科研工作的任务和特点,结合医院规模大小、任务轻重、技术设备能力大小、科技人员素质状况等因素,决定是否成立科研机构以及采用何种形式、需要多少数量。

从医院管理的角度,可执行院级和科室二级管理,医院由一名院长或副院长分管科研工作,设科研处、科或办公室为办事机构,条件暂不具备的可在医务科或办公室设专人负责科研管理工作,负责科研课题组织、申报、检查、成果鉴定等工作。

(二) 建立健全医院科研管理制度

为了保障医院科研工作有条不紊进行,保证医院科研管理有章可循,建立健全各项工作的规章制度,使医院科研按正常轨道运行。

(1) 科研计划、设计的审批制度。在审批科研计划和题目设计时,应有严格的呈报和审批程序,注意题目和目的必须明确,人员必须稳定,基本条件要具备,防止脱离实际。

(2) 各级人员职责。

(3) 科研资料管理制度。

(4) 开题报告与同行评议办法。

(5) 科研成果鉴定规定。

(6) 科研奖励制度。

(7) 科研人员考核制度。

(8) 实验室规章制度。

(9) 开展学术交流制度。

四、医院科研工作的基本程序

所谓科研管理的程序化,就是根据已确定的工作目标,统筹管理对人、财、物、时间等方面的需要,确定出一条最优化的工作步骤。这个工作步骤,就是一个程序。管理工作的程序是相对稳定的,它使我们的日常工作一环扣一环;同时它又是根据工作情况的变化而变化的,以确保工作的高效率和高质量。各项工作按其正常运转方式,形成了一定的先后顺序。研究这种运转方式,必须要统筹考虑,本着省时省力的原则,按照前因后果,进行最优化的组合并用一定的程序把工作步骤固定下来,以保证工作顺利进展,保证工作质量。

(一) 选题

选题是科研课题成败的关键环节,它关系到科研课题是否成立和有无价值,也是反映课题主研人员学术水平高低的重要标志之一。正如爱因斯坦所说:“提出一个问题往往比解决一个问题更重要,因为解决问题也许仅仅是一个数学上或实验上的技能而已。而提出新的问题、新的可能性,从新的角度去看旧的问题,却需要创造性的想像力,而且标志着科学的真正进步。”科学的选题来自于科学的思考,科学的思考依赖于科技工作者个人对知识的积累、科学研究工作的经历和对科研工作独立思考的能力,体现了探索性和创新性的特征,是对将要开展的科学研究工作的、整体思考。创新思路是关键,只有创新的思路才能产

生开创性的研究结果。因此,正确选题应该做到:

(1) 要善于把握科学技术的发展动态和趋势。

(2) 要善于从主、客观条件出发,科学地思考问题。

(3) 要敢于创新,勇于涉足前人未研究或未涉及的领域。

(4) 要善于从科学实践和需要中捕捉机遇,发现问题。

(二) 开题论证

开题论证是申请科研课题前,在一定范围内(如科室或学术委员会等)进行的对即将立题的内容公开讨论、完善研究内容的过程。课题负责人应将拟申报课题的题目、立项依据、技术路线、预期的社会效益或经济效益等内容尽量用通俗易懂、重点突出、言简意赅的方式表达清楚。有关同行专家对课题的选题是否适当进行科学的论证,目的在于集中专家智慧使选题更科学,以取得较好的科研成果。论证主要是对研究课题的目的性、创新性、可行性、实用性具体研究方法、研究步骤、研究条件、经费预算、预期结果实现的可能性进行评议,并提出意见和建议。

(三) 检查协调

在课题实施过程中,课题组成员根据立项课题的研究计划、研究方法和技术路线对受试对象进行处理,并对实施资料进行系统的记录、收集。在研究的中期阶段,对阶段性成果进行分析总结,并根据各类计划课题的要求,完成相应进展报告。遇到客观条件变化,随时进行适当的调整,以确保研究按时进行。

(四) 总结鉴定

按照课题计划任务书的进度安排,课题完成后,应总结分析全部研究资料。整理资料是对课题研究资料进行科学加工,对大量数据进行统计分析的过程。科学研究实际就是一个"研究—整理—发现"不断循环并向更高层次发展的过程。针对研究结果,组织同行专家或经过权威鉴定机构,采用不同形式进行严格的科学审查,从科学意义、学术水平、成熟程度、实用价值、研究难度以及研究工作的效率等方面做出实事求是的结论,形成科技成果鉴定。

第二节　医学教育的管理

一、医院教学的内涵

教学是医院的重要职能之一,医院教学是医学教育的重要组成部分,是医院将知识、技能传授给学习人员的过程。

狭义的医院教学是指临床工作人员通过临床示教、查房、讲座和各种操作向见习生、实习生、进修生、研究生以及低年资医生传授临床知识和技能,通过以上教学环节,使书本上的理论在临床工作中得以理解和应用。

广义的医院教学认为,随着社会进步,医疗模式的改变,新学科和边缘学科不断涌现,医学知识更新快,新理论、新知识、新技术、新方法层出不穷,医院可以通过远程教学、学术会议、学术活动等现代化学习方法与手段,促进医务人员知识更新,提高业务水平,以适应医学科学技术和卫生事业的发展。

医院教学的对象:一是对医院各类人员教学(包括专业技术干部和行政干部);二是承担医学院校学生的临床教学和毕业实习;三是承担在职人员进修培训。

医院教学的内容:基础医学理论、基本医学知识、临床基本技能;新知识、新理论、新技术;医院管理知识;相关政治思想内容,以培养正确的医疗思想和优良的医疗作风。

医院教学的任务:培养合格医学生;培养合格医学人才。

医院教学的方式:医疗活动(病历书写,医疗技术操作,教学查房、病例讨论等),授课或讲座,学术活动、小组讨论等。

医院教学的管理:制定各类人员培养计划;定期考核;严格落实。

二、医学终生教育模式

随着社会的进步、医学模式的改变、现代医学科学的迅速发展,许多新的学科和边缘学科纷纷涌现,如全科医学、医学心理学、医学社会学、医学经济学、医学法学、医学信息学、医学工程学、远程医学等,这必将要求医务人员不断学习,终生学习和终生教育思想已被广泛认可和接受。

医学终生教育包括院校教育、毕业后教育和知识更新(继续医学教育)三个阶段(图 17-1)。

三、医学教育组织管理

医学教育的三个阶段分别包含着不同的内容,具有不同的特点,因此其组织管理也不尽相同。

医学院校的在校教育:主要是五年制、七年制、八年制和专科医学生的在校教育。五年制、七年制和八年制学生进入高等医学院校后,经过 2~3 年基础理论学习,之后接受临床学科的理论教学和临床实习。无论是临床理论教学还是见习或实习,均离不开临床教学基地。学校的附属医院或者教学医院作为临床教学基地,按照教学计划和任务组织管理教学实习工作。

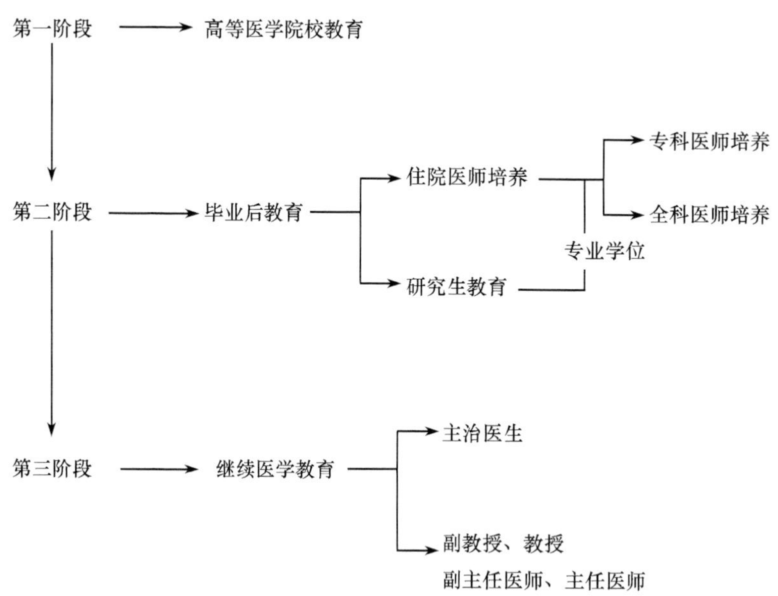

图 17-1　医学终生教育

毕业后教育和继续医学教育:医学教育是终生教育,医师在高等医学院校毕业后,还应系统的接受规范化、专业化的教育,因此医院毕业后教育显得十分重要。毕业后教育包括住院医生规范化培养、研究生教育。继续教育包括医院中级以上职称卫生技术人员的再教育、外来进修人员的培训等,由医院分管教学院长负责组织管理,科教处(科)作为职能部门负责具体实施。

四、毕业后教育的组织与实施

(一) 临床医学研究生教育管理

临床型研究生以培养高层次临床医学专门人才为目的。随着临床医学研究生教育改革的不断推进,临床型研究生的培养模式逐渐完善。医院科教科(处)作为主管临床教学的职能科室,应设专人负责研究生教育的日常管理。研究生所在教研室(科室)应形成集体培养下的导师负责制,主要以临床能力训练为主,重视基础理论学习,遵循结合临床实际问题开展科研工作的培养原则。

临床医学专业学位的授予标准突出临床思维能力与技能的训练特点。临床医学硕士应具有较强的临床分析和思维能力,能够独立处理本学科领域内常见病、多发病,掌握各项检查治疗技术,能对下级医师进行业务指导,达到卫生部颁布的"卫生部临床住院医师规范化培训大纲"中规定的第一阶段培训要求的临床技能水平。而科研与论文方面则需具备查阅本专业相关文献的能力,能结合临床实际,学习并掌握从事临床科学研究的基本方法,完成一篇学位论文,并通过答辩。

临床型研究生培养一种将住院医师培训与研究生学位培养相结合的毕业后教育新形式,可以使优秀的临床住院医师更专注于临床技能的培训,造就一批临床高级实用型人才。

(二) 住院医生规范化培训与管理

住院医师培训制度是医学教育中不可缺少的组成部分,也是医学生毕业后医学教育的重要一环,是医学院校在校教育和继续医学教育的纽带,严格执行住院医师培训管理制度,才能保障住院医师规范化培训的有效性。

按照卫生部《临床住院医师规范化培训试行办法》的要求,住院医师规范化培训时间为 5 年,第一阶段 3 年,主要在二级学科范围内轮转,为下一阶段成为专科医师做准备;第二阶段 2 年,在三级学科范围内进行培养,培养成为低年资的专科医师。同时也可以根据不同专业及学历层次,以及进入培训中心的时间,酌情调整。

培养考核方法:住院医生考核分为理论考核与临床技能考核两部分。

(1) 理论考核由市卫生局统一组织,每年一次,考核内容包括专业必修课、专业选修课、公共选修课等。

(2) 临床技能考核由各医院自行组织,内容包括医疗记录(病史、医疗报告等)、三基(基础知识、基本理论、基本技能)、病例分析、操作或手术、带教质量、论文、专业外语等。

考核方式:①轮转考核:每一科室轮转结束,由科主任组织考评小组,对住院医生医德医风、临床技能、教学能力做出综合评价，记入轮转手册；②年度考核：每完成一年培训，要进行一次全面考核，由各科（教研室）组成考核小组组织；③阶段考核：第一、二阶段结合，由医院组织专家进行考核。

住院医生培养趋向：住院医生通过第一阶段规范化培养后，品学兼优的经科室推荐，医院、学校审批后直接进入博士阶段培养；通过住院医生规范化第一阶段培养及全国统一在职申请硕士学位的外语及专业考核，完成硕士学位课程考试，可以在职申请临床硕士专业学位；住院医生规范化第一阶段培养考核合格后，进入规范化第二阶段培养。

五、继续医学教育

为适应社会主义卫生事业发展需要，依据《教育法》、《执业医师法》和《全国专业技术人员继续教育暂行规定》等要求，国家对卫生技术人员实行继续医学教育制度。继续医学教育是继医学院校毕业后走向医疗卫生实践岗位的终身性知识更新教育，是我国医学教育体系的重要组成部分，也是医院建立一支高质量卫生专业技术队伍的关键环节。

（一）继续医学教育的目的、对象与要求

继续医学教育是卫生技术人员在其职业生涯中了解学习新理论、新知识、新技术和新方法，掌握国内外医学科学新进展的有效途径。通过开展继续医学教育，能不断提高医务人员的专业能力和业务水平，不断更新专业知识和理念，并能指导下级卫技人员开展医学实践和科研工作。

继续医学教育的对象是高等医学院校毕业后，通过规范或非规范的专业培训，具有中级或中级以上专业技术职称的卫技人员。在医院包括临床、护理、药学、医技以及卫生管理等人员。

继续医学教育的要求：通过继续医学教育使中级卫生技术人员在晋升为高级卫生技术人员之前，具备相应的理论知识、医疗技术水平和科研教学能力；使高级卫生技术人员了解医学科学的前沿理论，掌握本学科的最新科学技术进展，对本专业有较深的研究，成为医院内本学科的学科带头人，同时能指导下级卫生技术人员开展医学实践和科研工作，以促进医院的发展。

（二）继续医学教育的内容和形式

继续医学教育的内容，应以现代医学科学技术发展中的新理论、新知识、新技术和新方法为重点，注意先进性、针对性和实用性，重视卫生技术人员创造力的开发和创造性思维的培养。根据学科发展和社会需求，开展多种形式的继续医学教育活动。

要求加强政治思想、职业道德和医学伦理学等有关内容的教育，培养高素质的卫生技术人员。

依据理论联系实际、按需施教、讲求实效的原则，根据学习对象、学习条件、学习内容等具体情况的不同，采用培训班、进修班、研修班、学术讲座、学术会议、业务考察和有计划、有组织、有考核的自学等多种方式组织实施。

要求各地区、各单位根据不同内容和条件，采取灵活多样的形式和办法，开展以短期和业余学习为主的继续医学教育活动。

自学是继续医学教育的重要形式之一，要求有明确的目标，制定自学计划，经考核认可授予学分。相应的自学管理办法由省级行政主管部门制定。

卫生部和省级卫生行政部门定期将认可的继续医学教育项目，按学科专业分类提前公布，供各地卫生技术人员选择参加。

经审批认可的继续医学教育项目分为国家级和省级。全国继续医学教育委员会评审国家级继续医学教育项目，此类项目按《国家级继续医学教育项目申报、认可试行办法》办理。省级继续医学教育委员会负责评审省级继续医学教育项目，此类项目按各省（自治区、直辖市）制定的省级继续医学教育项目申报、认可办法办理。

接受继续医学教育的卫生技术人员将根据本人的实际情况和工作需要，选择参加与本人专业和岗位工作相关的继续医学教育活动。

解放军总后卫生部、高等医学院校、科研院所根据本系统和单位的具体情况及特点，在做好本单位继续医学教育工作的同时，要积极面向社会，开展继续医学教育。

（三）继续医学教育的考核、登记和评估

卫生技术人员参加继续医学教育活动要通过考核。继续医学教育活动主办单位负责考核，卫生技术人员所在单位负责审核。考核、审核的具体办法由各省级卫生行政部门会同人事行政部门共同制定。解放军总后卫生部、卫生部直属单位考核、审核的具体办法由各单位制定。

继续医学教育实行登记制度。继续医学教育活动主办单位要对参加活动的卫生技术人员发放本单位签章的包括活动名称、编号、形式、日期、考核结果、学分类别、学分数等内容的登记证或学习证明。各单位应建立继续医学教育档案，对本单位卫生技术人员参加各种继续医学教育活动和获得的学分进行登记。

继续医学教育实行学分制。继续医学教育对象每年都应参加与本专业相关的继续医学教育活动，学分数不低于25学分。学分的授予和登记应严格执行继续医学教育学分授予的有关规定。

卫生技术人员接受继续医学教育合格是年度考核、聘任、职称晋升和医生、护士执业注册的必备条件之一。

各单位开展继续医学教育工作的情况,应作为对领导干部政绩考核的内容之一。

还要建立继续医学教育的评估制度。全国继续医学教育委员会和省级继续医学教育委员会定期对开展继续医学教育情况进行检查评估。

(四) 做好继续医学教育工作的措施

继续医学教育是一项系统工程,要求卫生行政部门、各医疗卫生单位必须把继续医学教育工作摆上重要工作日程,采取有力措施,确保计划目标的实现。

(1) 进一步提高认识,加强领导。要通过多种形式和途径加大对继续医学教育在卫生改革与发展中重要地位、作用的宣传,提高各级领导和卫生技术人员“科教兴国”的意识,树立终生教育的观念,把继续医学教育工作摆在重要工作日程上,并且把开展继续医学教育工作情况作为领导干部政绩考核内容之一。切实做到组织落实、人员落实、工作落实。在实施全行业管理的基础上,做好继续医学教育工作的规划。

(2) 进一步完善制度,规范管理。要建立健全有关规章制度,加快继续医学教育工作的制度化、规范化、科学化建设。要严格按照《继续医学教育规定(试行)》要求,规范继续医学教育的对象、学分的授予、考核、登记、验证等环节的管理,使继续医学教育工作有序健康地开展。

(3) 进一步提高质量与效益。积极开展多种形式的继续医学教育活动,在坚持“按需施教、讲求实效”和教育内容突出“四新”、“三性”基础上,要加强政治思想、医德医风、医学伦理学等有关知识的学习和教育。在努力扩大继续医学教育覆盖面的同时,要加强对国家级、省级继续医学教育项目举办过程的监督检查,规范继续医学教育活动的管理,把工作的重点放在提高质量和效益上。

(4) 建立一批国家级继续医学教育基地。按照《国家级继续医学教育基地认可标准及管理试行办法》的要求,逐步在一些符合条件的单位建立国家级继续医学教育基地,面向全国开展高水平、高效益的继续医学教育项目。基地实行滚动式管理,定期进行检查评估,优胜劣汰,避免终身制,保证继续医学教育基地的质量。

(5) 充分利用现代技术手段,开展继续医学教育。要充分利用各种现代技术手段,开发多媒体教学课件,积极发展远程教育,以解决工作与学习的矛盾,促进继续医学教育更加广泛深入地开展,使更多的卫生技术人员及时地参加继续医学教育活动和学习相关知识。同时,充分利用现代技术手段进行继续医学教育的管理,积极开发各种管理软件系统,使继续医学教育的管理更加高效、便捷和规范。

(6) 加强理论研究,积极开展国内外学术交流。要根据工作需要,组织开展有关专题的调查研究,为继续医学教育工作的不断深入提供理论依据和决策咨询。举办继续医学教育管理干部讲习班和学术研讨会,不断提高管理人员素质和继续医学教育工作水平。积极创造条件开办继续医学教育刊物,为广大卫生技术人员与管理干部拓宽学习与交流的园地。

(7) 完善考核评估制度,健全激励机制。进一步完善并严格执行继续医学教育考核、登记和评估制度,健全激励和约束机制。充分发挥继续医学教育委员会和学科专家组的作用,定期对继续医学教育工作进行检查评估,对先进单位和个人予以表彰。对乱办班、乱收费、乱发证等问题及时纠正。要重视继续医学教育的质量和实效,将继续医学教育与卫生技术人员的考核、聘任、晋升、任职、执业注册等密切结合。

(8) 保证投入,多方投资。各级卫生行政部门要把继续医学教育经费列入预算,各医疗卫生机构要加大经费投入,并通过多种渠道筹集资金。继续医学教育经费要专款专用,接受继续医学教育的个人在参加有关活动时应负担一定的费用。

第三节　医院学科建设管理

一、医院学科建设管理概论

临床学科是现代医院的基本组成单位,是现代医院聚集(吸引)人才、培养人才、服务社会,形成医院特色,建设和提高医院生命力、竞争力的重要基地。学科的综合水平,代表着医院的整体实力。建设一流的现代化医院,首先必须建设好一批具有较强的优势和特色的临床学科。

(一) 现代医院学科建设的概念

1. 学科定义及其内涵　学科是人类在认识和研究活动中针对认识对象,将自己的知识划分出来的集合,是相对独立的知识体系。学科的基本特征是学术性,具体体现在:单元独立,保持张力,注重实效,自由探索。

国家标准《学科分类与代码》解释为“学科是相对独立的知识体系”,并指出,学科应具备的基本条件规定为“应具备其理论体系和专门方法的形成;有关科学家群体的出现;有关研究机构和教学单位以及学术团体的建立并开展有效的活动;有关专著和出版物的问世等条件”。

临床学科是指主要从事临床医学领域疾病诊疗研究的学科。临床医学学科是医学科学的分支,它是医学科学发展的产物。主要涵盖以下内容:①对疾病的诊断；②对疾病的治疗；③从事某一医学研究领域的科学研究。在这里，需要区别临床学科与临床专科这两个概念。临床专科是医院根据其任务、环境、条件、资源、分工等因素及医院管理的要求，以某一特定系统或某一脏器为研究对象的专科划分管理，具有强烈的行政职能。而临床学科是以研究领域区分，它可以是一个临床专科，也可以包含多个临床专科。在大型综合性医院的业务科室中，往往是一个科室对应一个学科，而在一个中、小型医院中，则往往可能是一个科室对应两个甚至两个以上的相关学科。所以，医院的学科建设和科室（专科）建设有着十分密切的关系。

2. 医院学科建设管理 现代医院学科建设管理，是以科学管理的思想、运用行政、技术手段和方法，对医院学科发展进行有意识的管理。在宏观上对学科进行科学统筹规划、战略管理，合理分配人力、物力、财力资源，使投入、产出和功能发挥达到最优化；在微观上，进行日常工作的组织与协调。

学科建设工作已经成为现代医院各项工作的重心，拥有医学领域重点学科的多少，学科涵盖面的宽广程度是衡量现代医院质量和水平的重要指标。现代综合性大型医院的学科，承担着医疗、教学、科研、培干等一系列工作任务，医疗工作是医院学科建设的主线，必须贯彻"以病人为中心"的指导思想，坚持以解决临床医疗重大难题、提供区域卫生保障为首要任务，同时医院的学科还必须结合临床工作开展科研以及培养高层次人才。

（二）现代医院加强学科建设的地位和意义

1. 学科在现代医院的地位

（1）学科水平是医院综合实力的体现：现代医院学科建设和发展水平反映了医院的整体发展水平和综合实力，处于领先地位或国内外有重大影响的临床学科的多少是衡量现代医院的地位和声誉的重要尺度，学科水平决定了现代医院在国内外的地位、知名度和影响力。

（2）学科发展是医院发展的核心竞争力：学科建设是建设一流现代化医院的核心，医院的建设发展、整体竞争力中最重要的核心部分即核心竞争力就是学科建设和发展水平。现代医院要在激烈的竞争中占领有利位置，赢得医疗和人才市场，必须强化临床学科内涵建设。现代医院抓学科建设可以推动开展科学研究，全面促进医疗队伍的学术水平和临床医疗质量的提高。

（3）学科是高层次医学人才聚集的平台：临床学科是高层次医学人才成长、活动的土壤，是医学人才事业发展、实现自身价值、服务社会的平台。临床人才与医院、与社会的联系主要是通过学科。只有高水平的学科，才能建设高水平的基地，从而聚集、吸引高层次医学人才，形成浓厚的学术氛围。离开了临床学科，个人能力再大，临床人才也难有用武之地。

（4）学科是高质量人才培养的基地：临床学科是培养医疗技术骨干、造就一代名医名家的重要基地。医院拥有一流的学科，社会就能对其产生认同感、信任感，就能吸引优秀的学生，并吸纳大量病源，承接重大科学研究项目，开展临床新技术、新业务，有力地从事高水平科学研究并产生创新性成果，从而培养出更多一流的医学人才。

2. 现代医院加强学科建设的目的和意义 临床学科建设是现代医院建设和发展的生命线，是医院内涵发展的立足之本，学科建设和发展战略是实现医院可持续性发展战略的核心，是医院特色、生命力、竞争力的主要体现。加强学科建设，形成一批代表现代医院水平、特色的重点学科，是知识经济时代医学事业发展的需要，也是建设一流的现代化医院的客观需要；学科建设和发展的好坏关系到现代医院能否适应医疗市场竞争激烈的环境，关系到现代医院的兴衰存亡。加强学科建设，有利于构筑医院核心竞争力，从而在竞争激烈的医疗市场环境中保持优势；有利于为国家的卫生事业发展，提供高水平的医疗服务和科研成果，为国家培养高层次专门人才，为广大人民群众提供健康保证；有利于影响学科成员的价值观和思维方式，规范和定向学科成员的发展，进而形成医院文化，造就医院品牌。医院以学科建设带动人才培养，以学科建设提高科研水平，以学科建设增强教学实力，以学科建设提高医疗水平，从而实现现代医院医疗、教学、科研、培干工作的全面提高，实现医院长期稳定的可持续发展。

二、临床重点学科建设

（一）临床重点学科的条件

重点学科的条件既是学科建设发展的目标，同时又是医院学科发展的导向。重点学科应该是基础好、潜力大、有特色、发展方向明确、社会效益好的学科。不同类别、不同层面的重点学科的要求条件不尽相同。应根据不同学科的特点，有所侧重，确定不同的衡量标准。

1. 学科水平

（1）医疗水平：临床学科的首要任务就是疾病诊断治疗。因此，临床重点学科首先必须具有一定的诊疗规模，能解决本专业各类疑难病症的诊断治疗，开展医疗新技术、新业务、新项目，探索独到的诊疗方法并取得良好的疗效；有较大的推广价值，并得到同行的公认、社会的认同。

（2）科研能力：临床学科要努力结合临床医疗工作开展科研，积极申报和承担国家级、部（省）级重大科研项目或课题，并取得显著科研成果；研究工作总体处于本学科领域国内(本地区)领先水平,在国际(国内或本地区)上有一定的影响;在全国性刊物、特别是在国外学术期刊和国内重要刊物上发表学术论著。

(3) 教学水平:在教学上能独立自主地培养本学科高层次高质量人才,学科培养出来的人才在其他大型医疗或研究机构担任重要学术职务,得到同行的公认好评。

2. 学科研究方向 临床学科应具有明确稳定、特色鲜明和优势明显的研究方向,至少涵盖本学科一个主体研究方向。学科研究方向应相对稳定,有优势积累、有创新潜力。研究工作应处于国际(国内)前沿,部分处于领先地位,不断取得开创性的研究成果,长期为同行所公认。

3. 学科队伍 临床学科要有学术大师。学术带头人学术造诣深、在本学科领域有一定影响,为国内外同行医学专家所公认。

临床学科要有合理团队。具有一支素质高,年龄、职称、学术水平结构合理,整体素质优良的学术队伍是学科可持续性发展的重要基本条件之一。

临床学科要有良好氛围。学科内学术风气端正,学术思想活跃,学术气氛浓厚;学科内成员都具有良好的团队精神,能齐心协力、团结协作,共同为学科的建设和发展而努力开展工作。

4. 学术交流 学科的建设和发展离不开良好的国内外学术交流与合作基础,能及时了解跟踪本学科最新发展动态,如临床新技术新业务,与国内外本学科领域同行专家有广泛的联系和合作,积极开展学术交流,在培养高层次人才和进行科学研究方面和国内外学术界有着比较稳定的合作关系。

5. 学科建设条件 具有较大的医疗规模和编制床位,拥有国际(国内、本地区)一流的临床专科诊疗设备,病人就医环境好;具有良好的实验室仪器设备和工作环境。

6. 支撑条件 关系紧密的临床相关学科具有协调发展的综合优势,可以随时根据本学科需要,提供医疗、科研技术支持;学科成员之间沟通融洽,特别是学科带头人之间关系协调,具有可以组织发挥跨学科合作研究和辐射、带动相关学科领域发展的优势。

(二) 重点学科评估的组织实施

根据不同类别、不同级别学科评审具体实际,按照逐级申报、逐级评审、逐级审批的方式最终确定。

1. 总体部署 评审机关组织制定评审条件,设计评审表格,初步确定名额分配、评审时间安排等。

2. 学科申请 学科对照重点学科评审条件以及学科评估具体指标体系,在客观分析本学科研究方向、在国内外、本地区学术地位、梯队建设、高层次人才培养、建设条件等的基础上综合自评,经学科核心小组研究后提出书面申请。根据具体申报级别的不同,逐级申请,逐级推荐。在这里,特别要强调的是材料的真实性、数据的准确性,确实反映学科的优势和整体实力。绝对不能任意拼凑、弄虚作假。

3. 调查核实 学科评审组织对所申报材料进行公示,有条件的情况下安排评估专家实地参观,并逐一核实申报材料的真实性。发现填报内容不实、弄虚作假的要严肃处理,直至取消评审资格。

4. 科学评估 挑选对学科建设和发展颇有见地、实事求是、坚持标准、秉公办事的同行权威专家、相关学科专家、管理专家、信息专家组成评审组,采取同行专家通讯评议或专家组会审评议的方法,进行初步筛选。涉及本单位的评审,原则上应采取回避。

组织筛选通过的学科进行答辩,由申报学科带头人或学科带头人后备人员报告,回答专家提问、答辩,专家组对照《评估指标体系》对申报学科的综合水平定量测评,综合评估。对被评学科做出评估结论之前,专家组全体成员均要了解考察全面情况,并进行充分讨论研究。

5. 审定批准 组织评审机关根据学科评估专家组测评结果,在国内外同类学科的比较优势,结合学科在国家、本地区、本单位国民经济建设和发展中的作用,适当考虑学科分布的大致平衡,在此基础上初步确定重点学科,并在一定范围内公示,公示期满后无明显异议则由组织机构正式发文批准。

6. 评审周期 重点学科建设的过程应是“暂定一批,后备一批,相对确定,竞争滚动”。为了实施滚动培养,形成激励竞争机制,必须打破终身制,定期对重点学科进行全面评估。目前,由教育部组织的国家级重点学科评审每 4 年一次;各省(市)卫生行政部门、医院根据具体情况不同,大致每 3~5 年进行一次学科评估。评审周期既不能过长,也不能过短。周期过长,使得上一轮评审通过的重点学科缺乏危机感,而新兴的学科又缺乏动力;周期过短,又会导致“短期效应”,学科没有时间进行内涵建设,同时也会浪费许多人力、物力。

三、学科建设总体战略发展规划的制定

医院学科发展战略,是对医院学科建设具有全面性指导意义的方略。科学完善的学科建设规划是保证学科建设的重要基础。发展规划既包括医院学科发展的总体战略、医院学科群的组建与整合;又包括具体学科的个体发展战略、重点研究方向的确定等。

1. 医院学科建设和发展总体规划的制定原则 医院学科建设和发展的总体规划应有利于发挥学科优势,形成学科特色;应有利于医院整体功能的发挥,促进和带动相关学科建设与发展;应能激励

科技人员努力上进；同时应具有一定弹性，能适应主、客观条件的变化等。

（1）需求为牵引的原则：需求是学科建设的存在前提和发展动力，因此，医院学科建设应紧密结合服从服务于国家医疗卫生领域战略发展的大局需要，要和国家（本地区）同期医疗卫生发展战略相呼应，和人民群众的健康需求和医学卫生事业的发展要求相适应，以科学的分析、严谨的态度把握现代医院学科的发展趋势，围绕重大疾病、突发公共卫生疾病、严重危害人民群众身体健康的常见病、多发病的防治开展研究。

（2）体现特色、整体发展的原则：体现特色是加强现代医院学科建设的根本前提。综合性现代化大医院，由于涉及学科门类多，而各临床学科由于历史的和现实的原因发展不平衡，应彻底改变那种均衡自然发展的学科建设模式，坚持"有所为，有所不为"、"有所不为，才能有所为"的发展战略，走重点建设、发展特色学科的道路。中国科技大学朱清时校长说，任何一流大学都有若干学科是一流的，任何一流大学不一定所有学科都是一流的。应抓几个大方向、大项目，集中优势兵力打歼灭战。重点发展医院特色学科，突出医院特色、学科特色，对特色学科给予重点扶持，使其脱颖而出，而不能全部抓，面面俱到。

所谓整体推进，就是要调整学科结构，增强学科综合实力。在学科结构上，现代医院既要以原有重点学科和优势学科为核心形成发展极，瞄准前沿，保持强势；又要鼓励发展新兴学科和高新技术学科，构建有"发展极与生长点"的学科格局。在拓展新的学科发展空间时，攀登和占领新的学术制高点。

（3）分层次建设的原则：根据学科现有基础及实力，区别层次，采取不同政策。①加强品牌学科建设，选择若干个实力雄厚的优势学科作为名牌学科予以优先建设，给予重点扶持，增强核心竞争力，使其达到国内同类学科先进水平。②对比较具有优势和特色的学科特殊建设，使其成为具有鲜明特色的优势学科。③重点发展一批新兴、交叉学科，使其成为新学科的生长点。④积极扶持若干需要发展但优势尚不明显的学科，使其尽快达到国内先进水平。

2. 医院及临床学科发展规划的确定方法

（1）草案的拟定：学科发展规划，是医院战略发展的重大事宜，关系到医院核心竞争力。医院要组织专班，在充分调查研究的基础上，结合国内外发展动态及医院和学科发展的具体实际，拟定规划草案。

（2）组织论证：采用召开论证会或通讯咨询的形式，聘请有关专家和领导对规划草案从学术的科学性、先进性，系统的整体性、协调性，目标的可达性、激励性和资源分配的可行性、合理性等方面进行综合论证和评估，形成论证报告。凡提交专家或领导评议论证的规划草案应附有制定规划的指导思想及说明，并告之论证的重要内容，给予一定的时间，提供必要的背景材料，供专家和领导参阅、思考，并将论证的正确意见纳入规划之中。

（3）民主讨论：为了使规划更加科学，更加贴近医院及学科具体实际，必须按照科学、民主的决策程序，集思广益，发挥群体智慧。医院必须召开职工代表大会，全面听取来自各方面职工代表的意见和建议，最后以大会决议的形式讨论通过。

（4）行政决策：集体讨论通过的发展规划，由医院党委、院行政最终讨论审定，正式发文公布。

4. 学科建设规划涵盖的主要内容

（1）学科现状分析：学科现状包括本学科现有综合实力、工作基础、在国内医院同类学科的比较优势、特色和差距、不足。

（2）具体建设目标：学科具体建设目标是对学科的全面性筹划、全方位决策和根本性指导，是对学科构建及宏观定向的把握，要确定在现有基础上何时争创国家级（省级、校级）重点学科；何时达到国内（本地区）领先（一流）水平。

（3）主要建设内容：主要指学科在医疗规模、医疗业务、科学研究、学科队伍、学术地位、人才培养等方面的建设。

（4）具体措施：学科建设具体措施主要有学科建设的主要措施和分阶段实施的举措（明确哪些属于医院解决、哪些需要医院协调、哪些可以通过学科自身解决）。

（5）学科投入：学科投入主要涵盖仪器、图书资料等经费需求及经费来源、用向情况说明。

四、现代医院学科内涵建设

（一）研究方向的凝炼

学科研究方向是学科建设和发展的导向，是学科建设的命脉。共同的目标是学科群体赖以存在的前提和归宿。一个具有特色优势的临床重点学科，首先必须具备三个以上明确、稳定、具有特色的发展方向。只有方向明确，学科群体成员才可能心向一致，为实现学科群体共同目标而共同努力，从而形成临床学科群体的整体合力。

1. 学科研究方向的确定原则

（1）"优"：学科研究方向必须有学科优势积累，有和同行的比较优势，并在众多发展方向中不断进行优化。

（2）"特"：学科研究方向要体现学科特色，以特取胜。做到"人无我有、人有我优、人优我特，以特带新"，形成有别于其他学科、独一无二的特色"品牌"，避免低水平的重复。

（3）"新"：学科研究方向必须跟踪学科前沿科学研究的最新成果，在学科建设中有创新。

(4)"合":学科研究方向要在整合学科群体内各个成员的专业优势的基础上,充分体现个体的专业特色。根据学科现有优势基础,通过动态的整合与发展,逐渐使学科方向相对集中和稳定。

(5)"量":学科研究方向要坚持"有所为,有所不为"的原则,形成三个以上明确、稳定的学科研究方向,至少要包含学科的一个本体研究方向。方向要少而精,不可庞杂,太多容易出现力量分散、不能突出重点,但过少则缺乏覆盖面。

2. 学科的科学研究 学科科研水平代表学科发展水平。高水平的科学研究,首先要抓住学科前沿。前沿是学科的增长点,前沿的突破就是创新;前沿是改革和发展的突破口,突破前沿,学科就会向前发展。而抓住前沿,是学科自我评价能力成熟的标志。

3. 学科队伍的组建 根据学科现有规模、医疗、教学、科研、人才培养工作实际、学科发展规模预测、人才队伍梯队建设培养需要,合理规划,组建学科团队。一是要选准学科带头人,二是要组合好学科队伍。现代医院学科团队,应具有合理的年龄、职称结构、血缘结构等,能够持续进行高层次人才的培养。实现人才聚集效应,形成人才"硅谷"。

(二) 学科基地建设

要在充分论证、合理规划的基础上,按照学科属性,高起点、高效益,重点建设一批能够适应多学科发展、可以开展全方位对外服务、共同需要的学科公用技术平台、公用服务体系基地平台。加强中心实验室的建设,完善分子生物学实验室、细胞学实验室等开放性实验室建设。将现有专科实验室优化组合,建立临床医学研究中心。通过共建、共管等方式实现大型仪器、设备等资源的共管公用,避免重复购置,实现资源共享。要避免分散建设和低水平重复建设,建设能够适应一个学术群体或几个学科发展方向甚至多个学科共同需要的仪器设备的基地平台,实现公管共用。专科实验室建设要体现学科特色,避免小而全、重复建设、资源浪费、力量分散等现象 。同时强化公用平台管理,引进竞争机制,建立相应规章制度,加强维护和运营管理,规范合理收费价格和提供的服务,健全考核机制;培养引进一批高层次、多学科、专业化专职实验技术人员,实现良性循环。

(三) 学科发展公共服务体系建设

适应信息社会、网络时代的发展要求,应加强计算机网络系统、图书文献及其保障系统、基础研究实验设备条件建设,为学科发展提供支撑条件。教学科研公共实验中心,为创新人才培养和不同学科的自由探索及重大研究项目提供设备精良、管理先进、开放使用的实验平台。

(四) 品牌特色宣传

学科宣传是学科拓展医疗市场、有效吸纳病源,提升学科社会知名度和学术知名度的重要举措,是现代医院市场开拓、市场策划的重要范畴。在宣传过程中必须重视以下几点:①医院管理者以及学科负责人要高度重视学科优势特色宣传工作,特别是对学科带头人、学科主要学术梯队,要大张旗鼓地进行宣传。②坚持通俗易懂,使非专业人员能够理解。③既要注重医疗水平宣传,也要注重良好医德医风宣传,树立学科品牌形象。④既要宣传有突出贡献的个人,也要宣传团结谋事的创新群体。⑤注重学科带头人在学术界发展的内涵宣传,积极支持有条件的学科、学科带头人参加有影响的国际、国内大型学术会议,参与国内外学术交流;积极争取、全力支持主办全国性、地区性国际性学术会议,既要到全国学术的同类主流圈里面去活动,也要到世界学术的主流圈里面去活动,扩大学科影响,提高学科学术知名度。

(五) 学科投入

1. 资金筹集 现代医院应建立院学科发展专项基金,列入医院年度经费预算,并逐年增长;要动员各方面力量,争取各种资源的支持,多渠道筹措学科发展经费。要改变封闭、自我循环的学科建设模式,充分发挥学科自身的主观能动性,激发学科自身建设和发展的活力,加强与企业的横向联系,面向国民经济建设主战场,积极开展研究项目的产业开发,科技成果转化,增强学科的自身造血功能。

2. 投入形式 现代医院学科投入,既不能局限于改善基础医疗条件设施,如床位的扩大、病房的维修、常规医疗器械的添置所需要的基本建设投入,也不能局限于研究课题的经费投入;而是对有一定优势和发展潜力的学科发展方向,按项目进行重点资助。通过项目立项,明确资助的目的、内容和重点创新之处,进行重点支持。项目既可以是医院总体层面上的院级平台建设,也可以是具体学科层面某一方向、某一领域的建设;还可以是学科重点人才的专项培养。

坚持重点扶持原则,在投入中要保证重点,集中精力搞好优先发展的学科,将有限的钱集中用在有限的突破上。

3. 投入论证 为了使学科建设投入能够真正发挥效益,科学合理地使用重点学科建设经费。医院应组织相关同行专家对资助项目进行科学评估,对学科申报项目的先进性、科学性、可行性、必要性进行综合评估分析,防止低水平重复、造成资源浪费。

4. 效益评价 对投资项目要定期进行检查评估,检查项目执行情况、经费使用情况以及项目进度,是否达到预期效果等等。

(六) 学术交流

学科建设和发展离不开与国内外同类学科的交流与合作,通过交流与合作来激发医疗技术不断创新的动力。通过开展合作、共建实验室等途径,与国内外的同行专家学者进行交流与合作,吸引国外专家、学者指导、参与学科建设工作,请他们作学术报告、操作演示、疑难病例讨论、会诊查房等,促进相互交流,共同提高。鼓励支持主办全国性、国际性学术会议,努力提高学科在国内外的学术地位及知名度;支持医务人员、医疗技术骨干通过多种渠道出国学习深造,提高业务水平。

五、现代医院学科团队

人才资源是现代医院学科建设的第一资源。现代医院的竞争、学科的竞争,归根到底是人才的竞争。学科队伍是具体承担学科建设任务的重要力量,是医学学科建设的核心,建立一支素质优良、结构合理、业务精深、相对稳定、充满活力的学科团队,是现代医院学科实现可持续发展、在竞争中获胜的关键。

(一) 学科群体领袖

学科群体领袖,是现代医院学科建设的决策者和领路人,在学科建设和发展及其优势积累中起着举足轻重的作用。一个学科有名望较高的名医名家,会撑起学科的顶棚,聚集起一批有学识、有才华的人才,吸引一大批的病人。

1. 学科群体领袖的类型

(1) 学科带头人:学科带头人是学术团队的组织者和“领头雁”,是本学科专业技术群体的代表,是带领本学科专业发展的“帅才”。学科带头人的学术水平和知名度在一定程度上代表了学科的技术水平和学术地位。选拔和造就学科带头人是学科建设发展的关键。

(2) 学术带头人:学术带头人是在某一学术领域有较深造诣的骨干。就现代医院学科而言,他可以在某一研究领域、某一方面有一技之长,如在临床诊疗活动中经验丰富,能成功的救治疑难危重病人;或者教学经验丰富,讲课深入浅出、通俗易懂;或者科研思路鲜明,创新性强等等。

(3) 学科负责人:科主任是科室各项管理工作的负责人,在现代医院管理结构中处于承上启下的中间环节。具体组织学科成员完成医院下达的医疗、教学、科研等各项任务,在科室人员调配、工作安排、奖金分配等方面有较大的权力和责任。

(4) 学科顾问:是学科发展的创始人、奠基人、老一辈学科带头人。他们学术渊博、知名度高,桃李满天下,具有丰富的临床实践经验,是学科建设发展的宝贵财富。

2. 学科带头人素质要求　学科带头人个人素质和人格感召力、工作作风决定了学科群体的内聚力。一个优秀的学科带头人可以带动一个学科甚至一个学科群的崛起。

学科带头人应专业知识面广而深厚,学术水平高,专业技能强,外语水平高,基本理论与技能全面、扎实,掌握本学科最新研究领域前沿知识。应具有对学科发展的洞察力、分析和解决问题的能力、组织管理协调能力、较强的人际交往和社会活动能力、在同行中有较高的声望。同时,应具有强烈的事业心和责任感、奉献精神、胸襟宽阔、民主作风、全局观念等品格。

3. 学科领袖的选拔

(1) 公开条件、竞争上岗:坚持公开公平、竞争择优的原则,公开条件,采取自荐、他荐和组织推荐相结合的方式,将医疗、教学和科研工作实践中自然形成的思想素质好、组织能力强、群众威信高、善于团结人、热心学科建设、具有奉献精神的有权威的实际领袖通过民主选举的方法,选拔到学科的领导岗位上来。对那些门户派别严重、不善于团结人、患得患失、计较个人利益得失的人,无论其学术水平有多高也要坚决实行一票否决。

(2) 实行学科带头人、学术骨干定期聘任制:聘任期一般为3年,实行任期内年度述职、期满后目标考核,对完成任期目标、推动学科发展的续聘,不能完成任期目标的解聘。

(二) 学科梯队的培养

学术梯队是学科建设的组织保证,也是学科能否持续发展的关键。任何一个学科都是几代人甚至十几代人建设积累的结果,只有不断地关心培养年轻人成长,学科建设才能得以延续。

在人才培养上,要针对不同层面、不同类别人才,有计划、有针对性地培养。既要培养博才,也要培养专才。对于低年资医师,要实施规范化轮训制度,开展继续医学教育,夯实基础;对于高年资医生根据个人特长,明确重点研究领域和研究方向,形成自身特色。

对选准的学科带头人后备人选,要采取特殊政策加以重点培养。要积极创造条件,有计划分步骤地安排后备梯队接班。建立健全激励机制,营造人才脱颖而出的氛围和公平、公开、民主的竞争环境;为人才施展才华提供支撑平台和广阔空间;以事业留人,做到知人善任、人尽其才、才尽其用,最大限度地发挥专业优势和个人特长;以情感人,树立以人为本、向人性化回归的管理模式转变。

(三) 学术团队的整合

现代科学技术的迅猛发展,临床各学科、各专业之间交叉渗透,任何个人都无法单靠自身的学术水平和精力开展高水平的研究。尤其在临床科室,重大科研课题的攻关、新医疗新技术的开展、复杂疑难病症的诊治,都离不开学科成员之间的通力协作。

数量适度、结构合理的临床学科群体队伍,能充分发挥学科成员个体的积极性和学科的群体效应,体现特色和优势,形成学科发展群体合力。在组建临床学科队伍时,要本着精干高效的原则,根据临床科室承担的医疗、教学、科研、培干任务,科学合理测岗,避免人浮于事。医院人事部门对学科建设编制管理要从单纯的数量控制转移到调整梯队结构比例上来,本着稳定骨干力量、放开一片的方针,促进人才合理流动。要避免近亲繁殖,鼓励学科交叉,适当引进外校人才。同时对学科队伍配备要有年龄梯次结构,避免人才堆积、人才同步老化。

一个具有优势和特色竞争力的学科团队,应该是相对稳定、结构不断优化、优势互补的团队。临床学科在补充调整人员时,既要考虑到学科成员的显结构要素如年龄、学历、职务、专业、来源等,又要考虑潜结构要素,如思想素质、业务素质、心理素质、性格与气质素质等,要考虑各方面的人员互相组合是否有利于形成和谐的人际关系、是否有利于形成团结配合的局面。学术梯队成员的年龄结构要力求呈现承接有序的最佳状态。同龄学科群体安排不同研究方向,用人所长,使每个人都有各自的发展空间,形成优势互补。临床学科的人才群体,只要组织得合理,各种人才之间相互协调配合、扬长避短、互补互利,其群体功能一定会超过单个功能的总和。

学科团队的组成,应该按照大师加团队的模式建设。既要有医疗、教学、科研全面发展,带领学科发展的大师级帅才;也要有临床、科研、教学某一领域突出的将才。既要有高精尖的"专才",又要有一专多能的"博才"。团队的整合,需要根据学科发展的需要和现有学科规模,将不同专长、不同特色的人员有机组合,组建高水平的、综合实力强大的学术团队。

现代医院要协调学科群体领袖之间的关系,特别是学科带头人和学科行政负责人、老一辈学科人之间的关系。学科建设的重点是学术水平的提高,要加强学术管理;同时,学科建设又涉及人财物等方方面面,要加强行政管理。因此,在学科建设中特别要强化协调,分工负责,实行学科带头人学术负责制、学科负责人行政负责制。倡导相互尊重、相互支持、顾全学科发展大局,形成合力。作为新一代的学科接班人,要尊重、保护、爱护老专家的工作热情,为他们发挥余热提供舞台;老一辈学科带头人要甘当人梯,做好传帮带、交好班,发挥在人才的吸引、遴选和培养工作中的作用,帮助和扶持年轻梯队开拓创新,并将他们自己几十年艰苦创业,在医疗、教学、科研实践中摸爬滚打积累的丰富经验,掌握的知识、技术无私地传授给年轻一代。

六、临床学科重组与学科群建设

21 世纪是生命科学大发展的时代,为临床学科发展带来难得的发展机遇。学科间的交叉、渗透、融合,将衍生新的学科生长点,促进新兴学科和边缘学科诞生。因此,医院学科建设不应仅限于某一个具体学科,应该放到整个医院的全局来考虑,要根据学科发展的客观需要,进一步整合医院现有学科资源,适时地进行学科调整和重组。

(一) 临床学科群组建的目的

学科交叉融合,是科学发展过程中的一种必然要求,横向的交叉产生新的概念、思路、方法和成果。临床学科建设向"两极"分化,在一个领域内不断深入同时在多个领域综合交叉的整体化方向发展是学科建设与发展的新趋势。临床医学领域,许多重大疑难疾病的诊治,需要多学科的协调配合。如器官移植学科,涉及免疫学、外科学、麻醉学、危重医学、药学、心理学、法学、社会学、伦理学等的发展。过分的"分",使得学科越分越细,研究领域越来越窄,研究者往往见树不见林,对日益复杂的研究对象无能为力,由于分科较细,导致了临床医师的技术水平受到了局限,因此,需要把分散的力量和资源聚集起来,组成临床学科群,把本来不是优势的学科,通过优化组合,形成特色和优势,取得重大临床突破,以课题带动学科发展。加大学科、特别是工科和医科的交叉渗透力度,在工医结合方面取得较大突破。

(二) 学科群组成原则

学科群是若干个学科组成的研究群体实行优化组合,围绕某一个重大攻关项目或某一个具体研究方向具体实施。

(1) 学科群应当以一个重点学科作为带头学科,由支撑学科和相关学科等多个学科组成。

(2) 组成学科群的各个学科应当联系紧密,有研究工作的相关性。其中,支撑学科对带头学科应起到明确而充分的支撑作用,相关学科同带头学科和支撑学科之间要有较强的相关性。

(3) 学科群的组成应当体现学科间的交叉融合,在优先考虑带头学科与相同一级学科内的二级学科组建学科群的同时,鼓励跨一级学科组建学科群。

(4) 学科群的组成应有利于申报国家和为地方经济服务的重大科研项目,有利于医院医疗、教学和科研整体水平的提高。

(三) 学科群的组成条件

1. 有杰出的学科带头人 临床学科群是由两个

以上学科组成的"集团军",统领多学科协作攻关的带头人,必须是组织能力强、团结协作精神好、专业技术精、有渊博知识的杰出专才。否则,临床学科群的向心力、号召力不足,没有凝聚的临床学科群只能是一盘散沙、流于形式。

2. 重点学科为龙头　有1~2个优势主干学科作支撑,多学科互相交叉渗透扶助。重点学科、优势学科以自己特有的优势辐射其他学科,带动相关学科的发展。以重点课题重大科技项目研究为纽带。

3. 以重点课题和重大项目为核心　任何事物的发展,必须要有一股向心力和凝聚力,多学科合在一起又不溃散,必须有坚强有力的向心力和凝聚力这种强大的凝聚力光靠人的因素还不够,还需要具有研究价值的重点课题或重大技术项目,强有力和有发展前途的事业,从感情和事业上凝聚人心。以大项目、大课题为重点,联合有关国内外专家组建大的科研团队,如国家"863"、"973"重大科技课题就由多家医院、科研院所、高等学校的不同学科协作攻关。

4. 以完善的制度为保障　没有规矩,不成方圆。在学科群内对于知识产权、利益分配等必须有严格的制度规定,确保交叉合作的善始善终。

(四) 临床学科群组建的方式

现代医院应该打破原有具有强烈行政职能划分的专科框架,重组学科资源,将职能相近、分散于各个专科的学科进行整合重组;将原属不同专科的人员力量紧密地联结起来。组建一批面向实际、以重大科研课题为结合点的跨学科的研究中心,鼓励专业人员在编制、隶属关系不变的情况下,参加跨学科、跨专科的聘任、合作,建成一批能带动医疗技术发展的重点领先学科,形成重点学科群,从而带动医院全面发展,构建起适应新世纪学科发展趋势的、优势突出、特色鲜明、结构优化、协调发展的学科体系。

(五) 临床学科群的任务及作用

1. 协作攻关临床重大疑难疾病　临床重大科技成果,既要有临床工作的总结,更要有科学试验,重大科研成果的完成需要多合作,这是临床出重大成果的必由之路。

2. 协作开展重大技术项目　随着临床医学突飞猛进的发展,影像学、核医学、分子生物学等重大研究成果不断地运用于临床,促进了临床诊断学、治疗学的重大突破与革新。无数事实证明,临床重大技术项目的成功开展,必须经过多人、多学科的合作,达到学术互补。

3. 培养一专多能的专业技术人才　以学科为载体,促进学科间的相互渗透、相互交叉,培植新的学科增长点。

七、学科的科学管理

(一) 现代医院学科建设的组织与管理体系

好的体制可以吸引人才、造就人才、留住人才,促进学科发展;反之,落后的体制会制造矛盾,浪费资源、扼杀人才,制约学科进步。现代医院应加强制度建设,建设起有利于学科建设和发展的新机制。

1. 医院层面

(1) 领导机构及管理体制

1) 学科建设工作在院党委、院行政的领导下进行。医院成立学科建设领导小组,由党政主要领导挂帅,办公室、组织、人事、科教、设备、财务、总务等主要职能部门参与。领导小组下设办公室,负责具体日常工作。

2) 成立院学科建设专家委员会,由学科带头人及有关专家组成。

3) 按学科群成立学科委员会,由学科带头人任主任,成员由学科学术骨干及有关学科专家组成。

(2) 管理内容

1) 院党委、院行政:负责领导学科建设的全面工作,总体发展战略规划的审批;全院学科建设发展中重大原则问题的确定;负责学科群体领袖的选拔、培养、考核、监督;学科建设目标管理任务的下达、考核、监督;明确医院各职能部门在学科建设中的职责分工,并加强检查。

2) 学科建设领导小组:在院党委、院行政的领导下,具体负责全院学科发展战略规划的审核;全院学科的评估分析、重点学科的遴选、推荐;研究和解决学科建设中的主要问题,对学科建设工作具体负责人的职责完成情况进行检查、监督。

学科建设办公室具体检查、督促各单位对加强学科建设的具体措施的落实情况,协调处理学科建设中的各种问题。

3) 院学科建设专家委员会:负责全院学科发展战略规划的制定;各学科的发展规划论证。

4) 学科委员会:实行学术全权负责制,凡涉及本学科发展规划、年度计划,重大科研课题的确立、成果申报及学术梯队建设等均由学科委员会研究;根据自身情况制定符合实际的学科发展规划,提出分年度实施的目标;负责学术骨干、学术梯队的人选推荐和培养工作。

(3)管理制度创新

1)打破资源专科所有化壁垒,合理配置学科资源。教研室、专科是以临床、教学任务设置的医院基层组织,不同于学科建设,并不能涵盖学科的所有研究方向,尤其是新兴前沿方向。然而工作人员的行政关系落实在教研室、专科两级科层实体中,学科负责人权限虚化,责、权、利不能协调统一起来,学科建设的积极性势必受到压抑,对于跨学科、跨门类的综合课题研究来讲,这种传统管理体制更是难以适应。

为发挥好学科成员的学术积极性,推进学科建设,现代医院必须大力推进内部体制改革。克服现有专科划分管理的弊端,打破医疗资源、学科资源专科所有甚至个人所有的行政壁垒,打破影响制约学科发展的制度壁垒,建立若干个中心(研究所),确立管理体制框架,按学科分类和资源优势调整学科结构,合理配置学科资源。

2)引入竞争机制,不搞终身制。对确定的重点发展学科。在政策上、经费上给与重点支持,调动学科建设的积极性。同时,要强化竞争,变竞争压力为动力,以竞争出效益,出活力,优胜劣汰,滚动培养。

2. 学科管理层面 随着现代医院管理中心的下移,学科带头人特别是科室负责人在学科建设发展上拥有更高的自主权,学科管理的重要性尤为突出。现代医院要加强对学科带头人特别是学科负责人的管理能力和领导素质的培养。要实行学科带头人学术负责制、科室负责人行政负责制,从制度上明确各自职责分工,协调学科带头人、科室行政负责人关系,使他们齐心协力抓好学科建设。

要加强学科教辅人员力量,为重点学科带头人、重点人才配备得力助手(学术秘书),以兼职为主、专职为辅,专兼职结合,帮助他们处理一些简单日常工作,使他们从大量的事务工作中解脱出来,腾出精力专心从事高水平创造性工作。

(二) 学科建设中必须处理的几个关系

1. 在医院总体层面的关系

(1) 重点学科建设和一般学科建设:高度重视医学学科整体性和相关性的特点,正确处理好重点学科建设和一般学科建设之间的关系,妥善解决好学科建设中重点和一般、提高和普及的关系,把重点学科和一般学科作为医院建设和发展的一个整体来抓,避免顾此失彼,力求协调发展。重点学科是在一般学科基础上发展起来的重点,一般是相对于重点的一般,是重点学科产生、发展的重要基础和必要保障。在集中人、财、物等优势全力支持重点学科建设的同时,兼顾一般学科、扶持薄弱学科;以重点带动一般学科发展,使重点学科和一般学科在相互依赖、相互支持中协调发展、共同提高。

(2) 学科建设和医院全面建设:学科建设是医院整体建设的重要组成部分,医院全面建设是学科建设的根本保障。实践证明,现代医院建设既不能没有重点学科建设,又不能孤立地去搞重点学科建设。在坚持以学科建设为主线、以医疗工作为中心的前提下,注意抓好医院管理、班子建设、后勤保障、医德医风建设等医院全面建设,为学科建设工作提供必要的支撑条件。

(3) 学科建设和学科群建设的关系:现代医院各个学科的发展有其相对独立的一面,但又不是彼此孤立的。当今科技发展的趋势,不仅需要同一门类的学科之间打破障碍,进行交流与结合,而且需要不同类的学科进行跨学科的交叉、渗透与融合,以求在其结合点上派生出新的学科分支,从而促进学科的发展。因此,学科建设不能停留在彼此相对独立的一个个学科"单打一"的水平上,而应按照学科自身的发展规律和学科的具体情况,在建设好各个学科的基础上,大力加强学科之间的交流与联合,形成学科的群体优势,只有这样才能发挥现代医院的综合实力。

(4) 研究方向继承和发展的关系:既要继承本学科传统优势积累的研究领域、研究方向,又要高度重视本学科和其他相关学科领域的交叉融合和渗透,形成新型的发展方向和交叉学科,以信息技术、网络技术对传统学科进行改造,当前特别要强化与文科、理科、工科之间的交叉与渗透,基础研究与临床研究的横向联合,形成新的学科增长点。

思考题

1. 请结合医院医疗、教学、科研的主要内容,探讨三者如何协调发展。
2. 请结合医院学科建设的内容,探讨学科建设与医院发展的关系。

第18章 医院文化建设

第一节 医院文化概述

一、医院文化的兴起和发展

医院文化上升为理论并成为一门科学虽然时间不长,但却有其悠久的历史渊源。

(一) 我国传统医学文化的起源

我国是世界上具有五千年历史的文明古国,其医学文化可以追溯到远古时代。早在原始社会,人们在与大自然的搏斗中,逐渐掌握了止血、止痛的方法,逐渐了解了可食可医的动、植物,这就是传统医药文化知识的萌芽。在《史记》和《纲鉴》中有“神农氏尝百草,始有医药”的记载,体现了远古时代劳动人民勇于探索和自我牺牲的精神。在殷周时期出现了对医生的考核制度,要求医生做到“十全为上”。最早的医学巨著《黄帝内经》中要求医生要刻苦钻研、勤学苦练,掌握高超的医术。儒家文化对我国传统医学文化产生了巨大影响,“医乃仁术”、“仁者爱人”的思想构成了古今医者所信守的医德准则。春秋战国时代的扁鹊具有朴素的唯物主义思想,一生与巫医做坚决斗争,“信巫不信医,六不治也”。东汉末年的孙仲景主张习医应博采众长,为我所用,强调治病要严肃认真,一丝不苟。隋唐时代孙思邈在《大医习业论》、《大医精诚论》中系统地提出和论述了医德观。明代著名医药学家李时珍认真总结前贤经验,翻山越岭,访医求药,品尝百草,终成巨著。这些都是我国传统医学文化的精华。此后,明清诸多名医、名家、名训使我国传统医学文化有了较系统的发展。如明代著名外科学家陈实功所著《外科正宗》中提出的“医德守则”是有关医德的重要文献。其中的“五戒十要”系统地论述了一名医生所遵循的守则。

(二) 中国近代传统医学文化的进展

我国近代由于外敌的入侵,战乱不断,劳动人民广遭涂炭。许多有志之士认为医学是拯救人民生命和社会的良方,于是广学医术,西医也因此在我国兴起,使我国医学文化有了较大进展。被誉为“医林四大家”之一的张锡纯辛亥革命后在沈阳创办了“立达中医院”,后在天津设立了“中医汇通医社”,他一生为医学教育竭尽全力。施今墨是民国以后著名中医,当时被称为北京的“四大名医”之一。他忠于医业,爱护病家,医术精湛,尊重同行。他不嫉西医之长,不讳中医之短,提倡中西结合,诊治疾病独具一格。宋国宾曾任上海震旦大学医学院教授、上海医师会主席等职,他是我国现代医学教育家和医学伦理的先驱,所著《医学伦理学》是我国第一部现代医学伦理学著作。他针对国内当时医风日下,医术不兴,“同道之争论,医病之纠纷,日光而不休”的状况,为使医者“自尊其业”,曾拟定《震旦大学医学院毕业宣誓》、《上海市医师工会医师信条》,示医师以为医之道。

(三) 革命战争时期的医学文化

土地革命、抗日战争、解放战争时期是我国社会发展的特殊阶段。在中国共产党的领导下,人民开展了反帝反封建的革命斗争。一切为了革命,一切为了战争,这是当时我党我军各项工作的宗旨。此时的医院文化也进入了一个崭新的发展阶段。这一时期由于战斗频繁,我国广大军民生活都很艰苦,缺医少药是其明显特征。但是在毛泽东同志卫生思想指导下,当时的卫生工作人员克服重重困难,自力更生、勤俭办院,自采自制药品,保证了医疗、预防的需要;兴办护士学校、卫生学校,训练培养医务人员。革命的卫生工作由弱到强,革命的卫生队伍由少到多。广大卫生工作者和医务人员在这一特殊环境中为中国人民的解放事业忘我工作、英勇战斗。他们刻苦钻研业务,技术上精益求精,工作中发扬救死扶伤的革命人道主义精神,和群众和伤员亲密无间,把伤病员当亲人,全心全意为伤病员服务。由于革命战争的正义性,造就了卫生战线上的新型人际关系,全国军民浴血奋战、忘我牺牲的精神使医术高超的外国医生白求恩、柯棣华都甘愿为中国人民的解放事业贡献出自己毕生的精力。这一时期的医院文化、道德文化、精神文化、心理文化、服务文化都有了较大发展,是中国社会发展特殊时期医院文化的特殊表现,它奠定了我国医学伦理学思想的理论基础。

(四) 当代医院文化的兴起与发展

医院文化作为一种行业文化,它是由企业文化衍生而来的。当企业文化作为一种管理理论和管理方法出现于20世纪80年代之时,我国就有一批理论工作者和医院管理者借鉴国内外企业文化的理论和经

验,开始探索和实践医院文化建设,其发展大致可以分为以下几个时期:

1. 初步探索时期(1987~1993年)　这一时期,正值我国经济体制由计划经济向市场经济过渡的重要时期,中国企业迫切需要一种适合市场经济和企业发展的新的管理理念。此时,产生于日本、盛行于美国等发达国家的企业文化理论,引起了我国理论界、经济界、管理界的关注,国内一些优秀企业也开始了企业文化建设的大胆尝试,实践的结果是企业文化给企业带来了全新的管理观念、价值观念和经营观念。1988年,我国第一个以研究和推动企业文化为己任的学术组织——中国企业文化研究会成立。处在这一时期的中国卫生行业,在改革开放大潮的推动下,迫切需要调动广大干部职工潜在的积极性,搞活卫生事业,解决人们日益增长的医疗需求与卫生事业发展缓慢的矛盾,加强和改善思想政治工作成为全行业的重要课题。1987年6月,卫生部成立了"全国卫生系统思想政治工作研究会"。同时,在企业文化热潮的影响下,以医院文化建设为主要内容的文化建设在卫生系统逐步开展起来。一些卫生报刊出现了研究卫生文化、医院文化的文章,对卫生文化和医院文化的概念、特点和功能进行探讨和阐述。1993年,郑雯等人的《医院文化》一书正式出版,较为系统地论述了医院文化的基本理论。一批历史悠久、文化积淀深厚、具有良好传统的医院,开展了医院文化建设的探索。这一时期的医院文化建设只是处在初步探索阶段,大多数医院管理者把医院文化只是作为拓宽思想政治工作途径、丰富思想政治工作内容的手段,对这一新的管理理论的内涵和作用缺乏深入认识。

2. 普及发展时期(1993年至2000年)　1993年底,全国卫生系统思想政治工作研究会决定借鉴国内外企业运用企业文化理论实施管理的经验,在全国卫生系统倡导医院文化建设,进一步普及医院文化理论知识,推动医院管理。这一时期,以探讨医院文化建设为主要内容的研讨会、报告会在全国各地开展,来自各地的医院管理工作者,文化专家及学者围绕医院文化建设的主题展开了广泛深入的研讨。1996年5月,在上海召开的全国卫生系统思想政治工作研究会第六次年会上,成立了全国卫生文化建设协会。从此,医疗卫生行业文化建设进入了有组织、有系统开展的阶段。

1997年,在党的十五次代表大会上,建设有中国特色的社会主义文化被作为党的社会主义初级阶段基本纲领的主要内容提出来之后,医院文化的普及和发展进入了一个新阶段。不少省、市卫生系统建立了卫生文化建设协会;许多大型医院发动职工讨论、制定院训,确定医院精神,设计院徽、院旗、谱写院歌,举办医院文化专题研讨会,把文化建院作为办院方针之一,医院文化建设呈现蓬勃发展的良好局面。1997年在海口召开的纪念全国卫生系统思想政治工作研究会成立10周年纪念会上,隆重表彰了卫生文化、医院文化建设成绩卓著的50家医疗卫生单位。2000年,又有50家医疗卫生单位获得"全国卫生文化建设先进单位"的称号。

3. 深化提升时期(2001年至今)　进入21世纪,随着我国加入世界贸易组织,面对新知识经济时代的来临,面临科技飞速发展,医疗机构竞争日益加剧,医院文化建设对医院的发展所起的作用越来越重要,我国医疗卫生行业和广大医院管理者对医院文化建设的认识也有了一个质的飞跃。他们十分渴望拓宽视野,调整思路,用全新的理念和方法推进医院快速、持续发展。2001年,全国卫生文化建设协会加入中国企业文化研究会,成立了医药卫生委员会。同年,在广东召开了"医院管理与医院文化"大型研讨会,标志我国医院文化建设进入新的阶段。2003年,在抗击SARS的过程中,广大医务工作者经受了严峻的考验,他们崇高的医德和高尚的风范赢得了人民的赞誉。先进文化巨大的感召力、凝聚力在这场关系到国家和民族生死存亡的斗争中得到了最充分的展示。同年7月,中华医院管理学会建立了医院文化专业委员会,标志着医院文化这一新的管理理论将更加贴近医院管理的实际,将成为推动医院发展的强大的内在动力。

二、医院文化的内涵与特征

关于医院文化的内涵和特征,国内医院管理界和学术界还存在不同的看法,尚未形成较为一致的认识。在论及这个问题之前,有必要简略回顾一下文化学对于文化一词的界定。

(一)"文化"的界定

"文化"(Culture)一词,牛津现代辞典的解释是:人类能力的高度发展,即训练与经验而促成的身心的发展、锻炼、修养,或曰人类社会智力发展的证据、文明,如艺术、科学等。文化一词最早指培养、种植、栽培或耕种,以后引申出文雅、修养、高尚的含义。各国学者对"文化"一词做出了诸多解释,比较一致的看法是:文化是一系列习俗、规范和准则的总和,起着规范、导向和推动社会发展的作用。当然,对"文化"一词的探讨还在不断深化。在此基础上演绎出的文化学,是对人类社会的各种文化现象进行系统研究的科学。

(二)医院文化的内涵

医院文化是由企业文化派生出来的。有学者对企业文化的定义作过统计,共有180多种,由此对医院文化也可以从不同角度做出多种定义,如群体意思说、物质精神结合说、文化管理模式说等。目前比较认同的医院文化概念是指医院在医疗及与之相关的领域的实践活动中所形成的物质文化和精神文化的总和。医院文化的具体内涵表现为:权利文化、人道主义文化和科学文化。权利文化指的是人类社会制度的设计原则,与政治文明有关。体现在医院文化上,即我们的医疗制度和医院制度应使广大人民群众享受应有的医疗权利,医院则要尽其应尽的医疗职责。医院要以病人为中心,不是病人为医院而存在,而是医院为病人而存在。人道主义文化指的是人类的道德规范,与精神文明有关。体现在医院文化上,即医院的医德医风和医务人员的职业道德。优秀的人道主义文化体现为南丁格尔风范和白求恩精神,体现为良好的医德医风,体现为"救死扶伤"的革命人道主义。科学文化指的是人类创造财富的先进手段,与物质文明有关。体现在医院文化上,即医务人员精湛的医疗技术和医院的先进的诊疗设备。科学技术是第一生产力,卫生人才为第一资源,虽然对体能型、技能型和智能型人才的培养,其社会支付比为1∶3∶9,但他们的贡献比则为1∶10∶100,智能型的人才能创造更多的社会财富。纵观近几十年来临床医学的发展,在很大程度上是靠科学技术推动的。医院要根据临床实践的需要,积极探索和研究临床实用的技术和方法。

(三)医院文化的特征

任何一种文化现象都是一定的经济基础的反映和时代的产物。医院文化的实质性内容也会随着时代发展而变化,并反映出鲜明特征。当代医院文化的特征有:

1. 时代性特征 医院文化是时代精神的反映,是时代精神的具体化。知识经济时代医疗技术飞速发展,技术创新成为医院发展的必要条件,创新活力成为现代医院的经常活动。因此,医院文化必须要反映开拓创新、不断进取的要求,强化竞争观念、信息观念、价值观念、效益观念、时间观念等现代意识。

2. 软管理性特征 软管理是利用组织的共同价值观和文化进行的人格化管理。医院文化在医院管理中发生作用有其内在的机制。这一机制的鲜明特征:第一,它是一种潜在的柔性约束管理。在医院中,文化氛围、精神环境往往对员工的心理和行为产生潜在的影响。员工通过观察、比较、选择,常常会改变自己过去的想法和价值观,调整自己的行为。这一管理方式较多强调的是员工的自我管理、自我认同和心理调适。第二,它是一种客观的影响力。这表现为对员工个人来说,医院的精神环境和他人的认识等都是客观存在的制约因素。因而医院文化对个人行为的调节是受个人知觉、价值认同等因素决定的一种管理。第三,它具有持久的影响力。医院要形成奋发向上的风貌和强大的内聚力,必然受到员工特质、医院历史、社会环境等许多因素的影响。而员工一旦认同了医院文化,便能产生稳定性和持久性的影响力。

3. 价值导向性特征 医院文化对价值的导向性表现为两个方面:一是对医院的价值导向性。知识经济时代,社会价值观念会发生急剧变化,反映在医院的价值目标上也会发生转变。以往医院追求的目标是疾病治疗效果和经济效益增长。医院文化的价值观向现代医院提出了新的要求,主要有在重视疾病治疗效果的同时更应注重医疗服务过程,在追求经济效益的同时更应重视社会效益。这要求医院不断修正自己的办院理念,朝着更加健康的方向发展。二是对员工的价值导向性。医院文化是医院员工最可宝贵的资产,是每个员工在医院成长必不可少的精神财富。同时,医院文化对员工的价值取向具有很强的导向作用,它要求员工以积极处世的人生态度去从事本职工作,以道德行为所能到达的目标去指导和实践自己的行为。

4. 具有塑造形象性特征 知识经济时代,医院形象是巨大的无形资产,一家知名医院对广大病患者具有强大的吸引力。医院的形象是由理念识别、行为识别和视觉识别三大系统构成的,这些都是医院文化的重要组成部分。现代医院已越来越注重理念创意、行为识别、视觉识别的设计和创新,纷纷实行形象战略、BI导入战略、CI导入战略,向社会展示成功的管理风范,高尚的精神风貌。这些措施有效塑造了良好的医院整体形象。

三、医院文化的内容和功能

(一)医院文化的内容

医院文化的内容主要包括十个方面。

1. 医院精神文化 医院精神文化是指医院在一定的社会制度、生产力水平和文化背景下,在长期的医疗服务实践活动中,逐步孕育起来并经过总结、提炼、升华所形成的理想信念、价值观念、道德规范和行为准则的综合体现,是医院员工群体意识的集中反映。医院精神是医院文化的核心内容。

2. 医院道德文化 医院道德文化是指医院职工个体或群体的品质在医疗实践中应遵从的规范。它是通过社会舆论、内心信念和传统习惯来调整医患之间、医务人员之间和医务人员与社会之间关系的行为准则文化。

3. 医院思维文化 医院思维文化是医院主体接受信息、存贮信息、加工信息以及输出信息的全过程,并且是概括地反映客观现实的过程。发达的医院思维文化，有利于培养医院管理者和全体员工的创新能力，提高医院的管理能力和医疗技术水平。

4. 医院心理文化 医院心理文化是以医院特定的心理领域为对象，从文化学角度研究医院管理者及员工、病人、家属及相关人员的心理现象、心理规律、心理作用。它是将心理学与管理学、医学社会学及哲学等学科运用文化学理论进行交叉研究而形成的一种边缘学科的理论，是医院文化的重要组成部分，属于深层次的医院文化。

5. 医院服务文化 医院服务文化是指医院对服务客体提供医疗实践过程中的物态服务和精神服务的总和。它是在医疗、护理、保健和康复等实践活动中产生的，并伴随这些活动不断发展。

6. 医院科技文化 医院科技文化是医学技术观念、医学技术手段、医学技术方法的总和。科学技术的发展是社会发展和社会改革的推动力量，而医学科技进步则是生命科学及医院发展的推动力量。

7. 医院管理文化 医院管理文化是指关于研究医院管理理论、管理模式、管理体制、管理者类型、管理手段和领导艺术的文化。这一文化还涉及管理要素、管理哲学的研究和实践。

8. 医院制度文化 医院制度文化是指精神文化、物质文化的明文律，是通过规章制度、条例法规来展现的。它是以规章制度的形式对某一文化加以肯定或否定。医院制度的健全与否、科学与否关系和院内秩序是否正常运行和院内外人际关系是否协调，因此医院制度文化是关系到医院大局的保证性文化、支柱性文化。

9. 医院环境文化 医院环境文化是指医院在医疗活动中所处的一切外部条件，分自然条件和社会环境两大类，具体包括医院政治环境、医院人际环境、医院工作环境和医院生活环境。

10. 医院组织文化 医院组织文化指组织功能、组织结构的形式及其协作的构成关系。不同的功能性格、不同的结构形式和不同的协作构成体系，形成不同的组织类型，不同的组织类型即表现为不同的组织文化。组织文化属医院文化的基础文化。

（二）医院文化的功能

一定的文化是一定的社会政治和经济在观念形态上的反映。同时，一定的文化也会深刻地影响它所赖以形成的政治生活和经济生活。因此医院文化必将影响医院的发展和建设的各个方面，从而充分调动和发挥医院整体为社会提供医疗保健服务的最佳效能。医院文化的主要功能是：

1. 管理功能 医院文化是在医院管理实践中产生的文化管理现象。它的兴起是现代医院管理学逻辑发展的必然结果，也是对原有医院管理理论的总结和创新。过去的管理思想及其管理制度，其核心是把“医院以医疗为中心，建立与健全与医疗有关的各项制度与常规，以避免错误发生”作为出发点，强调的是管制的功能。它对于建立规则和秩序起到了积极作用，保证了医院运行处于稳定状态。现代管理学认为，管理实际上是对人的管理。但人从本质上说是主动的，过多的管制在一定程度上束缚了人的个性和创造性，这也是传统管理学的一大缺陷。新的医院文化理论以人为本，以调动人的潜能和创造性为出发点，以创新文化、创新机制为手段，从一个全新的视角来思考和分析医院的运行和管理，把医院管理和文化之间的联系视为医院发展的关键性因素。医院管理从制度、经济层面上升到文化层面，无疑将给医院管理带来勃勃生机和活力。

2. 导向功能 医院文化的核心是价值观念。它对医院的价值导向通过三方面来体现：一是医院文化规定了人们行为的价值取向，也就是对共同利益的选择和取舍；二是医院文化明确了医院发展目标，医院群体以医院目标为个人目标，通过具体行动去实现价值取向；三是医院文化具有很强的约束性，医院群体在规定和约定之中采取实现价值取向的行为。

3. 凝聚功能 医院文化注重研究的是人的因素。如何把员工的个人目标统一到医院的整体目标上来，是医院文化的重要功能。医院文化像一根纽带，把员工与医院的利益与追求紧紧地联系在一起，使每个员工对医院目标、原则产生“认同感”，对集体产生一种稳定的“归属感”，形成院兴则荣、院衰则耻的荣誉感，不断培养员工对医院的忠诚感。从而使员工对医院产生一种向心力，自觉地把自己的理想、抱负与医院的整体利益联系在一起；当个人利益与医院发生冲突时，能以大局为重，以医院利益为重。医院文化的这种凝聚作用，对医院的长远发展将产生巨大的作用。

4. 激励功能 激励就是通过外部刺激，包括精神的和物质的，使人们产生高昂的激情和奋发进取的精神。由于医院管理中传统动员手段的局限性，驱使管理者另辟蹊径。医院文化从心理学角度强调共同目标、共同利益、共同意愿，强调尊重人、关心人，激发人的动机，鼓励人充分发挥内在的动力，朝着期望目标采取积极行动。这种文化激励作用能最大限度地、持久地调动员工的积极性。

5. 协调功能 要使医院达到更高的目标，必须具有协调的团队精神和文化，必须具有对很多问题趋于一致的认识和看法。虽然医院中的每一位职工由于医院文化的激励、凝聚和约束作用，能够团结一心，形成一个良好的精神风貌，但每位职工的具体情况不同，如职务、职称、文化程度、技术水平、观念、思维、思想、性格等有差异。这就需要通过医院文化进行调节，使职工的观念统一到自觉为实现医院总目标而奋斗。优秀的医院文化支配着员工的行动和相互之间的沟通，使医院的各项工作及各项活动更加协调。

6. 规范功能　医院文化中的观念、意识、道德、准则等意识形态对员工的行为具有无形的约束力。这种无形的约束力并非来自有形的规章制度，它往往是自然而然地约定俗成、经过潜移默化形成的一种群体道德规范，使员工的行为尽可能符合医院的要求，并实现自我控制、自我约束、自我规范。医院文化规范性深刻影响着医院中的每一件事，大至决策、医、教、研活动，小至员工的行为举止、衣着爱好、生活习惯等。正是这一非技术、非经济因素，可能导致医院的兴衰。

7. 发展功能　我国医院的发展实践表明，资本无疑是医院发展中最重要的推动力。过去医院一般靠物资资源来建立自身发展优势，主要以扩大医院规模和增加设备投入创造经济效益。随着知识经济时代的来临，这种以扩大外延为主的发展方式将不是最好的发展模式。物资资本虽然是经济发展的重要动力，但已不是最重要的推动力，知识与文化担起了这一重任。因此，知识经济时代医院发展推动力一个确定的因素是“知本”，或称之为“文化力”。“文化力”是一种潜在的内在驱动力。目前，国际著名企业普遍采用的企业形象战略和企业文化建设的实践，都是以文化力推动经济发展的积极尝试。这些尝试已取得了引人瞩目的成果，证明了文化力是获得经济增长的有效手段，是取之不尽、用之不竭的财富和智慧之源。因此，未来成功与卓越的医院在于不断创造新知识，不断创造新文化。

四、医院文化建设途径

医院文化建设是一项系统工程，也是一个长期的过程，搞好医院文化建设，必须做好以下几个方面的工作：

(一) 确立正确的办院理念，是医院文化建设的基础

办院理念是医院管理的灵魂，也是医院文化建设的基础。要使医院持续、健康发展，首先就是树立正确的办院理念。对于医院发展来说，设备、资金、技术人员虽然都是重要因素，但是要很好地发挥这些因素的作用，必须有正确的办院理念作指导。在不断变化的社会形势中，医院若要对各种问题采取准确、恰当的对策，其基本依据依然是办院理念。因此，确立正确的办院理念是医院文化建设的根本。

目前，医学正面临着由生物医学模式向生物—心理—社会医学模式的重大转变，办院理念从理论到实践都要发生深刻的变化。从新的医学模式出发，疾病的发生和发展不仅有其生理过程，还有其心理过程和社会因素。事实上，不仅精神病、心因性疾病、功能性疾病与心理、社会和行为因素有关联，而且有明确病因和病理变化的疾病，也同样是与其有关联的。因此，医学服务由偏重于个体防治转向更加重视群体健康服务，由单纯治疗转向防治结合，由偏重于研究病人的躯体病变转向同时注重病人的心理病态，由着眼于生物致病因素的作用转向同时重视心理、社会因素的分析，由单纯的开药物处方转向同时也开心理处方、社会处方。医院的功能已不仅是对个体的治病救人，而应是保障人民群众在身体、精神和社会适应的完满状态，保障人民群众身心健康。这些转变与要求，是确定医院办院理念的主要依据和正确方向。

(二) 树立优秀的医院精神，是医院文化建设的核心

医院精神是医院文化的核心内容。它是现代意识与医院个性相结合的一种群体意识，也是医院全体员工共同一致的内心态度、意志状况和思想境界的反映。每个医院都有自己的成长历程，都有各自不同的个性。因此，每个医院都应有各具特色的医院精神。它往往以简洁而富有哲理的语言形式对医院的个性特色进行提炼，加以概括，通常以院歌、院训、院规、院旗、院徽的形式形象地表现出来。医院精神源于医疗及相关活动的实践。随着这种实践的发展，医院逐渐提炼出带着经典意义的指导医院运作的哲学思想或警句、短语、信条等，使之成为医院管理者倡导并以决策和组织实施等手段所强化的主导意识。医院精神作为医院内部员工群体心理定势的主导意识，是医院办院理念、宗旨、价值标准、管理信条的集中体现。它不仅能动地反映与医疗实践活动密切相关的本质特征，而且鲜明地展示医院的宗旨和发展方向，给人以理想、信念、鼓励、约束。医院精神集中反映了医院管理者的事业追求和调动员工积极性的基本指导思想，常常以各种形式在医院管理过程中得到全方位强有力的贯彻。于是，医院精神又常常成为调节系统功能的精神动力。医院精神一旦在医院形成群体心理定势，既可通过明确的意识支配员工行为，也可通过潜意识产生行为。其信念化的结果，会大大提高员工主动承担责任和修正个人行为的自觉性，从而主动关注医院的前途，维护医院的声誉，为医院贡献自己的全部力量。

(三) 培育高尚的价值观，是医院文化建设的关键

医院价值观，是指医院在医疗实践活动中所推崇的基本信念和奉行的目标。从哲学上说，价值观是关

于对象对主体有用性的一种观念。而医院价值观是医院全体或多数员工一致赞同的关于医院意义的终极判断。现代管理学特别强调人的因素和人本管理,其目标就是试图寻找一种先进的,具有代表性的共同价值观,并将全体员工团结在这面精神大旗下,最大限度地发挥人的主观能动性。医院获得成功的重要原因,是吸引全体员工,建立共同的目标和价值观念,使医院具有更强的凝聚力和向心力。医院价值观是医院价值的人格化,它规定了医院该干什么,朝什么方向发展,怎样产生更高的社会和经济效益,什么是医院好与坏的评价标准。总之,它是医院生存与发展的行动指南。医院究竟需要什么样的价值观,可以从价值观的合理性、适应性等方面寻找根源。虽然因医院发展历程、分类管理性质、规模大小等个体不同,不可能找到一个适合所有医院的单一价值观,但医院价值观的核心内容应该包括以下几点:以不断提高医疗技术水平为主要内容的医疗质量观;以生命神圣为主要内容的生命价值观;以患者利益至上为主要内容的医德观;以尊重知识为主要内容的人才观;以社会效益为主要内容的效益观;以建设高水平知名医院为主要内容的发展观。医院的未来、医院的成功将属于那些能够使全体员工士气高涨的管理家。一般地说,不是医院的组织结构,而是医院的价值观成为现代医院管理原则的决定因素。因为价值观是联结感情和行为的桥梁,是联结所有员工所想所做的纽带。价值观直接支配着所有员工的行为,使员工在茫茫世界中找到归宿和方向,使人理解自身和外界。

(四) 培养良好的群体行为,是医院文化建设的基本内容

员工是医院的主体,医院员工的群体行为决定医院整体的精神风貌、医院文明的学习、技术培训以及各种文艺活动。诚然,这些活动都是必要的,但员工群体行为的塑造不仅仅限于此,至少还应包括以下内容:①激励员工的智力、向心力和团队精神。团队在许多现代企业中已成为促进员工奋斗向上的有效手段和组织形式。②把员工的工作同自己的人生目标联系起来,这是每个人工作主动性、创造性的源泉。员工个人的充分发展,对于医院追求卓越的目标至关重要。当个人目标和医院目标之间存在着协同关系时,个人实现目标的能力就会因为有了医院而扩大,就会有利于员工形成事业感和责任感,建立起对医院奋斗目标的信念。③不严格规范医疗行为,就不可能有良好的医院外在形象。如果员工行为不端、态度不好、纪律散漫、语言不美,将给医院带来严重的损害。

第二节 文化在医院管理中的地位与作用

一、文化在现代医院组织管理中的地位

医院文化是20世纪80年代医院管理学者将企业文化理论移植到医院管理工作中的。自此,文化不是一般的“物质文明和精神文明总和”的概念,而是属于组织文化范畴的管理学概念。它是医院管理工作者和医务人员在长期的医疗实践中逐步形成的一种既与传统民族文化相关联,又广泛吸取现代文化素养,具有医疗行业特点的价值观念、伦理道德、规章制度、医疗技术,以及相关语言、书写符号、行为风尚的总和。以“文化”为核心的人文管理在医院管理中的广泛推行是有其深刻背景的。我国的医院管理基本上是沿着“家长制管理”、“经验型管理”、“专家型管理”、“责任制管理”、“目标管理”、“质量管理”、“成本管理”等模式轨迹发展运作的。这些模式的本质是“控制式”的。然而,随着现代医学技术的不断发展,市场经济对医疗服务领域的渗透,医疗服务竞争的加剧,使得医院管理思想、管理组织、管理手段、管理行为以及管理人员的构成都发生了重大变化,其中管理价值观的变化尤为巨大。过去建立在对“经济人”、“社会人”基础上的基本价值判断显然“过时”了,而对“复杂人”和“文化人”的价值判断凸现。因此“控制式”的管理逐步转变为“支持式”管理。支持式管理以“文化人”为基本假设。这种假设认为,人不仅具有“经济人”、“社会人”、“自我实现人”的特征,更具有“创造人”或“文化人”的特征。尤其在对知识密集型组织人员管理中应“以人为本”,使“人文管理”成为主导模式,完成以下管理方式的转变:从行为管理转变到观念管理;从他人管理转变到自我管理;从过程管理转变到目标管理;从制度条规管理转变到情感、智慧管理。显然,医院文化是医院管理更高层次的管理理念与方法,在现代医院管理中具有十分重要的地位和作用。

(一) 医院文化是医院融入全球医疗卫生服务大环境的“通行证”

经济全球化、市场国际化、生产网络化已成为现代社会生产及服务大格局。中国入世对我国医疗卫生服务系统的冲击和影响,归根到底是一种文化的冲击和影响。长期以来,我国的医院管理带有很明显的封闭型的文化特征,这是在我国特有的社会历史背景、独特的文化渊源和社会经济体制客观环境下逐步

形成的。虽然具有某些方面的优势,但其不足也是显而易见的。如:强调医疗为民众服务而忽视成本和效率以及医疗资源的合理利用;重视医院的外延发展,而忽视内涵建设;在医院管理上,重人治而轻人文、重形式而轻法制、重“一律”而少个性。这些不足将成为我国一些医院参与国际、国内医疗服务领域竞争的羁绊。在经济全球化日益加剧,世界各国之间的融合更趋向广泛的今天,医院的生存发展处于国际、国内经济、文化大环境的急速变化之中。我国医院必须取得“文化”这张“通行证”,打破狭隘眼界和封闭模式,主动参与和适应经济、科技、文化的全球化和多元化的进程,积极推进医疗服务领域东西方现代文化的交融,在保留和弘扬优秀传统文化的基础上,借鉴和吸收现代西方文化中的精华,扬长避短,形成具有我国医院特色的价值体系、管理方式、经营模式、服务理念。

(二) 医院文化是推动我国医院改革和发展的“助推器”

当前,以医院产权制度改革、医疗服务体制改革、医疗卫生保健制度改革以及医院内部管理体制改革等为重点内容的我国医疗卫生体制改革正在逐步推行。我国公立医院既面临着极大的发展机遇,又遇到了前所未有的挑战。改革的终极目的是促进医院向现代化发展,提高对人民健康的保障水平和能力。医院文化正是建设现代化医院和实现科学化、规范化、人性化管理的重要组成部分,也是推动医院整体建设发展的有效动力。医院文化以其特有的综合性、社会性、传播性、效益性、与时俱进性等影响着医院的管理运作。加强医院文化建设,有利于打造医疗竞争力,从而使医院在激烈的市场经济环境中立于不败之地,在巨大的挑战面前永葆活力。尽管每个医院所承担的功能和面向的群体不尽相同,但所要求达到的目标是一致的:全心全意为人民健康服务,为社会主义现代化建设服务。医院文化所为实现医院发展目标的动力,其作用可概括为:①提高医院社会美誉度与信誉度,从而赢得病人、赢得资源,也就赢得了医疗市场份额,赢得了发展机会;②提高应变能力和创新能力。文化出智慧,在科学技术发展日新月异,内、外部变化层出不穷,新的成果不断涌现的今天,医院必须用“文化”这把钥匙开启智慧的头脑,不断进行管理创新、技术创新、制度创新,才能立于不败之地;③凝聚职工的向心力和战斗力,建设“以人为本”的医院文化,关注和支持员工综合素质的培养和提高。鼓励他们在充实自我,更新观念、求实创新、创造价值中实现自我,这是医院永不枯竭的力量源泉。

(三) 医院文化是改善医院组织管理的“基因密码”

医院有着长期以来形成的并与其功能相一致的复杂的组织系统。存在于这个庞大系统的各种元素,如组织结构、技术、设施、制度、手段、人的素质等这些是医院发展与成长的“基因”。而客观存在于组织中的文化虽然看不见、摸不着,但对各个“基因”的影响巨大,可以说是“基因密码”,尤其对核心“基因”——人来说,文化制约着人的信仰、价值观、行为方式、心理状态。一个以先进文化为依托的医院必然呈现出如下的景象:医院职工的精神状态是昂扬向上的;内外部的关系是和谐协调的;运转是高速而健康的;社会形象是可信可亲的;因而经济和社会效益是同步的。反之,丢失了文化“基因密码”的医院,就不可能实现人力、物力、技术的最佳组合,就不能充分调动人的积极性和发挥资源的最大效力,医院发展势必受到严重影响。

(四) 医院文化是实现医院长远战略目标和可持续发展的战略武器

着眼于潜在的和未来的医疗市场,科学地把握其发展变化方向,制定和实施科学、合理的医院发展战略,是医院可持续发展方向上的保证,对医院的未来至关重要。在某种意义上说,战略决定一个组织或医院的兴衰成败。然而,影响甚至决定一个医院发展战略的是文化。一方面,医院战略的第一要素是愿景,也就是通常所指的目标。愿景是战略的指引,靠文化导航。换句话说,愿景中所包含的使命,核心价值观及其实现途径都要依赖文化予以保证才能最终得以实现,这是正有些学者所主张的“文化决定战略”观的缘由之所在。另一方面,文化决定着战略实施的执行力。医院战略制定后,能否得到有效执行,领导者的文化素质,职工的认同态度,思维方式等直接影响着执行力度,因而被称之为执行力文化。执行力文化可以实现理想与现实之间的有效链接,在文化保证之下的执行力就会变成一种决胜力。否则,再好的医院发展战略和实施计划都会付之东流。

二、医院文化与核心竞争力

(一) 核心竞争力概念及特征

核心竞争力(Core Competence)又称核心能力,是由美国战略学家普拉哈拉德(GK·Prahalad)和甘瑞·哈默(Gary Hamel)1990年在《哈佛商业评论》上发表的一篇文章中提出的。其定义为:组织内部经过积累的知识和技能,尤其是关于怎样协调各种生产技能和整合不同的知识和技能。此后,世界各国及我国的诸多战略专家都对核心竞争力的定义,特征、范围和作用作了诸多的研究。“资源论”学者认为,核心竞争力是一种以独特方式配置的特殊资源;“能力说”学者认为,核心竞争力是系列能力的综合;“价值论”学者认为,核心竞争力就是核心价值主导下为顾客提供更多消费剩余的能力体系;“创新论”学者认为,核心竞争力是不断创造新产品和提供新服务的能力。尽管定义各异,但对核心竞争力特征的界定都大致相同:1. 从内部特征来看,核心竞争力是多项技术和技能的组合,而不是某个单一的、独立的技能或技术。产品,专利、质量、生产率等均不能单独构成核心竞争力。2. 从外部特征来看,核心竞争力具有不可模仿性(学不到),不可交换性(买不到),不可转移性(偷不走),不可分割性(拆不开),不可或缺性(离不了)等特征。

医院核心竞争力及特征有着自己鲜明的个性,医院核心竞争力是医院在其独特的价值观统领下,蕴涵于医院内质中的、独有的积累和组合资源、知识、技能的能力,是医院竞争优势的源泉和可持续发展的保证。医院核心竞争力的内涵包括:知识性——核心竞争力是医院长期以来积累性学习的结果,是医院综合学习力的体现;价值性——为患者提供实实在在的服务效果,实现患者所追求的价值;独特性——是一所医院所独有的,其他医院无法轻易占有、转移或模仿;延展性——从某种核心竞争力衍生出一系列新的医疗技术与服务,具有打开潜在市场、拓展新的医疗领域的能力;动态性——具有一定的生命周期,有蜕化、贬值的趋势或流失可能,需要不断地养护、提升、完善、发展、创新。

(二) 构成医院核心竞争力的诸要素

1. 核心价值观 医院要在竞争中保持领先优势或超越对手,不仅要跑得快,而首要的是找到那条起跑线并保持正确方向,这就有个“价值判断”问题。今天的医院要在激烈的市场竞争中保持长久,关键要看自己能否在新的价值起点上,抢占新的制高点,取得超越对手的核心能力。

2. 管理体系 包括各种规章制度、运行机制等。好的系统可以将各种人力资源、技术资源有效地组织起来,发挥医院的整体优势,增强应变能力和组织协调能力,在复杂的医疗市场中表现坚强的团队精神和整体合力,保持较强的核心竞争力。

3. 人力资源 包括医院工作人员个人的知识技能水平、整体素质与知识技能结构,这是核心竞争力形成的基础、核心竞争力的实质是医院组织中形成的特殊知识,而人是知识的载体,是医院整体资源中最重要的部分。

4. 技术体系 技术体系是由一系列配套的、相互作用的医疗技术特长、程序与规范、设施装备组成的,是硬件与软件的相互配合与协调的有机系统,是核心竞争力得以形成的关键。

5. 信息系统 医疗竞争的加剧和医疗科学技术的快速发展使得医疗技术与方法的生命周期大大缩短。医院能否及时获取最新的医疗技术和医疗市场信息,并在组织内部迅速准确传递、处理、吸纳是医院保持核心竞争力的前提,将信息优势转化成核心竞争力是现代医院的必备条件。

(三) 医院文化与医院的核心竞争力关系

这种关系可以用一句话概括:医院文化是医院核心竞争力的根基,一个有文化的医院可能暂时尚未形成核心竞争力,而一个没文化的医院是绝对不可能产生核心竞争力的。医院文化对医院竞争力的影响主要有以下几个方面:一是影响医院的市场观念和服务行为;二是影响患者的就医心理、行为和习惯;三是影响广大干部职工对医院持续忠诚的态度;四是影响医院的组织关系和人际关系;五是影响医院的资本、经营以及广大干部职工对相互关系的判断,如科室关系、上下级关系 、医患关系等;六是影响医院的社会形象和信誉。在以下的分析中我们可以认识医院文化对核心竞争力的重大意义:

第一,医院文化是医院核心竞争力的灵魂。医院文化从外观上反映了一个医院的“人气”、“生气”、“昂扬之气”,但其内核却暗示出医院的灵魂所在。有人说,文化是人类或一个民族的“DAN”,由此延伸也可以说医院文化也是一个医院的“DNA”。按照核心竞争力“三环”结构理论,医院核心竞争力结构的外层是医院的技术、服务、设施、环境等资源;中间层是制度,它既是竞争力各要素的载体,又是医院文化长期积累的结晶,同时也是医院职工共同的行为方式;核心层则是价值观。价值观是医院文化的精髓,是医院文化力的集中体现,它通过对职工行为的导向、内在力的驱动和向心力的凝聚,产生对工作的自豪感、使命感、责任感,增强对医院的集体感、认同感和归属感,产生出无穷的创造力,这正是医院持续、稳定、健康发展的深层动力。

第二,医院文化是整合各竞争力要素,最终产生核心竞争能力的关键因素。核心竞争力的关键是能力,对医院来说,主要包括人员的素质与能力、技术能力、服务能力、管理能力、资源利用能力等。按照核心竞争力的观点,这些还只是能力要求,分散的能力并不会自动地产生足以获得独特优势的核心竞争力,必经的途径就是整合。天然的具有整合力的文化就是整合各种能力要素的关键因子。文化的融合性可以通过培育组织成员的共同的愿景、使命感,建立成员与组织间的互相信任与依存的关系,使个人的思想、感情、信念、习惯与整个组织有机整合一起,达到“信念共存、步调一致”,从而使个人能力变为一种“组织力”。文化的导向性通过组织的共同价值观向个人价值观渗透内化,使组织自动生成一种自我调控机制。成员会按照共同的

"心理契约"做出符合组织要求的行为选择。倘若违反,则会内疚、不安,从而自动修正自己的行为。这种效用能保持医院组织持久的整体战斗力。文化的管理功能是整合医院内部资源和外部资源的凝结剂。核心竞争力要素是可以通过内部开发与外部吸纳获取的。在医院内部可以通过培训学习积累知识,通过优化配置资源和改善管理提高效率。对外则可以通过兼并、结盟获得资源,通过交流获得知识技能。但这些必须通过医院本身独特形成的文化对其转化,在从外部吸收的资源、技术和人才上烙上医院的独特的标志,这才是医院长期保持竞争优势的源泉。此外,文化可以帮助医院管理者迅速积累组织知识。组织知识与观念知识、技术知识同是文化的积淀,但功能是不同的。组织知识主要是指合作、竞争,协调、工作等行为和道德、伦理、秩序、评价规则、规范、标准等知识,功能是组织和协调医院各方智力,发挥人才的创造性,提高医院组织智力,保持和提高创新力。这也正是医院核心竞争力锋芒所在。

第三,医院文化为防止医院核心竞争力衰退、异化提供保证。核心竞争力或因外部环境发生剧变,或因管理不善在某阶段会贬值成一般能力或流失,甚至异化。按照核心竞争力寿命周期理论,核心竞争力一般都会经历初期→成熟→弱化→新生(或者衰败)阶段,如果在弱化阶段得不到生机再造,唯一的结果就只能是走向衰落。因此,不断进行医院生机再造,防止核心竞争力的衰败永远是医院管理者的重大课题。而文化是生机再造的强大武器。"现代企业真正的存在不是资产的存在,而是文化的存在",这句话同样适用于知识密集型组织——医院。在医院发展遇到困难和障碍的时候,首先是要激发员工的一种忠诚于组织不屈不挠的精神力量,也许这时任何的"物质刺激"已经无济于事了,尤其是那些"身怀绝技"而却"心存异己"的人可能"异化"。这时,只有靠文化激发出的责任感、归宿感、信仰,才使他们想到"共存亡"的誓言,从而勇往直前去征服困难,打破前行的路障。哲学家站在人类智慧的高峰提醒人们:单纯的物质追求让人堕落,而高尚的精神追求才是大的物质财富。所以,竞争力的回归首先是文化的回归。医院核心竞争力在成长过程中能否跨越"弱化"阶段呢?答案应该是肯定的,那就是在医院文化战略支持下的创新体系建立,以医院的文化力为根基,以提高学习力为着力点,以提高创新力为目标。因此,建设学习型医院是提高医院核心竞争力的必由之路。医院的生存靠学习,通过学习提高职工的内在素质和智力资本,发挥人的内在潜力,建立共同的愿景;实现知识技能的更新和共享;改善心智模式,启迪思维和灵感,提高创新能力;改善组织结构,增加组织活动。从而使医院的核心竞争不但得到巩固,而且得以更新。

三、医院文化与建设学习型医院

(一)创建学习型医院的意义与目标

1. 意义 学习型组织是当今世界一种先进的成熟的管理理论,它以"以人为本"的管理理念,通过提升人的思维的系统性,进而增强组织的创造力。将这项全新的管理方法导入医院,以调动人的潜能和创造性为出发点,以创新文化,创新机制为手段,从一个全新的视角来思考和分析医院的运行和管理,把医院管理和学习之间的联系视为医院发展关键性的因素,使医院管理从制度、经济层面上升致文化和学习的层面,无疑将给医院管理带来勃勃生机。

改革开放以来,我国医院及时抓住战略发展机遇期,取得了长足发展,但是按照创建国际一流医院宏伟目标的要求,还存在很大的差距。回顾我国医院的发展史,以往成功的经验更多的在于是物质因素,而对于一所现代化医院,未来的发展更重要的是它的机制、管理模式、经营理念、人才队伍、品牌效应等无形资产因素。建设国际一流医院必须具备国际一流的技术,国际一流的人才队伍,国际一流的管理,而创建学习型组织理论不仅为我们提供了一条实现医院可持续发展的新路子,也为我们提供了一条创建国际一流医院的新路子。

创建学习型医院是知识经济时代的必然要求。21世纪是知识经济时代,其显著特点是科技飞速发展,知识迅速更新。据专家分析:农业经济时代,只要7~14岁接受教育,就可以应付以后工作生涯所需;工业经济时代,求学时间延伸为5~22岁;但在信息技术高度发达的知识经济时代,必须终身学习,必须随时接受最新的教育,才能在不断变化的时代中生存和发展。在知识经济的主导下,医学科技发展迅猛,创建学习型医院是知识经济时代的要求,也是取得成功的必然要求。

创建学习型医院是增强医院竞争力的必然选择。昨天的组织是机械,今天的组织是系统,明天的组织是头脑,这是对不同时期组织特点的概括。在知识密集型医院组织中,未来竞争的焦点将是知识而不是资本或资源,竞争的主要表现是人才和创新能力。因此,学习力无疑将成为医院核心能力系统中最关键的组成部分,是医院取得竞争优势的最终源泉。谁在未来学得最快、最好,系统地、持续不断地积累和利用知识资源,努力改变或重新设计自身以适应不断变化的内外环境,谁就能保持可持续竞争优势,谁就能取得最终的胜利。

2. 目标 创建学习型医院的目标是:通过全面持续不断的创建活动,大力提高职工的学习能力和创新能力,全面提高职工的技术能力和思想素质,打造一支爱岗敬业、精益求精、素质高尚的职工队伍；努力营造尊重知识、尊重人才的学习氛围，促进人才脱颖而出，造就一支掌握高新医疗技术、善于科学研究的骨干人才队伍；切实提高管理水平和管理能力，通过学习方式和管理方式的改革，建设一支具有现代医院管理理念，掌握科学管理知识的管理人才队伍。其最终目标是不断创造医院竞争力，保持医院持续、协调、健康发展。

（二）创建学习型医院的措施与方法

1. 确立先进的学习理念，形成良好的学风 在创建学习型医院中，要树立五种学习新理念：一是树立学习是生存和发展需要的理念。在知识经济时代，新的技术和新的知识更新的速度不断加快。因此，学习不仅是一种基本的生活方式和生存状态，更是个人和组织持续发展的需要。二是树立终身学习的理念。学习不再是阶段性的活动，而是一种有意识的、系统的、持续不断的学习过程，也是终身学习和利用知识的过程。三是树立“工作学习化、学习工作化”的理念。工作与学习不再是相互矛盾的关系，而是一种相互交融、相互强化、相互促进的关系。四是树立团队学习的理念。团队学习的过程是发展团队成员整体搭配与实现共同目标能力的过程。团队学习不是指人人学习，而是将医院看做是一个学习单位，发挥团队的智慧，使学习转化为竞争优势，保持医院和职工可持续发展的过程。五是树立不断创新的理念。学习型医院是一个创新的组织，通过制度创新、体制创新、管理创新、技术创新等手段实现医院组织的创新。

2. 构建终身学习体系，提升职工综合素质 创建学习型医院，要逐步形成较为完整的终身教育体系。一是选送骨干人员到国外或国内进修学习，吸取医学前沿新知识，引进国内外最新医疗技术成果，保持和扩大医院医疗技术优势；二是选派各类人员参加不同内容的培训班，不断充实和提高这些人员的业务和管理能力；三是在院内定期举办学术讲座，介绍各学科最新技术成就和进展，探讨和交流学术前沿重要研究课题，形成浓厚的学术风气，四是定期举行创新知识报告会，介绍国内外新业务、新技术、新知识、新成果，跟踪和了解当代科学研究和发展概况；五是各科室每月举行读书报告会，每周举行疑难病例讨论会，不断提高对疑难、急危重症疾病的诊治水平；六是定期举办职工政治素质培训班，对全院职工分期分批进行院史、医院精神和医院形势教育。通过以上活动，形成多层次、全方位的医院学习体系，促进职工自我发展，自我超越。

3. 建立有效运行机制，保障创建活动持续开展 创建学习型医院是一种持续的过程，为了保障创建活动能够深入持久、有效地开展，必须建立一套规范的、严格的运行机制。一是要建立有力的领导机制：医院成立“创建学习型医院工作指导委员会”，定期研究、部署、检查、督促创建学习型医院工作，各科室也要设立“创建学习型医院领导小组”，共同推进创建活动深入、持久地开展。二是要建立政策引导机制：组织、人事、教学、医疗、科研等部门要制定相关制度，在干部任用、人员聘用、职称晋升、年终考评等方面充分体现德才兼备、择优录用的原则，以此增强职工的学习自觉性和紧迫性。三是建立考核奖惩机制：医院要把创建学习型医院工作列入医院年度目标管理，作为考评的重要内容之一，把个人学习情况列入个人考评的重要内容之一，对个人学习实行学分制的量化管理。学分与职称晋升、年终奖金、末位淘汰等制度挂钩。四是建立经费投入机制：医院要把创建学习型医院纳入年度预算，安排必须的经费，购置必要的设备和学习材料，保证创建活动顺利进行。

4. 运用多种有效载体，采用多种学习方法 在创建学习型医院活动中，一是要加大宣传力度。要运用电视、院刊、宣传栏等宣传舆论，开展对创建学习型医院的宣传。普及创建学习型医院的基本常识和重要意义，营造浓厚的学习氛围。二是开展“读书日”、“学习日”等活动。规定必读书目，精心组织好各类学习讲座和知识创新报告会。三是引导制定个人学习计划，要根据终身学习、全员学习的要求，引导职工明确学习目标，制定学习规划，开展学习活动。在学习中，要做到五个结合：一是思想发动和组织推动相结合，二是长期规划与定期安排相结合，三是集中学习与经常性自学相结合，四是全员学习与重点培训相结合，五是检查评估与总结提高相结合。

（三）医院文化与创建学习型医院密切相关

1. 学习型文化是学习型医院的灵魂 学习型组织要有学习型的文化，一个学习型的医院首先要确定学习的理念和价值观，要把学习与创新作为核心理念进行塑造；其次要求管理者改变过去行政型的管理风格，而要在组织学习中多与下属进行沟通和交流；最后要建立学习型的团队和相应的激励和约束机制，把学习作为一项工作，与每个员工的考核、薪酬以至未来发展联系起来，这样才会建立真正的“学习”文化。学习型医院和医院文化建设是一脉相承的。每一所成功的医院都具有良好的学习风气和环境，通过建立学习型的医院文化培养员工的创造性思维。学习应该是一种文化，而不是一时的现象，只有当学习成为一种文化，深深地植根于员工的头脑之中，潜移默化地影响其行为方式时，才能形成持久的发展战略。因此，具有极富特色的组织学习实践、完善的组织学习机制以及组织学习保证与促进机制的医院才是最具有发展力的医院。

2. 医院文化为学习型医院创造良好的环境和气氛 正如彼得·圣吉指出的，在人们组成团体和组织时，由于组织管理的不当，会产生“习惯性防卫”，这是组织学习的大敌。这种情况下，不仅个人才能难以得到发挥，而且互相之间难以形成互补和整合，达到整体搭配的效果。推动组织学习的环境和气氛，必须是自尊互尊、互动互惠、知识共享、深度会谈式地启迪个人的反思和探索精神。这种环境和氛围，就是指包括组织管理的模式和组织文化在内的处理组织内外一切事物的行为、活动和方式。相对于等级权力控制型组织管理模式，学习型组织管理模式倡导开放的观念，积极进取的创业意识，谁重要谁正确就服从谁，民主平等协商、合作共事、自觉自主自律，实现自我价值与共同愿景相一致。这种管理模式必然与一种良好的包括组织核心价值观、组织中楷模人物形象、组织成员的行为规范和习俗、组织成员的沟通方式等一系列内容的无形的组织文化相对应相联系。

3. 医院文化为学习型医院的创新提供精神和知识动力 现代医院制度体现的是医院资源配置的高效率，而这种高效率能否充分发挥，主要依靠核心技术和技术创新。根据美国哈佛大学迈克尔·波特教授的竞争理论，医院面临现有医院、新进入医院、替代品（如定点药店）、需方（如患者）和供方（如医保公司）五种力量的竞争。医院在竞争中立于不败之地的最有效武器就是创新，包括服务创新、技术创新、管理创新等等，核心是技术创新。目前，技术创新基本模式有四种：自主创新模式、合作创新模式、模仿创新模式、虚拟创新模式，医院重点要加强医院的自主创新。在医疗日益市场化的今天，医院普遍感到技术创新的紧迫性，求生存、求发展是技术创新的主要动力。医院的技术创新能力越强，其医疗技术的质量、性能及服务的水平就越高，医院参与市场竞争的应变能力就越强，医疗技术进入市场的障碍就越小，其核心竞争力的构建也就越有保证。然而，无论管理创新、服务创新、尤其是技术创新都必须以学习为基础和前提，以知识为依托。重视“学习型组织”的建设，就是通过不断的学习来改革医院。医院培育起来的学习型文化，使得员工不断勤于学习，而且善于学习。更可贵的是通过团体的学习、共享，开发群体智力，创造自我、扩展未来的组织，从而为医院的创新提供精神和知识动力，使医院在激烈的市场竞争中立于不败之地。

第三节 医院人文管理

一、人文管理的一般概念

（一）管理理论发展的新阶段

当代西方管理理论与管理学派的形成和发展已经经过了三个阶段。第一阶段是19世纪初所形成的以泰罗等人为代表的古典管理理论。泰罗等人倡导科学管理，以提高劳动生产率为目标，在操作规程、工作定额、差别工资制度、职能分工、管理原则等方面，进行了一系列探索，开创了科学管理的新时代。但古典管理理论对人的认识有缺陷：一是把人看成经济人，过分强调物质刺激；二是把人看成和机器一样的工具。第二个阶段是从20世纪20年代开始的行为科学理论。侧重研究人的需求行为的动机、人际关系和人的机理等，主张通过多种方式激励人的积极性。第三阶段是第二次世界大战后出现的已广泛运用数学方法和计算机为特征的管理科学理论。这一阶段出现了许多新的管理技术，推进了管理手段与管理方法的现代化，提高了管理工作的精确化、科学化水平。但实践表明，尽管现代化管理技术是有效的，却不能代替管理思想的现代化和人员的现代化。

进入21世纪，由信息化引导的知识经济初见端倪，经济发展将取决于智力资源的占有和配置。知识经济与工业经济相比较，知识成为最重要的生产要素，而人又是知识最重要的载体和创新体。因此，人在经济发展中的地位和作用得到显著提升，对人的认识也得到进一步升华。人文管理理论的提出，成为现代管理发展的第四阶段。在这一阶段，提出了人是最重要的资源、最宝贵的财富，提出了个性需求和精神健康的理论，提出了更多依靠员工的自我指导、自我控制以及顺应人性的管理等一系列新观点、新思想，形成了以人为中心的管理模式。

（二）人文管理的内涵与特征

人文管理就是把人的因素当作管理中的首要因素和本质因素，确立人在管理过程中的主导地位，强调以人为本，重视管理中的人文因素，围绕调动人的主动性、积极性和创造性去开展一切管理活动。人文管理的核心和着眼点就是把人文作为重要资源进行开发。人类在生产生活中创造了文化，文化赋予了人的文化本性，对人的文化特性进行开发和利用，就使人文有了资源的意义。人文资源体现在人的潜质和文化素养上，具有再生性和扩张性，可以循环往复，取之不尽，用之不竭。人文管理的过程，既要通过技术过程解决人与物的关系问题以体现生产力水平；也要通过人文过程，解决人与人的关系问题，以体现一定的生产关系和组织方式。人文管理的任务是以文化为中介和机制，尽可能地调动人的积极性和创造性，为实现管理目标而努力。

人文管理说到底就是以人为中心的管理，其特征表现在以下三个方面：1. 员工为管理的主体。管理既是对人的管理，也是为人的管理；管理不仅是单纯地为了赚取利润，而是为了包括职工在内的人类社会的发展服务。2. 员工参与 管理 。员工个人利益与本单位的利益紧密结合,全体员工为了共同的目标而自觉地努力奋斗,从而实现更高的工作效率。3. 人性得到最完美的发展,把服务于人作为管理的根本目的。在实施每一项管理措施、制度、办法时,不仅要看到实施的经济效果,而且要考虑对人精神状态的影响,要分析他们是否使员工的精神状态更加健康和人性更加完美。

(三) 人文管理的目标与宗旨

人文管理是一种新的管理思想,它确立了管理中人的根本地位和作用,体现了以人为本的管理思想,其核心在于以人的知识为本,以人的能力为本,以人的情感为本。这里所指知识是经济时代所强调的广义知识。以人的知识为本的管理,既明确了人文管理的核心,又把具有知识的人才放在人文管理的中心。以人的能力为本,强调能力是由知识转化而来的,它能创造新的价值,并且能够增值。因此人的能力便是资本,花在人的能力培训上的投资便是人力资本投资。以人的能力为本的管理,就是注重人的能力,舍得进行人力资本投资,以此创造更大的效益。同时还必须千方百计激发人的能力,使之由潜在能力转化为显在能力,进而使能力转化为效益。以人的情感为本,强调人不仅是自然人,同时是社会人,是有思想情感的人。人文管理在重视人的智商开发的同时,又要重视人的情商开发,以人的情感为本的管理,就必须尊重人、关心人、体谅人、爱护人,加强沟通,增进情感,协调人际关系,树立团队精神,增强凝聚力。

人文管理中的人,既是管理的出发点和目的,也是实现管理的手段。有什么样的管理目的,就有什么样的管理手段。管理目的决定管理手段,管理手段为管理目的的实现服务。以人为本的管理目的是为了人的需要,是根据人的需要产生动机,动机导致行为的客观规律。为满足人的需要,而激发人的动机,强化人的行为,充分发挥人的工作积极性和创造性,这是管理的根本手段。人力资源是第一资源,是实现管理目标、完成管理任务的一种战略资源,绝不是一种工具性的管理手段。在我国社会主义条件下,人是社会的"主人"、国家的"主人"。我们党提出并坚持"一切为了群众,一切依靠群众"的群众路线,体现了管理的根本目的和根本手段的高度统一。坚持以人为本的管理和坚持群众路线是完全一致的。著名管理学家陈怡安把握人文管理的精髓提炼为三句话,即:"点亮人性的光辉;回归生命的价值;共创繁荣和幸福",这也是人文管理的最高宗旨,三者完整结合全面地体现了人文管理的目标和宗旨。

二、医院人文管理的基本模式

医院人文管理是在医院管理中导入企业人本管理理念,把医院管理作为以人的管理为基础的综合性文化过程的管理模式。把人作为医院管理活动的主体和最重要的资源,充分利用和开发医院的人文资源,以实现医院整体和个人发展目标,既要满足医务人员施展专业才能,成就个人事业,实现职业理想,也要满足人民生命健康和医疗保健需求,达到医院整体效益最大化,促进医院不断向前发展。这种管理更符合人的特点、人性要求和人文原理。

医院人文管理自身的特殊性是因为医学与其他科学不同,它是关于人的科学。医术为"仁术",医学的存在是为了解除人的病痛,体现对人的关爱。医学发展到今天,医学模式发生了深刻的变革,治病不单单是医疗技术问题,也是人文问题。医院管理更是以人为服务对象,以人为工作主体,以解决人的需求,加强人际合作为重点的管理过程。因此,医院人文管理的以人为本,体现在三个方面:一是以病人为中心,就病人与医生来说是病人本位,而非医生本位,医生为了病人而存在。二是看病时不能见病不见人,就病人的病与人来说,人本位,而非疾病本位。看病时要有整体观念,治病是为了救人。三是医院管理中不能见物不见人,就医疗设备与医务人员来说,医务人员本位,而非医疗设备本位,再好的医疗设备也是人创造的,还得靠人来操作。医务人员必须树立强烈的社会责任感,为病人提供优质服务。

显然,医院管理的核心是人。医院人文管理的基本模式可以概括为:以人为核心,协调主客目标——激励——权变领导——管理培训——塑造环境——文化整合——确立价值观念——完成社会角色。这一医院人文管理的理论模式是以人文管理的宗旨为指导思想, 以人文管理的目标为理论归宿,对医院人文管理的诸环节进行体系化、系统化,力求使之能在医院管理的实践中加以应用。

1. 协调主客目标 医院管理者与被管理者均具有其生物存在和社会、人际关系的相关性,也必然存在着各自的利益目标。在管理者和被管理者之间目标协调、双方达成共识的过程,就是人文管理的开始。管理者一开始就要将人置于管理的中心位置,在满足职工需要的同时,教育职工把个人的利益目标建立在医院的总体利益目标中,从而形成共同的目标。

2. 激励 所谓激励,是指为实施管理、接受管理、完成管理目标而制定的激发职工工作动机、努力程度并保障管理实效的各项措施。激励措施包括精神、物质两方面。实施有效的激励,有助于吸引并挽留最优秀的人才,有利于鼓励职工在工作中为实现医院目标发挥其最大的主动性、积极性、创造性等潜能。

3. 权变领导 权变领导又称作因地制宜的领导,是指为实施有效的人文管理,管理者必须考虑影响管理的各种因素,使之有利于自己的领导。在权变领导中关键在于抓住以人为本这个前提,根据环境因素的变化因地制宜地制定人文管理的各项措施,努力使这些措施取得成效。管理者在实施管理中要予以考虑文化环境因素。这是因为文化因素将影响员工的期望与需要,影响各项工作性质以及管理主体的权力等。而这几项管理要素又将决定和影响管理主体的管理过程、状态、措施和实施。在人文管理中实施权变领导,是一种分析研究管理过程中的各种矛盾和矛盾的各个方面,从而有的放矢地进行灵活有效管理的方法。

4. 管理培训 通过对职工的管理培训,教会他们完成作为医院主人的职能和义务,传授他们作为社会角色进行活动的专长、技能。更重要的是通过管理培训,使职工把完成自己承担的工作职责和社会角色任务,看做是自己的理想和追求,从而尽其所能为实现个人和医院的目标而奋斗。管理培训的过程,就是帮助他们掌握自己同医院形成的社会关系,以及从这些关系中获得相关信息的过程。医院职工对指定的、标准的信息的接收和消化,有利于人的个性和才能的形成和发展。

5. 塑造环境 要在医院和社会范围内塑造有助于人的主动性、积极性、创造性的充分发挥和人的自由全面发展的环境氛围。社会环境是各种信息的主要来源,而社会信息对个人的影响要通过个人的直接环境、医院和个人所在的非正式组织等小环境来实现。塑造良好的环境氛围,首先要消除人文管理中的信息障碍,使个人能按照医院和社会的要求行事,并把这种要求体现到个人品质、目标和行为中去。其次还要建立一种有效的机制,使职工的劳动绩效获得相称的生活资料、物质和精神奖励相联系,使个人感觉到自己的劳动为医院和社会所承认。第三,还要通过营造积极的环境氛围,使医院目标具体化并转化为个人目标。以一定的提示和措施使目标细化为实现这些计划可能的方案、方法和手段,为个人提供选择的某种自由。

6. 整合文化 医院文化对职工心理需要和个人行为方式的形成和发展起着导引、规范、激励等制约和影响作用。人文管理正是要利用文化整合功能,使医院职工文化特质的培育与成型、医院职工与自然和社会关系的调节、价值观的塑造都受到有利于个人发展和组织目标实现的积极的文化熏陶。随着时代的发展和国际政治经济的日益融合,文化的差异性、开放性、进化性和医院职工的主导性、群体性和发展性给人文管理提出了越来越高的要求。因此,文化整合功能的确立与完善,对于有效实施人文管理是至关重要的。

7. 确立价值理念 医院是公益性福利事业,承担着为广大人民群众健康服务的重担。因此,在确定医院发展目标时,不能将利润最大化作为唯一的选择,既要考虑医院应该获取的合理利润和医院职工的利益要求,也要考虑并保障社会利益和患者的利益。要将医院利益与社会利益统一起来,要形成利益分享、民主管理和合作的价值取向。这就从经济利益机制和价值理念上确立了以人为本的管理机制和体制。

8. 完成社会角色 医院职工都是社会的主人,必须完成社会角色。这是医院工作性质和社会需要所决定的。至于具体个人扮演何种社会角色,取决于个人本身的素质、专业、修养、工作的责任感以及对医院对社会的贡献大小等。实施人文管理,从根本上说,就是要帮助医院职工出色地掌握和完成自己的社会角色,以此促进医院、社会和个人发展目标的实现。要完成社会角色,就要为每个职工创造最佳工作、生活条件,使职工从专业素质、世界观素质、思想素质以及从组织性、纪律性、责任心等方面具备扮演好社会角色的适应性和能力;不仅要协助职工选择社会角色,而且要对职工如何完成其角色进行监督、纠正和评价;同时要确立人在管理过程中的主导地位,把调动职工的主动性、积极性和创造性与促进人的自由、全面发展的人文管理含义有机地结合起来。

三、医院实现人文管理的路径

我国医院从经验型管理,经过专家型管理,已进入到现代医院管理模式。尽管就某一个医院来说所处的管理阶段有所不同,但医院进入以文化管理为特征的现代医院管理已是大势所趋。

人文管理是科学管理的发展与延伸。人们常说的科学管理应当包括科学管理和人文管理,但人文管理是比科学管理更高的发展阶段。科学管理是一种制度管理、规章管理,属于刚性的层面。人文管理是强调被管理对象主体性的一种管理理念和管理制度,是一种人性的管理,也称作人本管理。它从人的情感、需要、发展的角度来思考管理的方式,是一种软性的管理。在管理过程中,既要解决人与物的关系问题,更重要的是以文化为中介和机制解决人与人的关系问题最大限度地调动人的积极性和创造性,为实现管理目标服务。因此,人文管理是实现以人为本管理的文化路径。

(一) 从人的本性出发,在医院管理中营造一种理解人、尊重人、满足人、发展人的人文环境

氛围和环境是人文管理的基础。管理学家对人作过种种假设,从"经济人"、"社会人"、"自我实现人"到"文化人"。这些人性假设中都有不同的合理性,不同的人性假设产生不同的管理原则。人文管理既把人作为手段,更将人视为目的,人类的一切生产和文化活动都是围绕"人"展开的。对于以人类健康服务为本职的医院来说,营造一个"以人为本"的人文环境,对当前提供优质医疗卫生服务、融洽医患关系,满足群众保健需求有突出的现实意义。理解人指管理者要理解医务人员,医务人员要理解病人,医患之间互相理解。理解是心理文化素质的反映。尊重人,主要是尊重人的人格与权利。权利文化体现在医院人文管理中,就是切实保障人民群众享受医疗的权利,坚持以病人为中心。满足人,医院为病人而存在,不是病人为医院而存在。所有人都有解除疾病的需要,保持健康的需要,追求生命质量的需要,医院要尽其所能满足人民群众这些要求。发展人,医院的可持续发展离不开人力资源的可持续发展。医务人员的自我发展是医院发展的先决条件。医院的管理者,应该为医院和全体员工提供个人发展所必须的身心素质成长氛围与环境、物质生活条件、智力支持等。近几年来,医院在"以病人为中心"上做了许多工作,但在如何实现员工自我发展上重视不够,正确的提法应该是:"医院服务以病人为中心,医院管理以员工为中心。"

(二) 通过培植健康的医院精神、价值观念、伦理道德,使医院职工达到"文化自觉"的境界

在多元文化的当今社会,不同的文化意识形态、价值观念会给人的行为产生不同的影响。如何引导医务人员去追求更高的人生境界,摆脱有形无形的人身依附与物的诱惑,追求人的全面自由的发展,是医院管理者对医院存在价值及管理理念的终极思考。对于医务工作者来说,"文化自觉"的一个重要表现就是自觉履行人道主义的义务,践行人类的道德规范,恪守职业纪律与道德。医疗伦理道德是医务人员在医疗服务中的技术、态度和个人品质修养的综合反映,同时也是医院整体形象的"折射"。医院伦理文化是医院文化的主干部分。医院人文管理应重视对医务人员道德方向的引导、道德素质的培育和道德行为的审查。以文化为桥梁,以南丁格尔、白求恩以及当前医疗领域出现的英雄模范人物为榜样,树立全心全意为人民服务,救死扶伤的革命人道主义精神。

(三) 以沟通、协调为主要方式实现员工"自我管理"

在人本管理中,"人"不仅是管理的目的,而且是管理的主体。参与医院的管理既是员工的权利,也是员工的义务。这种以人为支点的组织文化氛围中,上下级之间是一种合作分工关系。在工作秩序上不是由上至下的控制导向式,而是上下双向交流的自主工作式,医院管理者的职责就是搞好授权与鼓励。在人际关系中,大家懂得如何互相尊重、理解,乐于分享信息、分享权责、分享荣誉。在人的精神状态和工作态度上反映出的状态是:员工真正成了主人,大家不只是做"该做"的事,而更专注于"应做"的事。著名管理学家巴纳德曾经说"组织的创造力在于协作"。这种以"协作"为特征的"自我管理",其文化渊源是中国的"合"、"和"文化,以和为贵是组织内部人际和谐的前提,和谐则会产生一加一大于二的效应。实现"和谐"的途径和方法是"沟通"。沟通是文化力的体现,医院组织内部成员间通过沟通(包括上下级、平行级、点、线、面全方位的沟通),传递信息,消除隔阂,达成共识,有利于巩固团队精神。外部沟通,则有助于展示形象,争取资源,增强竞争力。这也正是人本管理文化模式所产生的积极效应。

人本管理文化路径的落脚点是实现人和医院的"双赢"。以人本管理为核心的人文管理模式最终是社会经济发展的产物,它在管理的各个环节都把"人"置于重要地位,充分体现了"人"这种最具活性因素在管理中的主体性。在以人为本的医院管理中,员工与医院结成了"命运的共同体"。医院获得了"第一资源",人得到了施展才能的舞台,这无疑是一种"双赢"。

四、医院人文管理的实践要求

医院人文管理实践就是以人为出发点和中心、围绕着激发和调动人的主动性、积极性、创造性展开的、以实现员工与医院共同发展为目标的一系列管理活动 。医院人文管理不仅仅是狭义上对人的管理,而是指医院管理中的模式和精神必须符合人的特点、人性要求和人文原理,是指以人的管理为基础的一个综合性的文化过程。

要用正确的观点认识人。医院实行人文管理,必须坚持马克思主义关于人的本质是自然属性、社会属性和思维属性在实践活动中的高度统一体,是一切社会关系的总和的观点,并以此来认识医院的职工和服务对象。既要认识职工在医院中的地位和作用,认识职工是具有多种属性和多种需要的人,需要采取不同的管理方式和方法,更要认识患者是医院服务的对

象和主体，也是具有多种属性和多种需要的人。在医院管理和医疗过程中，必须站在患者的角度为患者提供多种需要的人性化服务。

要用正确的态度对待人。怎样对待人，表现了一个管理者的素质和修养。医院管理者要与职工群众心连心，能同甘苦共患难；要建立深厚的感情关系，做到平等相待、公平待人。管理者与被管理者之间没有高低贫贱之分，只有职责分工不同之别。因此，要相互尊重。尤其对职工进行奖惩时，要切忌亲疏，要不偏不倚。奖惩既要分明又要公正。不公正、不公平的奖惩比没有奖惩还坏事。

要用正确的机制激励人。发挥职工的积极性、主动性和创造性，需要有力的激励。实践证明，物质激励和精神激励相结合是正确的激励机制。物质激励以满足职工的物质需要，精神激励以满足员工的精神需要。管理以人为本，既要抓好员工的"口袋"又要抓好员工的"脑袋"。在必要的物质激励的同时，必须强化思想政治工作，注重精神激励，激发员工的事业心、责任心、进取心和自信心，为医院的改革和发展注入活力。尤其在职工经济已经比较富裕，基本生活已经得到保障，政治和社会环境比较宽松时，精神激励就显得更为合理和有效。

要用正确的方法管理人。管理人的方法多种多样，有行政方法、经济方法、法律方法、思想政治方法、物质投资法、感情投资法等，都有不同的内容和要求，有不同的特殊性和适用性。关键是要针对人的不同需要来选择适合的、行之有效的方法，选择的管理方法要适合员工的需要。

要用正确的途径培养人。人是立院之本，人才是医院生存发展的关键，培养人是现代医院管理的主题。知识经济是以知识劳动者为主体的经济。现代化医院不重视人的培养注定要失败。培养人有两途径：一是教育，二是激励。以人为本，说到底是教育为本，以先进的教育造就和培养高知识、高智商、高情商的人才，是 21 世纪医院竞争的制高点。

要用正确的原则选用人。选人用人是现代医院管理者的根本职能。选人是用人的前提，用人是选人的目的。选人用人的正确原则是"德才兼备"原则，重德轻才不对，重才轻德也不对。竞争是选人用人的正确机制，以竞争识别人才，选拔和使用人才。以人为本的管理是以选人用人为保证的，没有正确的选人用人，这个管理之本就不可靠、不坚固，管理就缺少好的根基，医院也缺少不断发展的后劲。

案例：某医院文化建设

始建于 1886 年的某医院，以建设"精神勤和"的医院精神为核心，不断挖掘、总结、弘扬历史上医院文化中的精华，强化医院的优良传统和作风，使医院文化成为医院的优良传统、道德规范、理想信念、价值观念和行为方式，成为医院赖以生存和发展的精神支柱、无形资源与强大动力。

该医院的精神是百年院史文化的积淀，随着医院的发展由几代人共同培育、不断积累、逐步形成的。1886 年美国教会创办医院之初，取《圣经》中"仁爱"之意，将医院名称定为"同仁"，并以此为办院方针；早在 20 世纪 30 年代，医院为扩大其影响，常为生活困难的病人义诊；解放后，党和政府扩建了医院，医院的医务工作者在新的历史时期以全心全意为病人服务为宗旨，恪守"救死扶伤，实行革命人道主义"的职业道德，使医院得到了迅速发展；改革开放后，医院把文化建设与改革开放的新形势、新任务结合起来，赋予了医院文化新的涵义和新的内容，使医院迅速发展成为一所以眼科、耳鼻咽喉科、心血管病科为重点，集医疗、教学、科研、预防任务为一体，具有鲜明特色和学科优势的现代化综合医院。

为了创建医院文化，该院主要采取了一系列的做法：1. 立院训：在医院大门口竖立着镶刻"精诚勤和"四个大字的院训牌；2. 升院旗：每天清晨在医院南门广场升起医院院旗；3. 制院徽：医院院徽既是同仁文化的象征，也被认定为医疗服务驰名商标的标识，院徽在医院的重大活动以及各种用品上使用；4. 谱院歌：医院请著名的词曲作家为医院谱写了院歌并广为传唱；5. 种杏林、竖丰碑：为了纪念两位老一代医学专家的优秀代表、精神的楷模，种植了一片郁郁葱葱、生机盎然的同仁杏林，竖立起一块纪念碑。6. 院庆日：每逢院庆日，医院都要举行隆重的庆祝大会和各种丰富多彩的活动，如举行隆重的升国旗、院旗仪式，为患者义诊，开展学术活动等。7. 其他做法还包括编院史、办院报、出文化专著、导入视觉识别系统等。

医院百年凝聚而成的文化魅力，具有强大的感召力。它增强了医院员工对医院的信任感、自豪感和荣誉感；赋予了员工高尚的情操；深厚的医院文化锻造了员工永不言败的顽强性格；博大的精神赋予了员工人强大的精神力量；高尚的职业道德构筑了同仁人无私奉献的内心世界。这一切，使医院历经百年而不衰，在新世纪焕发出勃勃生机。医院先后荣获北京市思想政治工作先进单位、全国卫生系统思想政治工作先进单位、全国卫生文化建设先进单位、全国百佳医院等多项荣誉称号。

案例思考题：

1. 该医院文化建设主要包括哪些方面的内容？
2. 该医院文化在医院建设和发展过程中发挥了哪些作用？
3. 该医院文化建设可从哪些方面进一步加强与深化？

第19章 医院战略管理

第一节 医院战略管理与管理战略

一、战略管理思维

卓越的战略思维是组织发展的核心推动力量。这种力量可能集中在一个人身上,由这个人的战略思维去启动、指挥、协调组织的行为;这种力量也可能集中于一个领导团队,由这个团队内部的矛盾和协调所形成的战略思维去启动、指挥、协调组织的行为。不论在什么情况下,外部环境的演进、内部关系的变化或组织目标的调整,总会通过组织内个体的或群体的战略思维表现出来。医院作为一个组织实体,战略思维同样应贯穿于医院管理各个过程。

(一) 战略与战略思维的含义

战略是什么?《Economist》杂志对此有个简单而权威的定义。它认为,战略首先应回答两个基本问题:一是"Where do you want to go?";二是"How do you want to go there?"如何理解?一个组织长期存在及发展的基础是创造价值,而对价值的不同理解和定义也就构成了前一个问题的答案;如何创造价值则是对后一个问题的解答。

"战略(strategy)"一词来源于希腊文"Stratege",其含义是"将军指挥军队的艺术",后来逐渐被引入管理学界。所谓战略是指组织根据其外部环境及内部资源和能力的状况,为求得组织生存和长期稳定的发展,为不断地获得新的竞争优势,对组织的发展目标、达成目标的途径和手段进行总体谋划。战略是一种重大的、带全局性的谋划。

战略管理是指组织战略的分析制定、评价选择以及实施控制,使组织能够达到其战略目标的动态管理过程。如果简单对战略管理进行划分,可以将组织的战略管理划分为三个相互联系的管理过程:战略分析;战略方案制定、评价与选择;战略实施与控制。

医院战略管理是指医院为适应外部环境的变化,使之能长期、稳定地健康发展,实现既定的战略目标,而展开的一系列事关医院全局的战略性谋划与活动。它是以预测和分析未来的竞争环境为基石,以寻求长期竞争优势为目标的一种先进的管理方法。战略管理重视的是医院与其所处的外部环境的互动关系,目的是使医院能够适应、利用甚至影响环境的变化。医院应该随时监视和扫描外部环境的震荡变化,找出内部环境中的优势和劣势以及外部环境中的机会和威胁,理清它们之间的关系。据此提出战略计划以强调机会和实力,清除或减少威胁和劣势的影响。

(二) 医院战略理论的发展

早在1912年,美国著名外科专家Albert曾预言:"一个医院就是一个工厂——健康和幸福的工厂。所以,医院应该掌握管理工厂的优秀原理。这些原理会使医院产生最高效率……"。如今,他的话已被现实验证。许多管理企业的科学原理被用于医院管理,医院战略管理同样来源于企业的战略管理。

1. 企业战略管理的发展 从时间上看,企业战略管理萌芽于20世纪30年代,形成于六十年代,产生于发达国家。迈克尔·波特(Michael Porter)教授指出,从战略管理理论的出现直到今天,可以提炼出四种战略观点。

第一种战略观点是在20世纪初,法约尔对企业内部的管理活动进行整合,提出了管理五项职能。这可以说是最早出现的战略思想。

1938年,巴纳德(Barnard)在《经理人员的职能》一书中,首次将组织理论从管理理论和战略中分离出来,认为管理和战略主要是与领导人有关的工作。此外,他在该书中提出管理科学的重点在于创造组织的效率,其他的管理工作则应注重组织的效能,即如何使组织与环境相适应。这种有关组织与环境"匹配"的主张成为现代战略分析方法的基础,波特称之为企业战略的第二种观点。

20世纪60年代,哈佛大学的安德鲁斯(Andrews)对战略进行了四个方面的界定,将战略划分为四个构成要素即市场机会、公司实力、个人价值观和渴望、社会责任。其中市场机会和社会责任是外部环境因素,公司实力与个人价值和渴望则是企业内部因素。"战略是对公司的实力和机会的匹配。这种匹配将一个公司定位于它所处的环境之中"。他还主张公司应通过更好地配置自己的资源,形成独特的能力,以获取竞争优势,波特将其称之为企业战略的第三种观点。

同一时期,美国学者安索夫(Ansoff)在研究多元化经营企业的基础上,提出了"战略四要素"说,认为战略的构成要素应当包括产品与市场范围、增长向量、协同效果和竞争优势。由此,战略管理理论的研究逐渐由单纯的组织内部转向组织与环境的关系研究。1965年，安索夫出版了第一本有关战略的著作《企业战略》，成为现代企业战略管理理论的研究起点。

2. 我国医院战略管理研究　20世纪80年代初期，战略管理传入我国。80年代中期以后是我国企业战略管理推进时期。随着战略管理的逐步推广，我国医院在经历了作业管理、经营管理阶段之后，步入了战略管理的时代。在作业管理阶段，医院主要是为满足人民的医疗卫生需求，解决看病难的问题，政府行为因素较大，制约了医院的发展。经营管理阶段，由于医院抓住了改革开放的机遇，凭着管理者的胆识，也借助于各种关系，许多医院有了空前的发展。现阶段，随着市场经济的发展，国家医药卫生体制的改革，医疗保险制度的建立，使医疗服务的付费者由单一的国家组成变为国家、保险机构、单位和个人四方面组成；医院市场空前激烈的竞争趋势，病人服务需求的变化等等，使得医院所面临的环境越来越复杂、多变。为了生存和发展，医院必须对周围环境中的各项要素及未来的投入产出进行深入透彻的分析。这样，医院战略管理便应运登上历史舞台。

（三）医院战略思维

在战略管理过程中，战略思维是至关重要的。而战略思维，表现为善于着眼于全局和长远来观察、思考和处理问题。正确的战略思维是战略计划制定实施的基本思路和观念，是战略计划的灵魂。正确的医院战略思维直接决定着医院的正确决策。

1. 定位思维　定位思维即思考并确定医院的竞争地位，它旨在明确医院现在的出发地和将来的目的地，是医院战略经营的要害。

一是市场定位。医院市场定位，就是把医院自己的医疗服务定在目标市场的一定位置上，确定自己的服务在目标市场上的竞争优势。这种定位是为了适应就医顾客心中对医院的期望而推出的医疗服务行为。比如医院为了获得稳定的门诊量、住院量、病床使用率等，就要根据选择的目标市场和本医院的条件，确定医院及所提供的医疗服务在医疗市场的竞争地位。值得注意的是，定位不是一个医院本身做些什么，而是医院在就医顾客心目中做些什么。医院在对自身情况进行了全面的SWOT（优势、劣势、机会、威胁）分析后，才可能进行科学的市场定位。影响医院定位的重要因素就是医疗服务的差异化，包括服务定量、提供方式、服务态度等。二是发展目标定位。即思考在一个阶段中要达到的目的地在什么地方。目标应力求明确，需要有一个量化的目标定位。三是出发点定位。即思考医院现实的出发点在什么地方。四是资源、能力和知识的定位。即思考医院的资源、能力、知识潜力与竞争者的相对强弱。

2. 协调与重点思维　医院战略是医院发展的大系统，而各部门、科室、专业、项目的发展战略是子系统。只有协调好大系统和子系统、子系统与子系统之间的关系，才能使医院战略产生各孤立的子系统所没有的整体时空效应。所以，在编制战略计划和实施战略管理过程中，必须注意充分发挥构成战略系统的不同要素在促进系统整体发展中的作用，并使其能在互动中协调关系，共同发展。

但不可忽视的是，由于各医院可利用资源的有限性和各子系统发展的不平衡性，在战略系统中必须选择一二个重点优先发展。这样既可集中力量在医疗市场中形成局部竞争优势，又可使某个局部成为带动医院整体发展的龙头。

总之，进行协调思维的直接基础是医院发展目标定位，根据目标要求去协调各个子系统的行动。其间接基础是环境的变化和医院的实力。环境的变化是不可控的外部因素，医院的实力是可控的内部因素。根据现实的内部能力和面临的外部挑战确定阶段性目标，将发展目标作为协调各部分决策的直接基础，这是医院战略的基本思维模式。在战略上，协调的手段应以规则和规划为基础。而在规则和规划不到的地方，指挥和命令可以充分发挥作用。

3. 持恒思维　战略是一种长期的行为，同样，医院发展的战略经营需要一个长期过程才能有明显的结果。持恒思维要思考的是医院如何持久努力的问题。在市场竞争中，很多医院都有一种急于求成的冲动，往往非常重视短期的财务业绩，例如发展规模、成本、收入、利润等；但对于市场领域、资源配置、核心能力、团队素质、医院文化等长期战略因素，却不大重视，特别是远期的人的素质与团队文化问题。从一个人的素质的提高和团队文化的改变，到形成具有核心能力的队伍，至少需要8至10年的长期努力。持恒思维就是要不断地在思考短期问题的同时，思考中期的结构问题，思考远期的人的素质及团队文化问题，并采取切实可行的措施加以调整和保障，对医院的发展进行前瞻性控制。

4. 思维转移　对医院管理者来说，最具挑战性的事情是：他不但能够发现而且可以利用医院环境内的一切潜在价值。"潜在价值"，是指当发生下列两种事情之一时，思维能作横向转移：一是在医疗技术服务的基础上进行拓展与延伸，使某种原有的潜在的资源被发现和利用；二是当某种现有资源的应用环境已经发生了质的变化时，医院能够及时反应，对自己的经营导向进行适应性调整和创新，从而得到新的额外价值（即价值潜能）。

二、战略管理流派

（一）设计学派与SWOT战略形成模型

设计学派认为，形成战略最重要的因素是对组织外部因素和内部因素进行匹配，并建立了知名的SWOT（Strength、Weakness、Opportunity and Threat）战略形成模型。设计学派指出：①战略形成应当是一个受到控制的有意识的思想过程，组织应当经过尽可能仔细慎重的考虑才能形成战略。②主要的领导人应当承担整个战略形成过程的责任。他不承担具体战略计划的制定工作，但他应当是整个战略计划的设计者。③制定战略时，必须经过充分的设计。在勾画和选择了某种特别的战略，即完成"决策"过程之后，制定过程也就告以结束。④战略应该是清晰的、易于理解和传达的。正如通用电气公司的一名计划人员所说的那样，"一个好的战略应当能用两页纸说清楚。否则，就不是一个好战略。"

（二）计划学派与战略构成要素

计划学派最早的代表著作是安索夫1965年出版的《企业战略》。安索夫提出，战略应当包括四个构成要素：①产品与市场范围，即确定企业在所处行业中的产品与市场的地位。②增长向量，企业经营的方向和趋势。③协同效果，即"大于由公司各部分资源独立创造的总和的联合资源回报效果"。在各业务间存在资源、技术、管理和价值链活动的各环节间的匹配关系时，可以实现各因素的联合、共享和节约，产生2+2>4的效果。④竞争优势，是指企业及其产品和市场所具备的不同于竞争对手的能够为企业奠定牢固竞争地位的特殊因素。

从战略要素的内容可以看出，设计学派和计划学派都将市场环境、定位和内部资源能力视为战略的出发点，并且这两个学派对于战略形成的看法也是很相似的。但是不同于设计学派的是，计划学派认为：①战略的形成应当是一个受到控制的、有意识的、详细具体地正规化的过程。该过程可以分解成几个主要的步骤，每个步骤要考虑大量的因素和各种技巧。②原则上是由主要领导人承担整个过程的责任。在实践中，则由计划人员承担实施的责任。③需要详尽清楚地阐明这一过程形成的战略，以便具体地落实目标、预算程序和各种运作计划，并加以实施。

（三）学习学派

学习学派将重点放在组织在不可预测的或未知的内外部因素约束下的适应性上，包括以下几种观点。

1. 自然选择观点 这一观点认为组织所处的环境具有很强的力量和不可预测性，任何综合性的战略都难以应对。因此，在不断的冲击中，组织不得不进行反应，仅靠计划是难以适应的。同时，从内部来看，组织所拥有的资源、文化、权力中心、流程和系统都各不相同。在同样的环境下，这些因素的不同组合所产生的效能也不相同，从而导致有的企业能够生存，有的则走向灭亡。

2. 逻辑渐进的观点 即高层管理人员首先确定其组织的未来发展目标，然后通过不断调整其核心业务，控制新的经营范围的增加而达到目标。

3. 文化和政治的观点 这一观点认为组织文化作为一种由许多个体长期形成的共享信念或组织特点，会主宰管理人员的战略决策，并且很难迅速改变。组织可以借此应对不确定性。但这种文化也约束了管理人员的思想，阻碍了组织的变革和对变化的适应。组织中的政治因素则会导致属于不同政治团体的决策者从各自利益出发进行战略决策。因而文化和政治都是战略研究中不可忽视的因素。

4. 想象的观点 这一观点认为，有些理性的分析方法和技巧在应对组织内外部环境的变化时是难以发生作用的。因此，高级管理人员决策时，应该凭借自己的直觉和想象。这是战略制定中不可忽略的重要成分。特别是当外部环境发生间断性的变化时，领导人的想象更为重要。这些高层管理人员很难再依靠正式的系统帮助决策，而要依靠自己的经验，直觉地寻求机会。

（四）定位学派与竞争

该学派是以哈佛大学商学院的迈克尔·波特教授为代表的一个学派。相对于战略的制定过程，该学派更集中于对战略内容（差别化，集中，低成本等）的研究上。1980年，波特提出，企业在考虑竞争战略时必须将企业与所处的环境相联系，而行业是企业经营的最直接的环境；每个行业的结构又决定了企业的竞争范围；企业战略的核心是获取竞争优势。为确定竞争优势，可采用三种基本类型的竞争战略，即低成本战略（又称全面成本领先战略）、差异化战略（又称别具一格或与众不同战略）、专门化战略（又称集中一点战略）。

（五）资源学派

该学派认为，每个组织都是独特的资源和能力的结合体，同一行业中的组织不一定拥有相同的战略资源和能力，资源差异性和组织利用这些资源的独特方式就成为竞争优势的来源。因此，战略管理的主要因素是培植组织对自身拥有的战略资源的独特的运用能力，即核心能力。核心能力不同，产生战略的基础就不同，也就会产生不同的竞争战略。组织选择战略的原则应当有利于最大限度地培养和发展核心能力。

此外,核心能力的形成并不是一朝一夕的事情,需要不断地积累战略制定所需的各种资源,不断地创造、学习和磨炼。只有达到一定程度后,组织才会通过一系列的组合和整合形成自己独特的、不易被人模仿、替代和占有的竞争能力,获得持续的竞争优势。

三、医院战略管理因素分析

一个好的管理战略,应该考虑资源、竞争和顾客(患者)、价值观等综合因素。医院战略管理就应在考虑如何利用自身有效的资源/资产,在充满竞争的环境下去满足顾客(患者)的需求,从而实现价值的创造。这样就构成了医院战略管理的出发点。

(一) 战略与竞争

医院迎接全球挑战,主要是在两个市场上的竞争。一是医疗服务市场。医疗服务市场的竞争策略定位在质量、环境、价格及服务态度上。质量靠高新技术和新的质量理念,环境和价格靠提高医院效益。要增强竞争能力,就必须采取零的战略开展服务和经营,如价格零增长、经营中的零库存及服务中的零缺陷等。二是人才市场。随着科技的迅猛发展,全球都在争夺高智慧、高创新能力、高吸收知识能力、高运用和转化知识能力高智能、高创新能力的人才。医院要从传统的识人、用人、育人的观念中解脱出来,在引进和接收新人时,以岗位技能标准择人,要在能力和情商上下功夫,即多挑选一些高情商、高悟性的人才。有人提出,新时代人才价值=(知识面+理念+智慧+悟性+眼光)×创新×(追求目标+自信+毅力)。为了适应新形势和降低人力成本,提高医院的综合竞争力,医院主要选择超常智慧、超常吸收和运用知识能力、超常转化和应用知识及技术的能力、超常研究与开发能力的人进行引进和培养。

在这里,我们重点讲述一下医疗服务能力与竞争优势。医疗服务能力是适应医疗服务市场变化,合理满足患者对医疗服务的需求,并争取优势,不断提高医疗服务质量的能力,它是医院生存和发展的基础。要确定医院的医疗服务能力如何,应进行医疗服务能力分析。

1. 医疗技术实力分析　主要分析技术人员的业务水平和特长、医疗设备的数量及性能的先进程度等。

2. 医疗技术水平的知名度　它是通过医疗服务市场直接反映医疗服务能力的因素。

3. 医疗服务市场强度　它是分析医疗服务在医疗服务市场中的地位、收益、质量、服务项目构成等指标的变化趋势,是直接反映医疗服务能力的因素,是医疗服务实力的具体体现。

4. 服务方式优劣　服务方式的优劣直接影响到医疗服务能力的发挥,只有采取较合适的服务方式,才能吸引患者,让患者满意,才有利于医疗服务能力的提高。

5. 医疗服务市场决策能力　它是以医疗技术实力及提高医疗技术的计划和措施、医疗技术水平的知名度、医疗服务市场强度和服务方式的优劣分析的结果为依据,制定正确的医院战略的能力。

6. 服务定位　搞好服务定位,不仅是参与医疗市场竞争的需要,也是加强医院建设、增加医院收益的需要。尤其医院作为一个特殊服务行业,其宗旨确定了服务中的一些特殊责任——救死扶伤。作为一个在市场经济环境中生存、政府没有给予充裕运转资金、又要向社会提供救死扶伤服务的医院,每一项服务的支出都必须贴现。因此,搞好服务定位,对维持医院的运转和发展至关重要。中国社会性人群从经济能力角度看,对医疗消费的群体大体可分为:权力层—高能量商人层—外资商人层—超智商人层—金领层—白领层—灰领层—蓝领层—黑领层—无领层。前五层人群服务要求高,有支付能力,医院通过提供高端服务,可以增加收益。中间三层人群有高的医疗服务欲望,但由于其费用所限,医疗需求被抑制,对其提供服务有一定收益。最后两层的人群,有医疗需求,因费用来源有问题,只有在迫不得已时才上医院就诊,对其服务可能是难以收回成本的。尽管如此,实施人道主义救治是必须的。作为医院领导者,搞好高、中、低三个层次的服务,方能保证医院的运转和发展。

(二) 战略与资源

在医院资源中,卫生人力资源作为医院医疗卫生服务活动的主体,既具有生产领域中的劳动者同样的主导作用,又因其劳动服务对象是社会的人而具有特殊的主导作用。他们的知识、经验、技术和道德情操直接决定着医院服务的质量和效果。卫生物力资源作为医院工作的物质基础和条件,其规模、质量、水平和配套情况,直接关系到医疗卫生服务、教学与科研的质量和水平。因此,医院战略必须综合考虑这两种资源并进行合理的配置。

(三) 战略与患者

随着实物经济向服务经济的转变,医院与顾客(患者)之间不仅仅是一种交易,而是转变成了一种关系,这样,维系顾客(患者)远比吸引顾客(患者)重要。很多医院都把顾客(患者)维系作为医院持续发展的基础与保障。研究顾客(患者)需求和满足顾客(患者)需求是医院战略的出发点。发现/引导(甚至是创造)顾客需求、满足顾客需求、维系顾客关系便成为战略的重点。

(四) 战略与价值观

价值观是医院战略方案制定与选择的关键因素，是影响战略分析的重要判断标准。尽管价值观很难影响、改变医院政治环境、经济环境等宏观环境的走势，但是医院的价值观可以影响医院自身对宏观环境的判断，进而影响医院的战略决策。价值观对人的主观能动性影响很大，任何医院在战略的分析、判断中不可能不加进人的主观的因素。在关键时候，价值观就是一种推动力，它起到影响个人和组织向哪个方向走的导向作用，这种导向作用对医院的发展战略起到非常重要的作用。

在价值观的分析中，对患者价值观的分析是非常重要的。医院战略分析要充分重视分析消费者的价值观，并密切注意其变化。医院只有正确地把握了消费者的价值观及其变化趋势才能在市场竞争中处于主动地位。1997 年，Michael. H. Goldhaber 在《注意力经济》一文中指出，在互联网时代，信息非但不是稀缺资源，相反是过剩的。相对于过剩的信息，只有人们的注意力才是稀缺的资源。但是注意力是人们不可转让的权利，它属于个人的潜在意识倾向，本质上反映的是人们的一种价值观。

1. 价值观是医院制定目标和使命的基础 医院发展战略应首先确定医院的使命，由此才能确定医院发展的方向。一个医院的使命在很大程度上是对医院价值观的一种表述，价值观和战略管理在这里得到了完美的统一。

2. 价值观影响竞争方式和手段的选择 在确定了医院使命的战略目标以后，战略方案的制定还必须确定竞争的方式、手段和具体的竞争策略。价值观在医院的竞争中起到重要作用。

3. 价值观是医院核心竞争能力的重要源泉 战略实施是战略管理的最后一步，而从某种程度上讲，战略实施的关键是统一医院全体员工的价值观。因为只有形成统一的核心价值观，才能使全体员工统一思想，统一意志。《孙子兵法》上讲，“上下同欲者胜”。其中以价值观为核心的医院文化本身就是一种重要的资源或者能力，基于共同价值观的医院文化已经成为核心竞争能力的最重要的方面，医院竞争的最高层次也变成了价值观的竞争。正因为如此，战略管理中，人们提出了用价值观经营的理论，并且认为，价值观经营将是组织经营的最高境界。

(五) 其他内部条件分析

1. 医院素质分析 医院素质指在一定社会条件下，医院内部总体机能所具有的生存和应变能力，是医院内部各管理要素构成的各部分素质有机结合的整体。它是通过医院管理能力集中表现出来的。医院素质分析的内容有：第一，医院地点和后勤保障任务、社会对医疗服务需求所要求的自然条件、社会经济条件之间的适合程度。第二，医院的业务技术水平、资金能力、设备能力、管理者及员工队伍的素质、管理基础等，同医院后勤保障任务的相适应程度，同社会对医疗服务需求相适应的程度。第三，相对于医院内外部条件，医院的长短期战略计划及管理活动的优劣程度。

2. 组织结构分析 组织结构的分析是对目前医院组织机构的设置的合理性，人员分布的合理性进行分析，确定组织结构的优劣性，采用相应的策略，使组织结构与医院战略相适应，确保战略计划和目标的实现。

(六) 国外医院战略介绍

在这里，我们以美国为例，简单介绍一下美国的医院管理战略。今天，美国医院的外部环境政策发生了很大的变化，医疗市场从以前的医院与患者的双方关系转变为医院与患者、政府和医疗保险公司三方关系。美国当前的医院管理战略，从内向型和外向型两个角度大体划分为五种类型。

1. 竞争力应变战略 其特点是医院根据其他医院目前的战略，来制定其本身的战略，也根据其他竞争力来有针对性地实施自身战略。采取此种战略的多为小型的营利型的社区医院。其要点是：聚焦于完全可以赢利的措施上，根据竞争者的经济实力，考虑自身价格制定和市场营销政策，不断评估自身竞争力的潜在边际收益。

2. 市场供需战略 这是一种外向型的管理战略，其特点是重视对市场需求做出反应。采取此战略的多为大型非营利性的公立医院和私立医院，此类医院为符合免税条件，必须重视社区的医疗需求。其要点是：将注意力集中于四个要素上，即医生、雇主、医疗消费者和卫生保险计划；运用市场导向或消费者导向的策略；重视市场导向的政策。

3. 产品供应战略 这是一种内向型的管理战略，其特点是将目标集中于医院所提供的特别产品和特别服务上。采用此种战略的为大型教学医院，此类医院具有医学研究项目，其要点是：加强生产线的管理；学习别人的成功经验，不断提高自身科研项目的基准；加强特别产品和特别服务的展示。

4. 运作管理战略 这是一种内向型的管理战略，它把注意力集中在其内部运作上的管理战略。采用此种战略多为小型的社区医院，他们必须更加重视管理运作的效率。其要点是：视服务产品的效率为首要；重视服务的提供和医疗资源的成本；严格对职工和劳动过程的财务管理。

5. 组织结构应变战略 这是一种内向型的管理战略，其特点是根据外部环境的变化调整医院内部的框架结构。采用此战略的多为具有多家医院的医院集团公司，要点是横向一体化、纵向一体化、多样化。

第二节 医院战略决策

一、医院管理者的定位

(一) 医院管理者的界定

医院管理者到底该如何界定？长期以来，人们往往将“医院管理者”狭义地定义为医院院长；其实，广义的医院管理者应是一个更为广泛的范围，是医院(院长)以及各部门(科主任、护士长等)的各级管理层的集合。

在医院组织中，所有的医院管理者都被授予一个正式职务，他们的组织地位就确立在该职权的基础上，在日常工作中，医院管理者扮演着不同的角色，共同为医院的生存和发展担负责任。与此同时，医院管理者与下属、同级管理者、上层管理者之间产生各种组织内部的人际关系，相互提供信息以便做出决策。各级管理者所担负的基本任务就是要设计和维护一种环境，使身处其间的人们能够在医院内协调工作，从而有效地完成组织的目标。

(二) 医院管理者的多种角色

归纳起来，医院管理者扮演着人际关系角色、信息角色、决策角色。

1. 人际关系角色(Interpersonal roles) 保证组织的正常运转。具体来说，包括：①代表人角色(Figurehead)。院长作为医院的法人代表，代表医院主持各种社交应酬活动；②各级部门领导人角色(leader)。医院管理者必须领导下属完成各职能部门的工作，训练、激励员工，并使下属的个人目标与医院的组织目标相结合；③联络人角色(liaison)，保持医院内部与外部之间(或医院内各部门间)的联络与沟通。

2. 信息角色(Information Roles) 管理者必须接受和收集各类医院信息。①搜讯人角色(monitor)。各级医院管理者作为各级部门信息的收集者，不断地监视所负责部门环境的变化，留意患者的心理变化以及竞争对手的行动；②信息传讯人角色(disseminator)，医院管理者与医院成员(包括与下属、同级管理者、上层管理者)分级共享大部分信息；③信息发言人角色(spokesperson)，向上级部门或外界介绍医院或该部门的情况。

3. 决策角色(Decisional Roles) 医院管理者作为决策者，必须保证决策的及时性和科学性。①创业家(entrepreneur)：医院管理者必须拟订计划，适时制定和实施医院战略计划和行动方案，提升组织绩效；②失控调解员(disturbance handler)：对出现的各种预料之外的问题及时妥善处理，以免造成更多的损失；③资源分配者(resource allocator)：对医院或各部门的资源(人力、物力、器材、设备、时间)进行合理的调配；④协调者(negotiator)：代表医院与外界谈判和签署合同，同时就棘手的问题与有关成员讨论和磋商。

(三) 医院管理者的决策

医院管理就是医院决策层对医院内部信息流、人流、物流、财流等各种“流”的计划、组织、控制和协调的过程。按照组织管理活动的层次，我们把医院管理者的决策分为作业控制层、管理监督层和战略规划层三个层次(表19-1)。

表19-1 医院管理者的决策层次

管理层次	决策特征	功能特征
作业控制	短期、结构化决策；决策过程和方法有固定规律，能用形式化的方法描述求解	充分有效地利用既有资源提高工作效率，以求在预算允许范围内完成各项任务
管理作业	中期的、非结构化决策；决策过程和方法有一定规律，但又不能完全确定	建立医院经营的预算和资源保证，对各部门的活动进行监督、检查和综合评估
战略规划	长期的、非结构化决策；决策过程和方法无规律可循，难以用确定的程序和方法表达	确定医院的目标，制定实现该目标所采用的战略规划和竞争策略

作业控制层次是所有决策的基础，其目的是为了确保各项业务活动能充分有效地完成，由于所进行的步骤一般都相当稳定，因此进行决策和行动通常需要持续的时间较短。该层次的决策信息主要有日常业务处理、财务处理、报表处理和查询处理。

管理监督层次的任务是保证医院经营所需要的各种资源，综合衡量医院或各部门的业务进展情况，检查控制医院或各部门生产经营的主要经济技术指标，包括编制计划和预算，分析计划执行情况并提供经营情况的综合报告，提出今后的行动方案。管理监督子系统所需要的数据来自作业控制子系统，所产生的信息又提供给战略规划子系统使用。

战略规划层的主要任务就是制定医院或各部门有关发展战略和竞争战略，并利用这些战略来达到医院整体的目标。战略规划层所需要的信息来自医院内部作业控制层和管理监督层；更重要的是对医院外部环境信息的搜集分析、理解判断和调整执行，如国家医疗卫生法规和政策的变化，政治、经济、科技发展状况，竞争对手的情况变化等等。由于决策环境的不确定性和管理模型的不精确性，因此要解决的问题也多是非结构化的。

（四）职业化医院管理者

1. 职业医院管理者的基本性质 所谓职业就是一个赖以谋生的社会劳动岗位。作为职业，应满足三个条件：一是给予就业者合理的劳动报酬以满足生活需求；二是赋予就业者一定的社会角色，使其在履行义务和职责过程中发展个性和才能；三是提供他们展示个人价值的机会。所以，对于职业医院管理者是医院管理工作人员，管理就是他们的职业。

职业医院管理者一般是指包括医院职能科室领导人及其以上的中高层管理者在内的一个群体。他们将运用全面的医院经营管理知识和丰富的管理经验，独立地对某个医院组织或部门开展管理，承担责任，履行义务。

2. 职业医院管理者的契机

（1）管理的特性要求医院必须实行职业化管理。众所周知，管理既是一门科学，也是一门技能，管理科学有其系统的理论知识和操作技能。只有经过系统的管理科学学习的人，才有可能将管理作为自己的职业，并成为合格的职业管理者。

（2）随着我国医院管理改革的逐步深入，特别是产权制度改革、人事制度改革、医院的文化建设、医院的市场营销、医院的计算机网络化管理等方面的进一步发展，原来的绝大多数非职业管理者，无论是从基本知识、基本技能，还是从管理理念、管理能力等方面，都已经不能适应现代医院管理的需要。研究表明，在结构、人员不变的情况下，改变管理可以提高50%的效益。因此为提高医院效益，首先要改变管理者的现状。

（3）医疗卫生服务领域将在我国加入WTO后逐步对外开放，国外拥有先进技术和雄厚资本的外资医院会大量涌入，加剧了国内医疗市场的激烈竞争。医疗卫生事业如何与世界接轨，我国的医疗机构如何在激烈的竞争中生存下来成为迫切需要解决的问题。因此，科学、规范的医院管理理念、管理技术和方法对医院的发展至关重要。

职业化医院管理者在国外已发展到一定程度。国外的一家医院由三种类型的院长构成，第一种是管理院长，是工商管理硕士出身，即MBA，也可能是MPA，即公共管理硕士。MBA强调把医院经营成企业形象，注重医院的经济，营利性医院尤其如此，注重成本核算和医院的公众形象，研究如何更多地占领医疗市场份额。非营利性医院的院长则是MPA担任，他们多半来自政府机构的管理官员。不管MBA还是MPA，他们都注重管理，前者注重经营管理，后者注重公共管理和行政管理。第二种是副院长，允许医疗专家来担任，以保证医疗质量。第三种是护理院长（部分国家的医院存在），国外医院人员构成是低年资医生和大量的护士，资深医生是单独开业的。

3. 职业化医院管理者的素质 职业化医院管理者应具备以下的素质：

（1）医院作为一种特殊的服务行业要求的素质。

（2）系统的多学科专业理论知识。一是拥有系统、全面、深入的管理科学理论知识；二是全面掌握自己分管事务所需的理论知识，比如财务会计、经营管理等；三是熟悉医学科学理论体系的基本框架。

（3）职业医院管理者应该对自己的职业有高度的兴趣和执著的热情。同时，还需要有高度的职业责任感和敬业精神。

（4）职业化医院管理者应注意发挥团队精神。

二、医院的高绩效团队

现代管理学认为，“独行侠难成大事，胜利来自团队”。什么是团队？在现实生活中，也许人们不一定能明确说出到底什么叫团队，但对团队的内涵却不乏切身体会。在某些团体，人们会觉得心情愉悦，干劲十足，在众人齐心协力共同努力之下，整个团体成绩骄人，蒸蒸日上；但在另一些团体，人们勾心斗角，尔虞我诈，导致个个心情压抑，于是在内忧外患之中整个集体分崩离析，成绩一塌糊涂。为什么会有如此的差别？这就是团队的力量。

（一）医院团队的确立

1. 团队的概念 团队是群体的一种，是具有相互关系、按照一定结构进行组织以实现既定目标的一群人。一般来说，团队有以下几个构成因素：

（1）团队素质：所谓素质是业绩优秀者的行为表现，它是判断一个人能否胜任某项工作的起点，是决定并区别绩效好坏差异的个体特征。“素质”这一概念最早出现在1973年麦克利兰发表的文章“Testing competence rather than intelligence”中。团队素质一般由团队的核心价值观、领导力素质以及专业技能素质三个方面所构成。

（2）团队规模：一般来说，团队的规模要适中。一个好的工作团队规模一般比较小。如果团队成员多于12人，他们就很难顺利开展工作。他们在相互交流时会遇到许多障碍，也很难在讨论问题时达成一致。一般来说，如果团队成员很多，就难以形成凝聚力、忠诚感和相互信赖感，而这些却是高绩效团队所不可缺少的。所以，管理人员要塑造富有成效的团队，就应该把团队成员人数控制在12人以内。

（3）团队理念：一个团队的建立离不开团队理念，团队理念包括团队意识、团队精神和团队规范。其中团队精神是团队的灵魂。团队意识是指团队成员对团队的态度，包括理想、价值观、价值标准、工作态度等内容。

(4) 团队目标：在考虑医院团队目标时，应考虑：第一，目标是否导向明确、科学合理。第二，目标是否已经把经营目标、战略、经营观念融入每一个员工的头脑中，成为员工的共识，共识的程度如何。第三，如何对目标进行分解，使每一部门、每一个人都知道自己承担的责任和应做出的贡献，把每一个部门，每一个人的工作与医院的目标紧密结合为一体。

(5) 团队绩效：尽管在组成团队时人们并不能预见绩效如何。但是一般来说，为取得良好的绩效，组建团队就应考虑一些相关因素。第一，团队成员的合理配置。研究发现，团队凝聚力、团队成员的熟悉程度、团队的领导、团队的目标、团队的激励政策和团队成员的多样化、团队成员的素质等因素对团队绩效有非常大的影响。而这一些都与团队成员的合理配置密切相关。第二，团队成员之间的熟悉程度。第三，团队领导。有效的领导是高效团队的基本要求，是团队凝聚力和确立团队挑战性目标的关键。研究表明，团队氛围对团队绩效有40%的影响，领导力风格对团队氛围有70%的直接影响。第四，团队成员构成的多样性。

(6) 团队角色：现代团队管理理论认为，团队中各成员之间的相似性和差异性以及他们各自所担任的角色会影响团队行为的积极性和团队绩效。换言之，团队行为的动力和产出依赖于成员的角色行为水平的高低。在实际的管理工作中，领导者常常发现为实现团队的目标而试图改变成员的个性特征不但无效，反而会破坏组织的已有平衡。

2. 团队的灵魂——团队精神　团队精神作为团队管理的灵魂，是医院成功和生存的内在力量。团队精神是指团队成员为了团队的利益与目标而相互协作、尽心尽力的意愿与作风。它主要体现在以下三个方面：一是团队成员对团队的强烈归属感与一体感；二是表现为成员间的相互协作及共为一体；三是团队成员对团队事物的尽心尽力及全方位投入。

如何来培育医院的团队精神？可以从以下八个方面进行考虑。

第一，培育共同的价值观念，确立共同的事业目标，建立共同愿景。在建立团队精神方面，医院员工对价值观念和事业目标的认同非常关键。而要实现这种认同，就要建立共同愿景，使每一个员工都能认清自己内心深处的希望和成长目标，都能理解医院的宗旨和事业目标，都能把个人的事业融入医院的大业中，明白自己的责任和任务，不断调整自己的心态。医院必须认同"为顾客(患者)创造价值，为员工创造机会，为社会创造效益"的核心理念和事业目标。只有这样，才能充分调动员工的积极性和创造性，实现整个团队效率最大化。

第二，增强团队领导者自身的影响力。领导者不能仅仅凭借由其地位和责任而被赋予一定的权力，更重要的是靠其威望、人格魅力来领导团队，以形成凝聚力。领导者应从知识、胆识、经验、人格、纪律、公正、公平等方面做起。

第三，建立系统科学的管理制度。主要包括：团队纪律、上级对下级的合理授权；团队的激励与约束；建立公平考核、健全升迁制度。如果说选择团队共同目标是建设高效团队的核心，那么建立合理的授权、激励与约束、考核制度是实现团队共同目标的保证。

第四，良好的沟通和协调，建立和谐的人际关系，创造宽松、愉快、合作、信任的氛围。团队成员间的密切团结和高效沟通，不仅可以减少成员之间的矛盾冲突，促进成员间相互了解、相互帮助和相互交流，而且可以实现团队成员间智力资源共享、促进知识创新。

第五，强化物质奖励，形成利益共同体，培育团队成员的忠诚度。这涉及工资、奖励、福利待遇等各方面，即通过建立有效的物质奖励体系，形成一种荣辱与共、休戚相关的命运共同体。

第六，引导全体员工参与管理。全员参与、群策群力这种管理形式，吸引着员工直接参与各种管理活动，使全体员工不仅贡献劳动，而且贡献智慧，直接为企业发展出谋划策，形成更强大的向心力。

第七，尊重人、爱护人、关心人。把尊重每一个人作为医院经营的最高宗旨。每一个员工，当他受到尊重，被充分肯定、被赏识、被信任时，他会用自己的最大努力去完成自己那一份责任，无限忠诚的对待事业，献身于事业。同时团队应容忍成员在工作中出现的失误。

第八，开发人的潜能，促进每一成员的成长。

(二) 团队的角色诊断

1. 团队角色理论　团队角色理论由英国管理学家梅雷迪斯·贝尔宾博士提出。在他看来，一个协调、成功的领导集体中，每个成员都在扮演双重角色，即职务角色和集体角色的论断。职务角色是明显和被一般人所熟知的，而集体角色则是潜在和不太被人所认识的，要善于建设一个成功的领导集体，必须注重集体角色的研究和搭配。

团队角色理论认为，凡一个成功的领导集体，必是在其不断磨合、走向协调与成熟的实践中逐步形成的一种稳定的集体角色结构。凡一个成功的领导集体，必须或必然是八种不同角色的有机组合。这八种角色包括：协调人、智多星、塑造家、监督员、信息员、实干家、凝聚者、善后者。只不过在人数多少不同的领导集体中，有些角色是几个人共同承担，有些是一个人担任多种角色。

(1) 协调人：即领导集体中的主要负责人，其作用是阐明团队的目标并确认各项工作的轻重缓急、做出决策。协调人应清楚地知道集体中每个成员具有的长处和不足,并确定他们在集体中的角色和工作范围。

(2) 智多星:亦称为“创造者”,是“团队”的基本思想、创见和提议的源泉。一般来说,智多星率先对面临的问题和困难提出了解决的根本性办法和全新途径。因此,他对改进一个无效力、无独创性工作集体的绩效时具有重要作用。

(3) 监督员:其作用在善于吸收、解释和评价大量的复杂材料,冷静慎重地分析问题。监督员的工作可以避免决策失误。

(4) 塑造家:属任务型领导,他的主要作用是把“团队”的工作任务具体化。在决策做出后,塑造家就会刻意寻求一种模式,以图把指导思想、客观条件和实际考虑纳入其中,得出唯一可行的方案,并尽快安排计划付诸实施。塑造家比协调人还愿意把“团队”看做是自我的延伸。

(5) 实干家:实际工作的组织者。他的作用是将决定和策略变成明确而又易于管理的任务,使人们能够接受并予以实施。其显著特征是有组织能力和自我约束力。

(6) 信息员:是工作集体中与外界广泛联系并给组织带回信息和思想的人。他的作用在于使领导集体不至停滞、僵化及与现实生活失去联系。

(7) 凝聚者:是工作集体中最敏感的人。他最了解每个人的需求和忧虑,能清楚地感觉出集体内潜在的情绪。他的作用是在工作集体内部促进轻松自如地互相沟通,帮助抵消由塑造家和智多星以及由监督员引起的摩擦和不愉快,从而成为团结与和谐的促进者,成为“团队”的黏合剂。这一点在集体面临压力或处在困难中时尤为明显。

(8) 善后者:工作集体中责任心最强,工作最细致的成员。他的作用是始终以工作的紧迫感、责任感感染着他人,使他们行动起来。

2. 团队成员“三维角色水平”(Three-dimensional Roles,简称 TDR) “三维角色水平”包括任务角色倾向(Task-Oriented Role)、关系角色倾向(Relations-Oriented Roles)和自我角色倾向(Self-Oriented Roles)。所谓任务角色倾向是团队成员的包括促进和协调与工作相关的决策工作的角色水平。关系角色倾向是团队成员围绕着建立以团队为中心的感情和社交往来的关系角色水平。自我角色倾向是团队成员以个人为中心,牺牲团队利益为代价的角色水平。在团队组建后,每个成员都会随时间的推移而依次扮演着任务角色倾向、关系角色倾向和自我角色倾向。

(三) 团队决策

1. 授权 授权是决策的前提和基础。只有正确的授权才能做出有利于团队目标实现的决策。关于授权,各个学者对它的解释不一。有些学者从心理学角度理解授权的含义,如 Thomas 和 Velthouse 认为,作为内在任务激励,授权通过四种认知来体现,以反应个人工作角色的导向,四种认知是由意图(meaning)、影响(impact)、竞争力(competence)、选择(choice)等四个维度构成的。

有些学者则从管理学角度来界定授权的含义。

观点一:Bowen 和 Lawler 认为,授权就是“和一线员工共享有关组织绩效的信息,共享有关基于组织绩效的报酬信息,共享能促使他们理解组织绩效并为之奉献的知识,提供给他们能影响组织方向和绩效的决策权”。

观点二:Conger 和 Kanungo 认为,“授权是增强组织成员间自我功效感觉的一个过程”。

观点三:孔茨(1993)认为,“授权就是上级把决策权授予下属”。

观点四:约翰逊和雷德蒙(1999)认为,“当人们拥有对自己从事的工作进行决策所需的信息,拥有从组织的最佳利益出发进行决策的动机,拥有进行这些决策的权力之时,一个组织便实现了授权。”。

观点五:Donald Gerwin(1999)认为,团队授权就是授予团队一定的决策权力范围以顺利完成组织分配给团队的任务,当团队的决策权变大时团队授权也伴随着增强,即团队授权是动态变化的。

观点六:Mcewan 和 Sackett(1998)认为,授权有内部和外部两个维度,外部维度是从授权的关系概念出发,描述的是一个人对另一个人的授权或控制,在组织环境中可解释为个人或群体对权力和组织资源的占有和控制,内部维度是从授权的动机概念出发,个人被假设具有对权力的内在需求。

尽管学者对授权的解释各一,但是一般来说,授权具有几个特征:首先,其本质就是上级对下级的决策权力的下放过程,也是职责的再分配过程。其次,授权的发生要确保授权者与被授权者(下文统称为“受权者”)之间信息和知识共享的畅通,确保职权的对等,确保受权者得到必要的技术培训。三是授权也是一种文化。四是授权是动态变化的。

2. 团队授权 团队授权本质上是组织与团队、团队领导与成员个体之间决策权力和职责下放的过程。在团队和成员个体能力增强的同时,其决策权和所负职责也将随着相应地扩大。而要确保这一切顺利地进行,必须使授权文化成为医院文化的一部分,使组织和团队的信息和知识的共享渠道保持畅通,同时保证成员个体得到必要的技能培训。

第一,从医院组织角度看,授权可以增加组织的灵活性和适应性,对变化可以快速做出既快又好的反应,可以加快决策的速度,促使管理人员更有效地利用时间,最大限度的使用组织内可以利用的经验和才能:提供更有效的决策方案,提高组织的创新力和顾客满意度。

第二,从管理人员角度看,团队授权可以提高管理人员的管理效率和团队领导的影响力,最大化利用他们自己的才能、资源、技术和领导能力。

第三,从成员个体看,授权使他们有权参与影响组织和团队运作的决策,同时个人在团队授权过程中得到多样化技能的培训,它有助于提高成员个体的工作满意度,增强他们的责任感和组织的归属感。

3. 多层次团队决策理论　多层次团队决策理论由 Hollenbeck 等人在个体决策透镜理论和团队决策透镜理论的基础上首次提出。该理论指出,团队决策准确性由四个层面的构思决定——团队层面、互动层面、个体层面、决策层面。

其中每个层面构思有不同的关键变量。一是决策层面的决策熟识度(decision infirmity),它是指给定角色的团队成员对决策所需的所有必要信息的熟悉程度,决策熟识度可以整合为团队熟识度。二是个体层面的个体效用,指团队成员能够为团队领导正确决策提供可预见性建议的程度。三是互动层面的交互敏感性,反映团队领导能够准确权衡每个成员决策建议正确性的程度。四是团队层面的层级敏感性,反映团队领导下属的整体理想程度。

决策熟识度、个体效用、交互敏感性以及团队层面相对应的团队熟识度、成员效用和层级敏感性,构成了多层次团队决策理论的核心思想。

4. 团队决策的步骤和策略

(1) 团队决策成功的十大步骤

1) 想做出好决策,就得兼容并蓄,争取团队成员协助。

2) 列出大家共同的期望与渴望达成的目标。

3) 找出真正的问题,别被听来不错的解决办法迷惑。

4) 能看出各种可能的选择,而非自己中意的选择。

5) 以成果导向作为审视各项选择的标准。

6) 不论是正面或负面数据,都一视同仁地对待。

7) 让每个人表达自己对所有选择的初步印象。

8) 改进最有可能的选择,让大家都支持。

9) 执行前,备好替代方案及评估标准。

10) 随时庆祝小小的成功,保持团队士气和团结。

(2) 摆平团队决策困难的六项策略

1) 如果时间紧迫,不妨采用‘“一小时找答案的动脑会议”。

2) 自己没有决策权时,不妨尝试其他的说服技巧。

3) 要是没有人愿意扮演决策推手,不妨自己带头做。

4) 如果团队太大,就分成几个小型工作团队。

5) 无法把大家聚在一起作决策时,就用 E-mail 来完成。

6) 碰到障碍时,应消除过去的歧异,建立信任。

三、医院战略计划

20 世纪 50 年代初,松下幸之助领导下的日本松下电气工业公司确定了控制美国电视机市场的目标。为完成这一宏大计划,松下公司与日本其他电视机制造商共同决定在美国卖成本价,从而使得美国竞争对手一个个破产,显示出战略计划巨大的力量。在 20 世纪 60 年代后期,日本有一项调查表明,有战略计划的大公司,主要经营指标有 42% 显著上升;而无战略计划的,在经营上出现重大失利的达 48% 以上。为什么战略计划具有如此强大的影响力?

(一) 医院战略计划的含义

医院战略计划(Hospital strategic plans)是指医院为求得长期生存和不断发展而进行的总体谋划,是在战略环境分析的基础上,确定一定时期内医院的总目标以及实现这一目标的基本途径和政策。医院战略计划是医院战略管理的起点和首要环节,是一项重要而又比较复杂的系统工程。

在这里,首先要区分医院战略计划和作业计划(Operational plans)。

第一,医院战略计划应用于整个医院,为医院的生存和发展建立战略性、方向性的总体目标;作业计划是规定总体目标如何实现的细节环节。

第二,两者制定的主体不同。战略计划由医院决策层指定;作业计划主要是由各职能部门和科主任、护士长制定(图 19-1)。

第三,从两者的时间跨度来看,战略计划覆盖时间较长,如 5 年、10 年等;作业计划覆盖的时间较短,如月度计划、年度计划等。

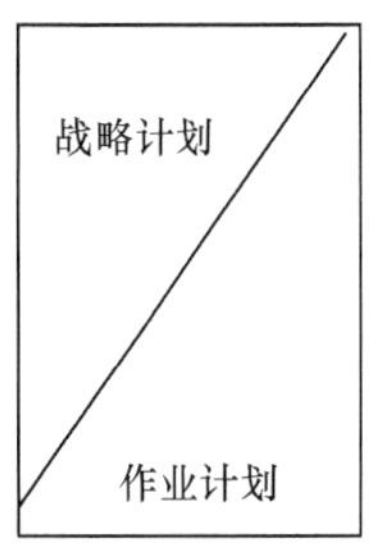

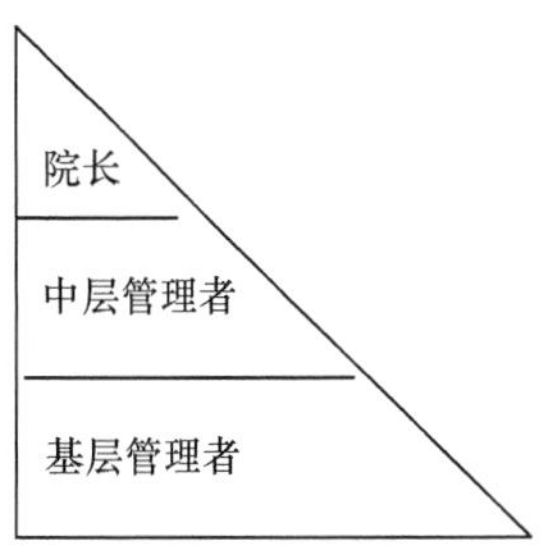

图 19-1　医院战略计划与作业计划

制定医院战略计划是战略管理时代医院生存和发展的需要。在市场经济条件下,医院所处的环境发生了变化,每一所医院都不同程度感受到市场竞争的压力。医院要生存,要发展,不得不实行战略管理。即在战略环境分析的基础上,合理配置与使用医院资源,努力提高医院的竞争力,认真选择并确定一个能推动医院健康发展的战略目标，按照战略管理的过程管理医院。通过战略计划，可以充分把握医院发展的主动性，使医院达成一种具有主动性的结构和状态；使医院在环境变化的情况下，通过有效的管理恢复或保持稳定状态，从而促进医院健康发展。

（二）医院战略计划的制定程序

医院战略计划的制定应在正确的战略思想的指导下，在战略内、外环境分析基础上，确定医院战略目标，划分战略阶段，明确战略重点，制定战略策略，并对战略计划进行评估和抉择（图 19-2）。

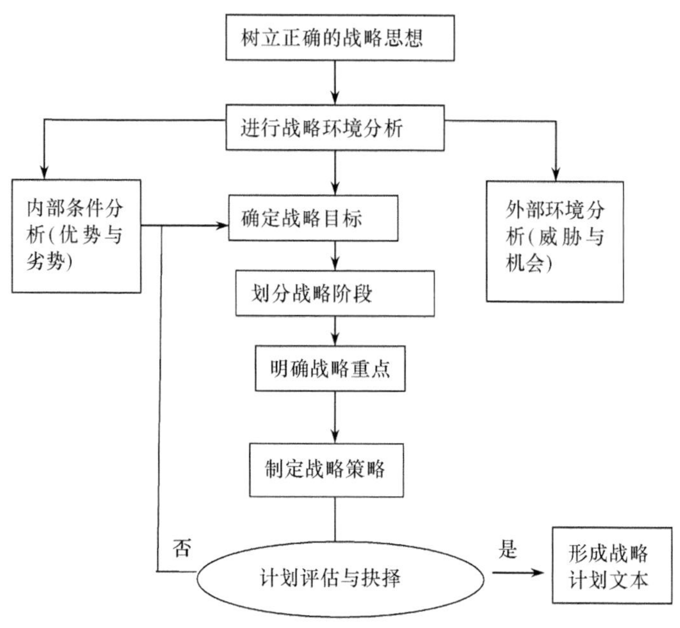

图 19-2 制定医院战略计划程序

1. 战略目标 医院战略目标是医院战略构成的基本内容，它是在医院战略期内欲达到的一个结果、一种状态或所追求的期望值，是医院战略思想的具体化，为医院指明了未来的发展方向。战略目标是医院战略的前提和关键，是战略计划的核心内容，是制定和选择战略策略的判断标准，在制定战略计划的程序中起承上启下的作用。合理的战略目标能够突出医院工作的重点，保持医院获得长期、稳定、协调的发展。

战略目标从不同侧面反映了医院的自我定位和发展框架。从总体来看，医院的战略目标内容包括以下几个方面：

第一，服务保障目标。医院的任务就是在公平原则的指导下，为满足人民的健康提供卫生服务。

第二，社会目标。包括公众关系目标和社会责任目标。公众关系目标着眼于医院文化建设，树立医院形象，通过病人满意度和社会知名度作为保证和支持性目标。社会责任目标强调医院应本着救死扶伤的原则，承担和解决部分社会问题。

第三，创新目标。创新目标是医院不断发展的源泉和动力。包括：①制度创新目标，即对医院资源配置方式的改变与创新，使医院能适应不断变化的外环境，以医疗服务市场的发展制定目标。②技术创新目标，即诊断技术和治疗技术的创新。③管理创新目标，即管理者思路、医院结构、管理风格和手段、管理模式的创新。

第四，经济效益目标。经济效益是医院生存和发展的必要条件。医院的人力资源目标、资本资源目标等都是经济效益目标的重要方面 。

2. 战略阶段划分 医院战略计划是指导医院在一定时期内合理使用有限资源，以最有效方式达到医院战略目标的纲领性文件，具有长期的稳定性。由于战略目标的时间跨度较长，因此战略计划必须分阶段、分步骤的完成。

总的说来，医院战略计划阶段划分主要依据战略目标、医院现状、综合实力和外环境状况等。具体来说，第一，依据医院战略计划期内各战略分目标的困难与艰巨程度以及为实现医院战略分目标应完成的工作量。前者主要参照医院的战略总目标；后者主要参照医院的综合实力。第二，依据完成医院战略计划所需时间的长短。限定的时间越长，划分的战略阶段就越多。第三，依据医院战略计划中所设计的医院战略环境因素。

（三）医院战略计划过程中的战略思考

美国曾进行一项调查，99%以上的企业家认为，最占时间、最为困难的事就是制定战略计划。在制定战略计划过程中,院长应思考以下战略问题。

(1) 我们医院目前的态势如何？优势是什么？劣势是什么？

(2) 我们希望医院未来的态势如何？

(3) 我们医院面临什么机遇和威胁？

(4) 影响我们医院发展的因素是什么？

(5) 为实现医院战略目标应采取什么行动？

对上述问题做出适当回答,既需要分析医院内、外环境的相关信息,又需要对管理人员的知识和经验加以整理和利用。因此,必须进行战略性思考,集中大家的智慧,通过寻求整个组织的整体有效性来拟定战略计划。

此外,一个成功的医院战略领导者不但在战略计划过程中应思考以上问题,同样在整个战略实施过程中也应思考以下问题。

(1)发动员工思考和向员工传达令人兴奋的未来蓝图。

(2)在实施战略管理过程时使各个层次的人参与进来。

(3)管理“明天”而不是“今天”,确保机构的未来而不是目前的经营。

(4)对周围保持好奇的管理(MBWA),了解员工和他们的问题。

(5)允许员工犯错误,在服务和管理过程的革新中,需要给人们机会,虽然这样可能导致失败,但不去尝试却是一点成功机会都没有。

(6)在机构内部建立领导阶层,鼓励其他人去关心管理方针,机构人事制度及激励制度。

(7)组织内的其他人不是“被动的执行管理”,要信任他们能够做出更好的微型决策。

(8)要认识到自己是整个战略管理中的一环,而不是凌驾于他人之上的。

(9)为将来的发展给予充分的时间。

(10)以生动形象的例子而不是枯燥的理论来引导员工。

(11)尽可能授权员工去解决相关的问题。

四、医院战略计划评估

(一) 评估的原则

1. 主动性原则　这是战略计划的本质特征。主动性反映了医院高层决策者运筹帷幄的能力和开拓、进取的信心。医院战略计划必须具有主动性,只有这样,战略计划实施后,医院才能根据内外环境的变化,及时调整本身的结构,增强医院的组织性和自适应性以及医院的内聚力和吸引力,从而最大限度的发挥地医院的整体功能。

2. 真实性原则　要求医院战略计划必须真实地反映医院的真实情况。它要求制定战略计划时,所针对的战略问题是客观存在的,战略目标能抓住战略问题的本质;战略目标的确定要符合医院的实际发展水平;战略策略要与战略对象、战略主题及现实条件相一致。

3. 效率与效益原则　效率原则是指战略计划中的策略措施能以最短的时间来调动战略系统中各方面的力量去实现战略目标。效益原则指要求通过战略计划的实施和完成给战略系统带来最佳综合效益,即在投入相同的条件下,追求产出最大,在目标效益既定的前提下,力求投入最少 。

(二) 评估的指标体系

1. 社会效益指标　包括人均门急诊人次数、人均出院人次数、平均住院日、服务满意率、治疗转归、出入院诊断符合率、医疗安全、发表论文及获奖成果数、新技术项目数等。

2. 经济效益指标　包括人均业务收入、人均投入产出比、固定资产增值率、药品费占总费用比、门诊每人次平均费用、出院每人次平均费用等。

(三) 评价的内容

1. 目标评估　战略目标是战略计划的核心内容。这里的战略目标包括战略总目标及阶段目标。战略计划评估的主要方法是定量、定性的方法。

第一,先进性分析。评价目标的先进性,即是分析战略主动性,它是整个战略系统积极进取精神的具体体现。一般来说,要判定战略目标的先进性,首先看目标与医院自身的历史记录相比,在总体上是否有较大的提高;其次,目标必须是经过全院人员发挥团队精神,在长期的共同努力下才能实现的,而且是具有较大的实现可能性;再次,这些目标中应突出重点,在与其他同类医院的比较和竞争中,能突现本院的优势和特色,有利于实现不断提高医院自身生存与发展能力这一根本目标。

第二,真实性分析。要求战略目标符合战略系统的根本利益,能反映出战略主体对医院发展方向的共同愿望和要求,目标的实现应能从根本上解决医院的发展问题。

第三,可行性分析。主要包括三个方面:一是与外部环境的一致性和协调性,即战略目标的制定不能脱离现实,比如说社会经济、医疗市场的现状等;二是目标应该是医院内全体员工的共同愿景,要能较好地反映战略体系内各战略主体的利益,也就是全体员工的积极性和对目标的认同程度。这种积极性和认同程度与战略目标的可行性成正比。三是目标本身要明确具体,有可操作性,即一个战略目标的主题必须明确、特定,不能模糊不清和过于抽象。在目标的描述上，应尽可能地用定量指标来描述。目标的分解要科学合理，不同阶段目标之间应保持时间上的连续性和内容上递进性，使之构成一个严密完整的目标体系。

2. 策略评估 战略策略是保证战略目标实现所必须的一系列措施、手段和技巧，对其优劣的评估，主要有以下几个方面。

一是目的性，即战略策略是为实现战略目标服务的。

二是创新性，在医疗市场竞争日趋激烈的今天，策略创新尤显重要，它要求战略策略在不断面对各种新情况、新问题时，解决方法必须具有创新性。

三是务实性，战略策略不能脱离外环境，如现有的法律、法规、政策、道德，特别是不能脱离医院的现有条件而盲目地制定战略策略。

四是配套性，战略策略之间要互相配合，协同“作战”，形成高效的策略群，力求以最优方式实现战略目标。

五是权变性，由于战略系统面对的是发展迅速、变化多端的外部环境，因而在战略实施时要讲究权变，机动灵活。要根据预测到的各种可能性，制定出多种策略方案，以便实施时根据具体环境选择最佳对策。

第三节 医院战略联盟

一、战略联盟的含义

（一）战略联盟的内涵

战略联盟是最近十几年来出现的一种组织形式，而且有不断加速发展的趋势。在1987～1997年期间，联盟的数量以每年25%的速度递增。在新的战略联盟不断涌现的同时，战略联盟又以很大的速度和频率在解体和消失。尽管联盟的失败率非常高，但是联盟的数量还是在不断增加，最近的结果显示，超过80%的高级管理人员把战略联盟作为公司的主要增长源。

战略联盟的定义比较复杂，这一方面是由于战略联盟形式的多样性，另一方面是由于战略联盟理论的复杂性。可以说，有多少种战略联盟的理论解释，就有多少种定义。例如，从经济学角度来看，交易费用理论把战略联盟看做是介于市场和一体化组织之间的形式。而从管理学角度出发，Teece把战略联盟定义为：两个或更多的合作伙伴，共同承诺为了实现一个共同的目标，汇集它们的资源和协调它们的行动。也有人把战略并购也作为战略联盟的形式，将兼并（Merge）和收购（Acquisition）称为结构性的战略联盟，而将组织间的其他合作方式称为非结构性的联盟，例如，合资、参股、合作研发、许可证、协议等形式。尽管这种分类法有一定的道理，但是不应该将战略并购作为联盟的形式，因为被并购的企业在战略上已经不能作为一个独立的企业而存在。

所谓战略联盟（Strategic Alliance）主要是指由两个或者两个以上存在共同战略利益和对等经营实力的企业（或特定的事业部门）为达到共同拥有市场、共同使用资源的战略目标，通过各种协议、契约而结成的优势互补、风险共担的一种合作机制，并利用彼此之间的有效合作，共创竞争优势。

（二）战略联盟的形式

战略联盟有三种形式，一是水平战略联盟。其主要特点是联盟双方可能是同一市场上的合作企业，或潜在竞争者。此类联盟最为重视的是研究与开发，同时它允许公司改善经济规模，降低或共担风险，加速新技术的扩散，减少进入市场的障碍，甚至在某些情况下进入对方的市场范围，增加选择机会，提高产品竞争力，改进质量，以更为迅速地适应消费者需求。二是垂直战略联盟。这种战略联盟是由于生产、分配过程中不同阶段的经营公司所建立的。通过这种联盟进行合作能够减少或防止非对称信息的不利影响，有助于实施产业政策，这种合作可以取代垂直一体化，能减少与依赖资源有关的问题，能够消除供应的不确定性，能减少由于产品价格的市场波动所造成的损失。三是混合联盟或跨行业联合大企业协议。这种联盟可以组成第三个集团来处理各种具体问题。建立这种联盟的动因也不尽一致。它们是水平战略联盟与垂直战略联盟动因的混合物，为实现既定协议的有关目标而进行合作。

（三）战略联盟的优势

战略联盟的优势体现在以下三个方面：达到战略目标；在增加收益的同时减少风险；充分利用宝贵资源。

战略联盟具有如下优点：协同性，整合联盟中分散的公司资源，凝聚成一股力量。提高运作速度，尤其是当大企业与小企业联盟时更是如此。分担风险，使企业能够把握伴有较大风险的机遇。加强合作者之间的技术交流，使他们在各自独立的市场上保持竞争优势。与竞争对手结成联盟，可以把竞争对手限定到它的地盘上，避免双方投入大量资金展开两败俱伤的竞争。通过联盟可获得重要的市场情报，使营销领域向纵向或横向扩大，使合作者能够进入单方难以渗透的市场，有助于销售的增长。一旦战略联盟管理有方，合作双方将比单方自行发展具有更广阔的战略灵活性，最终可以达到双赢。

（四）医院集团化

医院是一个兼容了福利性与公益性的事业单位，

具有较强的专业性,医疗资源的重组和企业的战略联盟各具有自身特点。医院集团化是组建医院战略联盟的过渡阶段。

20世纪90年代以来,全球医院的集团化动作十分普遍。如美国,1995年有20%的医院涉及了合并与出售,住院医疗机构的总数从1975年的6701所下降到1996年的6376所,分布在全国的37个州以及英国和瑞士两国。在英国,医院间组成了医疗集团已不是一般意义的战略同盟,而是在集团内部进行资源重组,从制度上把原来各自独立的医院捆绑在一起。

组建医院集团是医院战略管理中实现战略目标的一项具体战略,是为有效地实现战略目标服务的。医院不同的战略目标决定了是否通过组建医院集团以及组建什么类型的医院集团来实现。

1. 医院集团的形式

(1) 横向联合:医院集团多是将同一城市由同级卫生主管部门管辖的医院联合起来组建的。由于这些医院在地域上很近,主管部门统一,业务内容相同,管理方式相似,因此,组建这类医院集团的谈判过程较短,效率较高,具有很强的可操作性,比较适合我国现阶段的国情。横向联合类型的医院集团,由于各成员单位在诸多方面具有相似性,因此优势单位的技术与管理可以被快速扩散,相互适应与磨合的周期较短,实际运作中的不确定性较少,往往可以使医院集团出现一个快速发展的时期。

(2) 纵向联合:随着医院集团的出现,与其快速发展相伴随的是它们之间竞争的不断加剧,当这两种趋势的相互作用发展到一定程度,医院集团就可能要向纵向联合的模式发展。纵向联合组建的医院集团,就是将为医院提供产品或服务的组织和医院为之提供产品或服务的组织联合在一起。比如说,医院与药品供应商、药品制造商、医学科研单位、医疗器材供应及制造商等联合起来组成集团,使医院的能力与竞争力得到进一步的加强。

横向联合与纵向联合组建的医院集团,其成员所从事的业务都是与医院的业务活动相关的,这就是医院发展的相关多元化战略。显然,医院的发展也可以采取不相关多元化的战略,例如医院可以涉足与自身业务活动毫不相干的房地产业,走不相关多元化的扩张道路。

2. 医院重组的基本模式

(1) 松散协作型:是指二所或以上的医院,利用地域和学科、专业优势相互联合成较大的组织,例如医院联合体、医院集团、医疗中心等,他们之间领导体制、产权制度、法人代表等均独立,相互之间隶属契约关系较弱,只是相互联合、资源共享、优势互补,只是医院之间在检查、治疗上进行协作,例如双向转诊、无障碍式专家会诊等。本型协作基本特点是以病人流动为纽带式的联合,如以广西医科大学一附院为核心的全区各教学医院协作,业务都获得了长足的发展。

(2) 联合兼并型:以一所医院为核心,纵向或横向兼并和联合其他医院,重组成一个医院集团或医院联合体。通常以龙头的医院兼并某种原因撤并的下一级医院,被兼并后的医院建制撤消、产权转移、人员分流,虽然仍利用原来的医疗场所,但医院的名称改为分部或分院,具有相同的法人代表、统一的财务管理。也可以在兼并的同时,联合其他医院形成为委托式的管理,由核心医院派出管理人员、输出技术、输出管理,提高被联合医院的工作效率和医疗质量,形成医院集团化管理模式,如上海瑞金医院兼并市政医院、卢湾区中心医院就属此类型。

(3) 资产重组型:以资产为纽带,由多家医院不分医院级别和专科的全方位重组联合,合并成一个统一名称的医疗集团,被联合或兼并的医院相对保持原来机构的独立性,而以其子公司的形式进行医疗经营活动。这种形式的医院重组具有一定的规模效应,例如集体采购药品、医疗器械、医用材料,通用相同管理模式,共享医疗资料。

(4) 连锁经营型:某一专业或专科,例如牙科、眼科、激光治疗、整形美容等,由于有相同的标准化操作,可以统一经营,统一服务标准,规范化连锁经营。连锁经营型的医疗集团通常规模较小,灵活多变,易于扩散,甚至可以跨省市发展。

二、医院战略联盟的规划

在组建战略联盟之前必须进行规划。它主要包括以下五个阶段:

(一) 制定战略

包括:①分析环境以明确来自于竞争对手的威胁和本医院所具有的市场机会;②核查资源和生产能力;③评估医院在现有环境下的优势与劣势。然后,再共同考虑医院的战略。在战略制定过程中,一是要明确医院所具有的使命,即要达到的市场营销目标和前景;二是要从长计议,特别是注重于相对竞争的取得,而不拘于一时一地的得失,尤其要细致分析现有优势和潜在优势,同时也要考虑现有和将来的劣势,并衡量这些优势和劣势在竞争中的重要程度。

(二) 评选方案

为最后确定战略,需对各种方案进行评选,比如是实行兼并战略还是收购方案,是自我发展还是参加战略联盟等。在评选这些备选方案时,除了应深入全面地审查这些战略方案之外,还需知道实施这些方案将需要哪些资源及这些方案产生的影响。具体来讲,如果拟采用战略联盟,须明确如下问题:①联盟是否必不可少?②结成联盟后对医院声誉有何影响?

③高层管理者是否完全拥护参与联盟？④联盟的建立会引起患者、供货方、目前的合伙方及金融部门哪些反应？

(三) 寻找盟友

如果所确定的战略要求建立一个联盟，那么就得寻找一个合适的伙伴，这是建立联盟最困难的一项任务。理想的合作者应能对联盟起到补缺的作用，如果双方在工艺技术、市场营销资源或服务等多方面互补时，合作的机会就会增大。这就要求对潜在合作者进行战略和组织能力的认真分析，严格考察和全面甄别。

(四) 设计类型

建立战略联盟采取什么样的形式，应当根据医院的不同情况来确定，即对每个可能的伙伴，都应当考虑联盟的类型和构成方式，筹划联盟过程中应有中上层管理人员的参与，从而取得医院全体对联盟的支持和对联盟活动的协助。此外，应选择适合协调工作和具有丰富经营管理经验的人担当联盟的管理人员。

(五) 谈判签约

联盟类型一旦确定，即将加盟的各方面集中起来进行谈判，合作各方就目标、期望和义务各抒己见。参加有关联盟谈判的人应当是将来可能参与经营联系业务的重要经理人员，这样不仅能保证更大的承诺，而且能保证战略联盟前后连贯性。建立成功战略联盟的关键在于：在一个特定范围内简单定义并集中工作，同时保留重新定义和拓宽联盟范围的可能性。这也就是说，联盟最好还是以相对简单的形式、有限的合作范围开始，之后随着双方对各自的合作动机、能力和期望的相互了解，相互信任，再逐步扩大合作领域。因此，在谈判签约时联盟范围不宜太大，要留有余地，以便以后有可能灵活地重新协商和扩大联盟的范围。加盟各方面通过谈判取得一致意见后，便可以制定联盟的细则，并签约实施。

三、医院战略联盟的实施

医院集团的成功不仅在于正确地选择医院集团的类型，更重要的是医院集团的运作机制。医院集团不是医院原有业务规模或业务范围的简单扩大，其实质在于运作机制的转变。不管是什么类型的医院集团，也不管是通过什么方式组建的，若要达到预期的战略目标，就必须在集团内部采取与以前单个医院运作完全不同的机制。之所以这样做，不仅仅是因为医院集团在量的方面与单个医院相比有了很大的不同，更为重要的是医院集团是对医院发展到一定阶段成长极限的突破，而不是原有模式与机制的延续。

医院集团的运作对外表现为一个统一的整体，比如说要有统一的形象设计、统一的服务操作规程、统一的服务内容与服务标准、统一的战略实施步骤等。内部运作分为上下两个层次，上层是集团总部，主要负责集团发展战略的制定与实施。比如，医院集团是横向拓展还是纵向拓展，是走相关多元化的道路还是走不相关多元化的道路，是采取自我积累的方式还是兼并重组的方式，是选择在本地区发展还是在不同的地区发展等。而影响这些决策的因素又会随着时间的推移而发生变化，所以集团发展战略的制定与实施是一个动态过程。当某一具体的战略被采纳而付诸实施后，就形成医院集团的一项新的投资。比如医院集团要涉足制药业，必然要形成在制药这方面的投资。所以说，医院集团总部是医院集团的投资中心。从医院集团的组织结构来看，当总部完成一项新的投资之后，就会形成集团的一个事业部，这个事业部可以是独立的法人组织，也可以不是。事业部要根据自己所处行业的特点和其他竞争对手的情况，结合自己的实际，制定与实施本事业部的竞争战略。比如医院集团兼并了一家制药厂，兼并后的药厂作为集团的一个事业部就要考虑如何与其他药厂进行竞争，取得并保持竞争优势，以实现更多的利润。至于医院集团该不该涉足制药，该不该兼并药厂等这类问题，都不是现在药厂管理者考虑的事情，而是集团总部研究的问题。药厂管理者所应考虑的是兼并后的问题，即如何经营好这家药厂。各个事业部就是医院集团的下层，是医院集团成立时或成立后形成的成员单位，是医院集团的利润中心，而对于不能形成利润的医疗服务也可以转化为利润的形式来体现。医院集团的运作机制实现了投资中心与利润中心的分离，这是该模式的核心内容，它为医院的发展提供了更为广阔的空间。从总体上看，医院集团与一个医院相比是做大了，但更重要的是要做强。做大是形式，做强才是目的。目前，国内很多医院不是不够大，而是不够强。与其说通过组建医院集团解决当前医院面临的问题，倒不如说是通过运用医院集团的这种机制来解决问题。

第四节　知识管理

一、知识经济和知识管理

(一) 知识经济

1. 知识经济提出的背景　20 世纪中叶以来，以电子计算机为代表的微电子技术，以及光导纤维、生物工程、新材料、新能源、空间技术、海洋技术等新的技术群的产生与发展,改变了原有经济结构和社会面貌。一方面,原有产业被高新技术所改造,朝着节省、高效、低污染的方向发展;另一方面,计算机、信息及生物工程等高新技术产业的比重迅速提高,越过传统产业所占的比重。据统计,在20世纪末的10年中,经济合作与发展组织(OECD)成员国的高技术产品在制造业产品和出口中的份额就翻了一番多,多达20%~25%。在美国,信息产业已占国内生产总值(GDP)的10%,知识密集服务业的出口相当于产品出口额的40%。可见,一个区别于农业经济或劳力经济、工业经济或资源经济的新的经济形态——知识经济(智能经济)正在兴起,知识经济的时代已经到来。

2. 知识经济的定义 1990年联合国研究机构首次提出"知识经济"的说法。1996年,OECD在一份题为《以知识为基础的经济》的报告中,对"知识经济"首次给予明确定义。这份报告认为,知识经济是指一个"以知识为基础的经济"(the knowledge-based economy,简称"知识经济"),即建立在知识和信息的生产、分配和使用之上的经济,是和农业经济、工业经济相对应的一个概念,强调知识和信息在知识经济中的作用。

知识经济作为一种全新的经济形态,它以知识和信息的生产、分配、传播和使用为基础,以创造性的人力资源为依托,以高科技产业和智业为支柱。知识经济的发展不单纯依靠劳动力、资本、原料和能源而主要依靠知识要素。在知识经济社会,知识被凸显到非常突出的地位,人力资源的开发,特别是人力资源创造能力的开发在经济中具有特殊的价值;同时,社会经济结构,产业结构将发生重大变化。

(二)知识管理

1. 什么是知识管理 1998年4月22日美国《福布斯》杂志发表的一篇题为"迎接知识经济"的文章,提出了知识管理的概念。文章认为,知识管理(knowledge management)不同于信息管理,它通过知识共享,运用集体的智慧提高应变和创新能力。知识管理的实施在于建立激励雇员参与知识共享的机制,设立知识总监,培养企业创新能力和集体创造力。

知识管理是知识经济的迅速发展在管理领域的具体反映,或者说是知识经济的发展对管理提出的新的要求。知识管理的基础在于开发组织信息和利用人的知识,然后通过合理的管理流程为组织利益提供服务。可以说知识管理就是自觉应用知识的行动,它是一个发展中的概念和一种新的管理思想。

2. 知识管理的目标与任务 知识大致可以分为两部分,即显性知识(explicit knowledge)和隐性知识(tacit knowledge)。显性知识是指记录在各种介质上的知识,如图书、档案、数据库、各种计划、总结、报表等等。隐性知识是指存在于人的头脑中的未编码的经验性知识,如个人的技术诀窍、直觉、想象与创意等。

知识管理的任务是对企业的显性知识和隐性知识进行处理,并把这些知识用一种适合于用户及商业环境的方式表示出来,提供给员工分享、吸收、利用。知识管理的任务大致包括四个步骤:①使知识组织化;②提高知识密集度;③构建知识的基础框架;④创建知识环境。

知识管理的目标是运用集体的智慧,提高企业员工的应变与创新能力,从而使企业具有更强的竞争力。知识管理的两个直接目标是知识共享与知识创新。个人的价值并不在于他掌握了别人不懂的技术,而在于他能在多大程度上与别人共享并革新这一技术。只有在知识充分共享的基础上,才能促使显性知识与隐性知识之间以及二者内部的转化与创新,从而形成一个良性发展的知识链,并最终将组织再造成一个具有竞争力的知识型组织。

3. 医院实施知识管理的优势

(1)医院是典型的知识密集型组织:医院素来是知识员工密集的地方,相对于社会上的其他部门而言,医疗技术人员的知识水平与其受教育程度较高,是典型的知识员工。同时,医院又是典型的知识密集型组织,它是以知识为基础,由各种不同的专家组成,既相互区别又相互依赖并密切配合的医疗集体。

(2)医院具有相对"扁平化"的组织结构:知识管理只有在知识型组织中才能有效的进行和发展。知识型组织的一个重要特征是它是一种组织结构扁平化的组织,管理幅度大,管理层级和管理人员较少,信息流通速度快。而医院具有这样相对扁平化的组织结构。

(3)医院是目标明确的组织:德鲁克指出知识型组织必须有一个明确规定的目标,清楚的阐述管理者对组织、部门、专家的期望。医院正是这样的组织,医院的目标就是救死扶伤,诊疗病人,因此医院应该而且必须"以病人为中心",这是医院存在和发展的前提之所在。

(4)医疗技术人员有较高的责任心:医疗服务质量直接关系到人的生命安危,因此医疗技术人员一般都可以认识到自己的工作责任重大,进而一般他们都能以严肃、认真地对待自己地工作,履行自己地工作职责,规范自己地言行。

(5)医疗技术人员是注重不断学习的人:医学知识与技能的获得不能仅仅通过正规教育完成,医学专业所必须具备的许多知识和技能,必须通过长期的医疗实践而逐渐取得,这在客观上必然要求医疗技术人员注重不断的学习,注重边干边学。

4. 医院知识管理的步骤

(1)建立数据知识库:要重视隐性知识的开发,对诸如个人经验、专家技能等不可言传的知识,可通过知识挖掘、专家指导等手段将这种经验化的知识为更多的人所分享。

（2）建立知识传播、共享的渠道：医院可以通过多种方式，如经验交流会、学习班、利用知识库等，也可以通过现代化的手段，利用网络交流，如讨论组、聊天室、电子邮件等形式建立知识传播渠道。另外，医院可以成立跨部门工作组，抽调各有关部门员工完成有关培训的任务，使知识的交叉流动不断扩展，促进知识在管理层级之间及不同层级之间员工的交流。

（3）创建知识成长的环境：在医院内部形成一种自然而然地共享知识的行为环境是开展知识管理的基本条件。首先，医院管理者要思想开放，敢于向自己和传统的习惯提出挑战，敢于突破固有的思维模式，把管理模式由控制转为支持，由监督转为激励，由命令转为指导，自上而下形成一种共享学习的宽松环境。其次，医院的每一位员工都认为贡献知识与人共享是一种自然的行为，并自然与医院内外的人员形成知识网络团队。因此而形成一个全方位的知识网络环境。

（4）知识作为单位的资产进行评审与估计：知识管理本身具有检验知识质量和管理效益的能力。建立起自适应的监控系统，结合应用对自身的模式、方法、内容进行动态调整，健全知识产品体系，优化管理机制。

5. 医院知识管理的内容

（1）内部知识管理

1）加强本院发明人才的培养。

2）加强本院将外部或实际中某些信息转化为独特技能和技术的人的培养。

3）加强本院产生的新信息版权和专利管理。

4）加强无形资产的管理，这种管理包括资深和知名专家的管理。

（2）提供知识的管理

1）加强技术价值高的技术信息、提供对象和范围的管理。

2）加强提供重要技术价值的资源管理。

（3）知识应用开发管理

1）加强对新知识及相关信息学习与应用等能力的培养。

2）加强对新知识信息转为服务与利用的能力的培养。

（4）外部知识管理

1）及时掌握吸收院外及境外的各种新知识。

2）选定外出攫取新知识的专业人才的能力管理，以保证能将院外和境外的新知识带回来，这包括医院在人才培养上进行国际合作交流，激励技术人员到国外研修课程或参加科研。

6. 医院知识管理的主要职能

（1）确定医院的知识管理战略：在医疗过程中，涉及大量医疗知识的生产、获取、应用和传播，这也成为决定医务人员的业务能力的主要因素。医院要获得整体的生存与发展能力，提高为社会服务的效率和质量，就必须有系统的知识生产、获取、应用、传播的战略构思。

（2）组织内部的知识交流和共享：只有在交流中知识才能发展，也只有通过共享和交流才能产生新的知识。作为一个医院来说，在医院内部各个部门各个员工之间，在医院内部和外部之间都应加强知识的交流和共享，否则就不可能实现知识的创新。

（3）开发和保护自有知识产权、实现知识资产的价值：医院的知识资产主要包括四个方面：市场资产、知识产权资产、人力资产和基础结构资产。医院作为知识生产组织之一，必然会在临床实践和研究中产生大量的知识性成果，因此医院必须重视自有知识产权的开发和保护。

（4）知识管理评价：知识管理评价体系是医院知识管理的有机组成部分。好的评价体系可以使医院领导层更准确、合理地评价人员、医院目标、计划方案、项目，以便有效分配卫生资源。评价体系能激励员工采取更优的行动，做出明智的决策，达到个人目标与组织目标的最佳结合。

二、学习型医院的建立

（一）学习型医院提出的背景

20 世纪 90 年代，美国麻省理工学院的彼得·圣吉 Peter M. Senge 教授在其著作《第五项修练》中提出，建立学习型组织，通过“五项修练”，即通过自我超越（Personal Mastery）、改善心智模式（Improving Mental Models）、建立共同愿景（Building Shared Vision）、团队学习（Team Learning）、系统思维（System Thinking）不断学习，提高组织的竞争力。这一理论的问世，首先被企业界如福特、杜邦、苹果等特大型企业所应用。随之，建立学习型组织、学习型社会这一全新的理念越来越引起全球的普遍重视，并被喻为“朝向 21 世纪的管理圣经”。

医院作为知识密集型和技术密集型单位，引进这一理论进行管理和再造十分必要。当今，我们已经跨入知识经济时代，知识经济核心是科技，关键是人才，教育是基础。医院竞争力的实质是在于是否具备一定的学习能力。因此，构建学习型医院，鼓励员工不断学习，更新知识结构，最大限度地发挥自己的潜能，是医院在知识经济时代参与竞争的必然选择，是在激烈的医疗市场竞争中立于不败之地的重要保证，是医院发展的必然趋势。

随着科学技术的进步和社会生产力的发展，知识更新速度不断加快，以医学为例，新知识以 6.7%/年的速度递增，各种治疗方法和药物层出不穷地增长。从医学发展趋势看，经验医学最终将被循证医学取代,凭经验治疗病人虽非常有用但并不都能经得起检验。一个医术再高明、资历再老的医生,如果不注意学习,今天的专家在明天可能成为"庸才"。

(二) 建立学习型医院的必要性

当前,随着我国入世、世界经济全球化以及医药卫生体制改革的不断深入,医院的生存环境以前所未有的速度发生着深刻的变化面对不断变化的生存环境和不断加剧的市场竞争,建立学习型医院应当成为21世纪医院管理的范式。

1. 面临的严峻形势迫使医院建立学习型组织

(1) 医疗竞争加剧。民营医院和外资医院将率先从服务理念入手抢占医疗卫生市场。同时,我国人口众多,医疗市场潜力巨大,现在逐步成熟的医疗市场已成为国外资本觊觎的目标,符合要求而进入中国市场的合资合作医疗机构在其竞争力上不可忽视。现有的公有制医疗机构将面临着内外夹击、不得不变的竞争局面。

(2) 卫生机构将出现倒闭现象。由于激烈的竞争,一些技术力量、医疗水平、硬件设施、服务质量跟不上要求的医院会在医疗市场的竞争中逐渐被淘汰。卫生行政管理部门的区域卫生规划,将从原来的政府导向和学术导向,更多地向市场和民众需求导向倾斜。

(3) 卫生技术人员的竞争加剧。中外合资合作医疗机构、民办医院等将以高薪、住房、国外进修机会等吸引骨干人才,中外合资合作医疗机构本土化趋向明显,国外医生、护士业将谋求在中国的就业机会。

2. 医院自身的发展需要建立学习型医院　中国加入WTO也意味着医院直接进入了国际市场竞争,面临新的国际竞争环境,能否在竞争中生存和发展并形成自己的优势,关键取决于如何加快培育具有核心竞争力的大型综合性医院,并提高医院的国际竞争力。与国外大的医院集团相比,中国的医院在竞争上处于弱势地位,如果不采取措施及早应对,不仅难以在竞争中取胜,而且会陷入生存危机。所以,医院要以学习力为动力,以创新力为主导向前发展,建立学习型医院,提高核心竞争力。

(三) 学习型医院概述

1. 学习型医院的定义　学习型医院是指通过营造整个医院学习气氛,充分发挥员工的创造性思维能力而建立起来的一种有机的、高度柔性的、横向网络式的、符合人性的、能持续发展的医院。

2. 学习型医院的特征

(1) 医院员工拥有共同的目标和理想:医院的共同愿景是医院未来的目标追求,它来源于员工的愿望而又高于个人的愿望,它代表了全体员工的根本利益和希望,能使员工能看到医院近、中、远期的发展目标和方向,能产生一种强大的凝聚力和向心力,激发员工的群体意识和主人翁的责任感,使每个员工的聪明才智得以充分发挥。

(2) 学习型医院组织结构扁平化、柔性化:学习型医院是一种扁平化的组织,管理幅度大,层次少。组织中每一个人都承担思考和决策的任务,管理者主要起协调、激励、支持作用。在这种新型的组织中,强调全员参与,自主管理,鼓励员工不但要去承担责任,而且要学会去争取责任,充分发挥员工的创造力。

(3) 拥有不断学习的目标、机制和动力:学习不但是员工个人发展、实现自我的需要,而且是提高医院整体素质,提高知识含量,增强竞争力的需要。知识资本是医院最重要的资本,是医院存在和发展的基础,而高素质的人才队伍是知识资本的载体。医院只有不断地投入人力资本,不断地学习,才能在未来的竞争中处于优势。所以要提倡"终身学习"、"全员学习"、"全过程学习"和"团体学习",适应时代的变化和要求。

(4) 学习型医院以信息化为基础:信息化、网络化是知识经济时代最显著的特征,也是医院未来竞争的基础。以基因工程为核心的生物工程与新医药产业群的迅速发展,以纳米材料、信息材料为代表的新材料产业群的兴起,对医院的信息化提出了新的要求。学习型医院应注重医院信息网络的建设,密切关注世界科技发展变化,并以计算机技术的普及和应用为契机,努力改进医疗卫生技术及服务的流程,提高信息化水平。

(5) 学习型医院具有不断创新的能力:知识经济时代,人民群众对医疗保健的需求更趋个性化,市场竞争更加激烈。在这种状况下,医院应积极推进管理创新、技术创新、服务创新、组织结构创新,这样不仅能给群众提供基本医疗保健服务,而且能提供高、精、尖及疑难杂症的医疗技术服务,满足不同层次群众的需求,成为医疗市场的开拓者,才能把握生存与发展的主动权。

(四) 学习型医院的模式构建

1. 自我超越　医院整体学习的意愿与能力植根于医院成员个人的学习意愿与能力。而个人的自我超越是一种真正意义上的终身学习。通过不断的自我超越,就能不断实现他们内心深处最想实现的愿望,他们对生命的态度就表现为对技术的精益求精,对事业的执着追求,全身心地投入并不断创造和超越。医院管理者应当充分认识到医院成员个人的成长对于医院的作用,培育和倡导全员的创新意识,鼓励人们不断地反思自己、否定自己,克服自己给自己设置的束缚和障碍,实现自我超越,并努力创造适于医院个人发展的组织环境。

2. 改善心智模式　所谓"心智模式",通俗地讲就是心理素质和思维方式。它根深蒂固于人们心中，源于对过去事物的认识过程，但又参与对现实事物的认识。要使医院的职工真正转变观念，必须从改善“心智模式”开始，而这只有通过学习才能实现。要使员工从注重局部或静态思考方式为主的心智模式转变为以注重互动关系与动态变化为主的共同心智模式，要以开放的心态去接纳来自各方的信息，要抱着学习的态度包容一切。

3. 建立共同愿景 学习的作用不仅仅在于解放思想，更重要的是在于树立统一目标和建立“共同愿景”，也就是医院的全体成员拥有一个统一的共同目标、价值观和使命感，让每一个员工对医院改革与发展的目标都有着充分的了解与共识，使每位员工主动而真诚地奉献和投入，而并非被动地遵从。医院的最大成功就在于目标一致、人心一致。

4. 团队学习 切实搞好团队学习，是建立学习型医院的关键一环。通过团体学习形成一种互动的学习模式，提高学习效率，克服相互排斥的内耗现象，营造健康良好的人际环境。使全体员工在学习中保持目标一致，在每位成员创造潜能得到发挥的同时，集体的创造力也能不断地提升。

5. 开发、系统思考 开放能使个人与外界发生能量交换，不断相互推动；开放能发现自己的感知盲点和思维误区。系统思考的方法是建立学习型医院的核心。它强调以系统、辩证、发展的观点，研究系统内各部分之间，以及系统与环境之间相互作用、相互影响、不断发展变化的关系。系统思考能够引导我们把个人与组织看成一个整体，诚实地面对自己和现实，克服以偏概全、盲目追随的旧观念。通过系统思考使医院的全体职工养成综观全局、系统思维的习惯和能力，全面地系统地看问题。这种思维方法无论对于管理者在制定医院的发展规划、决策等重大问题，还是医护人员在研究复杂、疑难病例时，都有十分重要的意义。

实践证明，系统思考、共同心智模式、共同愿景、团队学习和个人进取五种融为一体的修炼艺术与技能是建立学习型组织的基石。

（五）构建学习型医院的方法

1. 培训

（1）培训的内容

1）专业基础理论和基本技能知识。

2）医学伦理学、心理学、社会学、人际关系学、《执业医师法》等法律、法规知识和医疗保险知识。

3）英语和计算机等应用型知识。

4）新业务、新技术、新设备使用知识。

（2）培训的方法

1）内部组织培训：各种培训班、讲座、报告会等。

2）外送学习：送到国内外院校进行培训深造。

3）继续学历教育：鼓励员工继续学习，提高自己的学历。

4）名师带教：建立名医名师导师制度，建立医疗技术小组。

5）建立远程教育：依托和利用现代远程教育网络，开设高质量的远程教育课程。

2. 制定学习计划 医院制定3~5年的学习培训总规划和年度培训计划。在内容、方法上，要体现标准化、规范化，要对医、护、技人员，高、中、初级人员，重点和一般人员进行“度身定做”，体现出不同的要求。科室要为每个员工制定2~3年的学习培训计划，使每个员工明确自己的学习目标。

3. 建立学习制度机制 这是构建学习型医院根本性和全局性的关键问题。建立员工教育培训制度，定时、定点、定人对员工进行针对性的教育培训。要把学习与工资福利、人事调整、荣誉奖励等制度结合起来，形成科学的学习激励机制。

4. 建立学习基地 医院要有自己的教育培训设施，为全院医务人员提供先进完备的教学培训条件。医院的人事、组织、宣传、科教及医疗部门都是员工学习培训部门。同时，要拓宽教育资源，充分利用社会教育力量，聘请兼职教师，建立教育队伍，加强分级分层教育网络建设。

5. 建立学习基金 医院要建立培训基金，合理安排资金投向，改善投资结构，突出重点，增强投资效益；同时，要拓宽渠道，争取社会各界包括政府、企业和个人的资金支持。

（六）构建学习型医院要处理好的关系

1. 处理好教育培训与日常工作的关系 作为医院的管理者要认识到，教育培训和日常工作在时间上是有一定矛盾的，但根本目标是统一的，都是为增加医院的竞争力和发展后劲。正确处理好教育培训与日常工作的关系，既要重视学习培训，又不影响正常工作。

2. 要处理好务实和务虚的关系 教育培训应从广义上理解，它既务虚也务实，如对理论、法规、常识的学习就相对是“虚”一些，而对操作技能的培训、专业知识的学习就显得“实”一些。要虚实结合，学以致用，既要立足于现在，又要着眼于未来，才能使学习培训收到预期的效果。

3. 处理好普遍教育与重点培养的关系 在重视对医务人员的普遍性培训的同时，要突出对学科带头人、重点人才的培训；既要重视对必须掌握的基础知识和基本技能的培训，更要对高、精、尖端技术和特色技术的培训；既要重视对医护人员培训，又要重视对管理人员现代管理知识的培训。

4. 要处理好培养专门人才和培养复合型人才的关系 一个医院既需要“业有所精”的专业技术人

才,也需要“万金油”式的复合型人才。对有发展潜能的技术人才,要培养他们向高、精、尖方向发展,对在交叉岗位和部门工作的管理人才,要培养他们向宽、博、专方向发展,医院有了这两种人才,才能更好地获得全面发展。

5. 处理好德与才的关系 “德者,才之帅也;才者,德之资也。”德才兼备是医院最需要的人才。因此,培训中不仅要注重业务、技术、技能方面的培养,还要注重品德、操守、修养的培训,不可顾此失彼,不能只重视业务、技能方面的培训,而忽视医德、伦理、操行、修养方面的教育。

6. 处理好学历与能力的关系 通过教育培训,一个人能力的显现常常是“厚积薄发”式的,有些学习的效果可以直接反映在工作中,而有些则需要有一个潜移默化、融会贯通的发展过程。我们不能把文凭等同于水平,也不能把资历当能力,更不能把今天的成绩当作明天的资本。

思考题

1. 试述战略管理与战略规划、战略计划的关系。
2. 简述医院战略计划的含义、制定程序和评估内容。
3. 我国医院集团化的形式和重组的基本模式有哪些?

第20章 发展与探索

第一节 医院管理创新

创新是一个国家兴旺发达的不竭动力，也是一个医院在竞争中赢得胜利和保持优势的可靠保证，是医院可持续发展的根基。随着我国医疗卫生体制改革的不断深入，以及成功加入世界贸易组织，医院的自主竞争意识不断增强，适者生存已成为医院管理者的共识，各个医院之间的竞争也渐白热化。而医院要在激烈的竞争中立于不败之地，应树立健康的创新观念，通过医疗技术设备、人才理念、管理等方面的创新，使医院可以保证可持续发展趋势。

一、管理创新概述

（一）管理创新的基本原则

管理创新是个动态的发展过程，因此管理创新应坚持的基本原则是：

1. 坚持市场化管理的原则 坚持市场化管理，就是要求医疗单位在政府的宏观调控下，一切行为服从于市场，按市场的变化去有效地配置资源，使本单位的发展与人民的需求紧密地联系起来，千方百计地满足人民群众的需要。

2. 坚持民主、科学和高效决策的原则 管理创新工作应坚持决策的民主化。只有充分发扬团队精神，才能集思广益，才能保证决策的科学性和民主性。同时，只有决策迅速、高效，才能抓住成功的机会，才能在瞬息万变的市场中利于不败之地。

3. 坚持员工的风险与利益紧密地联系在一起的原则 让员工清楚认识到其自身的风险与利益是紧密地联系在一起，这在一定程度上可以极大地激发员工的工作积极性和创造性，给单位带来了新的生机和活力。

4. 坚持一切从实际出发的原则 管理创新不能脱离实际，不能盲目的全盘引进西方管理模式，要从中国的实际情况出发，结合本国国情，进行管理方面的创新探索。

（二）管理创新的内容

现代管理主要是人、技术、制度、方法、服务、经营的管理创新。在美国有“五化”管理：竞争化的人才激励管理，创新化的技术开发管理，知识化的智能资本管理，网络化的“模块组织管理”以及全球化的“现货意识管理”。

1. 人才管理创新 现今社会的发展已进入到以人才竞争为主的时代。一是重新审视人才的作用，二是知识化的高学历成为人才竞争的核心，三是人才是发展的关键已取得共识，四是引进、保留、培养、待遇、感情留人成为主要内容。

2. 管理机制创新 机制创新包括组织、制度、方法等。管理创新首先从机制入手，有什么样的机制就有什么样的组织，就有什么样的制度，就有什么样的方法，就有什么样的效果。管理机制创新的具体方法：一是完善原有的措施和规定，二是在原有管理内容里增加新的内容，三是对原有管理办法推翻重来。无论采取哪种形式，都有管理创新的成分，都不能一概否定或肯定，要看创新措施实施后的效果。

3. 管理模式创新 现代管理模式要结合特有的性质、体制、规模、地域、传统管理方法、主要管理人员的思维等众多因素来决定。管理模式创新绝非易事，尤其是受长期计划经济的长期束缚，管理模式的创新是要受到方方面面的影响和制约的。

4. 质量管理方法创新 质量管理方法是管理中最为重要的方法，质量管理创新也是管理创新的主要内容。我国质量管理经历了传统检查——统计质量管理—检验质量管理——全面质量管理——多方法质量管理的经历。每一种质量管理方法都融会了其他管理方法，每一种质量管理方法都是对前一种方法的扬弃。

5. 管理思想创新 知识管理思想作为一种全新的管理思想，它继承了人本管理思想的精髓，又结合知识经济这一新的经济形态的特点予以创新，它重视对医护员工的精神熏陶，知识共享、人才培养、文化建设和领导方式的转型，注重激发团体合力效应，强调以绩效论是非。管理创新的关键是人，管理思想创新的关键是人际关系处理方法的创新。

二、医院管理创新概述

（一）医院管理创新的背景与起因

随着我国改革开放的不断深入，尤其是中国成功加入了世界贸易组织，科学技术的发展日新月异。这些变化促使医院管理创新，管理创新促使医院适应环境。环境是独立于组织之外的外生权变因素，是对医院经营绩效产生持续显现或潜在影响的各种外部力量总和。面对职工医疗保险制度的全面展开，患者要求多元化，要求降低药品价格以及医药分业管理的呼声不断高涨，如果医院与其相处的外部环境不相匹配，会对其发展甚至生存产生极大的反作用，所以环境是影响医院经营的重要因素。

医院管理创新的动因是指医院进行管理创新的动力来源。根据管理创新的来源不同，可分为外在动因和内在动因。

1. 医院管理创新的外在动因　医院管理创新的外在动因主要是指创新主体（医院管理者）创新行为所面临的外部环境的变动。主要有以下几个方面。

（1）经济体制和医疗制度的改变。在传统的计划经济体制下，医院的一切活动由上级主管部门决定，所谓的管理只是如何更好地执行上级的指令，医院管理缺乏创新的激情。建立社会主义市场经济后，国家打破了传统的计划体制，更注重宏观调控和政策导向，不搞统包统分，医院也逐步转轨，医院的自主权大大增强。特别是当前国家进行医疗保障制度的改革，实行社会医疗保险、医药分开，发展社区医疗服务，给医院发展提出了新的要求，带来了新的机遇和挑战。当前，许多医院通过强强联合、建立医院集团，调整内部结构，建立专科特色医院以及建立家庭病房、开展特需服务等，就是在这种动因下，实施管理创新的结果，并产生了显著的效益。

（2）科学技术的发展。科学技术是第一生产力，从本质上来说，科学技术的发展都是创新的结果。反过来，它又推动创新，使创新不间断地进行。医学科学技术同样如此。科学技术的进步无时无刻都在影响着医院的一切医疗服务活动。目前许多医院结合实际，充分发挥人才和技术的作用，建立了影像诊断中心、激光医疗中心等，都极大地方便了病人，提高了诊疗效果和工作效率。这些都是管理创新的具体体现。也充分说明了科学技术的发展才是管理创新的真正动力。

（3）医疗市场竞争的压力。市场经济条件下，市场竞争是遵循优胜劣汰的法则。因此市场竞争使每个医院时刻面临巨大压力，迫使他们不断创新，只有这样，才能在激烈的竞争中立于不败之地。面对激烈的市场竞争，如果我们仍然因循守旧，不敢创新，就势必被市场淘汰。目前，国家正在进行医疗保障制度改革，有许多问题、许多矛盾需要每个医院和每个医院管理者去研究、去探索，医疗市场竞争将更趋激烈，我们只有积极进取，勇于创新，才能有所为，有所不为，才能在市场经济的大潮中昂立潮头。

（4）医学模式的转变。当今医学模式已由生物医学模式转变为生物-心理-社会医学模式。医学模式的转变给广大医院管理者提出了新的课题。主要是人们物质生活水平的提高、健康观念改变、社会文化因素的影响等，使病人对医院和医务工作者的要求越来越高。他们不仅要求把病治好，而且要治得快，痛苦少，省时省力省钱，同时还需要有良好的诊疗环境。有的还需要得到心身的满足和平衡等等，这些都要求医院进行创新，从服务态度、服务方式、管理手段到经营战略都必须与之相适应。

2. 管理创新的内在动因　医院管理创新的内在动因是指医院管理者或医院本身创新行为发生和持续的内在动力和原因。它不是单一的，而是多元的。

（1）创新心理的需要。人的需求是人行为的主要动因之一。根据马斯洛的需求层次理论，它是因创新主体（人）对成就感、自我价值、社会责任的一种追求而产生的，其本质上就是创新行为的内在动因。

（2）自我价值的实现。创新主体在创新之前或创新过程中，对自我价值实现的追求，也是管理创新的内在动因之一。任何一个医院管理者，如果其实施的管理创新一旦成功，就可以体现出其自身的价值，他们就可以从中获得成就感，得到一种自我满足，甚至这种成就感和自我价值的实现还可以激发其去进行新的创新，以实现自我的最大价值。

（3）经济效益的追求。创新主体追求良好的经济效益，是每个医院和每个医务人员的目标之一，也是医院管理创新的内在动力。要使医院经济效益和个人报酬不断提高，在努力提高医疗技术水平的同时，还需要管理创新，主要是在增收节支上下功夫。

（4）责任感的驱使。伴随医院服务模式的转变，医院也由“以疾病为中心”转为“以病人为中心”，不仅强调医疗质量，而且注重服务质量。这就要求医务人员树立正确的世界观、人生观和价值观，重新唤起对病人的同情心和责任感。

（二）医院管理创新的特点

主要表现在以下方面。

（1）医院管理创新代表了医院发展的主题。创新就是促进医院发展，促进医院技术水平提高，促进医院更人性化的服务，促进医院更好地为人民健康服务。管理创新就是要变，按市场规律变，没有创新医院就没有发展，就会被激烈的医疗市场竞争所淘汰。

（2）管理创新应以调动人的积极性和创造性为前提。一切管理活动都是为了调动全体人员的积极性、创造性和服务热情。

（3）医院管理创新的过程是重点。过程是一切工作中的管理、控制活动，如医生的谈话，护士的护理，医技人员对病人实施的检查等环节。只有高质量的中间环节质量，才有良好的终末质量。

（4）医院管理创新要有效益。管理就是要有效益，管理创新就是因为效益不高或不好而进行的改革，如果创新的成本太高，没有效益或效益低下，那么创新就是无效或不成功的。所以效益是衡量创新的一个重要标准。

(5) 医院管理创新提高服务质量最重要。医院是服务行业,医疗服务与其他服务一样,都是为了满足消费者的特定需求。满足不了病人的需求,质量就不复存在。

(三) 医院管理创新的内涵

管理之所以要创新,是因为外部环境的变化、患者需求的个性化和多样化,以及环境的变化对医院既定的制度、医护技术、文化的要求,只有管理创新才能使医院得到发展。管理创新的必要性还在于医院的特殊性。医院承担着特定的社会功能,当面对突发事件时,医院内部管理模式能否适时调整,创新能力是否强大,在某种程度上决定了整个社会医疗系统的功能是否能够正常运转。

管理创新必将成为未来医院管理的主旋律。在医院创新体系中,包含有技术创新、制度创新、文化创新和管理创新等。管理创新与其他创新密不可分,在很大程度上决定和制约着其他创新作用的发挥,其他创新通过管理创新才能表现和实施。因此,管理创新居于其他创新之上。可以说,管理创新是医院创新体系之核心。

所谓医院管理创新,就是按照医院经营管理的特殊规律,结合具体的实际情况,客观实际地分析医院内部资源和外部环境,对医院的资源和各项职能在内容和形式上做出适当的调整和新的组合,以实现管理效益的最大化。

具体而言,管理创新包括以下内容:

1. 医院管理理念的创新 在医院管理中,管理理念的创新应注意把"人本"管理理念要求充分发挥医院中的人的内在潜力放在最为重要的位置,特别是对医院一线员工——医护人员的管理。他们是整个医院管理中的基础,所以要求医院要树立起"尊重人,信任人,关心人,培养人,使用人"的人性化管理的良好氛围。

2. 医院管理经营思路的创新 现代医院要想在变化多端和激烈的竞争中生存和发展,就必须在经营思路上进行不断创新。这种创新具体包括:新的经营方针及经营战略、新的经营理念与推行、新的经营策略、资本营运新思路以及有关具体的方式方法等。

3. 医院管理组织结构的创新 适应环境的变动,进行医院管理组织的创新,可以提高组织的灵活性、应变力,更有利于组织创新观点、医疗技术等得到采纳。现代医院管理应更加重视对组织机构的创新,以适应当今世界多变的形势。当前医院组织机构的创新,一方面表现为对医院内部管理体制的调整;另一方面,十分重视组织机构内部的和谐与统一。

4. 医院管理手段的创新 为了顺应时代的要求,医院管理的手段也需要应用网络技术,对药品、资金流、人流、信息流四大领域以及药品医疗器材采购和销售两阶段进行全方位的渗透和改造,从而提高自身的管理手段水平,节约成本。从系统工程、标准化管理、目标管理、线性规划的引人,到决策技术、模拟技术、成本核算、分级管理、全面质量管理的引人;再到现在的ISO9000质量体系、西格玛质量体系等在医院管理中的应用,以及计算机技术的广泛应用。这些都使医院管理手段与方法得到了很大的改进。

5. 医院管理文化的创新 医院文化已经成为医院进行经营与发展不可缺少的部分,也为医院的发展创造了动力。其中,医院的管理文化则更重要。一是要有富有创新力的医院管理文化,建立"尊重知识,共享知识"的医院文化氛围;二是培育团队学习的氛围。

6. 医院管理模式的创新 医院管理模式创新是医院管理者为实现医院发展目标,结合医院特点,运用现代管理理论,创造出全新的管理样式,并获得成功。医院管理模式不是单一的,固定不变的,而是随着不断地创新而不断变化和发展。特别是随着市场经济的不断发展,医院管理模式更呈现出多样性;如:责任制管理模式、股份制管理模式、联合式管理模式和委托式管理模式等。另外,在创新内容上也是多方面的,涉及门诊、收容、医疗质量、护理、卫生经济和后勤保障等多个方面。

(四) 医院管理创新的基本条件

医院管理创新的所必须具备的条件是:

1. 强烈的创新意识 强烈的创新意识是医院管理创新的原动力。它具体表现在创新主体对医院发展的远见卓识上。任何具有强烈创新意识的创新主体,不但要具有敏锐的洞察力,积极跟踪世界科学技术发展的步伐,而且要能够找准自身存在的问题和原因,并结合实际,积极引进有价值的东西,通过有效整合,形成具有自身特色的创意。这种创意,其实就是创新的萌芽。

2. 明确的创新目标 创新目标是创新主体通过努力工作,在一定期间内达到所要求的预期结果。没有目标管理,创新就无从谈起。创新目标的确立,首先需要创新主体对目标实现的可能性进行充分论证。一旦确定,必须制定可行的实施方案。从内容上看,医院管理创新目标,主要包括:技术管理、质量管理、科研管理、人才管理、经济管理、护理管理等。各种类型又有不同的分支。从时间上看,可分为短期目标、中期目标和远期目标。任何管理创新目标都必须体现一个"新"字;要具有自身特色,绝不能停留在重复别人的工作上,做简单的模仿。在实现创新目标的过程中,还必须建立相应的监控机制,对目标实施跟踪,以采取有效对策,为目标实现提供强有力的支撑条件。

3. 良好的创新环境 医院管理创新必须建立在

良好的创新环境之中。首先,要有扎实的基础条件,包括优秀的人才、配套的医疗设备和设施、各种完善的标准制度、良好的后勤保障服务等;其次,要建立完善的创新激励机制,鼓励和引导全院人员出谋划策;第三,要努力创造良好的外部条件。现代社会的创新越来越重视协作。

4. 强劲的创新能力　创新能力的高低是关系到创新目标能否实现的关键。医院是技术、人才密集型单位,因此,医院管理创新要求创新主体不但具有强烈的创新意识,还必须具有良好的组织协调能力和丰富的医疗实践经验。创新主体可以是个人,也可以是群体。个人创新能力的大小通常与其天赋、智力的高低密切相关,而群体创新能力的大小则与员工的智力结构、关心程度以及组织结构密切相关。因此,要使创新取得预期的结果,就必须下大力提高人的素质,以促进个人或群体创新能力的不断提高。

总之,医院管理创新的主要目的就是以现代管理科学理论为依据,结合医院实际设计一套科学、规范、有效的服务程序和方法,建立起与病人、员工和社会需求相适应、相配套的机制与体系;充分调动全体员工的积极性和主动性,合理利用卫生资源,最大限度地降低成本,提高服务质量和效益,使病人得到最满意的服务。

第二节　医院管理体制改革与探索

一、医院产权制度改革趋势

(一) 医院产权制度概述

1. 产权的界定　目前在我国尚未对产权概念形成统一的界定,不同学派从不同的价值观、历史观及法学观,对产权给出了不同的定义。其中主要的观点有:一是产权即所有权。认为产权亦称所有权,它包括占有权、使用权、出借权和其他与财产有关的权利。二是产权是比使用权更广泛的概念。认为产权有别于使用权,它不仅包括所有权、使用权、转让权等权利,而且还包括管理权、剩余索取权、重新获得权等权利。三是产权是一个法律的概念。认为产权是在国家法律认定或规范下形成的,是法律或国家强制性规定人对物的权利。一般来说产权包含三层含义:

第一,资产的原始产权,也称为资产的所有权,是指受法律确认和保护的经济利益主体对财产的排他性的归属关系,包括所有者依法对自己的财产享有占用、使用、收益与处分的权利;

第二,法人产权,即法人财产权,其中包括经营权,是指法人企业对资产所有者授予其经营的资产享有、占有、使用、收益与处分的权利,是由法人制度的建立而产生的一组权利;

第三,产权还指股权和债权,即在实行法人制度后,由于企业拥有对资产的法人所有权,致使原始产权转变为股权或债权,或称终极所有权。这时原始出资者能利用股东的各项权利对法人企业产生影响,但不能直接干预企业的经营活动。

产权制度是指具有一定法律约束的财产关系,它通过确立一种共同遵循的准则(规范)来界定人们对稀缺性资源的配置权利,从而促进人们更有效地经营其资本。产权制度是现代医院制度的核心和基础。

2. 医院产权　医院产权是指由不同主体投资所形成,并拥有的全部卫生资源所有权,包括占有权、使用权、支配权以及受益权等一组权力体系。医院产权制度则是指以法律规范和保证的,构成医院全部卫生资源的各种权力的制度安排和运作规则。医院产权形式具体是指构成医院的全部卫生资源的资产组织形式和资产的经营方式。

(二) 现有医院产权制度的模式

1. 股份制医院模式　股份制即由国家股和法人股构成全部的股份,是一种由社会各有关方面自愿入股,自主盈亏、自担风险的经济形式,其主要特点是企业成为法人所有者,实现所有权和经营权的分离,企业资产实行价值形态与实物形态的分离。

医院是承担防病治病具有社会福利职能的事业单位,不同于企业,因此在改制中既要严格遵循自愿入股、股权平等、利益同享、风险共担的原则,又须密切结合本行业的特点和本单位的实际,坚持以内部组股为主、公有资产为主、按劳分配为主、社会效益为主。

在卫生主管部门的监督下,对原有资产全面进行清核登记,合理评估,界定权属后再因院制宜,对存量公有资产分别作如下处理:全部或部分参股,计息分红或只分红不计息;全部或部分有偿使用,占用费按银行贷款利率提取;部分折股拍卖给职工,拍卖所得用于安置富余人员和扩大再生产,部分量化折股分给职工,作为分红担险的依据,但最终产权仍属公有。并可适当募集企业法人投资入股,并占股份的主要部分,形成企业法人与国家共同投资的股份制医院。但是在实际操作过程中会存在相关一系列问题:

(1) 资产评估不规范。资产评估很多是按账面值,并且绝大多数医院的资产没有经过会计事务所或审计事务所的评估。

(2) 产权监督机制和约束机制不强。国有产权代表缺位,无人监控国家股保值增值,个人产权则扩张较强,在此情况下,难免出现侵蚀国有资产的现象。

(3) 职工收入分配中按资分配的因素有扩大的

趋势。尽管仍存在不尽完善之处,但是通过股份制改造,医院比较有效地改变了旧体制下院内职工“吃大锅饭”的局面,在一定程度上改变了仅有国家或集体为医院承担经营风险的状况,医院通过“连股、连利、连心”,使职工个人利益与医院的经营发展紧密相连,形成一种命运共同体,从而为医院经营注入新的活力。主要表现在以下几个方面:

1) 医疗服务效率提高。实行股份合作制改造的医院每职工日平均门诊人次和每职工年创业务收入都大大高于往年的平均水平。

2) 讲究品牌效应,积极参与竞争。在病人自由择医的条件下,股份合作制医院十分注意向社区服务发展,扩大影响。

3) 活力增强,财政状况改善,增强了生存发展的能力。

2. 医院集团 医院集团是指三个或三个以上医院为了特定目的组成的统一管理体。在目前宏观政策环境下,医院集团化是医院兼顾自身短期利益和长期发展,发挥品牌和规模效应,降低医疗成本,增强综合竞争能力,拓展医疗市场的有效途径之一,也是我国医院管理者探索的方向。主要有四种形式:松散的业务联合;兼并性的组合;资产重组或相互参股;连锁经营。

(1) 医院集团优点

1) 精简管理机构,提高管理效率。许多既懂医又懂管理的专业人员,在医院集团中有了“用武之地”,精简原有管理机构,提高了管理水平。

2) 医疗服务范围有所扩大。许多大型医院一方面兼并联合其他医院,另一方面进行内部资源的重组,使医疗服务范围不断扩大,有利于获得更多的病人来源,也使医院增加了收入,市场竞争力增强。

(2) 医院集团缺点

1) 一味追求规模扩大,往往适得其反。如果合并重组后没有产生降低成本,而只是量的增加,则服务的价值和效率不会提高。

2) 营利性医院可能盲目追求利润的最大化,忽略了基本的医疗服务,这就违背了为大多数人提供基本医疗服务的宗旨。

3) 集团可能出现“超霸式”巨型集团,使政府等很难实施全行业管理,医疗保险方的签约定点也难有选择。

(三) 当前医院产权制度存在的问题

1. 医院产权主体不清 目前,医院财产权利是由卫生行政部门、财政部门、计划部门、国有资产管理等部门还是由医院或医院法人来负责不清楚。最后,形成了医院产权主体缺位,医院产权界定模糊不清,对医院财产监管缺少责任感,使国有资产很难发挥应有的作用。

2. 医院自主权不平衡 医院自主权由三方面组成,人事权、固定资产决策权和定价权。医院人事制度改革至今仍没有实效,但与此形成鲜明对照的是,医院的财权极大,作为政府公立医院代言人的院长说了就算,根本没有政府的监控机制。因此,我国医院的现状是两方面的权利严重不平衡,制约了公立医院产权改革的进程,从人事权上讲,属于公立医院,但从资产权上讲,基本属于私立医院。

3. 医疗服务市场化程度低 由于我国的医院管理者多是医学背景出身,对产品市场的概念、经营手段、营销策略、衡量体系十分陌生,并且,目前政府对私人资本进入卫生领域持谨慎态势,主要理由是市场竞争带来的不一定就是低价格、高质量的服务,还有可能是服务、技术、价格的垄断。

4. 公立医院政府监管缺位 责任落实需要通过落实的途径和监管的手段两方面来完成,如卫生行政部门可以通过立法的手段进行责任落实的监督,保险公司可以通过合同的方式对医院的医疗行为进行约束,患者可以通过签定服务契约的方式监督医院所提供的服务数量、质量等等。但目前我国医院无论是在改制前还是在改制后,都没有相应的监管机制,尤其是改制后,已经成为股份制的或私立的医院了,政府责任落实的监管就更无从谈起了。

5. 公立医院社会功能界定不清 尽管纯私人产品和纯公共产品的界定目前在国际上仍有争议,但作为政府公立医院来讲至少应与政府达成明确的共识,即社会受益的服务项目政府承担其成本,除此以外的服务项目由医院在医疗市场上通过服务价格回收成本。这是医院和政府的责任认定,是医院承担社会功能的前提。但我国在医院改制的进程中缺乏责任的认定,导致医院服务目标不清晰。

(四) 医院产权制度改革与探索

医院产权制度改革的根本目的是开放和搞活。“开放”就是对国际国内先进的、科学的东西开放。不仅要对外开放,对内也要开放,要学习中国其他各部门在改革上的先进经验,使医院在市场经济中有生存的活力。“搞活”就是医院在社会主义市场经济中能够健康的生存发展。现在是市场经济,任何一个单位,包括医院,作为一个经济生命体,都有生老病死。所以只能使医院在市场经济中有生存的活力,才能使整个卫生事业兴旺发达。医院只有成为独立的法人实体,它才能实实在在的在市场经济中有生存的活力。

医院产权制度改革的直接目的,是建立适应市场经济制度和公共财政制度的现代医院制度。我国的传统医院制度是在计划经济下建立的,它对我国医院的发展有不可磨灭的历史功勋。经过卫生改革的实践检验,在计划经济条件下建立的传统医院制度,已经不适应现代市场经济环境的需要,成为进一步深化卫生改革的对象。必须以适应市场经济环境的现代医院制度,取代不适应现代市场经济的传统医院制度。实现从传统医院制度到现代医院制度的转变,它的核心和基础是医院产权制度的转变。用现代医院产权制度取代计划经济下传统落后封闭的医院产权制度是今后一段时间我国医院改革的方向。

为适应市场经济和加入 WTO 的要求,政府对医疗机构的管理职能必须从计划经济的"统管"模式转变为社会主义市场经济的调控和监管为主的模式。另外,必须积极实施产权制度改革,建立微观运行有效的医院产权制度和管理体制。

可以看出,目前医院产权制度改革的方向应是医院的企业化,即建立现代医院制度,包括法人财产使用权(产权)界定、建立公司制管理体制、实行自主经营、创造优胜劣汰的市场竞争环境等。国有公立医院选择产权制度改革,是其自身发展的内在要求,是医疗服务市场开放运作和医疗服务市场对医院选择的结果。医院产权制度改革是医疗资源重组的过程,只能靠市场机制的引导,不能运用行政部门"拉郎配"式的搞"关、停、并、转、迁"。其产权改革模式要靠理论创新和在实践中探索,要具体结合每个医院的实际,不能搞"一刀切"或简单的重复模仿。

二、医院的领导体制改革

(一) 医院领导体制概述

医院领导体制,是医院领导体系纵向和横向权力划分的制度化,也就是医院领导机构、管理层次的合理设置和领导职能、管理权限的科学界定,它包括"体"和"制"两方面内容。"体"是静态的结构形体,它规定医院党组织的地位、作用、职责和权限,各种管理机构的设置和职能以及它们构成的领导和管理系统。"制"是动态的运行机制,是管理的手段、环节和程序,也就是医院内部领导和管理系统诸要素相互关系的协调运作及其工作制度、工程程序和工作规范。两种不同概念,但统一于实现"领导"的行为过程中,从而形成制度化、民主化、科学化的医院领导体制。

建国以来,我国医院领导体制的发展历程大致经历了建国初期的"一长制"、20 世纪 50 年代"左"思潮影响下所形成的文革时期 "一元化"领导体制、文革结束后 1978~1982 年医院"党委领导下的院长分工负责制"、1982~1985 年医院"党委领导下院长负责制"、1985~1991 年医院"院长负责制"、1991~1997 年医院"党委领导下的院长负责制"、1997 年起至今"院长负责制"。医院领导体制的一系列变革与发展也不断地暴露了其中存在的问题,以及面临的挑战:

(1) 医院决策层责任不明:现行的医院管理体制客观上存在着医院党委和医院行政两条线,对医院重大问题的决策如人事变动、财务预算、医院重大项目的建设和医院长远的发展方向等,是以党委的意见为主还是以院长的意见为主,没有明确规定,因此在实际运作中带来很多问题,造成不必要的矛盾。

(2) 制约机制不完善:任何系统的运行失去制约将偏离轨迹,产生膨胀,失去惯性。现行的院长负责制的领导体制就是一个缺乏制约的领导体制。现行的医院院长负责制,党委从医院的领导地位改变为监督地位,起保证监督作用。但一个组织的行为要通过这个组织代表,即负责人的行为来实现的而院长和书记都是由同一级别党、政部门领导机关选拔任命的,医院的党、政两条线及与党政两条线对应的负责人是平级平行的。一个同级负责人监督另一个平行的同级负责人就很难发挥制约的作用。

(3) 职工主人翁地位无法体现:国有企事业单位的职工应该是企事业单位的主人,现在的医院中虽也有职工代表会议制度,但没有赋予职工管理医院的权力。职工代表大会无常设机构,职工对医院的重大事项没有参与决策的权力,更没有对医院院长的选举、罢免和奖惩的权力,因此,医院职工主人翁地位和作用没有得到发挥。

(二) 医院领导体制改革的必要性

(1) 领导体制属于管理结构的范畴,是管理体制的核心。医院领导体制主要是指领导机构的设置和管理权限的划分的制度。正确解决好这个问题,可以使组织作用得以发挥,组织内部各方面的关系得以有效协调,有利于调动方方面面的积极性,为实现组织目标而共同努力。

(2) 目前的院长负责制,是在计划经济时代建立、发展起来的,医院的领导体制怎样才能适应激烈竞争的市场经济和快速发展的信息时代,是当前急需解决的问题。

(3) 卫生行政机关正在进行机构改革,转变职能,实行政事分开今后医院的独立自主性将会更大,在这种情况下,医院实行什么样的领导体制,谁是医院的法人,将直接影响到今后医院的建设和发展,影响到医院作用的发挥。

(4) 医院将实行新的分类管理,无论营利性医院,还是非营利性医院,都有一个加强领导和管理的问题,而领导和管理又都离不开体制。

(三) 医院领导体制的改革探索

1999 年 9 月 22 日中国共产党第十五届中央委员会第四次全体会议通过的《关于国有企业改革和发展若干重大问题的决定》(以下简称《决定》)是跨世纪

的战略决策。《决定》中关于建立和完善现代企业制度的论述,对于国有医院领导体制的建设同样具有现实的指导意义。

1. 加强医院决策层的建设、实现医院重大事项决策的民主化、科学化 决策层的实现形式在股份制企事业单位是由资产占有者组成董事会,他们各自代表着自身的利益参与决策活动,而国有医院所有资产属国家所有,分级管理,不能实行董事会制度。因此,认为应实现政事分开,医院的管理权应该交给全体职工。因为医院职工是所在医院的主人翁,职工管理医院要通过一定的形式来实现,最好的形式是建立和健全职工代表大会制度,充分发挥职代会的作用。

(1) 职工代表大会应设立常设机构,常设机构委员会成员由全体职工代表大会选举产生。党政工团负责人及民主党派人士要通过法定程序方可进入委员会。一般情况下、党委书记应担任职代会常设机构的主任,主持职代会工作,使党组织的监督和职工的监督融为一体,发挥作用。

(2) 院长由职工代表大会选举产生报政府主管机关审查任命。这样院长能做到既对上负责,又对下负责,实现对上对下负责的一致性,并充分体现民主精神。医院中层以上干部由院长提名、经职工代表大会审查、由院长聘任。

(3) 职工代表大会对院长实施奖惩权,包括为院长增加工资、增加奖金。对不称职的院长,职工代表大会也可以向任免机构提出罢免的请求。

(4) 医院重大问题,诸如:中层以上干部聘任、年度的工作计划和长远发展规划、年度的财务须决算、医院重大规章制度的设立及奖惩政策标准的制定,医院重大基本建设项目及贵重型医疗仪器的购置、职工的工资、奖金、分房等重大福利事项,需经职工代表大会讨论、审议或决定,由院长组织实施。

(5) 医院院长为法人代表,在医院职工代表大会领导下行使对医院的管理权,承担法人责任。

2. 坚持党的领导,发挥医院党组织的政治核心作用

(1) 医院实行职工代表大会制度后,医院党组织的书记应通过法定程序进入职代会的常设机构担任主任,主持职代会工作,不再干预医院的日常事务。

(2) 医院党委书记要用主要精力做好党务工作,发挥基层支部的保证监督作用,发挥共产党员的先锋模范作用,并协调党政工团加强思想政治工作,努力保证医院各项任务的完成。

(3) 医院党委应加强对工会、共青团的领导,发挥工会、共青团的作用。医院党委应加强与医院民主党派组织和成员的联系,调动各种积极因素,为医院的改革和发展做出贡献。

第三节 加入世界贸易组织与医院管理

一、世界贸易组织(WTO)简介

世界贸易组织(World Trade Organization,英文缩写为WTO)成立于1995年1月1日,其前身是关税和贸易总协定(GATT)。WTO主要通过制定和规范国际多边贸易规则、组织多边贸易谈判及解决成员之间的贸易争端,从而达到提高生活水平,保证充分就业,大幅度和稳定地增加实际收入和有效需求,扩大货物和服务的生产与贸易,按照可持续发展的目的,最优运用世界资源,保护环境,并以不同经济发展水平下各自需要的方式,加强采取各种相应的措施;积极努力,确保发展中国家,尤其是最不发达国家在国际贸易增长中获得与其经济发展需要相称的份额等目的。WTO的基本原则主要为:

(1) 非歧视原则,包括最惠国待遇和国民待遇两个原则。

(2) 世贸组织成员间互惠互利进行贸易原则。

(3) 市场准入原则:通过谈判逐步实现更大程度的贸易自由化。

(4) 促进公平竞争与贸易原则。

(5) 鼓励发展和经济改革原则。

(6) 贸易政策法规透明度原则。

二、加入WTO后医院管理所面临的机遇和挑战

随着中国医疗体制市场化程度的不断推进和中国加入WTO(也称"入世"),多层次、多元化的医疗市场格局已经形成,由于商业存在及自然人流动方式上所受的限制减少,使熟悉世贸规则、管理科学、品质优良的境外资本已逐步渗入到我国的医疗服务领域,作为国有医院来说,如何适应WTO的要求,完善国有医院的管理就成为医院能否生存与发展的重要问题。

1. "入世"给我国公立医院带来的机遇

(1) 有利于提高医学科技水平与医疗服务能力。加入WTO,进一步开展卫生服务贸易,有利于引进适宜的、先进的医疗设备和医疗技术,促进学科建设和医学发展。加入WTO后医学领域内国际间的学术、科研等方面的交流将进一步增多,有利于引进国外先进的医疗设备和医疗技术,缩短我国医疗技术水平与国外差距,促进公立医院整体诊断治疗水平的提高。

(2) 有利于提高医院管理水平。随着对外开放程度的深入,同时伴随着外资的大量涌入,国外医院管理公司和职业化的管理人员将进入国内,我国医院管理水平将随之提高。我国公立医院与国外医院间

的联系将进一步得到加强,而且中外合资合作医疗机构的数量会增加,国外先进的管理理念和经验会更多地被介绍到国内,为国内公立医院提高管理水平提供有利的机会。同时,由于国外医院的进入,势必会提升国内公立医院加强医院管理改革的力度和深度的积极性和主动性。

(3) 有利于我国医疗机构多元化建设。长期以来,我国医疗市场只有国家公立一种形式。加入WTO后,我国医疗机构通过合资合作、改制转型、联合兼并等多种形式,将吸引国内外更多的资金、技术和先进的管理方法。以公有制医疗机构为主体、多种所有制形式与经营方式并存,公平竞争、共同发展的医疗服务体系新格局将逐步形成,这有利于使我国医疗市场各类医疗机构互相竞争,有利于医疗机构多元化发展,满足不同人群的需要。

(4) 有利于丰富医疗服务的层次性。随着社会主义市场经济发展,人民物质文化生活水平改善,生物-心理-社会医学模式转换,健康观念变化,人口老龄化加快与独生子女增加,以及医疗消费支付能力提高,医疗服务需求的多样性与多层次性日趋凸现,与之相适应,医疗市场的进一步开放,医疗服务结构的全方位调整,将有利于满足社会多层次医疗服务需求,并将在一定程度上带动健康相关产品与相关产业的发展。

(5) 有利于开拓国际市场。加入WTO后,我国的医疗机构同样可以进入其他国家,这样有利于我国特色中医、中药进入国际市场,另外我国劳动力市场丰富,有利于医护人员劳务输出。

2. "入世"后对医院管理体制的冲击

(1) 国有医院的体制改革虽已进行了多年,但仍然处于相对封闭的"原始市场"。在经营管理体制上,尚未成为自主经营、自负盈亏的法人实体;在领导体制上,院长的责任和权力不对等;在用人机制上,没有真正做到能者上、庸者下,人员能进能出;在分配机制上,基本上还是平均主义,拉不开档次。

(2) 国有医院院长,从建国初期的"行政型"到改革开放后的"专家型",基本上都是在卫生行政部门的宏观调控下,将医院作为一个行政机构来运作管理,因而盲目追求大而全、小而全,高、精、尖仪器设备重复引进,其结果是财政投入不足与资源浪费并存,严重影响了医院的合理发展。

(3) 医疗服务市场开放,对国有医院造成直接冲击。入世后,合资医院在国内设立的医疗机构,大部分人员都将在我国招聘,他们以其灵活的用人机制、优厚的待遇标准及提供广阔的发展空间等承诺吸引我国的高、精、尖人才加盟,对我国国有医院的人才梯队建设和专业技术骨干队伍的稳定造成严重的威胁,因而也使现有的医疗市场份额进行重新分配。

(4) 通过影响资源配置对国有医院经营产生间接冲击。入世后,国外一些实力雄厚的大财团、个人或部门为了增加竞争力,集科研、教学、医、工、贸等为一体形成了资金统筹,资源共享,优势互补,风险共担,规模宏大,机动灵活的大型医疗连锁集团;当商业保险大量出现时,将有更多的患者涌向外资或独资医院,导致国有医院的运营难度加大。

(5) 疾病预防控制和卫生监督执法面临新的挑战。入世后,跨国界传染病传播可能性增加,很多以前地区局限性的未知病毒或细菌,可能随着人流、物流的漫游迅速传播到全球。境外食品污染流入我国的可能性也在增加。食品的微生物、化学和放射性污染问题则可能在全球范围内长距离、大面积地由一个国家或一个地区波及、蔓延。同时,需加强对职工劳动安全、职业卫生防护的管理,避免环境污染转移、职业危害转移。

3. "入世"后医院管理应对策略探索

入世对国内公立医院既有机遇,又有挑战。抓住机遇,将竞争压力转化为动力,提高国内医院的整体水平,尽快与国际接轨,从而使患者得到优质价廉的医疗服务是公立医院管理的当务之急。

(1) 重新定位,转变观念。根据世贸组织的有关文件,医疗保健服务属于贸易服务,医疗卫生属于服务产业。既有的观念必须转变,对于医院必须重新定位。医院是运用科学技术知识,为服务对象提供所需医学专业技术服务的场所。医疗卫生事业以医学科技知识和产品为工具和手段,为社会提供医学服务,目的在于保障人们身心健康,提高生活质量,从而促进和实现社会进步。这一定位,使医疗卫生超越了防病治病的范畴,适应了社会发展和人们对高质量生活追求的需要。医院也由原来单纯的"维修站",转变为兼具"加油站"、"形象设计公司"的综合功能。

面对入世,为适应对医院的重新定位,国有医院应确立和强化以下几种观念:①服务观念。服务,是医院的中心职能。医疗卫生行业是服务行业、医院是提供医学服务的实体、医务工作者是医学服务提供者。②人文医疗观念。人文医疗即人化医疗,是以人为中心的医学服务,目的在于满足人多层次、多样化的需要,而非仅满足病人要求治病的需要。③市场和营销观念。医学是专业性很强的学科,医学的发展,尤其是较前沿的新理论、新技术,必须由具有专门知识的人进行宣传和推介,这种以满足人类的需要和欲望为目的,通过市场变潜在交换为现实交换的活动,即市场营销。④能本观念。管理学上以人为本的观念,实际上是以"能"为本。市场主体的综合效能,乃其竞争力之所在,也是其最终追求。

(2) 努力降低医疗成本,提高竞争能力。近些年来,由于医疗机构补偿机制不健全,一些医疗机构为了求生存,采取不规范的竞争手段,诱导不合理的医疗消费,造成大型医疗设备过度利用。药品费用的过度上涨,加重了广大患者的不合理负担,群众反映强烈。造成门诊工作量下降、病床使用率持续下降的原因,与医疗费用的过快增长不无关系。医疗费用的过快增长,严重制约着广大群众的医疗需求。要想在竞争日趋激烈的医疗市场中求生存、求发展,必须加强医疗成本的管理与核算,以低廉的费用赢得市场份额。

(3)加快医院产权制度改革,明晰产权关系。目前公立医院普遍存在着产权制度不清的现象,严重影响了医院的发展。为此,必须加快医院产权制度改革,因地制宜,采取适当方式进行改革,对保障人民群众基本医疗需要的各市中心医院,各专科医院可以确认为非营利性医院,保证国家对其正常投入。对于对人民群众基本医疗服务影响不大、经营不善的医院可以因地制宜,采取适当方法使其转为营利性医院,允许通过资产评估等手段收购、兼并现有公立医院,减少政府直接举办医疗机构的数量,适当增加营利性医疗机构,形成各种经济形式医疗机构有效竞争,不同档次医疗竞争,协调发展的良好局面。

(4)树立"人才资源是第一资源"的观念,实行人才管理创新,提高医院竞争能力。江泽民关于人才资源是"第一资源"思想,深刻地揭示了当今知识经济时代人才作为知识的创造者和知识资源的载体,有着非常重要的地位与作用。入世后"洋医院"同国内医院竞争的就是这部分人才,因而国内医院必须加快人事分配制度改革,制定实施人才发展战略。医院要有计划、分层次的选择高素质、有潜力的业务技术骨干,进行重点培养,通过目标、榜样、事业、机会、物质、情感、环境等多种激励手段,充分挖掘人才的潜能,发挥人才的作用,提高医院的竞争能力。

(5)呼唤职业化高素质的医院管理者。从总体上看,我国医院管理队伍的现状与提高医院管理水平的需求很不适应,其突出表现为:大部分管理人员没有经过医院管理知识的专门学习和培训,缺乏科学管理知识与能力;相当部分管理人员是医疗业务的尖子,医疗业务与管理工作双肩挑,不能集中精力搞管理。随着医院管理要求的不断提高,必须要改变管理队伍的现状,管理人员将逐步走向职业化,必须经过医院管理专业的专门学习与培训。医院管理工作将逐步成为一种社会职业,出现一大批医院管理的专门人才,专门从事医院管理工作。

(6)树立"以病人为中心"的现代医学理念,实现服务创新,提高医院竞争实力。"以病人为中心"的实质是医院在医疗活动中为患者提供优质服务,让患者满意。这是医院一切行为的准则和一切活动的宗旨,是医疗工作的出发点和落脚点。做到"以病人为中心"让患者满意,首先要彻底改变医务人员的"求医"和"求我"的观念,要深刻认识到,医院的存在和发展是以病人的存在为前提的;其次要坚持质量第一的观点,保证患者获得高质量的医疗技术服务;第三,坚持人性化服务理念,全力推行亲情服务,带着亲人般的关怀,送去入微的体贴;第四,开展诚信建设,尊重患者的知情权,坚持收费的透明度,实现各项社会承诺,不断提高社会满意度,让患者满意是医院的无形资产,可随时向有形资产转化,可给医院带来社会效益和经济效益双丰收。

(7)提高医疗服务质量,发挥传统特色优势。医疗机构要适应医疗服务市场竞争,最根本的是能为病人提供优质、高效、便捷的医疗服务,因此不但要学习、引进国外的先进技术和经验,做好新技术的开发、应用,还要形成和发挥我们的特色优势。国际上对植物药、天然矿物质疗法的逐渐推崇,以及对慢性疾病长期调理的需求,正是发挥我国传统中医药优势的大好时机,我们要在新技术、新疗法和新理论的研究等方面,形成特色,努力开发这潜在的市场,打出自己的"精品"和"王牌"。

(8)开展多元化卫生服务,实施战略转移。外国医院进入我国医疗市场时,首先挤进的是大城市和经济发达地区,其服务对象基本是高收入人群,对于高档服务、高价格,城市居民和广大农民还是"望价兴叹"。因此,我们要发展城市社区卫生服务,将现有城市基层医院改造成为社区卫生服务中心和服务站,城市大型综合医院和专科医院要主动加入社区卫生服务行列,开展医疗、预防保健、健康咨询、计划生育指导等多元化卫生服务;城市医院也要支援农村办医或者与乡镇卫生院组成医疗联合体,拓宽医疗服务范围。

入世是双向的,世界走向我们,我们也走向世界,作为市场主体的公立医院,只有坚持解放思想,实事求是,顺应医疗市场的需求和WTO的要求,一定能在全球经济大潮中获得更好的生存并能求得更大的发展。公立医院的改革必须以邓小平理论和"三个代表"重要思想为指导,按照十六大和十六届三中全会的精神和要求,将公立医院建设成为政医分开、产权明晰、权责分明、管理科学、作风优良,适应现代市场经济要求和人民群众健康需求的现代医疗组织。

第四节　现代医院管理新技术与方法

一、六西格玛管理

(一)六西格玛管理理念概述

随着以信息技术为主要特征的高新技术飞速发展,推动了经济全球化,加速了技术、管理的创新。面对越来越挑剔的追求高附加值产品的消费者，产品质量与信誉已经成为企业经营成败的关键因素，只有努力追求卓越，不断提高质量竞争力才有可能在日益激烈的市场竞争中获胜。因此，全球世界级企业都在探寻着适合自身的积极有效的产品质量策略。六西格玛作为新时代的产物应运而生。

六西格玛在国外的服务型企业应用也逐步引起重视。由于服务性企业一般在 2～3σ 质量水平，有很大的改进空间。例如，上海某医院每年就诊病人 160 万人次。以诊断为例，目前仅为 3.5σ，其目标为 5σ 水平，年误诊机会将会从 36 300 次降低到 357 次，差错率降低 100 倍。不难看出，6σ 所追求的是接近零的缺陷，6σ 水平将能大大提高服务质量。但服务质量水平的测量、过程的非连续性等问题，对开展六西格玛有相当大的难度。上海质量管理科学研究院开发的服务质量指数研究，为这些难点提供了强有力的支持工具。可以预料，服务质量指数的推广将会对服务行业推行六西格玛管理带来重大突破。

六西格玛是一项以数据为基础，追求几乎完美的质量管理方法。西格玛是一个希腊字母 σ 的中文译音，统计学用来表示标准偏差，即数据的分散程度。对连续可计量的质量特性：用“σ”度量质量特性总体上对目标值的偏离程度。几个西格玛是一种表示品质的统计尺度。DPMO（Defect Per Million Opportunities）是指 100 万个机会里面，出现缺陷的机会是多少。这里有一个计算公式，即 DPMO＝总的缺陷数/机会×一百万分之一百万。如果 DPMO 是百万分之三点四，即达到 99.99966% 的合格率，那么这就叫六西格玛。（DPMO 与西格玛的对应关系如下表所示）

一西格玛＝690 000 次失误/百万次操作

二西格玛＝308 000 次失误/百万次操作

三西格玛＝66 800 次失误/百万次操作

四西格玛＝6210 次失误/百万次操作

五西格玛＝230 次失误/百万次操作

六西格玛＝3.4 次失误/百万次操作

六西格玛管理有别于其他的质量管理方法，是依据严格的数据采集和统计分析，找出误差的根源，并寻求消除这些误差的方法，根据顾客（病患）的要求来确定的管理活动。六西格玛管理是寻求同时增加病人满意度和医院经济增长的经营战略途径，是使医院获得快速增长和竞争力的经营方式，因此，对于医院来说，六西格玛法不是单纯的技术方法的引用，而是一种全新的管理理念和管理模式。

（二）六西格玛管理的实施

六西格玛实施由黑带大师，黑带，绿带组成的团队负责。黑带大师负责项目改进的方向及项目资源的规划；黑带是实施管理的中坚力量，负责绿带的培训，在其中起协调作用；绿带则侧重于六西格玛工作的具体实施。

实施六西格玛的五个阶段，定义（D），测量（M），分析（A），改进（Ⅰ），控制（C）。

1. 定义（D）　即陈述问题。需要黑带大师以医疗市场为导向，以医院现有资源为依据，利用病患所反馈的数据及医务人员处获得的信息做出相应曲线，进行数据比较，从而确定改进目标，如高的投资回报率或市场份额，规划项目资源。

2. 测量（M）　测量的目的是识别并记录那些对医疗服务有影响的过程参数，量化患者的需求，从中获取相应的数据，对这些数据进行分类、归组，以便分析。了解现有的医疗服务和医疗技术水平，确认患者群，对改进后的预期效益进行评估，此阶段是数据的收集阶段。一旦决定该测量什么，其组成人员就必须制定相应的“数据收集计划”，并计算和量化实际业务中的各种事件。通过过程流程图、因果图、散布图、排列图等方法来整理数据。

3. 分析（A）　即对数据分析，找出问题的主要原因，关键因素及与竞争对手的差距所在。在此阶段中，团队成员要分析过去，当前的业绩数据及明确将来应该取得的业绩方向，通过分析来回答测量阶段的问题所在，确定关键问题的置信区间，进行方差分析，及通过假设检验的方法来获取其需求价值。还可以通过头脑风暴法、直方图、排列图等方法对所采集的数据进行分析，找到准确的因果关系。在此阶段，团队一定要小心谨慎，通过在小规模范围内试点来分析潜在问题，以判断将出现什么结果，并对其错误趋势加以预防。为此，必须准确分析数据，建立输入与输出数据的数学模型，并追踪和核查解决方案的有效性。

4. 改进（Ⅰ）　改进基于分析的之上，针对关键因素确立最佳改进方案。在此阶段，可通过质量功能展开，策化试验设计，进行正交试验等手段来对关键问题进行调整，改善，此阶段需注意，应从小处入手，关键问题逐一解决，切不可囫囵吞枣，操之过急，影响整个设计或管理的发展方向。所有这些，也要建立在过程业绩的数学模型基础上，以确定输入的操作范围及设定过程参数，并对输入的改进进行优化。

5. 控制（C）　主要对关键因素进行长期控制并采取措施以维持改进结果。定期监测可能影响数据的变量和因素、制定计划时所未曾预料的事情。在此阶段，要应用适当的质量原则和技术方法，关注改进对象数据，对关键变量进行控制，制定过程控制计划，修订标准操作程序和作业指导书，建立测量体系，监控工作流程，并制定一些对突发事件的应对措施。

以上这些过程并不是单一的，独立的，而是相互关联的统一体。由这些过程很容易看出，六西格玛是一种基于数据的决策方法，强调用数据说话，而不是凭直觉、经验办事。其基础是需求，作用及过程的量化,从而可以客观地反映我们的现状,引起人们的关注。数据定义抽样数据收集统计分析试验设计控制数据定义测量分析改进控制。

(三) 实施六西格玛管理的必要环节

1. 激发六西格玛的推动力 竞争环境,顾客需求、供应链的整体要求是中国企业实施六西格玛的外在动力,对于医院管理亦是如此。除了外部动力外,还需要在医院内部激发推动力,形成内部有效推行六西格玛的氛围。在激发内在推动力方面,需要:

(1) 卫生行政部门及医院领导的重视。医院决策者的职责,在于确立医院的经营战略,在于推动其实现有效持续的质量改进以取得效益、在于获得长期成功的发展。因此,扎实有效地推进六西格玛就需要像韦尔奇那样专注参与、庄严承诺。

(2) 财务驱动。六西格玛管理的核心特征是:高患者满意度和低资源成本,即“质量经济性”。六西格玛管理强调从整个经营的角度出发,而不是只着眼于单项服务或过程的质量。六西格玛管理目的在于降低风险。

(3) 倡导者运筹。医院在导入六西格玛的过程中应该充分的重视倡导者的重要性,未能给予倡导者充分授权并规定明确的职责,造成倡导者成为整个六西格玛活动中的薄弱点,降低了六西格玛的成功机率。事实上,倡导者在整个六西格玛的活动中,起着承上启下的作用,关系到成败的关键。

2. 精心选择六西格玛项目 选择适应的项目是医院成功实施六西格玛的关键,项目选择得好,能够很快取得成果,增强团队成员的信心,产生良好的辐射效应,否则可能会使六西格玛管理的推行遇到障碍甚至半路夭折。经过研究实践发现,从以下八个方面导入六西格玛管理项目,成功的把握会不同程度的加大:

一是战略实施的关键点,二是目标展开的问题点,三是患者关注或投诉的热点,四是统计数据的异常点,五是部门间的矛盾点,六是长期困扰医院的难点,七是财务效益的增长点,八是与竞争对手比较的薄弱点。

3. 医院实施六西格玛管理必须具备基础要素 要在医院内部成功推行六西格玛,必须具备如下五个方面的基础要素:一是建立数据采集系统,六西格玛是数据运行的过程,只有数据才能描述过程,揭示波动规律,才能抓住问题本质。二是规范清晰流程。六西格玛关注过程。三是确定关键质量特性指标。六西格玛的创意之一就是产生了一些新的评价指标。四是熟悉基本工具方法。六西格玛项目方法可以有效地将问题抽丝剥茧,营造出六西格玛漏斗效应,逐步将各个影响结果的原因,针对其影响力之深浅,予以排序,找出最显著的因子并加以严格控制。五是掌握应用软件技术。MINITAB 软件是六西格玛实现的重要工具。经过数据的分类和分析,用 MINITAB 软件对数据进行加工,可方便的获得分析结果,使工作事半功倍。

4. 医院应建立长效的评估与激励机制 医院通过建立六西格玛项目长效评估与激励机制,一方面可以保证六西格玛项目的正常运作,另一方面可在医院共享六西格玛成果,保证了六西格玛活动在医院内持续成长。其具体作用有如下方面:

(1) 项目实施追踪。项目评估应用在项目实施的各个阶段,最终项目评估是项目关闭的条件。项目评估机制一方面帮助企业领导了解项目进程,另一方面也对项目的进展起着促进作用。

(2) 二是验证项目的真实性。六西格玛项目是突破性改进方法,项目有效性是靠严格的项目评审来保证的。项目的真实性一方面在于经济效益,另外一方面在于质量缺陷的显著性下降,采用统计方法进行验证,可防止偶然因素所造成的改进假象。

(3) 共享知识成果。六西格玛项目评估的对象不是一个人而是一个团队,评价的过程也是团队成员之间相互学习、相互了解的过程,有助于在医院内形成学习型组织,使失败者也能从成功者的激励中看到成功的希望,这对于在整个医院内部形成六西格玛文化起到了积极作用。

二、临床经济学评估

临床经济学评价是卫生经济学的一个部分,是由临床医师及其他有关人员用经济学原理评价临床诊断、预防和治疗技术与措施的经济学效果,提出合理地投入、分配、利用有限资源的影响因素,指导临床医务人员在工作中做出正确的决策,使之产生最优效果。应用临床经济学评价将有限的资源利用到最有效益的项目上来,有利于解决医疗卫生的经济需要与提供资源之间出现的矛盾,对制定卫生事业总体规划有着重要意义。

(一) 相关概念

1. 直接成本 直接成本是卫生服务成本系直接提供一项完全卫生服务时所花费的直接费用,也就是由某一医疗措施直接耗费的资源,一般将其分为直接医疗成本和直接非医疗成本。

直接医疗成本是医疗服务过程中患者用于治疗、预防、保健的成本,病人求医的直接医疗成本常包括挂号费、诊察费、化验检查费、手术费、住院费、实验室检查费、X 线检查费、家庭病房费、康复费及假肢费用、麻醉费,输血费,监护费,药品费,治疗费,床位费、放疗费、营养支持费、特殊服务费、随访期间特殊检查等直接医疗费用。而直接非医疗成本是病人因病就诊或住院所花费的非医疗服务的个人成本，包括病人的伙食、交通、住宿、看护、因病所置衣物等非医疗费用，也包括病人亲属在陪伴和照顾病人中因缺勤、交通、食宿等额外花费。

2. 间接成本 间接成本为社会成本，指由于这项事件所产生的结果所需的费用，即因疾病而丧失的社会资源。这种因患病造成的损失可因采用某种预防或医疗措施而减轻或避免，故亦可称之"机会成本"。

3. 隐性成本 隐性成本是一类由于疾病所致的疼痛和死亡给家属带来的悲痛、抑郁等精神创伤所致的非经济结果。

4. 效果 效果是指采用治疗性或预防性干预措施所产生的全部或部分(最终性或阶段性)医疗结果。全部效果主要指临床常见的最终医疗结果，例如：减少疾病的发病率、致残率、病死率、死亡率等，提高疾病的治愈率、保护率、存活率等。

5. 效用 临床治疗最终的判断不单是看延长了患者生命。因为挽救一个病人生命后，还要看其健康恢复的程度，对其生活的能力及质量进行评价，从社会效果的角度看其劳动能力的恢复状态，即此种效果产生的社会效益，在卫生经济评价中称为效用。这是一种更为完善和理想的效果判别方法，尤其对可能造成明显后遗症的一些严重疾病评价时特别重要。

6. 效益 效益通常是指有益的效果，可分为社会效益与经济效益。卫生经济学评价中通常所指的效益多指经济效益而言，也包括直接效益与间接效益两个部分。

(二) 临床经济学评价的类型

1. 成本确定分析 测定不同医疗措施的成本，假定多个措施的效果基本相同，则选用成本最小的措施，也就是评价和寻求最经济的方法。例如一种感染，青霉素和头孢类抗生素治疗效果相同，副作用也相当，则应首选成本低的青霉素。成本最小化分析的应用受到条件的限制，使用范围较窄。

2. 成本效果分析(cost-effectiveness analysis, CEA)

(1) CEA的概念：CEA是对成本消耗后所得效果的分析。成本一般是以通用货币单位表示，效果是以某种医疗措施产生的具体结果，如延长患者生命的时间，减少发病或死亡人数等。其具体表示方法采用成本效果比和增量比两种方式。

(2) 成本效果比：每一医疗效果单位所耗费的成本(如每延长癌症病人一个生命年、挽回1例死亡、诊断出一个新病例或提高一个结果单位所耗费的治疗成本)，或每一单位货币所产生的医疗效果(如每耗费1元人民币能延长病人生命的时间)。平均比越小，就越有效率。

(3) CEA的增量分析：对两种或两种以上的措施进行比较，成本—效果的平均比例还不能充分显示两者的相互关系，在医疗实践中，常将不同水平的医疗措施综合在一起，以期产生更大的效果，这种效果称增量效果，所增加的成本，称为增量成本。其优缺点应通过相应的增量分析后作决策分析来体现。增量分析是计算一个项目比另一个项目多花费的成本与该项目比另一项目多得到的效果之比，即为增量比，通过增量分析可以确定每增加一个效果单位所需增加的成本，能充分说明由于附加措施导致成本增加时，其相应增加的效果是多少及是否值得，因而对任何一种增加的医疗措施，都应作增量分析，它可以帮助决策者选择最佳的配合方案，达到最好的经济效益，是一个敏感的对决策很重要的指标。

(4) CEA的敏感性分析：在具体执行医疗卫生服务的过程中，很多重要的因素随时间、地点、条件不同而不断地变化或在一个相当不稳定的范围内波动，如成本、发病率、预防保护率、治愈率等，一项干预措施的效果或成本可能因某种因素波动而发生很大的差异，最初被认为是很有效果的防治措施，可能会因为某种因素的改变，导致不同甚至相反的结果。因此，在得出经济评价的初步结果后，还应测定和研究其中哪些因素会对评价结果有影响，影响程度多大，称为敏感性分析。

通过敏感性分析可了解不稳定因素可能变化的幅度，根据各种假定的不稳定性因素发生变化时，反复计算出不同的阈值，以帮助做出最佳的抉择。因为好的决策必须有较好适应环境因素变化的能力，当环境发生某些变化时，成本和效果不应该有太大的改变，即某一医疗服务产生的效果，如果对变化因素敏感性愈低，它将有更为广泛的应用范围，如果稍微改变一下变量的数值，其经济评价的结论就发生了改变，则表明其可靠性较差。

敏感性分析是检验经济评价的结论是否可靠、在某种条件下的可行性及其限度、有无临床实用价值的必要步骤。尤其是当要引用或借鉴别人的经验时，必须首先分析和了解是否作过敏感性分析，这也是卫生经济评价中最核心的问题之一。在进行敏感性分析时，首先应假定或确定有无可变因素认识到了全部的可变因素，这些因素可能的变动范围有多大影响。

3. 成本—效用分析(cost-utility analysis, CUA) 简单地评价某种医疗措施挽救了患者的生命是不够的，尤其是从社会的角度来评价医疗效果时，还要兼顾到生存质量方面，包括有无后遗症、健康恢复的程度、能否过正常生活或完全恢复工作等。例如虽然成功地挽救了一例重型乙型脑炎患者的生命，但病儿留有严重的脑损害后遗症，临床表现为去大脑皮质综合征，在评价效果时就决不能单纯看挽救的患儿生命。又例如一位画家及一名口译人员，在一次事故中同时失去了右手，其产生的社会效果却大大的不同。画家失去了右手等于就成了废人，而口译员虽然失去右手对健康不利，但仍可作口译工作，因此两者社会效益是不等同的。而且，效果可有少发病、少致残、少死人等，但不同年龄发病、致残、死亡并不是等价的，中青年的生命价值高于老年人及儿童，不同疾病对健康的影响也大有差别，此时单纯用成本效果或成本效益分析均不全面。

为了对 CUA 分析既能注重生存的数量又能兼顾生存的质量，就要进一步地作成本效用分析。所谓成本效用分析是成本效果分析的进一步深化和发展，也可看做是成本效果分析的一种特殊形式，其结果更偏重社会效益。它测定以病残和病死为结果的综合指标，最常用的指标是质量调整寿命年（QALY）及定量反映疾病负担的伤残调整生命年（DALY）。

三、循证医学

（一）循证医学概述

循证医学（evidence-based medicine, EBM），又称实证医学，是近十余年来在临床医学实践中发展起来的一门新兴学科，是在临床流行病学实践的基础上正式提出来的。循证医学是遵循科学证据的科学，因而不同于以经验医学为主的传统医学，它是一门通过正确利用及合理分析临床资料来制定医疗卫生决策，规范医疗服务行为，从而能够提供经济高效医疗服务的科学。它提倡将临床医师个人的临床实践和经验与客观的科学研究证据结合起来，而这种科学证据应是当前最佳的证据。

循证医学有三大要素：一是收集最新最好的科学研究依据，一般是通过基础医学研究和以病人为中心的随机化双盲临床试验，找到更敏感、更准确的疾病诊断方法，更有效、更安全的治疗手段，以及更方便、更价廉的疾病防治办法；二是运用临床医师积累的临床经验，迅速地对就诊病人的健康状况做出综合评价，提出可能的诊断以及拟采用的治疗方案；三是针对每个病人对就医的选择，对治疗手段期望的不同，而采取不同的治疗措施。只有将上述三个要素有机地结合起来进行综合考虑，临床医师和病人才能在诊断和治疗上达成共识，从而起到最好的治疗效果。

证据是循证医学的基石，遵循证据是循证医学的本质所在。循证医学和汇总分析指导医生去寻找医疗文献中的证据并衡量其完整程度，旨在确定相关性最好、质量最高的信息。信息查询的重点是来自临床试验的“分析性证据”，其与病例报告相比，其偏倚较小。目前世界上有大量医学研究证据来源，包括数据库（互联网在线数据库、公开发行的光碟、循证医学中心数据库等）、杂志、指南及专著等。

实践循证医学可弄清疾病的病因和发病的危险因素，有利于指导健康者预防发病的一级预防，对于已发病的无并发症的患者，也有利于作好预防并发症的二级预防；对于有并发症的患者，也有利于指导三级预防达到降低病死率或病残率的目的。循证医学的特点，是要对有关疾病特别是危害健康严重的或预后较差的疾病，如心脑血管病或肿瘤，要力争做出早期正确的诊断，为有效地治疗决策提供可靠的诊断依据。实践循证医学能促进临床医疗决策科学化和管理决策的科学化，帮助临床医生为病人选择最科学、可靠、具有临床价值并且实用的治疗措施，指导合理用药，避免乱医乱治，浪费资源，因而可促进临床医学发展，改善患者预后和提高其生存质量，促进临床医生业务素质的提高，紧跟科学发展水平。

（二）循证医学的基本方法

1. 系统评价法 系统评价是一种全新的文献综合评价方法，其基本过程是以某一具体临床问题（如疾病的治疗、诊断）为基础，系统、全面地收集全世界所有已发表或未发表的临床研究结果，采用临床流行病学严格评价文献的原则和方法，筛选出符合质量标准的文献，进行定性或定量合成，去粗取精，去伪存真，得出综合可靠的结论。同时，随着新的临床研究的出现进行及时更新，随时提供最新的知识和信息作为重要的决策依据，以改进临床医疗实践和指导临床研究的方向，最有效地利用有限的卫生资源为人类健康服务。

2. Meta 分析 Meta 分析是一种对多个同类研究结果进行合并汇总的分析方法，从统计的角度来讲，该分析达到了增大样本含量，提高检验效能的目的，尤其是当多个研究结果不一致或都没有统计学意义时，采用 Meta 分析可得到更加接近真实情况的综合分析结果。

Meta 分析的基本方法是依靠搜集已有或未发表的具有某一可比特性的文献，应用特定的设计和统计学方法进行分析与综合评价，对具有不同设计方法及不同病例数的研究结果进行综合比较。其基本步骤是：①提出需要并可能解决的问题；②确定检索策略，检索有关文献；③评价文献质量，剔除不满足要求的文献；④综合分析文献资料；⑤总结报告研究结果。文献资料综合分析是 Meta 分析的关键部分，包括定性分析和定量分析，其基本步骤是：①确定研究效应的统计指标，如计量资料检验统计量 t 值、u 值、F 值、相关系数 r 和计数资料的率、比值比（OR）、相对危险度（RR）、χ^2 值等；②对多个独立研究进行同质性检验；③对具有一致性的统计量进行加权合并，综合估计出平均统计量，对综合估计的统计量进行统计检验和统计判断，最后计算某些统计指标的95%可信区间。

(三) 循证医学在医院管理中的应用

1. 证据寻求在医院管理决策中的应用循证医学的基础是掌握证据 管理工作也同样需要尽可能地了解掌握第一手资料。目前的医院管理仍然处于以经验管理为主的阶段。医院高层管理人员大多数由临床医学专家充任。他们是业务上的行家里手,但也正是由于他们是各自临床领域的专家,他们更多地依赖于自身的临床经历和经验来管理医院,管理工作中常可见临床工作的痕迹。要提高管理工作的成效,就必须十分重视调查研究,获取尽可能多的管理信息,为管理方案的制定和实施提供现实依据。同时,还必须借鉴循证医学思想,尽可能多地阅读医院管理文献,比较相类似情况下的经验和教训,尽可能地减少各类失误。

2. 循证医学理论在医院成本效益控制中的应用 循证医学注重医疗过程中的成本和效益分析。任何治疗措施都必须在考虑病情需要和患者经济承受力的基础上,对诊疗方案进行经济学分析,向患者提供多个可供选择、值得花费、最"适宜"和有效的诊疗方案。在医院管理工作中,循证医学的这一思想更为重要。医院提高经营效益,只有走"开源节流"之路。在临床实践中,通过合理检查、合理治疗、合理用药、合理设计医疗流程,降低患者的经济负担,以较低的投入和较高的医疗质量吸引更多的病人就诊,从而获取更好的经济效益。同时,同样重要的是在管理工作中尽可能降低各项运行成本,减少不必要的支出和浪费。

3. 医院"以人为本"与"以患者为中心"管理理念 "以人为本"的"人"包括两个方面,一是病人,二是医院员工。在医院管理中,不仅要满足"社会人"的医疗和健康需要,也要满足"自身人"的需求和发展;对外以患者为中心,对内应以医院的"人"即员工为中心。真正贯彻"以人为本"的管理理念,将会大大提高管理的成效,降低工作中人为的摩擦和阻力。

四、关键路径/临床路径法(Clinical Pathway)

关键路径法是在1956年美国杜邦公司提出的,并于1957年首先用于1000万美元化工厂建设,工期比原计划缩短了4个月。杜邦公司在采用关键路径法的一年中,节省了100万美元。此后,关键路径法广泛应用到社会各个领域,在医院日常运作中,关键路径法/临床路径法的运用逐渐形成一种新的方法。在20世纪80年代中期,美国开始对老年医疗保险及贫困医疗救助实施定额支付方案。为了加强病例管理,提高疾病的诊治疗效,降低医疗成本,使医院能更加有效地利用有限的卫生资源,以达到最终改善医疗质量、提高医疗效率、增进医疗效益的目的。医院和卫生行政部门的医学及管理学人员针对质量保证及质量促进等医疗服务问题,经过近十年的研究,于20世纪90年代推出了质量效益型医疗管理模式——临床路径(clinical pathway)。

在关键路径/临床路径的发展历程中,有着不同的定义和名称,包括临床路径、关键路径、整合照顾、临床协议、康复途径等,在我国最常用的名称是"临床路径"。

(一) 关键路径/临床路径法概述

关键路径法/临床路径法是为每个最小任务单位计算工期、定义最早开始和结束日期、最迟开始和结束日期、按照活动的关系形成顺序的网络逻辑图,找出的必须最长的路径。关键路径法 Critical Path Method (CPM)是运筹学(系统工程)中经常见到的一种方法的,针对任务或者项目计算分析实现和完成它的最短的工期和成本,已发现完成任务或者项目的最佳路线。

关键路径法/临床路径法是医院为保证患者及其家属的最终利益即用最合理的价钱获得最有效的治疗和护理的一种科学的服务与管理方法。目前美国有相当大一部分医院在应用该方法,并迅速推广到美国、英国、澳大利亚、日本、新加坡及我国台湾、香港等国家和地区。并且病种已不单纯局限于外科手术,而是从外科向内科、从急性向慢性病、从院内向社区医疗服务、从单纯临床管理向医院各方面管理扩展。近几年,我国已有一些地区和城市正在尝试这种方法的使用,政府行政部门、相关学者专家也在逐渐探索和研究这种方法在中国的实用性以及运用条件。

关键路径法/临床路径法是指对服务对象的健康负责的所有人员,包括临床专家、护理专家、药学专家、心理学专家、临床检验人员以及卫生行政管理人员等联合,为某一特定的诊断、治疗(处置)而制定的一套最佳的、标准的服务与管理模式。它可以实现全方位医疗服务的标准化,有效纠正诸如服务不到位、服务过度等不合理、不规范的临床医疗行为,从而保证了医疗效果和服务质量。对于每一位患者来说,关键路径/临床路径是一套以时间为顺序,具体的、详细的医疗服务计划单或表格式程序或路径图。可见,通过建立和实施临床路径,可以规范临床诊疗行为,真正实现"以病人为中心"和"以人为本"的新型医疗原则,提高医院的整体服务水平,并在有限的卫生资源的条件下,有效降低医疗总成本,增强医院的竞争和生存能力。

（二）关键路径法/临床路径法在医院的应用

关键路径法/临床路径法自1996年引入我国大陆以来，目前尚处于研究与应用的起步阶段。其主要涉及和用于医疗管理、护理管理、药学管理等。

1. 医疗管理与关键路径法/临床路径法 国内很多医院将一些常见病、多发病，如胆囊切除术、肺炎、充血性心力衰竭和阴道分娩以及诸如膝关节镜术、人工关节置换术等疾病进入临床路径，患者的住院天数明显缩短，医疗费用显著下降，另外医院的服务质量以及患者和家属的满意度有了较大幅度的提高。

2. 护理管理与关键路径法/临床路径法 目前，在我国一些开展临床路径的医院内，他们灵活有效地将临床路径与亲情护理紧密结合，在一些手术患者中，广泛适时开展临床护理路径和健康教育，取得了良好的效果，明显缩短了住院日和术前等待时间，使病人的满意度显著提高。另外在诸如一些慢性病的治疗中，实施临床路径法，可以使病人进行自我管理，指导性强，效果较好。有专家认为，护士在临床路径的整个过程中都发挥着重要的作用；临床路径的实施将使整体护理向更深更高层次发展；并且临床路径是一种符合国情顺应民心的护理服务模式，它也是培养护理专家的重要途径。

3. 药学、经营管理与关键路径法/临床路径法 通过对临床药师在临床路径各个过程中的作用，临床领域的专家认为药师应走进临床，更好地服务患者。在临床路径的应用中，药剂师要加强对药物知识、医学知识、经济学知识和心理学知识的掌握，加强责任意识和知识更新意识，促进合理用药。以临床路径测算病种成本具有良好的发展前景。

（三）关键路径法/临床路径法管理在医院运用中所存在的问题

1. 应用范围小、纳入病种少 目前我国国内仅仅限于少数医院开展了关键路径/临床路径的应用研究，开展较早且成熟的只有为数不多的几家大型综合性医院。并且进入临床路径的也多以手术处理的外科疾病为主，病种相对单一，对于慢性病和社区卫生服务中临床路径应用的报道罕见，对内科疾病的临床路径应用仅停留在临床护理路径上。

2. 起步较晚、深度不够 1996年，临床路径就以关键路径的名称引入国内，但相应的研究报道也只有到2001年才陆续出现，2003年，报道明显增多，但大部分仍局限在探讨对于临床路径的认识和组织实施的对策上，以普及其概念、理论基础及组织实施办法为最终目的，而应用及经验总结涉及面窄、深度不够，仅限于实施过程的结果分析与经验总结，对未来临床路径可能遇到的相关法律地位问题及信息收集与目前医院信息系统建设相关性等问题探讨不够。

3. 费用控制不甚理想 关键路径法/临床路径法最初被引入临床关键是在于其能有效降低医疗费用的同时获得高质量的医疗服务，它是一种科学的费用管理工具。而这种目的也是社会对于医院的要求，也是医院的服务宗旨。但据数据资料表明，目前我国医院虽然总是强调费用降低对比统计学提示差异显著，但尚有部分报道未曾提及费用对比的统计学处理结果。

4. 缺乏克服阻力的有效办法 关键路径法/临床路径法在国内普及较慢，并且存在这样那样的问题主要原因分析如下：

（1）医院管理者管理理念和观念有待转变，毋庸置疑，一些医院的管理水平并不高。

（2）大部分医院特别是中小型医院的信息系统建设及基础设施建设相对滞后，客观上讲根本无法满足临床路径应用的条件要求。

（3）医院内部普遍缺乏开展临床路径的内在动力。

（4）缺乏外在压力，部分地区医疗卫生体制改革尚未触及医院利益的深处，相关政策不配套，激励机制缺乏、医疗保险覆盖面看不宽等。

（5）医务人员对关键路径法/临床路径法应用持消极态度。

五、医院全成本核算管理

在市场经济的大环境下，医疗市场竞争也日趋白热化。近几年来，国家和政府对居民“看病难、看病贵”的问题越加关注和重视，使得医院不得不在药品价格上逐步缩水，医疗服务价格上升空间和幅度均有限，医院在这重重压力和困境之下，开始注重成本管理，否则无法生存和发展。因此，在当今社会和经济环境下，医院应该逐步引入成本管理机制，在创收的同时，在保证医疗质量的前提条件下，怎么合理引入全成本核算，加强成本管理，最大限度地降低医院的整体运行成本，成为摆在医院面前的一种现实的选择。

（一）全成本核算的概念和重要性

全成本核算是指在医院医疗服务开展过程中，依据管理和决策的需要，对各环节所有的消耗进行分类、记录、归集、分配、分析报告等，使得管理者和决策者可以动态的适时掌握医院运营过程中各个环节的质量、效率和效益，切实将“以病人为中心”的人性化服务理念、“总量控制，结构调整”的管理思想贯穿到医院管理和决策的整个过程中，从而在合理有效控制医院运行成本的基础上，全面提升了医疗技术水平和服务质量，充分满足了各类人群病患的需求。

1. 医院全成本核算经营管理战略的树立,有助于医院增强成本管理意识 医疗成本是由每一位医务人员和院内职工去控制,因此全成本核算经营战略的树立,需要全院职工建立正确的成本观念和自主降低成本的意识,这是成本管理过程中的关键核心问题。

2. 医院全成本核算有利于合理降低人员的费用,实现减员增效的目的 目前在我国医疗机构,特别是公立医院中,人员冗余所带来的高昂的医院支出成本是摆在面前的一个难题,人员费用成本在医院成本支出中约占20%及以上。因此,医院引入全成本核算管理制度,首先应在人员费用上进行严格的控制,减少人力资源上的闲置和不必要的浪费,适时进行医院后勤化改革,实施后勤服务社会化是当务之急。

3. 加强医院全成本核算,有助于加强医院流动资产的有效管理,提高资金使用效益 医院的往来款项积压、库存物资诸如药品、卫生材料、其他材料往往占用较大的资金份额,并且极其容易发生浪费的现象,因此加强管理的空间也较大。在医院进行全成本管理,首先应该要做好库存物资的核算工作,做到账物相符,防止漏洞;其次,应该做好保管保养工作,避免诸多浪费现象;再次,提高物资周转,特别是药品、卫生材料有效期的管理,及时调整,防止由于报废而发生的不必要的损失。

4. 进行合理的医院全成本核算,有利于加强固定资产的管理,降低资源耗费 医院全成本核算管理是从测算水平提高到成本预测、成本控制和成本评价,从源头上杜绝资产重置、闲置的现象以及资产的盲目购进、流失、积压等,真正发挥其原本的职能。另外,利用全成本核算,可以通过加强固定资产的使用、保养以及维护工作,从而在一定程度上有效的降低成本。

(二) 医院全成本核算体系的构建

医院全成本核算管理制度,是依据医院管理的需要,通过将过去的被动服务转为主动经营,从而全面提高医疗和服务质量。本系统由四大模块组成:基础数据准备、成本分摊转移、成本核算以及成本控制等。

1. 模块一——基础数据准备 这是进行医院全成本核算的基础工作,目的是为整个核算过程和系统提供数据支持,为其他三项工作的开展做足准备工作。在这一模块里,首先将医院内的各科室诸如行政、医疗、护理、药剂、护理、门诊、住院部等等作为若干核算的基本单元,将各核算基本单元内录入相应的工作人员,并设置注册用户,为使用者分配相应的权限。其次,编制核算单元字典,包括可用于定期调整工作人员变动的工作人员字典、根据医疗、护理及其其他科室参与医疗活动的贡献并参考风险程度、工作量、医疗质量等指标,设置收入分成比例以及相应的修改功能,计算各核算单元收入情况的收入分类编码字典。

2. 模块二——成本分摊转移 该模块是遵循受益与承担并举的原则,将那些辅助科室的成本依据实际情况,确定哪些是需要进行分摊以及分摊对象是哪些,灵活设置分摊方案,按照比例分摊给各临床科室,而哪些不能统计到各科室的成本诸如水、电等,根据分摊基础分摊到各相关科室。并将具有添加和修改功能的职工人数和实际床日数作为两个成本转移基础,根据实际情况,按照规模以及业务收入转移成本。

3. 模块三——成本核算 按费用要素对医院核算对象的收入和成本费用进行归集、整理,按照经营管理确定的分摊和转移原则,将间接成本分摊到个核算单元中,对不能分摊的部分进行按比例转移,以达到全成本核算与控制的目标。因此,应设置成本分摊和转移的合适比例,以及设置损益表以便适时进行统计,并将成本和收入进行每天定时的采集和归集,以进行分析和汇总等。

4. 模块四——成本控制分析 通过成本分析功能模块,利用本量利分析法计算医院盈亏率、保本点业务收入、保本工作量、各核算单元不同时期的收入、收入构成、成本、成本构成、结余、利润等,对医院的财务状况进行经营分析、保本分析、差异分析、走势分析以及效益分析等,整体了解医院的财务运营状况。

(三) 医院实施全成本核算管理中应注意的关键问题

医院在实施全成本核算管理制度中,应该考虑到医院多方的核心利益以及相互之间的关联性,以期在进行管理的基础上,做到相互监督与制约,以及相互的配合和支持。

1. 须明确医院、员工与患者之间的利益关系以及相互之间的牵制或影响因素 医院员工正当合理利益的获得主要取决于医院和病人利益维护的基础上。在医院实行全成本核算的关键就在于通过成本控制降低医疗活动的运营成本,以期达到用较为低廉的价格为病人进行较为优质的医疗服务。另外,医院通过成本核算,减少了不必要开支,消减了较为冗余的环节,这使得其在不违背医疗卫生体制改革大方向和基本原则的前提下,提高了自己的社会声誉和经济效益,达到了一种医院、职工以及患者多方获利的最优状态。

2. 须明确医院医疗服务质量的高低与医疗成本之间的潜在关系以及相互之间的影响程度 医院全成本核算管理的动机是源自国家卫生部所提倡的“以病人为中心”的医疗活动核心理念。在现阶段,国内大多数医院正面临着这样一个挑战,那就是怎么在不违背医疗卫生体制改革大方向的前提下,在保障医院正常医疗活动运转以及员工正当利益及时获取的情况下,医院为病人提供优质、高效、低耗的医疗卫生服务。实践经验证明,全成本核算可以打破这种僵局。因此,在医院成本核算管理的过程中,应该注重增加服务数量、降低成本与医疗服务正常需求、医疗质量基本要求之间的协同和制约关系。

医院全成本核算管理系统,在很大程度上是对长期以来传统医院经济体制的创新。通过全成本核算管理,对医院成本、收入、效益的核算分析和按劳计酬,将医疗服务的技术管理和医院的经济管理活动挂钩,使原本不能被量化的医疗服务及质量指标通过经济效益成本核算等经济指标而量化,使医院职工由被动转化为主动地控制医疗服务过程中的成本,较少不必要的开支,不断提高自身的职业道德、服务态度以及诊疗技术水平。在控制和节约开支的基础上,达到了医院经济和社会效益、员工的技术水平和薪酬、病患的康复和满意度等多方共赢的可喜前景,也顺应了医疗卫生体制改革的大方向,实现了卫生行业中对医院"以病人为中心"的合理期望。

六、医院医疗风险防范管理

医院是进行救死扶伤的有别于其他行业的服务组织,就目前的情形来看,医疗行业是一种高技术和高风险并存的行业。医疗服务是医院主要的业务活动,而医疗风险即使患方或医方遭受伤害的可能性却始终贯穿在这项活动的始终。由于医疗行业本身的特殊性以及医学发展的局限性,使得一部分医疗风险的发生存在不可预见性、不确定性、不一致性以及后果严重性等诸多特点和不可控制因素。另外,医疗及相关领域新理论、新技术、新方法、新设备的不断涌现,以及医疗服务质量、医务人员技术水平、责任意识等的非固定性等多方面的问题的呈现,再加之,随着社会、经济水平的发展,病患的自我保护意识业不断加强,因此在很多因素影响下,医疗风险几乎无处不在,这也使得不管是医院、医务人员还是患者本身都把医疗质量作为永恒关注的主题。

风险管理是现代比较新颖和先进的管理理念和管理方式,它是研究风险发生规律和风险控制技术的一门新兴管理科学。在医院的管理中,融入医疗风险和风险管理的原理与方法,将有助于医疗机构能够更有效地发现、处理和控制医疗活动中的各种风险,从而也有效地减少人民群众的健康权益损失。

(一) 医疗风险概述

运用辩证的理念来看,所谓的风险就是一种客观的存在。经典观点认为,风险是一种状态,是人类无法把握与不能确定的事故发生所导致的不确定性,也可以理解为实际情况与预期结果的偏离。因此来看,风险的发生本身具有很大的客观性、永恒性、不确定性和危害性。但是,尽管风险不确定性,可其损失的程度是有可能控制的,即适时采取有效措施可以在一定程度上减少风险所带来的危害。

1. 医疗风险的界定 医疗风险是一种在医疗服务活动中所发生的风险,它既具有一般风险不确定性等特点,也因为医疗行业的特殊性,以及特定的社会、环境、心理、职业和遗传等因素,使得其具有独特性。从狭义角度来看,医疗风险是在诊疗护理过程中发生的非故意、非预期、非计划的医疗意外而造成的患者机体损伤,它与医者的过失造成的医疗事故或差错不同。这种理解隔离了医疗活动主体的过失行为风险。而从医疗活动的不良结果的防范、管理、控制等角度来看,医疗风险可以理解为存在于整个诊疗过程中的可能会导致损失和伤残事件的不确定性和可能发生的一切不安全事件,这是一种广义的理解,它囊括了医疗事故、医疗差错、医疗意外及并发症等。

2. 医疗风险管理 风险管理是研究风险发生规律和控制技术的一种新型管理方式,管理主体通过风险识别、风险评估、风险评价等方式的优化组合而形成的一种新的管理理念和管理技术,这种管理理念强调对风险实施有效的控制和妥善处理其所导致的损失与后果,以期达到以最小成本化的最大安全保障目标。医疗过程的风险管理是指医院有组织地、系统地消除或自主地减少医疗风险对病人的危害和经济损失的活动。换言之,也就是说医疗风险管理就是通过医疗过程及各环节的风险的分析,积极寻求风险防范措施,以尽可能降低由其所带来的损失和危害。

(二) 医疗风险存在的三个层面

1. 医疗管理层面 在医疗活动的个层面,特别是管理层面,存在着诸如制度缺陷、流程复杂欠科学性,并且长期以来无统一的标准等等,这些均可使得医疗风险存在的机会增加。

因医疗系统内各卫生专业的人力、技术、设备配置等的不同以及各临床医师之间的实践经验的差异性,客观上必然会造成对某些疾病诊治水平的差异。这就需要医院管理层有关专业疾病收治范围即专业准入进行明确科学的界定,对于在此过程中所已经或是可能出现的风险,管理层必须首先考虑是否由于医疗活动过程有漏洞还是制度缺陷所致或是医疗质量管理不慎而致,若有则应着手改进,予以防范。

2. 医务人员个人过失 医务人员是医院医疗活动的主体,从另一方面来讲,也就是降低医疗风险的基本也是最为关键的要素之一。而医务人员技术水平和责任心的个体差异,致使所产生或是可能会产生风险的种类、程度等各有所异,因此对员工的培训,尤其是提升全院职工风险防范和持续质量改进的意识和能力,在质量管理中更为重要,这些医务人员综合素质的提高、规范的医疗行为以及强有力的全员参与意识对降低医疗风险和提高医疗质量有着举足轻重的意义。

3. 医疗设施与设备问题 医疗设施和医疗设备是进行诊疗活动的重要辅助工具，由于其机器的特性使得其诊断检查结果亦存在一定的漏报、错报等，因此必需定期检查、维护并务必有记录，使其永远处于备用正常运行状态。一旦抢救病人过程中设备出现故障，尤其是呼吸机、麻醉机、体外循环机、喉镜、吸痰器等等，容易导致严重后果。对于电源插座之类都应列入定期检查和维护项目之中。

(三) 医疗风险防范的重要举措

1. 对医务人员进行多层面、多形式、多内容的培训

(1) 多层面主要包括主任医师、主治医师、住院医师、进修人员、护士长、护士、新进及招聘护士等。

(2) 多形式涵盖各种疑难、死亡病例的讨论，各种形式和内容的讲座和培训。另外进行专家组督导主治医师查房及手术评价，规范化培训，上岗前培训，三基培训，护士操作实战培训，新进及招聘护士培训和分期评估等。

(3) 多内容主要是对医疗条例、常规水平、医学进展、新技术，感染消毒、医疗废物分类处理流程、医疗法规、医患沟通技巧、服务流程、创造性思维、操作技能、网络技术操作技能、外语、病历书写等。培训不仅涉及专业理论技术，还包括了人文科学知识在内的素质培养。

2. 医疗护理标准操作规范 对医疗护理技术操作，尤其是新开展的或侵入性的操作，在尚无行业规范的情况下，各医院应统一标准，尽管这种标准并不一定十分完善，但远比没有规范所造成的风险要小得多。

七、医院CIS战略管理

CIS战略即企业识别系统，它是改善企业形象的经营技法，全称为“Corporate Identity System”。医院是国家行使救死扶伤，实行革命人道主义的重要机构之一，也是全体医务人员的行动准则。目前，社会主义市场经济的建立和发展使得现代化的医院竞争重点正从单纯医院技术的竞争上升为医院形象的竞争，医院形象的优劣已成为医院能否生存和发展的关键。因此，现阶段，医院导入企业经营管理的CIS战略管理模式，重塑医院形象并积极投入竞争，这在很大程度上可大大改善医院的经营状况，并且从某种意义上也可更好的发挥医院救死扶伤的职能。

(一) 医院形象概述

“形象”在文学艺术作品中是指人的外在表现，如人的音容笑貌、言谈举止、仪表形态、风度气质、态度作风、动作行为等。此外对于“物”(如工厂、学校、企事业单位等)来说，即指其外部状态、环境、内部素质的外在表现等。

医院形象(hospital image)指医院的总体特征和实际表现等诸方面，体现了医院的社会关系状态和社会舆论状态的总和等，医院形象是医院文化的表现形式，医院文化是医院形象的基础。因此，除了医院外观方面包括建筑设计、建筑规模、质量、形态、内外环境甚至坐落地址外，最重要的还应该是医院整体医疗水平、医务人员素质和道德素养、医院行为、医院各种活动的成果等给予人们的总体印象。

1. 医院形象的构成

(1) 医院的标识形象：医院标识主要包括医院的名称、院徽、技术特色和科室优势、医院主题格调、医院标准字和标准色、专家形象等。医院标识形象即是指人们对这些标识的认知和所形成的总体评价。

(2) 医院的文化形象：包括医院的价值观、管理理念、职业道德、职业礼仪、行为规范以及医务人员的素质和道德修养等。

(3) 医院的产品形象：医院的产品主要是服务，其形象包括服务的质量、时间、形式、功效、安全性等。如及时诊疗、无差错事故发生、无交叉感染等。

(4) 医院的管理形象：包括医院的管理体制、方针政策、规章制度、办事程序、工作效率、服务态度、人事制度、技术实力、参与社区活动的影响等。

(5) 医院的人员形象：包括人员的品行、素质、作风、能力、行为、仪表等。

(6) 医院的环境形象：包括医院门面、招牌、建筑设计、医院布局、病房环境、装饰、橱窗陈设、办公室、绿化、指示牌、意见箱等。

(7) 医院的社区形象：是一种睦邻形象、地方形象、左邻右舍的形象。表现为社区的认知程度和评价状态。

(8) 医院的媒介形象：即人们对医院在大众媒体上有关的宣传报道所形成的认知和评价。在现代信息社会和大众传播时代，人们对外界的认知和判断越来越依靠各种媒介，诸如电视、广播、报纸、杂志及英特网等，媒介的宣传直接影响和制约着医院的社会形象。

2. 医院形象管理的重要意义 社会主义市场经济的建立和发展使得现代化医院竞争的重点正在从单纯医院技术的竞争上升为医院形象的竞争，医院形象的优劣已成为医院能否生存和发展的关键。因此医院形象管理有助于其达成以下几种目的：①有助于提升群众对医院的信任程度，增强其抵御病痛的信心；②有助于加深群众对医院的了解，加强对医院工作的支持；③有助于使得医院在竞争中取得优势，促进医院发展；④有助于吸引人才，提高医院内部凝聚力、向心力和感召力；⑤有助于开展医疗业务，提高医院的经济效益和社会效益。

（二）医院导入CIS战略管理的主要举措

医院形象管理过程中正逐步尝试导入CIS战略管理理念，在理念识别（Mind Identity）、活动识别（Behavior Identity）、视觉识别（Visual Identity）三大要素中MI、BI及VI三管齐下。

1. 理念识别 这是医院形象重塑和管理的原动力与基础。“救死扶伤，实行革命人道主义”方针是医务人员的基本行动准则。因此医院应该严格遵循这一方针来确定医院医疗服务的基本观念、未来发展战略以及行为道德准则。

2. 活动识别 医院在各种医疗及相关服务活动中都要充分体现出医院的基本理念，明确医院的主要任务，主要包括规范单位内部管理、教育及对外的活动；而对内活动主要应是提高管理人员的素质，推动技术进步，改善工作环境和职工福利，建立科学的管理体系和良好的职工教育体系。

3. 视觉识别 其是作为静态的识别形式，也是一种具体化、视觉化的传达形式。医院的标志，已实行多年，其色彩及图案已固定成型。

（三）医院导入CIS战略管理应注意的问题

CIS战略是一项耗时、耗资、耗力的长期性系统工程，需要管理人员在整个过程中都有强烈的责任心和使命感。在医院导入企业的CIS战略管理理念时，必须全面地、完整地导入CIS战略，三大要素缺一不可。

1. 突出理念的重要性 只有树立富有个性的理念，才能开展各种识别活动，而各种识别活动是理念的表现和反映。CIS战略实施的最大特点是促进部门内部产生一种精神动力。

2. 突出活动识别 以人为本是设计形象战略的基本原则，人和人格的力量是塑造形象的基本条件。CIS战略的活动识别的作用在于使职工通过各种活动，培养一种集体归属感。

3. 视觉识别和活动识别是相辅相成的 视觉识别是理念识别的一种表现形式，不能偏废，也不能做表面文章，形式化、搞花架子，仅靠什么“纪念日”去宣传自己形象是不够的。

管理之所以要创新，是因为外部环境的变化、患者需求的个性化和多样化，以及环境的变化对医院既定的制度、医护技术、文化的要求，只有管理创新才能使医院得到发展。管理创新的必要性还在于医院的特殊性。医院承担着特定的社会功能，当面对突发事件时，医院内部管理模式能否适时调整，创新能力是否强大，在某种程度上决定了整个社会医疗系统的功能是否能够正常运转。

管理创新必将成为未来医院管理的主旋律。在医院创新体系中，包含有技术创新、制度创新、文化创新和管理创新等。管理创新与其他创新密不可分，在很大程度上决定和制约着其他创新作用的发挥，其他创新通过管理创新才能表现和实施。因此，管理创新居于其他创新之上。可以说，管理创新是医院创新体系之核心。

思考题

1. 举例说明如何应用临床路径推算单病种限价格标准?
2. 请结合六西格玛管理理论，谈谈如何促进医疗质量的持续改进?

参考文献

卞荷娟．2005．香港公立医院考察后的几点启示．江苏卫生事业管理，16(3)：6~7
财政部，卫生部．1998．医院财务制度．北京：中国财政经济出版社
财政部，卫生部．1998．医院会计制度．北京：中国财政经济出版社
财政部注册会计师考试委员会办公室．2002．财务成本管理．大连：东北财经大学出版社
财政部，注册会计师考试委员会．2003．会计．北京：中国财政经济出版社
曹桂荣，马富春，周兆昤．2003．医院管理学后勤管理分册．北京：人民卫生出版社
曹建文．2003．现代医院管理．上海：复旦大学出版社
曹理学．2003．医院管理学．北京：人民卫生出版社
曹荣桂．2003．医院管理学．北京：人民卫生出版社
曹荣桂．2003．医院管理学．北京：人民卫生出版社
查仲玲．1998．医院药事管理工作的现状及进展．中国药师，1(3)：133~135
常华军．1997．现代医院管理新论．北京：改革出版社
常毅，单宝德．1993．济南：山东人民出版社
陈惠华，肖正辉．2004．医院建筑设计与设备．北京：中国建筑工业出版社
陈洁．2005．医院管理学．北京：人民卫生出版社
陈萍．2003．医院感染学教程．北京：人民卫生出版社
陈晓红，张士涛，宋益平．2002．新世纪医院面临的挑战与对策．中华医院管理杂志，2(18)：65~68
陈一彦．1989．实用医院管理学．天津：天津科学技术出版社
成翼娟．2002．整体护理实践．北京：人民卫生出版社
邓敏．2004．医院感染与医疗事故的相关性．中华医院感染学杂志，(10)：39~40
丁涵章．1999．现代医学管理全书．杭州：杭州出版社
董恒．2000．医院管理学．上海：复旦大学出版社
范水冰，周斌．1999．医院战略计划的评估与抉择．解放军医院管理杂志，(6)：33~34
冯蕾．2006．"港式"管办分离-访香港医院管理局专业事务及运作总监张伟麟医生．中国医院院长，(16)：28~31
高岱峰．1999．医院战略管理的本质．解放军医院管理杂志，6(4)：36~37
郭克莎，孔杰，王洪伟．2003．人力资源．北京：商务印书馆出版社
郭子恒．1992．医院管理学．北京：人民卫生出版社
国务院．2002．医疗事故处理条例
胡善联，龚向光．2002．香港特别行政区医院体制改革．卫生经济研究，(1)：18~20
黄津芳，刘玉莹．2002．医院整体护理实施手册．北京：人民军医出版社
黄培伦．2001．组织行为学．广州：华南理工大学出版社
建设部，卫生部，科技部．2003．关于印发《建筑空调通风系统预防"非典"确保安全使用的应急管理措施》的通知
姜岩．1999．知识经济发展战略．北京：北京科学技术出版社
康维新，苏利华．2003．医院现代管理导论．北京：人民卫生出版社
柯年满，王重鸣．2003．多层次团队决策理论及其进展．心理科学，(3)：8~9
李辉．2003．医院成本核算与财务管理．银川：宁夏大地音像出版社
李建设．1987．组织管理学．杭州：浙江教育出版社
李丽传．2001．护理行政与病室管理．台北：华杏出版有限公司
李丽传，李引玉，林秋芬等．2001．护理管理．台北：华图书出版有限公司
李敏．2004．医院后勤管理规章制度全书．合肥：安徽音像出版社
李明．2002．财务总监．长春：吉林科学技术出版社
李泮岭．2003．医院管理学．北京：人民卫生出版社
李旭．2001．今后十年我国护理管理发展趋势．护理管理杂志，1(11)：52~55
刘树茂，刘忠德．1996．中国实用卫生事业管理大全．北京：人民卫生出版社
刘振声．2000．医院感染学．北京：军事医学出版社
刘忠德．1995．新编实用医院会计．武汉：武汉大学出版社
陆怀远．2005．现代医院经营理念与实践．现代医药卫生，21(8)：28~29
保罗．托马斯(paul. T)，大卫．伯恩(david. B)．2003．执行力．白山译．北京：中国长安出版社
彼得·圣吉．1999．第五项修练．上海：上海三联书店
罗伯特·S·卡普兰等．2004．战略中心型组织．北京：人民邮电出版社
迈克尔·A·希特等．2003．战略管理．吕巍等译．北京：机械工业出版社
聂福全，杨文莉．2003．培育团队精神的十个策略．企业家园地，(5)：7~9

潘孟昭.1999. 护理学导论. 北京:人民卫生出版社
潘绍山.2001. 现代护理管理学. 北京:科学技术文献出版社
彭兆丽,孟浦,成于珈等.2003. 医疗机构病历书写规范. 北京:科学出版社
钱信忠.1996. 现代医院管理实务全书. 北京:中国统计出版社
秦志华.2003. 人力资源管理. 北京:中国人民大学出版社
秦志华.2003. CHO-人力资源总监. 北京:中国人民大学出版社
桑瑞兰,王力,王亚娟等.2001. 临床护理质量评估指标体系研究. 承德医学院学报,3(18):24~27
沈晋明,汪亚兵.2000. 上海医院建筑设计及装备国际研讨会论文集
史自强.1995. 医院管理学. 上海:上海远东出版社
世界卫生组织.2002. 医院感染预防与控制实用指南
孙隆椿主审,周凤鸣,高金声.2003. 医院管理学. 北京:人民卫生出版社
孙书贤.1992. 战略决策学总论. 北京:军事译文出版社
谈振辉.2003. 风. 北京:中国高等教育出版社
田文华,张晓玉.1998. 军队卫生经济理论与方法. 上海:第二军医大学出版社
王冬,朱乃苏,陈志兴.1992. 现代医院管理理论与方法. 上海:上海科学技术文献出版社
王文举.1998. 信息学概论(修订本). 北京:中国商业出版社
王向东.1999. 战略计划的制定:医院战略管理的起点与首要环节. 解放军医院管理杂志,(12):45~46
卫生部.2004. 处方管理办法(试行)
卫生部.2000. 临床输血技术规范
卫生部.2002. 医疗机构药事管理暂行规定
卫生部.2004. 中华人民共和国传染病法
吴敬琏.1999. 战略与实施. 上海:上海远东出版社
武灌心,刘佩珂.2003. 卫生审计. 北京:中国审计出版社
肖雪琴,李元红.2001. 医院感染管理与控制. 武汉:湖北科学技术出版社
肖余春.2002. 企业团队成员三维角色水平的实证研究. 心理科学,25(4):56~57
谢志懿.2004. 医院经营的战略研究. 中国卫生事业管理,6(5):32~33
徐芳.2003. 基于角色-业绩矩阵的素质模型在跨职能团队成员选拔与配置中的应用. 科学管理研究,21(3):101~104
徐国光,郭占一.2004. 中国医院管理制度全集. 北京:中国标准出版社
徐秀华.1998. 临床医院感染学. 长沙:湖南科学技术出版社
徐艳梅.2000. 管理学原理. 北京:北京工业大学出版社
徐祖铭.2002. 现代医院管理适应新经济形势的若干思考. 解放军医院管理杂志,9(2):17~18
严明,胡荣昌,林鲁鹏.1997. 医院院长手册. 北京:中国人事出版社
阎惠中.1996. 现代护理管理与质量检控. 北京:人民军医出版社
姚阿庆.2001. 医院管理大全. 北京:科学技术文献出版社
叶南客,李芸.2000. 战略与目标. 南京:东南大学出版社
于宗河,武广华.1999. 中国医院院长手册. 北京:人民卫生出版社
余健儿,张英编著.2002. 现代医院营销战略. 广州:广东人民出版社
曾繁典.2003. 国家药物政策与临床合理用药. 国际医药卫生导报,(3):93~96
张剑锋.2002. 浅析团队角色理论及其指导性. 青海师专学报,(1):120~122
张立平.1998. 军队医院管理学. 北京:人民军医出版社
赵弘,郭继丰.1999. 知识经济呼唤中国. 北京:改革出版社
赵静轩,秦力君.1999. 护理工作质量管理. 北京:北京医科大学·协和医科大学联合出版社
赵增福.2003. 医院管理伦理学. 北京:军事医学科学出版社
中国医院年鉴编辑委员会.2007. 2006年中国医院年鉴. 北京:中国协和医科大学出版社
中华人民共和国卫生部.2000. 医院感染管理规范(试行)
赵曙明,罗伯特. 马希斯(Mathis. R),约翰. 杰克逊(Jackson. J).2003. 人力资源管理. 北京:电子工业出版社
钟明.2000. 最新医药体制改革工作指导全书. 北京:北京兵器工业出版社
周凤鸣,高金声.2003. 医院管理学·医院文化分册. 北京:人民卫生出版社
周惠平.2001. 医院感染-临床医学面临的一个严峻问题. 中华医学杂志,(5):257~258
周三多.2003. 战略管理思想史-论战略管理丛书. 上海:复旦大学出版社
周子君.2003. 医院管理学. 北京:北京大学医学出版社
朱大俊.1998. 现代医院感染学. 北京:人民军医出版社
左月燃.1998. 护理管理学. 北京:人民卫生出版社
Murray PR, Baron EJ, Pfiller MA. 1999. Mannul of clinical microbiology, 7th ed. Washington: ASM Press
Muray PR, Baron EJ, Pfaller MA. 1995. Mannul of clinical microbiology. 6th ed. Washingto: ASM Press

医院管理学词汇英汉对照

A

accessibility　可及性
accreditation period　评审周期
accreditation procedure　评审程序
administrator　行政官员
advanced life support　进一步生命支持
adverse selection　逆向选择
aggregate demand　总需求
aggression　进攻,侵略
allocate efficiency　配置效率
alternative delivery system　可选择的运送系统
assignment　分配
asymmetric information　不对称信息
authority　权威
authority and responsibility　权力与职责
authority relationship　职权关系
autoinfection　内源性感染
average cost　平均成本

B

balance billing　均衡账单
barrier-to-entry　进入障碍
basic life support　基本生命支持
basic nursing　基础护理
behavior science　行为科学
benefit analysis　效益分析
benefit principle　效益原理
biased selection　偏性选择
budget constraint　预算限制
budgeted cost　预算成本

C

capitation　按人头补偿
cardinal utility　基数效用
case mix　病例组合
case-mix index　病例组合指数
centralization　集中
certificate-of need　需要证书
classification of cases　病例分类
classification of diseases　疾病分类
closed system　封闭系统
code of medical equipment　医疗设备代码
coinsurance　共付率
commission on the accreditation for hospital　医院评审组织
communication　沟通
community medical care　社区医疗
comparative health administration　比较卫生管理
comparative statistics　比较统计
compensation　补偿
competition principle　竞争原理
compromise　折衷
computer management of records　病案计算机管理
concentration ratio　集中比率
confliction　冲突
content of medical records　病案内容
contract operation　承包经营
control chart　控制图
control of hospital infections　医院感染控制
control of quality defects　质量缺陷控制
control system of medical quality　医疗质量控制系统
cooperative medical care system　合作医疗制度
coordination　协调
copayment　共付
corporate　法人
cost containment　成本控制
cost sharing　成本分担
cost benefit analysis　成本效益分析
cost-effectiveness analysis　成本效果分析
cost-utility analysis　成本效用分析
crisis management　危机管理
cross(price) elasticity of demand　需求交叉(价格)弹性
cure rate　治愈率
cyclical movement or fluctuation　周期性变动

D

dead of arriving(DOA)　到达医院时死亡
decentralization　分权
decision department　决策组织
decision tree　决策树
decision-making theory　决策理论
deductible　起付线

delegation of power or authority　授权
demand　需求
demand function　需求函数
depreciation　折旧
determination of hospital beds　病床编设
diagnosis and treatment management of wards　住院诊疗管理
diagnosis quality　诊断质量
diagnosis related groups (DRGs)　诊断相关组
diagnosis standard of lifesaving　急诊抢救诊断标准
directing and leading　指导和领导工作
discipline　纪律
discount rate　贴现率
discrete choice analysis　限制选择性分析
disinfection　消毒
division of labor　分工
double factor theory　双因素理论
dynamic principle　动力原理
dynamical equilibrium　动态平衡

E

economic decision　经济决策
economic forecasting　经济预测
economic profit　经济利润
economics of scale　规模经济
economics of scope　范围经济
effectiveness　效果
efficacy　效能
efficiency　效率
elasticity of substitution　替代弹性
emergency automatic transmissive system　急诊自动传呼系统
emergency center　急诊中心
emergency department　急诊科
emergency disease pattern　急诊疾病谱
emergency first-visit responsibility system　急诊首诊负责制
emergency intensive care unit　急诊监护室
emergency medical　急诊医疗管理
management model　模式
emergency medical services system　急诊医疗体系
emergency medicine　急诊医学
emergency nursing center　急诊中心护士站
emergency nursing unit　急诊护理单元
emergency optimization　急诊最优化
emergency programmed management　急诊程序化管理
emergency radius　急诊半径
emergency save plan　急诊抢救预案
emergency systematic management　急诊制度化管理
energy level principle　能级管理
equilibrium price(quantity)　均衡价格(数量)
equipment investment per hour　设备小时投资额
equipment investment retrieve period　设备投资回收期
equipment well-used ratio　设备完好率
equity　公平
esprit de corps　团结精神
esteem needs　尊重的需要
ex ante moral hazard　事件前道德危害
ex post moral hazard　事件后道德危害
expectation of life　期望寿命
expected value　预期价值
expense management　费用管理
experience good　经验物品
externality　外向性

F

fa ntasy　幻想
feasibility　可行性
feedback principle　反馈原理
feedforward control　前馈控制
fee-for-service　按服务项目收费
financial plan　财务计划
financing　卫生资源筹集
first-aid　首援急救
fixed cost　固定成本
flat organizational structure　扁平性组织结构
flight into activity　逃避
for-profit　盈利性
foundational management of clinic　门诊基础管理
foundational quality　基础质量
frontier analysis　边界分析
frustration　挫折
function structure　职能机构
functional department　职能部门
functional organization　职能组织

G

gl obal budget　总额预算
goal　目的
group rating　分组定价
group pressure　群体压力

H

health administration　卫生管理学
health authority　卫生行政
health care　卫生保健
health consulting　健康咨询

health economics 卫生经济学
health insurance system 健康保障制度
health legality 卫生法制
health maintenance organization 健康维持组织
health organization 卫生组织
health policy 卫生政策
health programming 卫生规划
health resources 卫生资源
health service 卫生服务
health service investigation 卫生服务调查
hierarchy of authority 权力阶层
home medical service 家庭医疗服务
hospital accounting 医院会计
hospital acquired infection 院内感染
hospital auditing 医院审计
hospital computer information system 医院计算机信息系统
hospital cost accounting 医院成本核算
hospital courtyard management 医院庭院化管理
hospital economic accounting 医院经济核算
hospital equipment classification 医院设备分类
hospital equipment management 医院设备管理
hospital financial budgeting 医院财政预算
hospital financial management 医院财务管理
hospital industry 医院产业
hospital information system 医院信息系统
hospital leadership system 医院领导体制
hospital logistics assurance 医院后勤保障
hospital macroscopic control and adjustment 医院宏观调控
hospital management 医院管理
hospital material management 医院物资管理
hospital noise 医院噪声
hospital operation decision 医院经营决策
hospital operation management 医院经营管理
hospital personnel organization 医院人员编制
hospital program budget 医院规划预算
hospital statistics 医院统计
hospital stock 医院股份
hospital support system 医院支持系统
hospital waste-water disposal 医院污水处理
human capital 人力资本
human resources 人力资源

I

identification 表同
Incentive 诱因
Income effect 收入效应
income elasticity of demand 需求收入弹性
Increase effort 增加努力
indemnity 赔偿保险
indifference curve 无差异曲线
induced demand 诱导需求
inefficiency 无效
infant mortality rate 婴儿死亡率
inferior good 劣质品
information asymmetry 信息不对称
information feedback system 信息反馈系统
initiative 首创精神
Inspection and control of medical quality 医疗质量检控
intelligence 情报
intensive care unit 监护单元
interest group 利益团体
internal market 内部市场
internal rate of return 内部收益曲线
isolation 隔离
isoquant curve 等产量曲线
labor-leisure trade-off 工作—休闲权衡
laissez-faire management 放任管理
law of demand 需求定律
law of diminishing returns 边际收益递减定律
leader skill 领导艺术
lifesaving rate 急诊抢救成功率
line organization 直线组织
line staff organization 直线参谋组织
link quality 环节质量
loading costs 行政管理费用
logistics management standard of hospital 医院后勤管理标准
long run 长期
low-value easily consumed product 低值易耗品
luxury good 奢侈品

M

managed benefits 管理效益
managed care 管理型医疗保健
managed competition 管理竞争
management by objectives 目标管理
management of out-patient services 门诊病人服务管理
management system 管理系统
management thought 管理思想
managed care 管理保健
manager 主管人员
marginal cost 边际成本
marginal labor(factor)cost 边际劳动力(要素)成本
marginal product 边际产量
marginal rate of substitution 边际替代率

marginal rate of technical substitution 边际技术替代率
marginal rate of transformation 边际转换率
marginal revenue 边际收益产量
marginal utility 边际效用
market demand 市场需求
market structure 市场结构
market failure 市场失灵
matrix type structure 矩阵型结构
medicaid 美国穷人医疗救助计划
medical malpractice 医疗事故
medical market 医疗市场
medical market adjustment 医疗市场调节
medical market analysis 医疗市场分析
medical market management 医疗市场管理
medical model 医学模式
medical morality 医德
medical professional management 医疗业务管理
medical qualified defects 医疗质量缺陷
medical qualified personnel 医院人才管理
medical record management 病案管理
medical responsible insurance 医疗责任保险
medical tangles 医疗纠纷
medical technical department 医技科室
medical technical standard 医疗技术标准化
medical value compensation 医疗价值补偿
medicare 美国老年医疗保健计划
model of hospital management 医院管理模式
monitoring of hospital infection 医院感染检测
monopoly(power) 垄断
monopoly profit 垄断利润
moral hazard 道德危害
mortality rate 死亡率
motivation 激励
multiple hospital system 多医院系统

N

national health services 国家卫生服务
needs for medical 医疗需求
needs for self-actualization 自我实现的需要
normal food 正常物品
normal return 正常收益
nominal value 名义价值
nonprofit firm 非盈利企业

O

objective 目标
offer curve 供给曲线
oligopoly 寡头卖主垄断
opened system 开放系统
operational business accounting 经营核算
operational science 经营科学
operational structure 经营结构
opportunity cost 机会成本
optimistic time 乐观时间
optimization whole structure 优化整体结构
order 次序
ordinal utility 序数效用
organization design 组织设计
organization setting 组织设置
organization structure 组织结构
organization system of nursing management 护理管理组织体制
out infection 外源性感染

P

patterns of leadership 领导类型
peer assessment 同行评议
perfect competition 完全竞争
performance rating 绩效评比
personnel management 人事管理
personnel section 人事科
physiological needs 生理需要
planning diagnosis and treatment 计划诊疗
play or pay 赌博或支付
policy entry issues 政策进入问题
policy evaluation 政策评估
policy implementation 政策执行
policy monitoring issues 政策监督问题
policy service issues 政策服务问题
preferred provider organization 有选择性的服务提供组织
preferred risk selection 倾向危险选择
prepaid group practice 预付性的行医小组
present(discounted)value 现值
prevalence rate 患病率
price discrimination 价格歧视
price elasticity of demand 需求价格弹性
price elasticity of supply 供给价格曲线
price index 价格指数
primary function 基本职能
primary health care 初级卫生保健
primary nursing 责任制护理
principal part active principle 主体能动原理
principle of scientific management 科学管理原理
production function 生产函数
production possibilities curve 生产可能曲线
professional review organizations 专业审查组织

profit management 收益管理
program evaluation and review technique 计划评审技术
progressive nursing 分级护理
projection 推委
prospective payment system 预付制
psychology nursing 心理护理
public good 纯公共物品

Q

qualification accreditation 质量评审
quality awareness 质量意识
quality cost 质量成本
quality expense 质量费用
quality information control 质量信息控制
quality of medical treatment 医疗质量
quality of the end of medical care 终末质量

R

rate regulation 费率制定
rational-economic man 实利人
rationalization 合理化
reaction formation 反向行为
real value 实际价值
record room 病案室
regression 回归
reinterpretation 重新解释
relation between medical and nursing 医护关系
relative danger 相对危险度
remuneration 报酬
rental operation 租赁经营
repression 抑制
reputation good 名誉物品
resignation 放弃
responsibility center 责任中心
reward 报酬
risk aversion 风险厌恶
risk factor 危险因素

S

safety management of hospital 医院安全管理
safety needs 安全需要
scalar chain 管理层次
search good 探查物品
seasonal variation 季节性变动
secular trend 长期变动
self-actualizing man 自我实现人
self-health care 自我保健
short run 短期
sick fund 疾病基金
small area variations 小范围变异
social conformity 社会从众行为
social dynamics 社会动力
social insurance 社会保险
social man 社会人
social medical service 社会医疗服务
social perception 社会知觉
social psychology 社会心理学
social responsibility 社会责任
social welfare function 社会福利函数
span of control 管理范围
special clinic 专科门诊
special nursing 专科护理
stability of personnel 人员稳定
staff organization 参谋组织
staffing 人员配备
standard of economics effectiveness 经济效果标准
sterilization 灭菌
structure of hospital leadership 医院领导结构
sublimation 升华
substitution effect 替代效应
supervisor 基层领导
supplier-induced demand 供给者诱导的需求
supply monopoly 供方垄断
system of medical quality standard 质量标准体系
system principle 系统原理

T

ta lent culture 人才培养
talent selection 人才选拔
target 指标
target income hypothesis 目标收入假设
technical economics 技术经济
technical efficiency 技术效率
technological change 技术变化
the break-even point 盈亏平衡点
the organization chart 组织图
the position description 职位职能
the science of hospital management 医院管理学
the three level structure of medical net 三级医疗网
theory of the second best 次好理论
third-party effect 第三方效应
time cost 时间成本
total quality control 全面质量控制

U

unity of command 统一指挥
unity of direction 统一指导

universal insurance plan　全民保险计划
use of health resources　卫生资源利用
usual, customary and reasonable (UCR)　一通常的，按惯例的，合理的补偿
utility and utility function　效用和效用函数
utilization review　利用评估

V

variable costs　变动成本
vertical organizational structure　垂直性组织结构

W

welfare　福利
welfare loss or deadweight loss　福利损失或固定损失
well-behaved indifference curves　良好行为的无差异曲线
withdrawal　退缩

Y

yardstick competition　竞争尺度

Z

zero defects　无缺点